少年儿童
屈光矫正学

呼正林　编著

化学工业出版社

·北京·

内 容 简 介

本书是国内第一本关于少年儿童验光、配镜问题的眼-视光学专著。本书一共分为十二章,对少年儿童的屈光与屈光不正进行了简明、精当的介绍,也对少年儿童屈光不正的眼镜矫正、定制及近视眼的预防及视觉卫生等方面的实用知识进行了客观的叙述。本书以基本验光程序为主线,以少年儿童视觉生理特性为基础,对少年儿童的验光问题进行阐述;还对少年儿童各种屈光不正、斜视、弱视进行了视光学理念的介绍,就相关屈光矫正理念进行了阐述;并对少年儿童的屈光矫正、视觉训练进行了阐述,介绍了少年儿童科学、健康用眼,科学、合理戴用眼镜的基本理念和方法,对近视眼预防与控制的理念和方法进行了比较详细的介绍,并提出了自己的认识和看法。

本书的文字通俗易懂、实用性强。这本书的出版、发行将对青少年验光质量的提高,对少年儿童近视眼的预防与控制工作起到积极的促进作用,也一定会成为广大验光师工作与自学中的助手与朋友。

本书可作为验光师、眼科工作者日常工作的案头书籍,也是从事眼-视光学教学工作的人士、少年儿童保健卫生工作人员、眼-视光专业学生学习与实习工作中不可或缺的专业参考书。

图书在版编目（CIP）数据

少年儿童屈光矫正学/呼正林编著.—北京：化学工业出版社，2020.9

ISBN 978-7-122-37314-4

Ⅰ.①少… Ⅱ.①呼… Ⅲ.①少年儿童-屈光不正-矫正 Ⅳ.①R778.1

中国版本图书馆 CIP 数据核字（2020）第 118938 号

责任编辑：夏叶清　　　　　　　文字编辑：陈小滔　于潘芬
责任校对：赵懿桐　　　　　　　装帧设计：关　飞

出版发行：化学工业出版社（北京市东城区青年湖南街 13 号　邮政编码 100011）
印　　刷：北京京华铭诚工贸有限公司
装　　订：三河市振勇印装有限公司
710mm×1000mm　1/16　印张 30½　字数 597 千字　2020 年 11 月北京第 1 版第 1 次印刷

购书咨询：010-64518888　　　　　　售后服务：010-64518899
网　　址：http://www.cip.com.cn
凡购买本书,如有缺损质量问题,本社销售中心负责调换。

定　　价：188.00 元

我国学生近视呈现高发、低龄化趋势，严重影响孩子们的身心健康，这是一个关系国家和民族未来的大问题，必须高度重视，不能任其发展。全社会都要行动起来，共同呵护好孩子的眼睛，让他们拥有一个光明的未来。教育部、国家卫生健康委员会、国家体育总局、财政部、人力资源和社会保障部、国家市场监督管理总局、国家新闻出版署、国家广播电视总局八部门于 2018 年 8 月 30 日联合印发了《综合防控儿童青少年近视实施方案》（简称《实施方案》）。方案中列举了各种防控近视的措施，并立下"军令状"。

一、到2023年，在2018年的基础上
　　① 每年降低0.5个百分点以上；
　　② 近视高发省份每年降低1个百分点以上。
二、到2030年
　　① 6岁儿童近视率控制在3%左右；
　　② 小学生近视率下降到38%以下；
　　③ 初中生近视率下降到60%以下；
　　④ 高中阶段学生近视率下降到70%以下；
　　⑤ 国家学生体质健康标准达标优秀率达25%以上。

八部门《实施方案》的目标

但实现"军令状"的目标绝非是八部门一纸《实施方案》就可实现的，只有各级政府、学校、医疗卫生机构、家庭、学生等各方面共同努力，全社会积极行动起来，共同呵护好孩子的眼睛，这个目标才会得以实现。

少年儿童近视眼的防控和屈光不正的矫正是眼-视光工作中非常重要的工作。这项工作，不但关系着少年儿童学习与生活的质量，也关系到他们未来工作与生活的方向，更与祖国"中国梦"的实现紧密联系在一起。

做好少年儿童屈光不正的屈光矫正工作，做好少年儿童近视的预防与控制工作，既是历史的使命，也是非常现实的工作。只有做好上述工作才可以为孩子们能在学习中更准确获得知识和较快地掌握操作技能创造必要的条件。这将会为少年儿童在未来的事业中保有一个更为理想的就业和工作创造条件。

对少年儿童屈光不正的屈光矫正，是屈光学、眼镜行业天天都必须面对的一项极为重要的工作。但是，在验光中，通过现实的操作，为被测少年儿童眼睛的未来屈光保持正常发育提供科学合理的矫正方案，应当说还有待加强。

笔者从事眼屈光学方面职业培训40年来，经常被问及有关少年儿童验光、配镜，以及近视预防与控制方面的问题。工作中，经常有学员来问哪里能买到有关我们讲课内容的书，本人曾编写、出版过《实用青少年验光配镜》小册子。在今天看来，面对已经非常严酷的近视眼屈光矫正、近视预防与控制形势，这本小册子显然已经不敷使用。正是在这样的情况下，笔者对这个课题进行了重新探讨和研究，编写这本《少年儿童屈光矫正学》。

《少年儿童屈光矫正学》的编写本着实用的原则，在一定程度上保持了《实用青少年验光配镜》的风格，80％以上章节内容都是新编的。笔者对近年来屈光矫正、防控近视的新思路阐述了自己的看法并提出了中肯的建议；书中对于斜视、弱视的诊断矫正则采取另辟章节进行了专述。本书主旨仍旧是以验光、配镜为主线，以注重少年儿童戴镜后保持正常视觉发育为准则，通过科学、合理的矫正方案，科学、合理的戴用达到最佳屈光矫正效果的目的。

在本书的编写中，由于个人认识水平的局限，难免会有认识上的偏颇、疏漏，还望各位同仁批评指正，以便再版时予以订正。

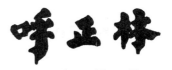

2019 年 11 月 15 日

目 录

第三章　少年儿童远视眼 / 144

第四章　少年儿童近视眼　/ 163

第七章　少年儿童屈光不正的矫正　/ 218

第八章　少年儿童斜视　/ 246

第九章　少年儿童弱视 / 333

第十章　少年儿童矫正眼镜的定制与装配　/ 377

第十一章　少年儿童的科学用眼与少年儿童近视眼矫正须知　/ 406

第十二章　少年儿童日常视觉卫生　/ 453

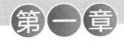

屈光概述

　　验光、配镜在今天几乎是尽人皆知的事情。很多人都有这样的经历。应当说，只要一个人能正常活到社会的平均寿命以上的话，他就很难做到与眼镜无缘。例如，为遮挡夏日的阳光，人们就会使用太阳镜；老视眼者则要使用老花镜；屈光不正者，当然必要使用屈光矫正眼镜等等。这些都说明，眼镜已经是人们生活中一种司空见惯的日常用品。对有些人来说，眼镜已经是必需用品。生活在当今这一时代的人们为了更好地使用眼镜，了解一些眼镜、验光和配镜的基础知识是十分必要的。

　　近年来少年儿童近视眼发生率急剧攀升，一旦近视，屈光矫正镜度还会出现高于生理发育速度增长的情况，做好近视眼的预防、控制工作已经成为很急迫的需求。如何推进少年儿童眼-视光学理论的深入探索、知识的推广已经成为眼-视光学工作的重要课题。从事眼镜经营、销售的人员，尤其是验光师、配镜师，了解更多的少年儿童眼视光学知识、熟练掌握相应的操作技能已经成为从事这项职业不可或缺的最基本诉求。

　　本章所介绍的知识就是少年儿童眼-视光学的基础，只有了解了这些眼屈光学的常识，才能更好地理解少年儿童眼-视光学的相关内容与操作关键点，从而做好少年儿童屈光不正的预防、控制工作，使少年儿童的屈光矫正提高到更理想的水平。

第一节
屈光学常识

　　屈光学是什么呢？"屈"，就是弯曲、曲折；"光"，就是光线、光束。屈光学，就是关于光线（光束）被弯曲、曲折的学问。也可以说，屈光学就是关于光线拐弯的学问。既然说到光线拐弯，就要从光是什么这一问题说起。

一、光与光的学说

（一）什么是光？

1. 光的定义

光就是一种电磁波，也可以说光就是电磁波的一种，这就是光的定义。光是人眼最为敏感的刺激物，这是人们视觉系统能够形成视觉的客观基础。没有光，就不可能有眼的视觉。光又是一种不依人们意志而存在着的运动物质，经过精密测量，现在已经确定光在真空中的传播速度为 2.997458×10^8 m/s，为了简洁方便，在进行实际计算和口头表述时大多采用 300000km/s 这一约数。

2. 光的分类

光可以分为可见光和不可见光两种。日常所看到的光就是可见光，其波长范围为 $380 \sim 760$nm（有的学者说为 $400 \sim 780$nm）。这一波长范围的长波端为红色光，短波端为紫色光，各种颜色的光，在可见光谱上是依红、橙、黄、绿、蓝、青、紫的顺序进行排列的，与这些颜色相对应的波长如表 1-1 所示。

表 1-1　颜色与波长对应表

颜色	中位波长/nm	波长范围/nm
红（赤）	704	$760 \sim 647$
橙	616	$647 \sim 585$
黄	580	$585 \sim 575$
绿	530	$575 \sim 492$
蓝	470	$492 \sim 455$
青	440	$455 \sim 424$
紫	400	$424 \sim 380$

波长大于 760nm 的光被称为红外光或红外线；波长小于 380nm 的光被称为紫外光或紫外线。红外光与紫外光共同构成人们看不到的不可见光。日常所说的白光是一种混合光，是各种颜色的光按一定比例混合在一起的（图 1-1）。这就是说，白色是一种纯洁的颜色，不过是人们心理效应的误解而已。

光学仪器在光学上的设定一般是以"中黄"为基准的，从光学波长来看，使用红色与钴蓝色这两种颜色更加符合光谱的排列要求。因此，颜少明、郑竺英著《立体视觉检查图》，刘蔼年、颜少明著《双眼影像不等检查图》，及金贵昌、周桂荣、郑竺英著《双眼立体视觉检查图》中，使用的滤色镜片的两种颜色均为红

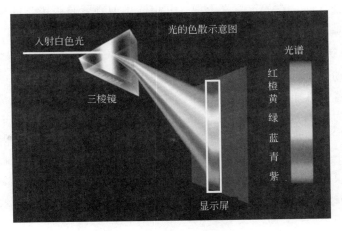

图 1-1　三棱镜对白光的分解

色与钴蓝色。

目前在验光检测中之所以未使用钴蓝色视标，原因可能是：①钴蓝色相对比较容易褪色；②大家习惯了使用红色与绿色镜片来精确测定、修正球面屈光矫正镜度。在光谱中，绿色光、红色光也恰好位于"中黄"两侧，当被测眼对绿色背景视标、红色背景视标可以获得同样分辨力时，就说明验光中所给予的球面屈光矫正镜度是准确的。倘若被测眼对绿色背景视标、红色背景视标不能获得同样分辨力，就说明给予的球面屈光矫正镜度还存在偏差，就需要进行相应球面屈光矫正镜度的调整。

（二）光学的两种学说

在光学理论上，有两种学说，一种是微粒学说，另一种是波动学说。

1. 微粒学说

光的微粒学说，又叫线性光学、几何光学。应当说，几何光学是一个很古老的称谓，从这个名称人们就可以在一定程度上了解这一学说的本质特点：使用数学几何原理的方式来解释光学现象。其理论的核心是：光是由微粒组成的粒子流，是按直线进行传播的，而光的反射同粒子与平面的完全弹性碰撞相似。

这种学说以光的直线传播定律、反射定律、折射定律、独立传播定律和光路可逆原理为基础，应用数学方法对以下三个有关光的问题进行研究。

① 光的传播问题；

② 光学仪器的成像与消除像差的方法问题；

③ 特种光学仪器的设计原理。

眼镜光学、验光仪器以及光学镜片所要研究的问题，恰好与几何光学的三个研究方向相吻合。而眼镜的学问，也正是将几何光学的光学原理应用到人视知觉生理上的一种学问，在一定意义上说，几何光学原理就是眼镜学的根，而眼的视知觉生理则是眼镜学的魂。

2. 波动学说

光的波动学说，又叫做波动光学、物理光学。其是对光的本性以及光在介质中传播时的各种性质进行研究的一门学问。这种学说的理论核心就是：光是以光粒子的振动为基础的物理能量传递运动。其研究的三个主要问题如下。

（1）光干涉现象：当两个光波振动的方向、频率一致，位相差固定时，光就会产生相互干涉现象，此时就会形成黑白相间的干涉性条纹图像。眼镜镜片所使用的减反射膜技术，就是利用 1/4 波长作为膜层厚度，使反射光在薄膜后产生半个波长位相差所产生的光干涉现象，使反射光产生减少至趋于 0 的效果，从而达到增透的目的。

（2）光的衍射现象：当光通过一个足够狭窄（或小）的缝隙（或孔洞）时，会在屏幕上形成一个宽（或大）于缝隙（或孔洞）的光带（或光斑），这就说明光在通过缝隙（或孔洞）时，有一部分光离开了原来的方向。这个宽度（或直径）增大的光带（或光斑）就叫做衍射光斑，而光斑中心最亮的区域就叫做艾里盘（图 1-2）。光学仪器最小的分辨率会受到衍射现象的限制，其最小可分辨距离等于艾里盘的半径（r），其表达式为：

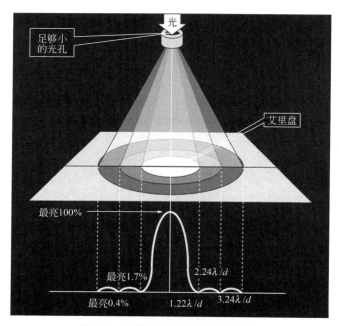

图 1-2　衍射光斑和艾里盘示意图

$$r = 1.22 f \lambda / d$$

式中，r 为艾里盘的半径；f 为光学仪器的焦距；λ 为光的波长；d 为光学仪器光瞳的直径。

衍射现象对光学仪器分辨率的限制，就会导致光学部件完善程度方面的不足，超过其完善程度所能达到的程度时，其像质就会很难再有所提高。

光的衍射还可以对人眼分辨率的理论数据进行分析与解释，可以将上述公式转化为：

$$\frac{r}{f}(\alpha) = \frac{1.22\lambda}{d}$$

式中，f 为眼的焦距；$\frac{r}{f}(\alpha)$ 为视觉分辨角；λ 为光的波长；d 为瞳孔的直径。验光中光的波长可以视为 555nm，只要测量出被测者的瞳孔直径，就可以计算出被测者理论上的视觉分辨角。但是，在屈光矫正中这一理论数值是极难获得的。

（3）光的偏振现象：光波在运动中会表现出两个矢量（图 1-3），一个矢量表现为光的传播方向，另一个矢量表现为垂直于光轴的振动方向。人们见到的非金属物质表面较强的反射光，都是偏振光现象。空气的散射也是光起偏的因素之一。

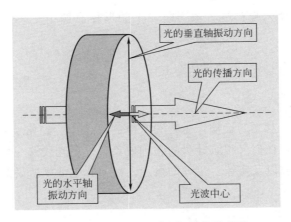

图 1-3　光波运动中两个矢量的示意图

眼-视光学中，利用偏振光的特性进行双眼视功能的检测，是一种在双眼同视的条件下对双眼视功能检测的方法，因此也是最接近视觉生理条件下的检测方法。偏振光太阳镜、偏振光司机眼镜是两种在眼镜上最为常见的应用，这两种眼镜都可以起到阻挡来自外界特定方向偏振光的作用，从而明显降低自然光导致的眩目现象。

眼镜行业中还会使用偏振镜片进行真假水晶镜片的鉴别。图 1-4 就是鉴别真假水晶镜片的示意图。

将一只水晶镜片和一只玻璃镜片作为待鉴定镜片。鉴定方法是：将待鉴定镜片放置在两片偏振方向互相垂直的偏振镜片之间，观察叠合后镜片组的光线透过

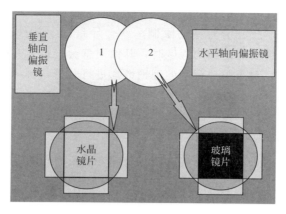

图 1-4 偏振镜片鉴别水晶镜片与玻璃镜片的示意图

情况，光线可以透过的镜片组中的被鉴定镜片就是水晶镜片；透不过光线的镜片组中的待鉴定镜片就是玻璃镜片。

从以上关于两种光学学说的简要介绍可以了解，眼镜光学理论的根是几何光学，眼镜学的魂是眼的视知觉生理，物理光学则完善了眼镜学的形与体。那么，眼镜学的形体是什么呢？笔者认为眼镜学的形体有两个，一个是光，另一个是眼镜。

（三）光束

1. 光束概述

在光学领域，对光的运动、光程和定律的描述中，经常会提到光线的概念。光线是一种客观存在但又很难计量的物理现象，使用光线这一概念更多的是为了精确表述光的实质以及定律、定理的概念。在实际生活中所说的光、光线实质上都是光束。

2. 光束的种类

根据光束的聚散状况，可以将光束分为以下三种。

（1）发散光束：从发光点发出的截面积逐渐增大的光束［图 1-5(A_1)］。

（2）集合光束：又叫汇聚光束，指向某一点汇聚的、截面积逐渐减小的光束［图 1-5(B_1)］。

（3）平行光束：一种截面积既不增大也不减小的光束［图 1-5(C_1)］。

自然界的天然光都是发散光束，没有集合光束。集合光束是制造出来的一种人工光束。当光源的距离明显大于目标物时，就将天然的发散光束视同于平行光，例如，太阳光是发散光束，就被视同于平行光束。在眼科与眼-视光学领域中，将≥5m 距离的来光约定为：视同平行光。

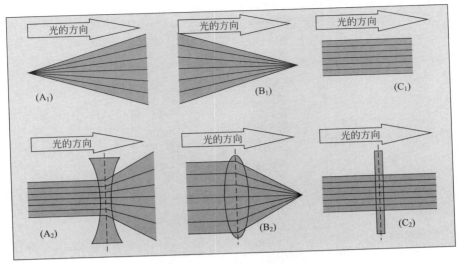

图 1-5　光束的种类与透镜关系

二、透镜

（一）球面透镜

通常所说的球面透镜，又叫等量透镜、双球面透镜。这种透镜以镜片光学中心为基准点，各条子午线上屈光力均相等。

球面透镜有两种。中间厚四周薄的透镜叫做凸透镜［图 1-6（A）］，这种透镜具有会聚光线的作用［图 1-5（B$_2$）］，因此又叫会聚透镜。中间薄四周厚的透镜叫凹透镜［图 1-6（B）］，这种透镜具有发散光线的作用［图 1-5（A$_2$）］，因此又叫发散透镜。中心与周边厚度一致的透镜就叫平光镜，光线垂直通过这种透镜时，光线将保持原来的方向不变［图 1-5（C$_2$）］。

球面透镜的形式包括以下 6 种（图 1-7）。对透镜的命名方法为：□■透镜；□代表镜片的形式，■则代表镜片的性质。凸透镜包括 3 种基本形式：双凸透镜、平凸透镜、凹凸透镜。凹透镜也包括 3 种基本形式：双凹透镜、平凹透镜、凸凹透镜。

这种透镜在屈光学上的作用是矫正单纯性屈光不正，即矫正单纯性近视眼和单纯性远视眼。矫正单纯性近视眼时所使用的镜片为凸凹透镜，而矫正单纯性远视眼时所使用的镜片为凹凸透镜。

（二）圆柱面透镜

圆柱面透镜，又称为圆柱镜，简称柱镜。这是一种有明显方向性的镜片。假

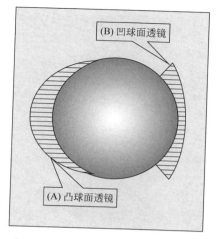

图 1-6 凸、凹球面透镜

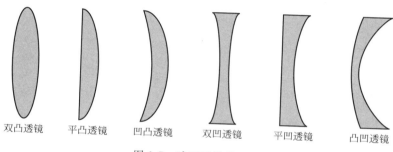

双凸透镜　　平凸透镜　　凹凸透镜　　双凹透镜　　平凹透镜　　凸凹透镜

图 1-7 球面透镜的形式

如以镜片几何中心为基准点，屈光力最小的那条子午线的方向就是圆柱面透镜轴所在的方向（图 1-8 圆柱体中的垂线），而屈光力较大的那条子午线的方向就是圆柱面透镜屈光度所在的方向，这两条子午线方向的夹角为 90°。这种夹角形式的圆柱面透镜叫做正交圆柱面透镜。屈光矫正中所使用的含有圆柱面透镜的镜片都是这种形式。

从图 1-8 中可以发现：①垂直方向上没有屈光力，平行光线通过时方向不

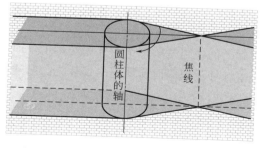

图 1-8 圆柱面透镜的结构与成像示意图

变，因此光线既不会汇聚，也不会发散；②水平方向上屈光力最大，平行光线通过后将发生会聚，但是因垂直方向上没有屈光力，只能汇聚成一条线，这条线就叫做焦线。因此，圆柱面透镜在成像上只有焦线，没有焦点。

圆柱面透镜也有两种。类似于在圆柱外拓模形式的透镜就是凹圆柱面透镜[图1-9（A）]。而类似于从圆柱上切下来的柱台形式的透镜就叫做凸圆柱面透镜[图1-9（B）]。圆柱面透镜也有 6 种：双凹圆柱面透镜、平凹圆柱面透镜、凸凹圆柱面透镜；双凸圆柱面透镜、平凸圆柱面透镜、凹凸圆柱面透镜。

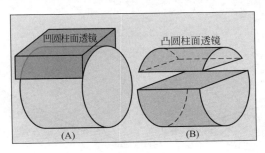

图 1-9　凸、凹圆柱面透镜

这种透镜用于单纯性近视散光与单纯性远视散光的屈光矫正。矫正单纯性近视散光实际使用的是凸凹圆柱面透镜，而矫正单纯性远视散光实际使用的也一定是凹凸圆柱面透镜。

这里需要说明的是，在屈光不正者中，单纯性散光眼是比较少的，大部分是复性屈光不正，即复性近视散光或复性远视散光。因此，在屈光矫正中使用更多的是球柱面联合镜片。

（三）三棱镜

三棱镜，通常也有人将其简称为棱镜。这种称谓在眼镜学中一般不会引起误解，但这一称谓是不太科学的。图 1-10 所示的就是两种特殊的棱镜。显然，这两种棱镜不是屈光矫正中所使用的棱镜。眼镜学中所说的棱镜是三棱镜（图 1-11）。图 1-11（B）的镜片属于正确装配后在镜框前后的比例状况，图 1-11（A）属于装配不正确时的前后比例状况。

三棱镜是一种屈光矫正中经常会使用的透镜，这种透镜本身没有屈折力，对光线的作用是令其偏折。在屈光学著述中，一般是以图 1-12 中的 $\triangle ABC$ 来讲述三棱镜的工作原理的：光从 D 发出经三棱镜的偏折将折向 E，这就是说通过三棱镜的光将向底的方向偏折。但是，人在 D 观察时，就会感觉到 E 偏移到了 E'，这说明人们通过三棱镜进行观察时，像偏移到了三棱镜顶（A）的方向。三棱镜在眼镜上的应用有以下两种。

① 对有隐斜视的被测者，应用适当的三棱镜进行隐斜视的矫治。通过三棱

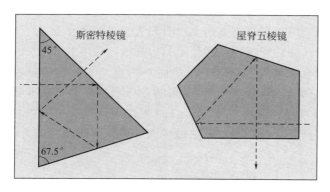

图 1-10　两种特殊形式的棱镜

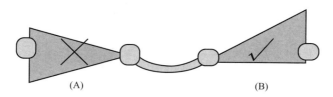

图 1-11　应用三棱镜的眼镜装配情况

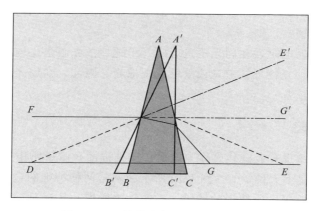

图 1-12　三棱镜出射光线偏移示意图

镜对光线的偏移作用，就可以使隐斜视的戴镜者获得更好的双眼融合状态，从而避免视觉上的不舒适。

　　② 当戴镜者选用了较大规格的眼镜架时，就需要对镜片光学中心进行内移处理。否则就会发生三棱镜效应，戴用者就会产生类似隐斜视的情况。因此，光学中心内移是一种在眼镜加工装配中避免三棱镜效应的加工处理方式。

　　但是，在实际屈光矫正中，谁也不会采用图 1-12 中△ABC 那样的三棱镜放置方式，而是一定要采用图 1-12 中△$A'B'C'$ 的形式。这也就是说，在应用三棱镜时，镜片磨边后装配成的眼镜形态一定不能如图 1-11（A）所示，而要如

图 1-11(B)所示：把较厚的镜片边缘置于眼镜框的后方。那么，通过三棱镜获得的视知觉像是什么样的呢？图 1-13（A）是被观察的原图，图 1-13（B）则是观测者通过使用极大的三棱镜度镜片所获得的视知觉像。这里要说明的是：图 1-13(B) 这样大变形的视知觉像会存在极其严重的色散现象，难以在实际中应用，但图中对形态及线条的形态变化是非常客观的。

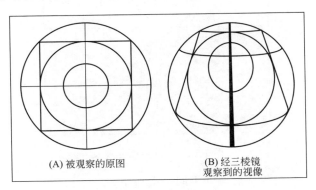

(A) 被观察的原图　　　　(B) 经三棱镜观察到的视像

图 1-13　三棱镜观察视像变形示意图

在实际屈光矫正中，通常所使用的三棱镜度一般都在 15△ 以下。根据笔者所知，在屈光矫治中已经使用过的最大三棱镜度为 24△ 。

三、光学的定律与定理

眼镜行业中几何光学定律包括以下三个：光的直线传播定律、光的反射定律、光的折射定律。而光的独立传播定律、光路可逆定理是近年来被引入眼-视光学之中的两条光学定律（定理）。

（一）光的直线传播定律

在不同的著作中，对这一定律的表述是不完全一样的，但最简捷的表述形式应是：光在均匀介质中是一条直线。但是，光在传播中也有例外：穿越与光波长度一致的孔径时光会出现弯曲现象，这种现象属于物理光学的范畴。

（二）光的反射定律

光的反射现象与光的折射现象都属于光学中的界面光现象。什么叫界面呢？两种不同折射率光学介质的平滑分界面就是界面（图 1-14）。当光线投射到界面时，一部分光线返回原介质中，这种现象就叫光的反射现象；另一部分通过界面而折向另一种介质中，这种现象就叫折射现象。

光的反射定律是光投射到界面后，返回到原介质中的反射光必然会遵循的规律。

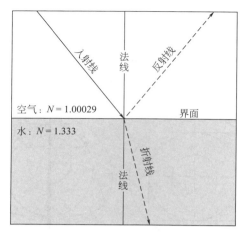

图 1-14　光的界面光现象

① 入射线、法线与反射线处于同一平面中；

② 入射线与反射线分居于法线的两侧；

③ 入射线与反射线居于同一种介质中；

④ 入射角（入射线与法线的夹角）与反射角（反射线与法线的夹角）相等。

戴上不镀膜的眼镜后，从镜片外侧看到身后物品就是镜片的反射现象，这种反射像在眼镜行业通常叫做"鬼影"，这是一种眼镜光学矫正中应当尽可能避免或减少发生的光学现象。镜片上镀减反射膜就是避免"鬼影"的措施。对于已经装配好的眼镜，还可以通过调整眼镜架改变镜面角等的办法来消除眼镜戴用中的"鬼影"现象。

（三）光的折射定律

光的折射定律是光投射到界面后，折向另一种介质中的折射光必然会遵循的规律。

① 入射线、法线与折射线处于同一平面中；

② 入射线与折射线分居于法线的两侧；

③ 入射线与折射线分居于两种介质中；

④ 入射角（入射线与法线的夹角）的正弦与折射角（折射线与法线的夹角）正弦之比为常数。

$$\frac{\sin \text{入射角}}{\sin \text{折射角}} = \frac{n'}{n}$$

光的折射定律是眼镜屈光矫正中被利用最充分的原理。所有的屈光矫正眼镜都离不开折射定律。当屈光度≥±4.00D时，为了提高眼镜外形的美观程度，使用高折射率镜片以减薄镜片的厚度同样与折射定律有关。

（四） 光路可逆定理

光路可逆定理是指：一条光线传播光路上的一点所发出的光，可以按原路返回。光路可逆定理可以说是一种光的反射定律在特殊条件的表现形式。这个特殊条件就是保证入射光线垂直于非透过性界面，此时其反射光线传播的路线必将从原路返回。

（五） 光的独立传播定律

光的独立传播定律是指若由不同光源发出的两束光在传播中相交，其将各自沿自身的传播路线传播。这条定律是光的直线传播定律在光叠加形式条件下的表达形式。

从以上叙述中不难发现，眼镜光学及其屈光矫正中，最具现实意义的光学原理还是传统的光学三定律，即光的直线传播定律、光的反射定律及光的折射定律。光的直线传播定律与验光师同被测者间的交流、服务及检测是密不可分的。光的反射定律，则是在屈光矫正中应当尽可能减少对眼镜矫正产生影响的不可忽视的因素。而光的折射定律，在屈光矫正中发挥了最大的效应，是被测者屈光不正得到最佳效果的重要保证。

第二节
眼的屈光与屈光不正

人们之所以能看清楚外界的物体，是因为物体发出的（或反射的）光进入眼内，经过眼屈光系统（角膜、房水、晶状体及玻璃体）的折射，在视网膜黄斑聚焦形成物像。眼的这种功能就叫做眼的屈光。决定眼屈光状态的两个要素是：①角膜与晶状体的屈光力；②眼前后轴的长度。表示对光屈折力的概念就叫做屈光度（diopter），英文缩写为：D。+1D 表示可以将平行光在镜距 1m 的距离汇聚成焦点的屈光力 ［图 1-15(A)］；-1D 表示可以将平行光在反向镜距 1m 的距离汇聚成焦点的屈光力 ［图 1-15(B)］。

一、简化眼

眼的屈光系统就是一个屈光组，眼的屈光系统光学常数最早是由古尔斯特兰德测定的，经黑姆霍茨简化为模型眼 ［schematic eye，图 1-16(A)］，后经再次简化为简化眼 ［reduced eye，图 1-16(B)］。简化眼由 1 个节点和前后主焦点构

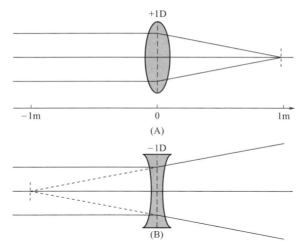

图 1-15　＋1D 与－1D 的透镜成焦示意图

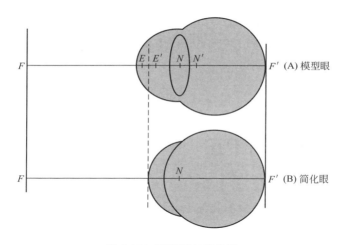

图 1-16　模型眼与简化眼

（A）F、F'为前后主焦点，E、E'为前后主点，N、N'为前后结点；

（B）F、F'为前后主焦点，N 为结点，角膜表面代表 E、E'的平均数的角膜屈光度

成。简化眼所设定的光学常数如下。

总屈光指数：1.33。

角膜弯曲度：5.0mm。

前焦点（角膜前）：15.0mm。

后焦点（角膜后）：20.0mm。

总屈光力：66.67D。

结点（视网膜前）：15.0mm。

从外界来的光线交叉地通过结点，在视网膜上形成倒置、缩小的视像

（图 1-17），再经过视神经系统（视神经、视交叉、视束、外侧膝状体、视放射）传递到大脑枕叶纹状区（图 1-18），由大脑视神经中枢融合、处理而形成一个直立的双眼单视知觉像。视觉神经系统对视像的处理是一个非常复杂的生理生化过程，有些方面的谜底至今尚未揭开。这方面的知识与眼-视光矫正方法到底有什么联系还不是十分清楚。倘若读者有兴趣了解这方面知识的话，笔者特别推荐阮迪云、寿天德编著的《神经生理学》（中国科学技术大学出版社）、寿天德著的《视觉信息处理的脑机制》（上海科技教育出版社）和杨雄里等译《神经生物学》（科学出版社）这三本书。

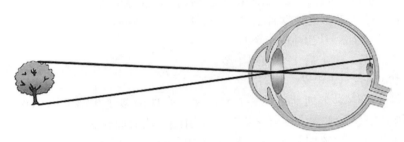

图 1-17 视网膜成像示意图

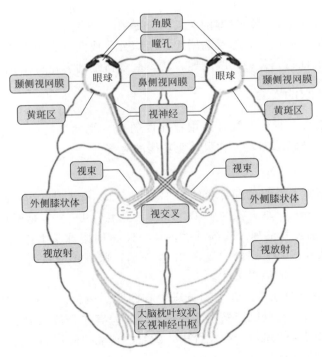

图 1-18 视觉信息的神经传导路径

二、儿童眼的发育变化

一个人，眼的视觉生理功能并非是一成不变的，而是处在不断的变化中。这种变化，在儿童时期是非常明显的。了解这种变化的规律，对一名验光师来说是非常必要的，对于开展少年儿童验光工作的眼镜店、验光中心、验配中心则更为重要。大家一定不会反对这样的说法：不了解什么年龄孩子视力是多少的验光师，就不可能给孩子验好光。验光师在初步认识人在不同发育时期的特点的基础上，认识与掌握人的视觉发展规律，是开展高质量青少年、儿童验光的最基本条件。儿童、青少年在生长发育上可以分为以下 6 个时期。

① 新生儿期：从出生～1 个月。

② 婴儿期：出生后 1 个月到 1 岁。

③ 幼儿期：1～3 岁。

④ 幼年期（学龄期前）：4～7 岁。这一时期的截止年龄，不同报告、作者的陈述稍有差异。通常大多将 4 岁到上学前这一段时间作为幼年期。

⑤ 少年期（学龄期）：进入小学～12 岁，这一时期相当于小学阶段。

⑥ 青年期（青春期）：这一时期一般认为是在 13～20 岁，女孩为 12～18 岁。

以上 6 个时期中，人眼发育的关键时期是在 4 岁之前，即"三儿期"。眼的发育主要有三个方面：①眼球逐渐增大，组织分化成熟；②视觉功能在外界适宜的光刺激条件下日趋完善；③眼的屈光状态呈现持续的去正镜度化改变。

（一）儿童眼的发育

儿童眼的发育是指包括视神经中枢在内的整个视觉器官的发育。对眼-视光学影响较大的则是眼球的发育和眼外肌功能的完善。

1. 眼球

刚出生的新生儿，眼的前后径约为 17.5mm（亦有人认为是 12.5～15mm），水平径约为 17.1mm，垂直径约为 16.5mm。出生后 1～3 年是眼球增长最为迅速的时期。3 岁后发育的速度逐渐减缓，15～16 岁时眼球基本达到成人大小。16 岁以后，眼球增长极其有限。一般在 20 岁前后，眼球停止发育。在眼球发育过程中，有以下几个特征值得关注。

① 新生儿眼球的视神经乳头和黄斑中心凹距离较大。因此，光轴与视轴的夹角也就相对较大。这可能与新生儿注视能力较差有关。黄斑中心凹远离光轴可以避免强光对视网膜的损伤。在发育中，随着注视能力的提高，光轴与视轴的夹角会逐渐达到正常生理大小。

② 眼球的发育中，前部发育较早，后部发育相对较晚。新生儿的角膜大小

相当于成人角膜的 1/3，2 岁时可以达到成人大小。

③ 新生儿瞳孔较小（≤1.5mm），瞳孔散大肌发育尚不完善，对睫状肌麻痹剂反应不太敏感。瞳孔散大肌要在 5 岁左右才会发育成熟，整个睫状肌的发育完善要到 7 岁。新生儿的前房角相对较为狭窄，应当在 2～4 岁时达到正常大小。正因为婴幼儿期前房角的这种特征，对≤4 岁儿童进行屈光检测时应慎用睫状肌麻痹剂，以免诱发青光眼。

④ 新生儿的晶状体为球形，到青春期时成为扁平型。其质量由 80g 增至 160g。

⑤ 新生儿眼底的颜色较浅，黄斑部较厚、略凸起，中心凹反光不明显，锥细胞较短。这都说明新生儿黄斑部的发育还不太完善。

2. 眼外肌

新生儿的眼外肌尚待发育完善，双眼运动的协调性还没有建立，会出现两眼非随意性异向运动。在出生后 1 周内新生儿还会出现内斜视的生理现象，这可能与新生儿的视神经乳头和黄斑中心凹距离较大有关。

（二）眼屈光的发育变化趋势

在眼的发育中，眼屈光的发育有两个关键时期，一个是儿童时期，另一个是青春期。前一时期突出的生理特征是发育不成熟；后一时期的生理特征主要表现为结构与机能的脆弱。

1. 儿童时期屈光的发育

儿童时期眼的特点是：眼的前后轴较短，角膜的曲率半径较大，晶状体呈球状，屈光力较大。这些特点就形成了儿童在屈光方面的两个现象。

① 儿童眼的屈光状态，是在其特有的结构匹配条件下达到视觉需求的。因此，尽管儿童眼的结构数据与成人有很明显的不同，但进入眼的光线仍可以精确聚焦在视网膜上。

② 存在着生理性的轻度远视眼。一般认为这一远视度的生理数值为：+3.50D（亦有人主张+2.00D～+3.00D）。在正常的发育中，这一数据会在成长中的去正镜度化过程中被逐渐减退。

倘若新生儿为高度远视或中度及以上近视时，过大的屈光矫正镜度就不可能在未来的发育中被抵消，眼睛将会成为远视眼。这种情况大多提示两种可能性：①可能是由遗传因素所致；②胚胎发育中出现了异常状况。

2. 青春期屈光的发育

青春期正值人的中学阶段，正好是眼最终定型的时间。从生理机制上讲，结构与机能的脆弱为屈光状态的最终定型预留了一定的空间。这一时期在人一生中最突出的特点就是：学习负担沉重，学业紧张，近距离工作的负荷极大。倘若不注意合理用眼，就会使眼的结构在比较苛刻的视近环境下发生生物与生理性的适应，这就是经典环境学说诱发近视眼的生理机制所在。

三、人眼视觉功能的发育

人眼视觉功能的发育，包括两个方面的能力。一个是视觉的分辨能力，即视力、色觉、双眼视觉，另一个是视觉的保障功能，即调节与集合。与眼-视光学关系最为密切的则是视力、调节与集合。

（一）视觉功能与视力的发育

1. 婴幼儿视觉功能的发育

人视觉功能的发育是在以下两种条件下完成的。

① 出生时眼的解剖结构与生理发展的潜在能力。

② 适宜的光刺激。

前者是视觉正常发育的生理基础，而后者则是视觉正常发育的客观基础。人视觉功能的发育和完善，正是在客观基础的作用下，以生理基础为主体的生理功能不断适应外界客观环境的过程和结果。这是一个循序渐进的过程，对这样一个过程仅仅用文字叙述的方式，是很难表述清楚的。在此，笔者特将视觉发展时期和视觉功能的发育状况一并编辑成表1-2。读者通过阅读这一表格中的内容，就可以了解青少年、儿童视觉发育的清晰脉络。在此，需要特别说明的是，即便是足月胎儿，在出生瞬间也是没有视觉的，光觉也是在出生后数小时才获得的。

表 1-2　视觉发展时期和视觉功能发育状况一览表

视觉发展阶段	周、月、年龄	解剖学发育	视功能的发育
第一阶段（不稳定期）	1周内	眼球前后径为17.5mm PD:45～50mm 双眼窝轴所夹角度:50°	存在姿势反射 中度远视、单眼顾视 主观方向
	2～3周		眼球运动——单眼顾视
	6～8周		双眼共同运动——双眼顾视 出现双眼单视功能（2个月）
	3个月		主动性顾视 有不稳定的180°追随运动 色觉绝对阈值约为成年人的10倍
	3～5个月	视中心凹发育基本完善	双眼共同运动——辐辏、融像

视觉发展阶段	周、月、年龄	解剖学发育	视功能的发育
第二阶段 （基本稳定期）	5个月		可以感知颜色
	6个月		集合稳定 能注视较大的目标
	1岁		双眼共同运动——融像稳定 捡拾较细的棉线
	1～1.5岁	睫状肌开始发育	调节与集合出现配合
	2岁		对运动的物体有较强的注视兴趣 具有明确的距离感觉和立体视觉 已经可以接受颜色的分辨检查
	4岁		基本达到或达到正常视力 色觉发育完善
	5岁	睫状肌发育基本成熟	调节与集合配合建立——稳定性尚差
	6～7岁	睫状肌发育已经完善 屈光正镜度明显减小	调节与集合配合已经稳定
第三阶段 （相对脆弱期）	13～20岁	眼球前后径为24.0mm PD:58～66mm	屈光状态基本稳定（略有减少） 屈光生理适应功能上比较活跃
第四阶段 （稳定期）	成人	双眼窝轴所夹角度:45°	视功能完善 屈光状态稳定

注：1. 之所以将13～20岁这一时期命名为相对脆弱期，是因为此时期的视觉功能在面对客观环境要求时的适应能力，还显得比较脆弱。

2. PD，两眼瞳孔中心的距离，简称瞳距。

一般认为，人在出生后5个月便可以感知颜色，在视觉发育中，最先被感知的颜色是黄色，其次是红色，对蓝、绿色的识别相对较晚。4岁时，色觉的发育达到完善，此时，人的视觉可以分辨波长相差3nm的颜色。一般认为，人可识别150种色调，加上光谱中没有的绛色，人可识别的色调约为180种。倘若结合颜色的饱和度与亮度，人真正可以识别的颜色种类是很难统计清楚的。

2. 婴幼儿视力的变化

婴幼儿时期是视觉功能发育的关键时期，而视力发育状况是视觉功能发育的重要指标。婴儿时期的视力发育如图1-19中的曲线所示，图1-20为幼儿阶段视力发育的曲线。这里须说明，图1-19和图1-20中的上方实曲线代表视力发育的上限，而下方虚曲线则代表视力发育的下限。从两图反映的视力发育速度看，婴幼儿的视力发育过程可以分成两个阶段。

① 出生到3岁：视力从0.0发育到0.6，视力的提升速度为0.2/a。

② 3～4岁：视力从0.6发育到1.0，视力的提升速度为0.4/a。

一般说来，人在进入少年期后裸眼视力将不再提高。人的视觉功能与视力在

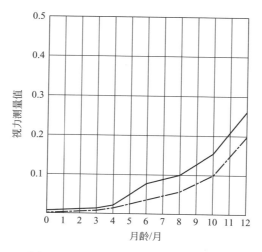

图 1-19 1 岁之内婴儿视力发育示意图

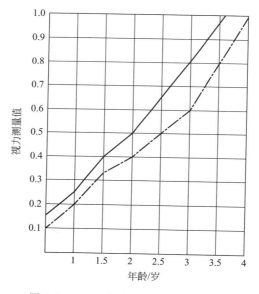

图 1-20 1～4 岁幼儿视力发育示意图

早期发育中的规律性，也给眼-视光学工作者和从事视力保健的工作者提出了一个值得探讨的问题：视力保健与近视眼的预防工作，从以学龄期为重点转移到以幼儿期为重点应当是更为合理、科学的方略。

（二）眼调节与集合功能的发育

在视觉功能的发育中，眼调节功能的发育比双眼辐辏功能的发育要晚。眼调节功能的发育之所以比较晚，可能与儿童早期视力比较低下有关：没有精确的视力，调节自然也就不会发生。这应当与近视眼在远点以外不会进行调节是一样的道理。

双眼辐辏的协调性是在出生4周后才逐渐建立的。5~6周时双眼注视已经比较稳定，辐辏功能也已出现。但是，此时的调节功能还比较落后，只有到2~3岁时，眼的调节功能才能真正发挥作用。眼的调节是随着视力的不断提高而发育的，5~7岁时，眼的调节达到与集合的协调状态。在调节的发育中，有两点值得从事验光工作的验光师们给予注意。

① 眼调节功能的发育是在比较完善的集合功能条件下进行的。

② 眼调节功能的发育与视力状况密切相关。

儿童调节功能开始发挥作用时，其裸眼视力应达到0.4，0.4也是建立双眼视觉所需要的必备视力条件。当视力达到最佳状态时，调节与集合将达到协调状态。两者达到协调的年龄为6~7岁。这也说明，当儿童眼的发育状况无法达到最佳视力需求的时候，调节功能与集合功能就会处于不太协调的状态。倘若眼的发育状况滞留在远视状态，调节功能就会比集合功能强，表现为潜在或显性的内斜视倾向；假如眼发育过度而达到近视状态，调节功能就会比集合功能弱，表现为潜在或显性的外斜视倾向。

（三）双眼视功能的发育

双眼的视觉功能不是生来就有的，而是在出生后的发育中逐渐得到完善的。首先出现的是双眼的同视功能和融合视功能，立体视觉是稍后发展的，也是最后发展完善的视觉功能。

1. 同视功能的发育

新生儿出生时，眼位处于正眼位的很少。数周内婴儿的眼位会在"内斜位—正位—外斜位"之间变化。有的学者对出生~4个月婴儿角膜映光法检测的结果进行统计，结果显示：外斜位为66.5%，正眼位为29.9%，内斜位为1%，不定眼位为2.6%。出生1个月后正眼位儿童的比例呈逐渐增大的趋势，6个月时具备正眼位的比例已经达到97.2%。这就说明双眼同视只能出现在出生1个月之后，达到双眼同视完善的程度至少要在6个月之后。

视觉诱发电位（VEP）研究发现，反映双眼的P_2波在出生后2~4个月时才出现。而P_2波持续增大会一直延续到6岁，这又说明视网膜与视神经中枢的发育、完善要一直延续到6岁。

2. 融合视功能和立体视功能的发育

一般认为，双眼的融合视功能是在2~3个月时开始出现的，立体视功能是在16周时开始产生的（用立体视觉刺激测定立体视锐度）。立体视觉达到成人水平要在5岁以后。偏振立体视图（Titmus立体图）是检测立体视觉的测试用图，也有人使用这种测试图对 1.5～13 岁具有双眼视功能的少年儿童进行了测定，其调查结果显示：1.5～9 岁这一期间立体视锐度呈现逐步增高的趋势，立体视锐度的变化状况如表 1-3 所示。但是也有人认为，人在 3～5 岁时，立体视觉已经发育完善，只是因为当前使用的检测方法还不能排除因经验不足所造成的对识别、判定的影响。

表 1-3　立体视锐度与年龄的关系

年龄/岁	3.5	5	5.5	6	7	9
立体视锐度/弧秒	3000	140	100	80	60	40

从以上叙述中可以看出，双眼视觉发育的关键时期是从出生后 2～3 个月开始的，一直要延续到 9 岁，而至关重要的阶段应是 1～6 岁。

四、人眼屈光状态的分类

人眼屈光状态的分类，是根据在静态——不使用自主调节的状态下，平行光入眼，经屈光系统后，是否能在视网膜上聚焦而进行的分类。根据这种分类方法，人眼可以分为以下两类。

（一）正视眼

平行光入眼，经不使用自主调节的屈光系统屈折后，能在视网膜上聚焦的眼称为正视眼。这种眼又叫做正常眼。从屈光学意义上分析，正视眼应当有三种。①正轴（常折射力）正视眼：眼的前后轴长度、屈光系统的屈光力均在正常范围；②长轴（低折射力）正视眼：眼的前后轴长度虽然大于正常范围、屈光系统的屈光力却呈反比例降低，平行光入眼后，经屈光系统屈折恰好能在视网膜上聚焦；③短轴（高折射力）正视眼：眼在前后轴长度、屈光系统的屈光力方面恰好与第二种正视眼相反，但仍能将平行光聚焦在视网膜上。

（二）非正视眼

平行光入眼，经不使用自主调节的屈光系统屈折后，不能在视网膜上聚焦的眼称为非正视眼。根据聚焦的位置和状况，非正视眼可以分为三类。倘若以眼轴的改变进行区别的话，正视眼与非正视眼的屈光状况如图 1-21 所示。因眼的前后轴过长而成像在视网膜前的眼称为近视眼。而因眼的前后轴过短而成像在视网膜后的眼称为远视眼。

倘若，平行光入眼，经不使用自主调节的屈光系统屈折后，不能在视网膜上聚焦而成为两条焦线的眼就是散光眼。

非正视眼又叫做屈光不正眼，关于每一种屈光不正，将在第三章～第六章中

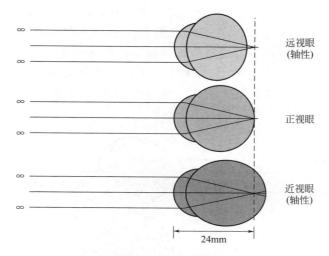

图 1-21　远视眼、正视眼和近视眼的屈光示意图

分别进行介绍，在此不再赘述。

第三节
眼的调节与集合

眼的调节与集合是人们在注视任意目标时所必须使用的眼功能。倘若眼不进行调节的话，就无法看清楚近距离注视的目标。倘若没有集合发生，就不能形成双眼单视。调节与集合协同作用的目标就是：获得双眼清晰的单视像。倘若双眼协同作用不良，就会导致复视和视觉疲劳。

一、眼的调节

眼的调节是指眼通过调节晶状体将眼前任意距离的目标聚焦在视网膜上。其调节作用的产生是由晶状体凸度的动态变化来实现的。眼的这种功能有两个特征。

① 清晰的视觉只能在调节能力所能达到的距离范围内获得。对于近点以内的目标，眼的调节能力是无法使之聚焦在视网膜上的。

② 只能将单一目标成像在黄斑中心上。对于不同距离，或距离相同但相距较远的目标，是不能在同一时间被聚焦在视网膜上的。

对正视眼来说，无限远来的平行光线，经过没有调节的眼时，就会恰好被聚焦在视网膜上［图1-22（A）］。倘若，光线来自眼前的有限距离（N），经过没有调节的眼时，就不会被聚焦在视网膜上，而必然会在视网膜后聚焦［图1-22（B）］；晶状体通过适当的前凸进行调节，眼的屈光系统对入眼光的聚合力增强而使其聚焦在视网膜上［图1-22（C）］。通过晶状体变凸所产生的屈光力，就可以将由眼前有限远物体发射与反射的发散光线聚焦在视网膜上，这就是调节的作用。

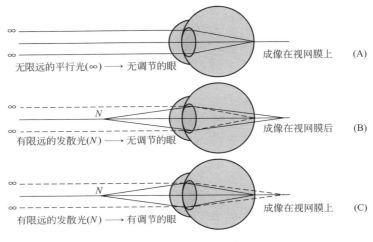

图 1-22　调节原理示意图

1. 调节启动因素

那么，什么因素导致眼的调节呢？这里有两个因素发挥着决定性作用。

（1）远点以内目标发出的发散光线：注视目标在远点以内有限距离时，它发射的和反射的光对人们的眼来说肯定是发散光线。而眼在不使用调节的时候，只能将平行光线聚焦在视网膜上，发散光线则只能被聚焦在视网膜之后。这是导致调节的客观因素。

（2）视网膜上模糊的物像：既然发散光线被聚焦在视网膜之后，视网膜上的物像就必然是一个模糊的像。这一模糊的视网膜像就是启动调节的知觉因素。

2. 调节机制

（1）调节的神经支配：多年以来人们都认为，调节是受动眼神经中的副交感神经支配的，视远时的调节是被动的，而视近时的调节则是主动的。但是，事实证明：视近时，副交感神经支配的睫状肌环状纤维（缪勒氏肌）收缩是调节的动力来源；视远时，则是由副交感神经支配的睫状肌放射状纤维（布鲁克氏肌）收缩来提供调节动力的。这也就是说，视近与视远时的调节都是主动的。

（2）调节的过程：眼的调节是由睫状肌的收缩与放松来完成的。当睫状肌中的环状肌纤维收缩、放射状肌纤维放松时，睫状环就会缩小，悬韧带因张力下降而松弛，晶状体囊的牵张力就会下降，晶状体就会发生形变——向前凸出，使晶状体的屈光力增大，这就是视近时眼发生正调节并使物像聚焦在视网膜上的过程。倘若，睫状肌中的环状肌纤维放松、放射状肌纤维收缩，睫状环就会扩大，悬韧带因张力增强并牵拉晶状体囊，晶状体就会因囊膜绷紧而发生形变——趋于扁平，此时晶状体的屈光力减小，这就是视远时眼发生负调节后物像聚焦在视网膜上的经过。

（一）调节力

调节力：人眼所使用的令 5m 以内光线屈折的调节力量，以屈光度（D）来表示。调节力的计量方法是：注视距离的倒数。当注视的距离为 1m 时，眼所使用的调节力就是 1D。

每个人的眼都是具有一定调节能力的，当注视目标所需使用的调节力小于眼的调节能力时，人们就会看清楚目标的细节。当注视目标所需使用的调节力大于眼最大的调节能力时，目标就无法成像在视网膜上，人们也就看不清楚目标。表 1-4 是青少年调节力（D）的正常值与平均调节力所对应近点距离值。

表 1-4 8～21 岁调节力（D）的正常值与平均调节力的近点距离对照表

年龄/岁	调节力(D)正常值			平均值的近点距离/cm	年龄/岁	调节力(D)正常值			平均值的近点距离/cm
	最小值	平均值	最大值			最小值	平均值	最大值	
8	11.6	13.8	16.1	7.2463	15	10.1	12.3	14.5	8.1301
9	11.4	13.6	15.9	7.3529	16	9.8	12.0	14.3	8.3333
10	11.1	13.4	15.7	7.4627	17	9.6	11.8	14.1	8.4745
11	10.9	13.2	15.5	7.5758	18	9.4	11.6	13.9	8.6207
12	10.7	12.9	15.2	7.7519	19	9.2	11.4	13.6	8.7719
13	10.5	12.7	15.0	7.8740	20	8.9	11.1	13.4	9.0090
14	10.3	12.5	14.8	8.0000	21	8.7	10.9	13.1	9.1743

注：引自徐广第《眼科屈光学》。

（二）调节的常用名词

1. 远点

在不使用调节力时，与视网膜中心凹共轭的空间点就是远点。眼的前主点到远点的距离叫作远点距离。正视眼的远点在无限远（∞）处；近视眼的远点在眼前有限远的距离处，因其远点位于视网膜光学坐标的负侧，故近视眼的屈光矫正镜度要用负值表述；而远视眼的远点则在视网膜之后，恰好位于光学坐标的正侧，其屈光矫正镜度就使用正值来表述。

2. 调节远点

在不使用调节力的情况下所能看到的最远一点就是调节远点。正视眼的调节远点与远点是同一个点，这个点就在无限远处。近视眼的调节远点也同远点是同一个点，该点一定在眼前的有限距离处。远视眼的调节远点在眼前的无限远处，例如，+2.00D 的远视眼在使用 2D 调节力时，就能看到无限远，这时无限远的点就是远视眼的调节远点。

3. 近点

在使用最大调节力时，与视网膜中心凹共轭的空间点就是近点。所有人的近点都是调节近点。眼的前主点到近点的距离叫做近点距离。近点距离会随着年龄的增长而逐渐增大。但是，这种变化在青少年时期相对较小。从 8 岁到 20 岁这一距离仅增大 1.7627cm。

通过表 1-4 中的数据还可以进行这样的探究：16 岁的青少年平均调节力为 12.0D，以为其保留 1/3 的调节力来计算，其舒适的阅读距离应为 12.5cm；倘若为其保留 1/2 调节力的话，其舒适的阅读距离应为 16.6666cm。这就说明：要求阅读距离为 30～33cm，应当是远大于被测者最小舒适阅读距离的，只要保持正常的阅读距离，发生视觉疲劳的概率就会相对较小。

4. 调节范围

调节范围又叫调节区域，是指远点与近点之间的距离。调节范围一般用米（m）来表述。

5. 调节幅度

调节幅度又叫调节广度、调节程度、调节强度，是指注视近点所使用的最大调节力与注视远点所使用的调节力之差，调节幅度用屈光度（D）来表述。

二、眼的集合

（一）集合分类

眼的集合，又称为辐辏、会聚、近点反应。集合是指双眼注视 5m 距离以内任意一点时，双眼同时内转的现象。集合可以分成两类，一类是自主性集合，另一类是非自主性集合。自主性集合是后天习得的一种可以通过个人主观意志控制的双眼辐辏现象，如演员在演出中的"对眼"表演。这种集合发生时，演员的视觉将为复视。而非自主性集合则是一种视觉的生理性心理反射。非自主性集合可以分成以下四种（图 1-23）。

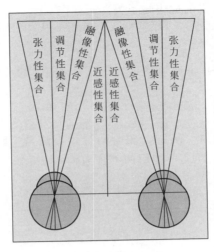

图 1-23　集合的分类

1．张力性集合

人在非觉醒状态下，双眼的视轴是呈现一定外转状态的。当人进入觉醒状态对无限远进行注视时，双眼的内直肌就会接收到比外直肌更多维持肌张力的指令，这就使视轴由原来的外转状态转为对无限远的注视状态。这种由非觉醒状态到觉醒状态所产生的集合就叫张力性集合。

2．调节性集合

人在注视有限距离的目标时，与所使用的生理调节相伴而产生的集合就是调节性集合。这是非自主性集合中最主要的一种。这种集合也是一种伴随中枢神经的兴奋生理性调节而产生的集合。尽管局部使用缩瞳药也可以使调节发生改变，但不会产生集合，这是因为中枢神经未兴奋。

3．融像性集合

当双眼注视某一目标时，物像并非落在双眼视网膜的对应点上，而是落在距对应点一定距离的颞侧或鼻侧，这种轻微的对应差异，可以通过神经反射对集合进行适当调整。这种因融像而产生的调整性集合就叫融像性集合。

4．近感性集合

近感性集合又称为接近性集合、精神性融合。在注视近距离目标时，在调节性集合基础上所发生的、由精神心理因素所引起的集合就叫近感性集合。这种集合力为 2.5~3.5$^\triangle$，一般认为其在眼科临床上意义不大。在屈光检测中，往往会因被测者对近距目标过于关注、情绪过度紧张、仪器温度过低刺激而产生。在青少年第一次接受验光时，尤其容易发生。近感性集合的产生往往还会伴有近感性调节，有可能会发生近视眼过度矫正或远视眼矫正不足的现象，验光师在对青少年验光时，必须对近眼光的适应给予关注。

（二）集合力

集合力的大小，是用双眼所使用的集合力来表述的。集合力值的表述方法有以下三种。

1. 米角

集合角的单位是米角（MA），集合角计量方法是：距离的倒数（$1/l$，l 以 m 为单位）。注视 5m 的距离所使用的集合力为 0.2MA，而 0.5m 的视距则使用 2MA 的集合力（图 1-24）。

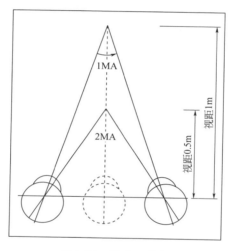

图 1-24　集合：米角

2. 三棱镜度

集合力的第二种表述方法是三棱镜表述法。图 1-25、图 1-26 分别为使用基底向内与基底向外的三棱镜来反映集合力状况的示意图。其计量单位为：三棱镜度（△）。

3. 集合角

集合力的第三种表述方法就是：直接量取集合角的角度（°）来表述集合力的大小（图 1-27）。

从上述三种对集合力的计量方法看，三棱镜度和集合角的角度是两种较为精确的量化指标，而米角是一种相对比较模糊的量化指标。这是因为：在注视同一距离的目标时，瞳距较大的人比瞳距较小的人回转角度要大。例如注视 1m 距离的目标时，60mm 瞳距的人，双眼视轴的会聚角为 3.4367°，而 50mm、70mm 瞳距时则分别为 2.8642°、4.0091°。这就说明注视同样距离的目标时对集合力使

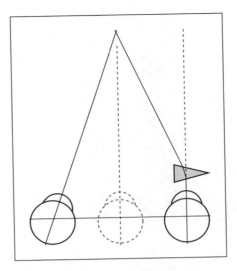

图 1-25　集合：三棱镜度（＋）

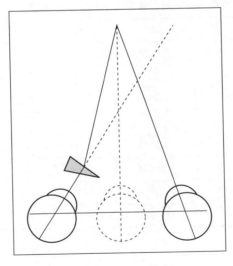

图 1-26　集合：三棱镜度（一）

用米角进行表述，只能反映距离的概念，并不能准确反映集合力的量。表 1-5 则是三种集合表述方式对照表。

（三）集合的常用名词

1. 集合远点

集合远点又叫会聚远点、辐辏远点。能保持双眼单视的两眼最远的注视点就是集合远点。

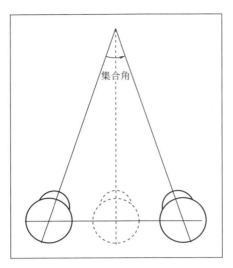

图 1-27　集合角

表 1-5　集合——米角、角度与三棱镜度的换算 （PD＝60mm）

米角/MA	角度/(°)	三棱镜度/(△)	米角/MA	角度/(°)	三棱镜度/(△)
1	3.4367	5.9956	9	30.2192	52.7202
2	6.8673	11.9806	10	33.3985	58.2620
3	10.2855	17.9440	11	36.5258	63.7226
4	13.6855	23.8756	12	39.5978	69.0820
5	17.0615	29.7654	13	42.6116	74.3398
6	20.4079	35.0345	14	45.5648	79.4920
7	23.7196	41.3810	15	48.4555	84.5351
8	26.9915	47.0891	16	51.2820	89.4662

2. 集合近点

集合近点又叫会聚近点、辐辏近点。能保持双眼单视的两眼最近的注视点就是集合近点。倘若视距再短就会出现复视。一般认为正常人的集合近点在 7cm 之内。

3. 集合范围

集合远点到集合近点间的距离就是集合范围。

4. 集合幅度

双眼注视时，从集合远点到集合近点注视中眼球的内转程度就叫集合幅度。即注视集合近点与注视集合远点的集合力之差。

三、调节与集合的协调与失调

(一)调节与集合的联动关系

人在注视任意距离的目标时，既要发生调节，也一定要发生集合。调节的作用是使注视目标的清晰像落在视网膜中心凹上。集合的作用是使注视目标分别落在双眼的对应点上。调节与集合的综合视觉效应就使被测者形成清晰的双眼单视知觉。在调节与集合联动的同时，瞳孔的大小也会发生相应的改变：在同等光照条件下，视距较近时瞳孔相对较大，视距较远时瞳孔相对较小。这种调节、集合、瞳孔的联动简称为调节三联动。

瞳孔大小还与年龄有关，表 1-6 中所示的就是从新生儿到 30 岁的瞳孔大小。验光师对这种瞳孔大小的信息，是应当给予必要关注的：瞳孔较大时所获得深径觉就会较小，而瞳孔较小时所获得深径觉就会较大。显然，深径觉越小，被测者所看到清晰视觉的范围就会越大；反之，清晰视觉的范围就会越小。

表 1-6　儿童、青少年年龄与瞳孔直径的关系

年龄	直径/mm	年龄	直径/mm	年龄	直径/mm	年龄	直径/mm
新生儿	2.0～2.5	1～4 个月	3.0～3.5	11～20 个月	4.0～4.5	11～15 岁	4.0～5.0
11～15 天	2.5～3.0	5～7 个月	3.5～4.0	2～10 岁	4.5～5.0	16～30 岁	3.5～4.0

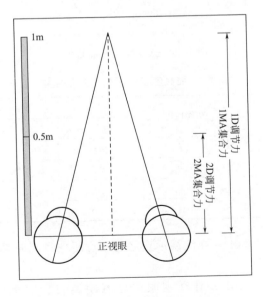

图 1-28　正视眼的调节与集合

（二）调节与集合的屈光协调

一般情况下，双眼注视时，调节功能与集合功能是处于协调状态之中的。例如正视眼在注视某一点时，所使用的调节力与集合力在数值上是相同的（图1-28）：在注视1m目标时，使用1个调节力和1个集合力；而在注视0.5m目标时，使用2个调节力和2个集合力；同理，注视0.25m目标时，则需使用4个调节力和4个集合力。这就是说，正视眼的调节与集合是均衡的。

近视眼、远视眼的调节与集合则分别如图1-29和图1-30所示，将图中的相关信息及注视距离0.25m时的情况汇集成表1-7。从图与表中都可以看出：

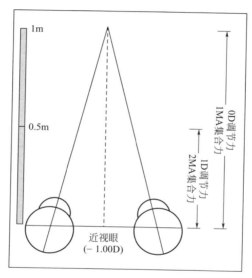

图1-29　近视眼的调节与集合

表 1-7　屈光不正眼调节与集合的关系

眼的性质	功能性质	注视距离		
		1m	0.5m	0.25m
近视眼（−1.00D）	调节	0D	1D	3D
	集合	1MA	2MA	4MA
远视眼（＋1.00D）	调节	2D	3D	5D
	集合	1MA	2MA	4MA

① 近视眼（−1.00D）在注视远点之内任意距离目标时都要少使用1D的调节力；

② 远视眼（＋1.00D）在注视眼前任意距离目标时都要多使用1D的调节力。

少年儿童屈光矫正学

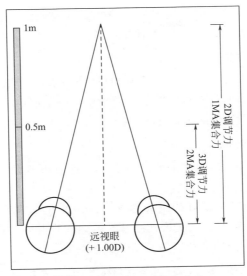

图 1-30　远视眼的调节与集合

　　这种过多或过少使用调节力的状况，与正视眼进行比较的话，显然是不均衡的。这种不均衡又是被测者在较长时间屈光不正发展的必然结果。不均衡就应当出现相应的症状。但是，不均衡的相应症状并不会必然出现，这又是为什么呢？这种情况应与被测者在屈光发展过程中有一个较长的生理适应时期有关，其使人的调节与集合通过适应建立起了新的生理性均衡状态。这应当是调节与集合的适应性协调状态。高度屈光不正以及部分中度屈光不正在最初的屈光矫正中，不能接受完全屈光矫正镜度矫正的情况，应当与突然打破已经建立起来的这种适应性协调状态导致的新暂时失衡有关。

　　那么，少年儿童在调节与集合上有什么特点呢？应当说，最大的特点就是调节潜力很大。这也就导致了青少年屈光不正在症状上具有以下两个特征性的表现。

　　① 视觉疲劳现象是比较少见的。

　　② 比较容易发生眼位偏斜。

　　这两个特征性的表现，是验光师在屈光检测中应予以重视的。验光师应当认识到：视觉疲劳在青少年屈光矫正中的特异性意义并不是十分突出。眼位偏斜则应当成为屈光检测中的一个重点检测项目。青少年时期的中、高度远视眼常常会伴有显性内斜视，这是众所周知的现象，无须解释。但是，低、中度远视眼是否存在内隐斜视呢？这应当是肯定的。那么近视眼是否也会有外隐斜视呢？这也应当是事实。这种隐斜视是否需要纠正呢？这只有根据检测结果才能作出相应的判断。在对青少年进行验光时，应当重视眼位偏斜及隐斜视的检测。

（三）AC/A

AC/A 用中文表示就是集合调节比率，又称为调节性集合/调节比（简称：

集合/调节比），眼-视光学更习惯于使用 AC/A 来表述。AC/A，即由调节力诱发的集合三棱镜度与调节力（D）的比率。

1. AC/A 的正常值

正常的 AC/A 值为（3～5）：1，即 1D 的调节力可引起 $3^\triangle \sim 5^\triangle$ 的集合。我国著名儿童斜视、弱视专家孟祥成认为正常的 AC/A 值应为（2～6）：1。

AC/A 是以记录比值的方法来记录的。

2. 测量 AC/A 的意义

进行 AC/A 检测的意义就在于：为水平斜视进行诊断、矫正和手术设计提供重要依据。

（1）对屈光矫正方案制订的指导意义：AC/A 的状况对屈光矫正具有重要的现实意义，对青少年中、高度远视眼常见的内斜视并发症进行屈光矫正时，不同的 AC/A 状况应当使用的相应矫正方案见表1-8。

表 1-8　AC/A 高、低与内斜视屈光矫正方案的选择

AC/A	视远时：内斜视	视近时：内斜视
高	远用屈光矫正镜度可以同时矫治视远、视近时的内斜视	
低	远用屈光矫正镜度矫治视远内斜视	需使用近用附加正镜度矫治视近内斜视

（2）斜视的分型与对手术的影响：倘若经屈光矫正效果不明显，应当选用手术法来进行斜视的矫治。矫治方法也与 AC/A 的状况有关，表1-9就是不同 AC/A 状况下斜视分型以及手术方案选择的对照表。

表 1-9　内斜视分型与斜视手术方案选择

AC/A	内斜视分型	手术方案选择
高	辐辏过强性内斜视	内直肌后徙手术
低	散开不足性内斜视	外直肌加强手术

（3）药物对 AC/A 的影响：在眼科常用药物中，阿托品与毛果芸香碱是两种可以影响 AC/A 的药物。局部滴用阿托品，可以使 AC/A 值增高；局部使用毛果芸香碱，可以使 AC/A 值降低。在眼科治疗中，对高 AC/A 的内斜视，应用毛果芸香碱改善视近时内斜视状况，应当是一种在一定程度上可以取代使用近用附加正镜度的矫治方法。

第四节
人眼的视觉功能

人眼的视觉功能，可以分成单眼视觉功能和双眼视觉功能。单眼视觉功能是

基础的视觉功能；而双眼视觉功能是在单眼视觉功能基础上被进一步拓宽的视觉功能。

一、单眼视觉功能

单眼视觉功能包括光觉、形觉、色觉和运动视觉。单眼视觉功能是双眼视觉功能的基础，没有单眼视觉功能就不会有双眼视觉功能。

（一）光觉

光觉是最早形成的视觉功能。光觉有两种表现形式：一种是明暗视觉，这是出生数小时后在光的刺激下首先形成的视觉功能；另一种是对光的方向视觉，其是在明暗视觉的基础上又获得的一种视觉功能。这种视觉功能在眼-视光矫正中意义不大。

（二）形觉

1. 视力的定义

视力就是视觉器官对物体形态的精细辨别能力。什么叫做精细辨别能力呢？用言语来表达的话，就是达到能锐利分辨目标边缘的程度。假如从形态上讲，图1-31 中的三幅图都可以分辨出"E"的朝向，但只有（A）才是锐利分辨目标边缘应当达到的视觉分辨程度，（B）、（C）都未达到锐利分辨目标边缘的程度。因此，判读视标应以（A）为标准。

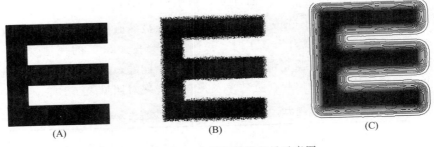

图 1-31 视觉分辨的锐度差异示意图

2. 眼的分辨力

（1）人眼的视觉分辨率：非常敏锐具有 1.2 视力的人其分辨视角为 50″；具有 1.5 视力的人其分辨视角为 40″。根据视中心凹视细胞的直径进行推算，人视力的理论最高分辨视角应为 24″（相当于 2.5 的视力）。

据有关书籍介绍，人可测到的视觉分辨力应在 25″～30″（相当于 2.4～2.0 的视力）。

当然，肉眼视力也不可能达到从月球看到长城的敏锐程度。月球到地球的距离为 384000km；长城最宽的地方也只有 8m。这一宽度汇聚到月球上只能达到 4.3/1000″，因此在月球上可以看到长城的说法是没有视觉生理依据的。

（2）眼科学上的"正常"视力：人为约定的正常眼的视觉分辨力为 1′视角。1′视角的概念就是当物体两端发出的光线夹角为 1′时，就可以交叉地通过眼的节点，并投射在视网膜中心凹的两个视锥细胞上，这两个细胞的中间只夹着一个未被兴奋的视锥细胞（图 1-32）。这一概念是视力表设计的基础，与 1′视角分辨率相对应的视标就是视力表中的 1.0。我国的视力表正是以 1′视角为基础视标，以 $10\sqrt{10}$ 为递进率设计而成的。

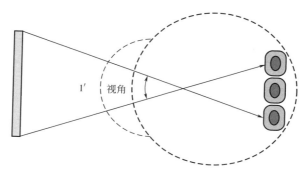

图 1-32　1′视角示意图

3. 视觉效率与视觉丧失率

（1）单眼视觉效率：不同视力的眼所具有的视觉效率是不相同的。视觉分辨率越高，其视觉效率就越高。一般认为，视力 ≥0.8 时，被测眼的视觉效率是 100%，不存在视觉效率下降或丧失的问题。倘若被测眼的视力为 0.4，只能具有 50% 的视觉效率。而视力为 0.1 时，被测眼将会丧失 98% 的视觉效率。可以说，视觉效率是验光师在验光中必须要考虑的一个问题，应尽可能达到较良好的屈光矫正结果。视力、视角与视觉效率及视觉丧失率对照见表 1-10。

表 1-10　视力、视角与视觉效率及视觉丧失率对照表

视力	视角/′	视觉效率/%	视觉丧失率/%	视力	视角/′	视觉效率/%	视觉丧失率/%
1.0	1.0	100	0	0.3	3.2	40	60
0.8	1.25	100	0	0.25	4.0	20	80
0.6	1.6	95	5	0.2	5.0	10	90
0.5	2.0	90	10	0.125	8.0	5	95
0.4	2.5	50	50	0.1	10.0	2	98

（2）双眼视觉效率：人必定是通过双眼来注视目标的，因此，左眼与右眼的

综合视觉效率才是被测者观察事物所产生的真实视觉效率。对双眼视觉效率的计算可以使用当代眼屈光学的先行者徐广第先生推荐的公式：

$$BVE = \frac{3VE + VE'}{4}\%$$

式中，BVE 为双眼视觉效率；VE 为健眼视觉效率；VE' 为伤眼视觉效率。

例如被测者的视力如下：R——1.0；L——0.4。

右眼（1.0）为健眼，查表可知其 VE 为 100%；左眼（0.4）为伤眼，查表可知其 VE' 为 50%。被测者双眼的视觉效率计算如下：

$$BVE = \frac{3 \times 100 + 50}{4}\% = 87.5\%$$，该被测者双眼视觉效率为 87.5%。

双眼视觉效率的确认，对视力低下者进行劳动能力的评估具有重要的意义。视觉效率的核定，对青少年中视力低下者未来劳动能力及生活能力的评估同样具有十分重要的意义。一般认为：视觉效率低于 10%，可以判定为工业失明。在现实的评估中应当注意：评估劳动能力及生活能力应以矫正视力为准，裸眼视力不能作为最终的评定依据。因为绝大部分裸眼视力不好的人都可以通过屈光矫正的方法改善视力，矫正视力才是被测者面对生活与劳动现实的视觉能力。

（三）其他视觉分辨力

1. 非形觉分辨力

形觉分辨力是人视觉分辨能力中最常检测的一种能力。但也必须承认，形觉分辨力只是反映了视觉分辨能力的一个方面。据有关报道，在实验室条件下可以测到的最小分辨视角为：15″～30″，甚至有人测出的最佳视力为 10.0（6″）。这也说明，人的视觉分辨能力会因条件及检测设计方案不同而有所差异。从实际应用角度进行考察，视觉分辨能力还应当包括以下几种。

（1）格栅视锐：使用等宽条栅图形检测的一种视觉分辨能力。这种视力是通过识别图形单位面积上条栅数量的能力来判定的。这种视力的角分辨阈值为 0.5′（相当于 2.0 的视力）。

（2）游标视锐：又叫做游标视力、微差视力、线错位视力。这是人们在观察游标卡尺上的标线错位时所能达到的视觉分辨能力。一般认为这种视力的角分辨阈值可以达到 12″（相当于 5.0 的视力；亦有人称可精确到 2″～1″，此时视力相当于 30.0～60.0）。

（3）单线视锐：判断白色背景上一条黑线（或黑色背景上一条白线）的视觉分辨能力。这种视力的角分辨阈值为 0.5″（相当于 120.0 的视力）。

以上三种视力在现实中都是客观存在的。可是检测这三种视力时，尚无通用图、表可供使用。尚未证明这三种视力对屈光矫正镜度的检测有明确的意义。

2. 色觉、色觉异常与色散

色觉是人眼对可见光中不同波长光的一种综合性知觉反应。当两种光混合时，眼睛只能对其混合而成的合成颜色表现进行判定。例如黄和蓝两种颜色混合后，人们认为其就是绿色，并不能将两种颜色进行分离。色觉为迅速确认目标、拓展生活的空间和内涵提供了极其重要的手段。色觉，又是在光感的基础上发展起来的一种视觉功能，是需要大脑视神经中枢进行参与的。应当说，客观物理光波的长度、视锥细胞光敏色素的光吸收特性和健全的大脑视神经中枢是人具有色觉的三个要素。

（1）光敏色素与色觉：之所以能够对颜色进行分辨，是因为眼视锥细胞中的视紫蓝质含有三种类型的视色素，负责对不同波长的光进行反映。其中蓝敏色素负责吸收峰值为445nm的短波光（图1-33A）；绿敏色素负责吸收峰值为535nm的中波光（图1-33B）；红敏色素负责吸收峰值为570nm的长波光（图1-33C）。三种光敏色素对光的重叠吸收，也就产生了人们对各种颜色的知觉。三种光敏色素中蓝敏色素相对较少，约占1/6，因此人眼对蓝颜色光的感受性相对较差。视杆细胞中的视色素为视紫红质，是负责对弱光进行反映的视色素，这种视色素对不同颜色光的反映，是以亮度为同一吸收方式来进行的，也就无法分辨出具体的颜色。

（2）色觉异常：对颜色分辨能力低于正常颜色视觉者被称为颜色视觉障碍或色觉异常。色觉异常应包括：二色觉（色盲）、异三色觉（色弱）、一色觉（全色盲）以及色觉迟钝、色觉疲劳等。

最常见的分类方法如表1-11所示。这里所列的种类，只是临床上较为多见的色盲与色弱。除表中所列之外，色盲还应包括黄色盲、紫色盲、青蓝色盲、青黄色盲和隐色盲等；色弱还有紫色弱、蓝色弱、青黄色弱、A型色弱（A型红色弱、A型绿色弱）、B型色弱（B型红色弱、B型绿色弱）、C型色弱（C型红色弱、C型绿色弱）等。

表 1-11　颜色视觉的常见分类一览表

色觉分类		俗称	异常表现	配色与色阶	其他
一级分类	二级分类				
三色觉	正常三色觉	正常色觉			
	第一色弱	红色弱	对红色反应迟钝	需要加入过多的红色	统称色弱又称为异三色觉
	第二色弱	绿色弱	对绿色反应迟钝	需要加入过多的绿色	
	第三色弱	蓝色弱	对蓝色反应迟钝	需要加入过多的蓝色	
二色觉	第一色盲	红色盲	鲜红色 → 橙黄色	红色：过于深、黯	统称色盲
	第二色盲	绿色盲	绿色 → 蓝色	绿色：层次较少	
	第三色盲	蓝色盲	蓝色 → 青、紫色	蓝色与青、紫色相混	
一色觉		全色盲	没有颜色分辨力	只有明度差异	

当一个人选择从事何种职业时，就必须考虑眼的色觉状况。色觉存在明显障碍时，是不适于从事美术、医务、印刷、纺织等工作的。色觉异常，既有先天性的也有后天性的。通常所说的色觉异常一般是指先天性色觉异常。色盲的发生是由一种 X 染色体的连锁遗传机制所决定的，先天性色盲的发生如表 1-12 所示。在我国，色盲的发生率约为 3.6%，其中男性约为 5%，女性约为 0.5%。在色觉异常者中，红绿色盲约占 50%，绿色盲者约为红色盲者的 2 倍。

表 1-12　色盲发生的遗传规律

双亲	男	色盲	色盲	色盲	正常	正常
	女	色盲	正常	携带基因	色盲	正常
子女	男	色盲	正常	1/2 为色盲	色盲	正常
	女	色盲	携带基因	1/2 为色盲 1/2 携带基因	携带基因	

3. 颜色与眼的屈光

色觉是人眼又一个重要的视觉分辨功能，这种功能在人们认识外界事物时具有重要的作用。但色觉对屈光矫正结果的影响不大，这是因为屈光矫正镜度的测定通常是以钠黄光作为测定标准的，而对屈光矫正镜度的检测又主要是在非颜色光条件下进行的。在验光与屈光矫正中，与颜色有关有以下三个方面：双色试验、双色分视和控制色散。

（1）双色试验：一种在验光中应用于单眼的检测方法。一般使用红色滤光片和绿色滤光片两种镜片。检测的方法是：通过对被测者在两种镜片条件下视觉清晰度的比较，对所使用的测试球面镜度进行精确修正，最终达到准确判定被测眼球面镜度的目的。

红绿双色试验使用红、绿滤光片，令红、绿光分别通过镜片，绿色光成焦点的位置离镜片较近，而红色光聚焦的位置则离镜片较远（图 1-33）。而所要寻找

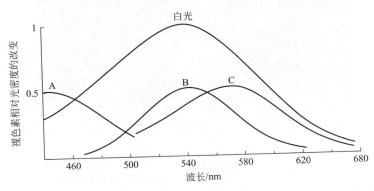

图 1-33　视锥细胞蓝敏色素（A）、绿敏色素（B）、红敏色素（C）光吸收峰值示意图

的屈光矫正镜度恰好将入眼的光线聚焦在红色与绿色这两个焦点之间。进行双色试验所要达到的目标是：两种镜片所观察视标（图）的清晰度一样，或绿色背景条件下稍清晰些（老年人以红色背景条件下稍清晰为宜）。这种情况下所应用的屈光矫正镜度就是被测眼精确的球面屈光矫正镜度。

双色试验中，被测者报告绿色清楚、红色不清楚时，就需要减少负镜度或加上正镜度。倘若，被测者报告红色清楚、绿色不清楚，则需要减少正镜度或加上负镜度。镜度调整的幅度为：±0.25DS，调整幅度一般不会大于0.50DS。倘若调整幅度大于0.50DS，就应当考虑所加用的预置球面屈光矫正镜度误差过大。

这种检测的作用与被测者有无颜色视觉异常无关，但对色觉异常者则应用左、右代替红、绿的表述方式。进行双色试验时还可以使用红和钴蓝、橙和绿两种配对形式，红和钴蓝的镜度调整修正值可以按±0.50DS进行计算，橙和绿两种颜色的镜度调整修正值约为±0.25DS。

（2）双色分视：在同一时间双眼分别使用红色镜片、绿色镜片，形成一只眼看红色目标，另一只眼看绿色目标的情景。这是进行一些双眼视觉功能项目检测时所要创立的基本条件。在验光中使用双色分视的检测项目有：沃茨试验、十字环试验等。

（3）控制色散：屈光矫正中有关色觉方面值得注意的一个课题。任何光学器件都会有球面像差与球面色散的问题存在，眼球同样也存在这样的问题。为什么人们一般觉察不出来呢？这是因为瞳孔大小的光适应变化在一定程度上抑制了像差与色散现象，加之眼在长期的视觉生理活动中也对这种像差与色散产生了生物适应。但是，这种适应状态一旦被打破，被测者就会因色散现象（图1-34）而感知到边缘的模糊现象。

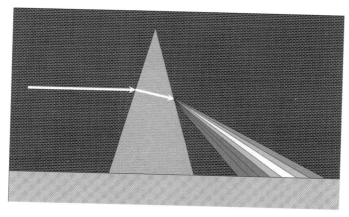

图1-34　色散现象示意图

什么情况下会出现这种现象呢？大致上说，在以下几种情况下，被测者会有这方面的主诉。

① 高度屈光不正者，在初次进行屈光矫正后；

② 使用低折射率镜片进行矫正的中、高度屈光不正者，在换用高折射率镜片后；

③ 用树脂镜片代替光学玻璃镜片之后；

④ 新、旧眼镜的前倾角变化过大时。

前三种情况，被测者感觉到的因色散所产生的像边缘模糊现象，一般会在镜片的周边区出现。而后一种情况的像边缘模糊现象只会出现在镜片上部，这种情况下的像边缘模糊现象还会有斜射像散参与其中。

控制或减少色散是屈光矫正中必须要做的事情。在屈光矫正中控制色散的基本方法有：①使用片径较小的镜片；②尽可能使用较小的镜-眼距；③避免使用阿贝系数低、折射率过大材料的镜片。

（四）运动视觉

运动视觉是指眼与注视目标发生位置相对变化时所产生的视知觉反应。这种视知觉反应包括：对运动物体形态的识别；对物体运动速度的判定。物体运动速度越快，形态的识别难度越大；物体运动越慢，识别难度越小。物体距离人们越近、运动越快，引起主观眩晕的感觉也就会越强烈；反之，引起主观眩晕的感觉也就会越弱。当使用屈光矫正眼镜时，镜片的放大率效应可以改变对人们物体的视知觉感受，就会导致相应的主观知觉感受。

1. 凹透镜的运动视觉感受

戴用凹透镜产生的第一个视觉感受就是看到的像变小。像的变小，就会使知觉上产生较大的距离感，同时也会伴有运动速度减慢的感觉。

2. 凸透镜的运动视觉感受

戴用凸透镜时，被测者的视觉感受就会是物体像的变大。这种像的变大就会使知觉上产生的距离变小，运动速度就会加快。

3. 戴用矫正眼镜后清晰度的变化

戴用屈光矫正眼镜以后，被测者还可能会感觉到：知觉像的清晰度也发生了一定程度上的改变。应用凹透镜进行屈光矫正者，所获知觉像的清晰度会稍高一些；而接受凸透镜屈光矫正者，知觉像的清晰度会略低一些。

在验光与配镜工作中，应当注意戴用屈光矫正眼镜后所产生的上述运动知觉方面的变化，根据具体情况进行适当处理、调整，并给予被测者适当的指导。

二、双眼的协同作用

眼球是前置型的视觉器官，这样的视觉器官显然与在两侧呈对称性的眼是不相同的，在视觉生理上的最大区别就是：这样的眼在视觉功能发育成熟以后，单眼不能独立地进行运动。正常情况下，双眼是以共同注视点的位置、距离的变化为基础，在双眼协调、同步的运动中来实现双眼视觉的。双眼的这种协调、同步运动所发挥的作用包括以下三个方面。

（一）视野扩大

双眼协调、同步运动的第一个作用就是视野扩大——两眼看的范围比单眼看的范围要大。图1-35中两幅图的白色区域分别为右眼与左眼单眼的视野范围。

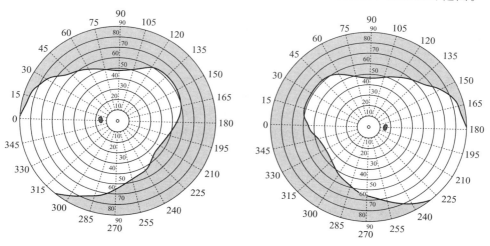

图 1-35　右、左眼的单眼视野示意图

图1-36为双眼视野的示意图，中间的白色区域为左、右眼视野重合的区域，两侧的深色区域分别为两眼未重合的视野区域。通过这幅图就可以知道：双眼视野的范围就是某一侧单眼视野与另一侧眼的不重合视野之和，双眼视野的扩大使人们在水平方向上的视野增大了。重合视野范围足够大是形成双眼视觉的基本条件之一。

（二）距离知觉

两眼注视时，双眼的视像会有一定的偏差，这种因瞳距所造成的两眼观测时的视像偏差（图1-37），叫做视差。这种视差是产生明确距离知觉的生理基础。距离知觉则是双眼协调同步运动产生的第二个作用，一般认为两眼的视偏角为距离知觉与立体感产生的生理基础。

当人们进行双眼注视时，就会将双眼的视线会聚于目标上，而较远的目标就会投射在双眼视中心凹的鼻侧（图1-38），视神经中枢就会根据经验对提供的图像信号，作出准确的判断：次要目标比主要目标远。而较近的目标会投射到双眼视中心凹的颞侧，视神经中枢也同样会根据经验对提供的图像信号，作出准确的

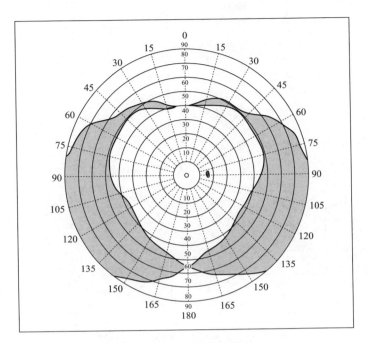

图 1-36　双眼视野示意图

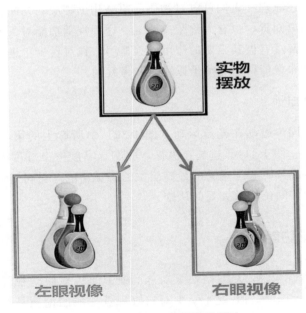

图 1-37　视差对双眼视像的影响

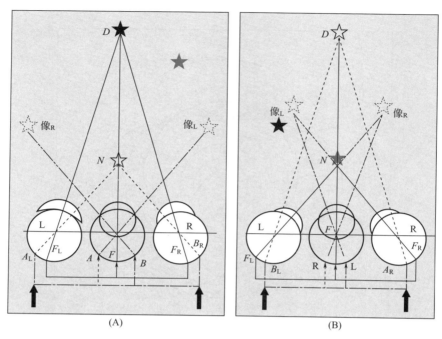

图 1-38　双眼对距离判定原理示意图

判断：次要目标比主要目标近。

正是基于上述原理，人们可以对物体的距离作出相应的判断。这种对距离的判别功能就是距离知觉，也有人称距离感觉。这种视觉功能对人的定向、生活生存、避险等能力都具有极其重要的作用。很显然，在对青少年进行验光时，这种距离知觉能力是非常值得验光师予以注意和考察的。

（三）空间知觉

双眼协调、同步运动在光流运动（图 1-39）中所产生的第三个作用就是空间知觉（图 1-40、图 1-41）。这是在纵深、幅阔、高度三个维度上的知觉，是一种对人的空间定位具有决定意义的最高层次的视觉功能。空间知觉包括对物体的立体知觉、对物体间位置及关系的认知。

三、双眼视觉功能

在眼-视光学领域中，对双眼视觉功能的研究是以双眼对视标的综合分辨能力为研究对象的。因此，眼-视光学中对双眼视觉功能的检测是针对双眼视觉功能的构成层次进行的。对物体间的关系及定位，以及视点高程改变对视知觉像的影响等方面，尚未有相应的检测方法可供使用。双眼视觉功能是由三种基本功能

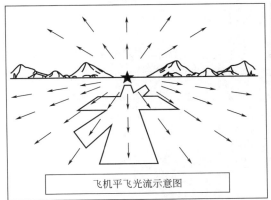
飞机平飞光流示意图

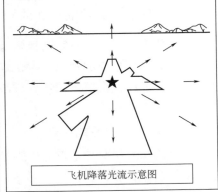
飞机降落光流示意图

图 1-39 空间光流示意图

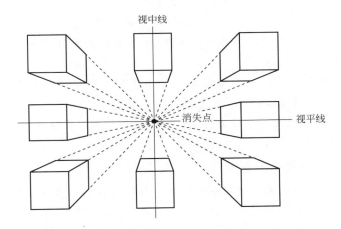

图 1-40 空间知觉的平行透视示意图

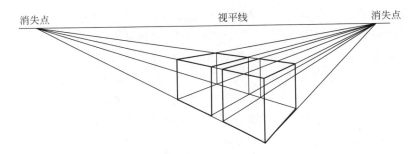

图 1-41 空间知觉的成角透视示意图

构成的，这三种功能就是双眼的同视、融合与知觉。

（一）双眼视觉功能建立的知觉条件

从严格意义上讲，双眼的视觉功能应当包括两个部分。第一部分是单眼所具有的功能，因为单眼的视觉功能在双眼视觉中不但没有被取消，而且还得到了加强。第二部分则是由双眼同视后新产生的视觉功能。这种新视觉功能的产生至少需要以下 4 个条件。

1. 双眼视力相等或相近

双眼的视力状况是新视觉功能能否建立的第一个基本条件。可以满足这一条件的具体指标有两个。

（1）双眼的视力应满足≥0.4 的条件。不能满足这一条件，双眼视觉功能就难以建立。因此，1.5 岁以前的儿童不可能具备建立完善立体视功能的条件。

（2）两眼的屈光矫正镜度差应≤2.50D。从屈光矫正镜度方面进行考察，一般认为，两眼的屈光矫正镜度差＞2.50D 时双眼的视像就不会融合，而是形成双眼的同心性复视。但这里必须说明，在验光中不能拘泥于"≤2.50D"这个条件，要注意以下两个情况。

① ≤2.50D 只是个理论参考数据。假如能在青少年时期接受良好屈光矫正的话，能建立起立体视觉的参差值会大于这一数值。

② 即便不能实现良好的双眼视觉，也要力争达到一只眼辅助另一只的目的。这样就可以使被测者获得一定的低档次的双眼视觉，总比一点没有强。

2. 双眼同时注视一个目标

新视觉功能建立的第二个基本条件就是双眼能够同时注视一个目标。当两眼的视线通过眼的运动汇聚到注视目标时，就可以实现建立新视觉功能的目标。否则，两只眼就会各自注视各自的目标方向而导致复视，也就不可能建立起新的双眼视觉功能。双眼眼外肌的协调运动是保证双眼同时注视同一个目标的基本保证。

从发育角度进行考察，与双眼视觉功能发育相关的年（月）龄是：儿童最早出现双眼固视的时间为出生后 2～3 个月；双眼达到共同运动融合的稳定状态大约要到 1 岁左右；4 岁儿童的视力基本达到或接近成人水平；6～7 岁儿童的调节与集合功能已经达到稳定的状态。这就说明双眼视觉功能发育的关键时期应当是：出生后 2 个月～7 岁，而最关键的时期应当是 1～4 岁。笔者认为，小学入学前后是对双眼视觉功能进行考察的最值得重视的时期。

3. 双眼具有正常的视网膜对应点

双眼视觉功能建立的第三个基本条件就是双眼需要具有正常的视网膜对应点。两眼具有共同视觉方向的视网膜点就是视网膜对应点。视网膜上解剖位置相同的对应点只有一对：两眼的黄斑部（图 1-42 中的 F_1 与 F_2）。除此之外，所有的对应点都是生理学概念上的对应点。视网膜的对应关系有三种。

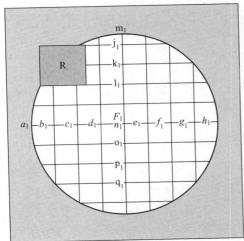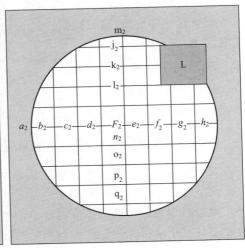

图 1-42　双眼视网膜对应点示意图

（1）第一种视网膜对应关系：一种正常的对应关系。这种对应关系是指除黄斑部对应点外，在视网膜其他部位也必然存在着一一对应的具有共同视觉方向的对应点。这种以黄斑部对应为标志的对应关系就叫做第一种视网膜对应关系。

（2）第二种视网膜对应关系：又称为异常视网膜对应关系。这种对应关系是指在两眼注视时，物体的像不能同时落在双眼的黄斑上，而是落在一只眼的黄斑部，落在另一只眼偏离黄斑之外的旁中心凹区。这种对应关系发生在具有异常眼位的被测者中。保持正常固视方向的眼就是物像恰好落在黄斑部的眼；注视方向存在偏差的眼的物像就会落在旁中心凹区，这只注视方向存在偏差的眼常常会伴有眼球震颤现象。

（3）第三种视网膜对应关系：又称为术后异常视网膜对应关系。这种情况大多出现在斜视已经建立起正常视网膜对应关系者中，手术之后眼位被矫正，使之成为异常视网膜对应，此种被测者大多会出现矛盾性复视。

4. 融合功能正常

从融合过程分析，双眼的融合就是一个消除双眼视像差异、实现双眼单视的过程。这一过程是由以下两个方面构成的。

（1）感觉性融像过程：将双眼感觉的视像融合为一个单一视像的过程。在这个过程中，被注视的目标对于被测者来说，距离与位置均应当是固定的。这种功能可以用沃茨试验、立体视觉检测等方法进行检测。

（2）运动性融像过程：当被注视的视标发生距离、位置的改变时，左、右眼视像传入视神经中枢，因无法融合为单一视像，视觉中枢就会发出对眼外肌进行调节的指令，通过眼球相应的运动，使双眼视网膜重新达到视像可以融合的状态。这种再一次达到双眼融像的过程就叫做运动性融像过程。

以上两种融像过程，感觉性融像过程是融像的生理基础，运动性融像过程是保持融像处于持续稳定状态的机能保证。这两种过程在融合过程中都是在瞬间完成的。

5. 双眼重叠视野足够大

双眼视野足够大，才可以使注视目标随时落在双眼的视野范围内。视野重叠是保证视神经中枢将两眼视像融合的基本条件。

（二）双眼视觉功能建立的眼动条件

双眼视觉功能的建立不但需要满足知觉条件，还需要眼动的条件予以保证。眼动就是眼的运动。在注视目标时，之所以能令注视目标始终成像在视中心凹上，就是因为眼能够通过不断的非自主性运动将眼球调整到合适的位置，眼位的这种动态变化就可以保证注视目标始终处于双眼视网膜的视中心凹上。眼的运动分类有以下几种。

1. 运动的启动形式

根据眼运动的启动形式可以将眼的运动分为两种。由主观意识支配而产生的眼的运动叫做自主性运动，这种运动大多表现为对眼，这种眼的运动与注视目标无关。另一种就是具有注视目标的眼的运动，这种运动都是非自主性运动，是需要中枢神经的参与才能完成的。

2. 运动方向

根据眼球运动的方向，可以将眼的运动分成水平运动（图1-43a、b）、垂直运动（图1-43c、d）、斜向运动（图1-43e、f、g、h）。根据眼球所在的位置还可以作出眼位的判断，图1-43中间眼球所显示的位置就是第一眼位，又叫做原在注视眼位、解剖眼位、原在眼位。图1-43a、b、c、d所在的眼位叫做第二眼位，又叫副在眼位、次注视眼位。图1-43e、f、g、h所在的眼位叫做第三眼位，又叫做斜眼位。

3. 单眼与双眼

眼的运动还可以分为单眼运动和双眼运动。这种分类只是一种从考察眼动形式出发进行的分类。应当说，在具有双眼视觉的被测者中单只眼的独立运动是没有的。即便说到单眼运动，也必然是针对双眼运动比较意义上的单眼运动。

（1）单眼运动：又可以分为两类。

① 眼的前后轴偏转包括眼球内转（图1-43b）、眼球外转（图1-43a）、眼球上转（图1-43c）、眼球下转（图1-43d）。

② 眼的前后轴不偏转包括眼球内旋和眼球外旋（图1-44）。

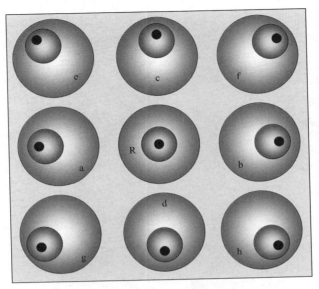

图 1-43　眼球运动示意图（右眼）

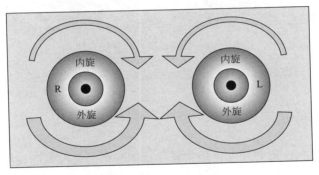

图 1-44　眼的内旋与外旋运动

（2）双眼运动：又可以分为同向运动和异向运动两种。在验光中对双眼异向运动的关注度要更高一些。

① 双眼的同向运动如图 1-45 所示，共包括 8 个方位。对这种眼的同向运动进行检测的目的是要检测双眼在向各个方向运动时的协调性。

② 双眼的异向运动主要是指双眼的辐辏和散开（图 1-46）。在屈光矫正中人们更习惯将双眼的辐辏称为集合。集合功能是眼-视光学必须要检测的内容。

眼的运动与双眼视觉具有极其密切的关联作用，而眼的运动又经常是一种复合性的运动。例如在看书时眼睛既要内转，还得下转，且会伴有一定程度的外旋。因此，验光中不对双眼运动进行考察的话，有时就会造成眼镜戴用后的不舒适，凡出现这种症状都或多或少涉及双眼视觉的问题。正常眼的运动功能是实现双眼视觉必须要具备的运动条件。当被测者不具备正常眼的运动功能时，或这种

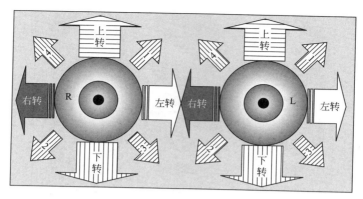

图 1-45　眼的同向运动

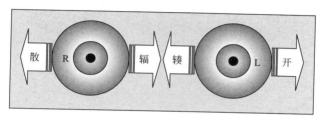

图 1-46　双眼辐辏与散开示意图

功能被破坏时，双眼视觉就可能丧失，而造成复视、视觉疲劳、矫正困难等症状则是必然的。

（三）双眼视觉

双眼视觉是在一定的知觉条件和眼球运动基础上，经大脑视神经中枢的整合而建立起的最高形式的视觉功能。一般认为双眼视觉有三个层次：双眼同视、双眼融合、立体视觉。但从人的视觉所知觉到的像来看，观察到的知觉像可以提供以下三个方面的信息。

1. 客体与主体之间的关系

双眼视觉可以对客体的位置与主体间的方位、距离进行判断。例如当人们正对图 1-47 的情景时，就会作出如下判定。

（1）简单的距离判定：圆柱体 A 距主体的距离最近，其次为圆柱体 B 和圆柱体 D，而圆柱体 C 距离主体最远。

（2）相对主体的位置判定：还可以对客体与主体的相对位置进行判定。在图 1-47 中，我们可以非常清楚地判定：圆柱体 A 与圆柱体 B 位于我们所站位置的稍左侧；圆柱体 D 在我们所站位置的正前方。对圆柱体 C，也可以作出位置偏左的判断，但其偏左的视觉倾向性远小于圆柱体 A、圆柱体 B。

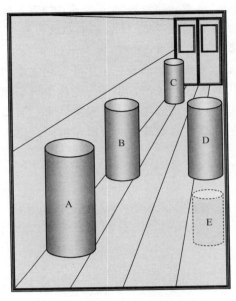

图 1-47　双眼视觉像的说明示意图

2. 客体与客体之间的关系

通过图 1-47，还能够作出对四个圆柱体之间位置与距离比较关系的判断：圆柱体 B、C、D 均位于圆柱体 A 的前方，B、C 在正前方，而 D 则位于圆柱体 A 的右前方。

一名具有双眼视知觉能力的被测者，通过这一幅图，对四个圆柱体相互间的距离作出比较性的距离判断应当是毫无问题的。

3. 主体与客体群之间的关系

假定主体位于图 1-47E 的位置，主体与四个圆柱体、走廊及两扇门进行相互之间位置的判定以及相互距离间的距离比较判定，则是人们在现实中将主体融入客观环境中需要做出人在客体中空间关系的一个简化与微缩的情景。很显然，这里所表现出来的视知觉过程，是主体融入客体群后，也将自己作为客体不可分割的一个客体的信息采集、神经中枢综合判定，直至形成对含有主体的客体群比较全方位视知觉的神经生理过程。

以上所叙述的客体与主体、客体与客体和主体与客体群这三个关系，是三个双眼视觉在视知觉像上应当把握的可以考察的内容。这三个关系和立体视觉的三个生理阶段（双眼同视、双眼视像融合和立体视觉）分别是双眼视觉知觉画面和生理机能两个方面的构成元素。

在本章中，介绍了屈光学、眼的屈光与屈光不正、眼的调节与集合、眼的视觉功能四个方面的基本知识，并着重介绍了青少年在视觉功能发育方面的相关问题。在叙述这些内容时，笔者始终以被测者所看到的现实物像为出发点，采用了具有现实性的描述方法来陈述眼-视光学的基本原理。在本章结束之际来讲这一问题的目的，就在于提醒广大的验光师：青少年在眼-视光学方面是有其自身特点的，而且这些特点是随着年龄的增长处于不断变化之中的。不认识这些变化的特点及规律，即便有再好的验光技术，也不一定能取得满意的屈光矫正效果，可能有时还会产生杀鸡取卵、疗聋致哑的不良现象。每一名验光师在为青少年验光时都应当有一个坚定的信念：立足现实，着眼于被测视觉的健康发展。

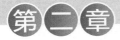

第二章
少年儿童屈光不正的验光

青少年验光、配镜涉及以下三个方面的问题。

第一，少年儿童眼的屈光知识。这方面的内容，已经在第一章进行了简明扼要的介绍。

第二，验光。这是获得被测眼屈光矫正数据、制订矫正方案的技能操作与应用的问题，就是本章所要介绍的内容。

第三，是眼镜配制。这里包括眼镜架的选择、眼镜片的选择、眼镜片的边形加工与装配。

有关眼镜的配制与眼镜的派发两个方面的问题，将在第十章中进行介绍。本章将以屈光检测的程序为主线，以青少年屈光不正为对象，介绍验光、验光程序与基本方法，并对青少年验光中需要注意的最基本问题，进行简要的介绍。

第一节
常规验光程序

屈光检测，俗称验光。一般来说，只要戴用有度数镜片制作的眼镜，就应当验光。像购买老花镜、太阳镜，不经过验光，仅通过几副眼镜的简单戴用比较就决定卖与买的做法是极不规范的。这样的做法是不应当提倡的。特别是对少年儿童来说，这种做法绝对属于配镜的禁忌。

对少年儿童屈光不正开展验光工作的验光师，不仅要掌握最基本的屈光检测程序，还需要了解少年儿童视觉发育的规律和生理特点。只有了解了这些规律和特点，才会明白在验光中应当注意的问题是什么，才能够在对青少年的屈光检测中做到"心中有数"，才能使验光中的操作做到"有的放矢"。

为了说明验光的操作问题，有必要了解验光的一些基本概念、验光程序、验光师与被测者在验光中的作用等。笔者在这一节中将介绍这些看似简单，但又是验光师必须要清楚的问题。

一、验光的基本概念

关于验光，首先得了解什么是验光，人在验光中的行为是什么，这一过程又是怎样的，验光的目的又是什么。不了解这些内容的人，不可能验好光。

（一）是什么"验光"，还是"验光"是什么？

1. 关于"验光"

验光，应当说是一个在屈光学和眼镜学中使用频率相当高的词。但是，验光却又是一个很难找到定义的名词。作为一个使用频繁又难以寻找到定义、概念的名词，怎样把握它在生活中准确的行为概念呢？

应当说，在不清楚验光定义的情况下，这是一件比较难的事情。人们经常会听到有关"光学验光""眼镜验光""医学验光"的争论，也一定会见到对其中两种或三种进行对比、说明的表格。这样的争论，对眼-视光学和屈光检测学术的发展，是没有太大意义的。在此，笔者只想提请各位同仁和有兴趣的读者，在本书出版之前的相关书籍中，寻找一下验光的定义，假如在不给定义的情况下，就向您介绍不同性质验光的区别，我们是不是也应当想一想：这里一定会有什么问题。这些问题是说不清楚呢，还是问题本身不能说清楚呢？

笔者认为，对于验光来说的关键问题，并不是在验光这个名词之前要加上什么词的问题，而是到底赋予这个名词什么内容的问题。这就好比装果冻的小塑料杯，当用其装上药送到病人面前时，这个容器肯定会被叫做药杯。在对"验光"这一问题上，笔者认为要解决的绝不应当是什么"验光"这样的问题，而应当是"验光"是什么和应当包含什么的问题。笔者认为，在关于验光的内容上进行更加深入的探讨，这才是一个眼-视光学工作者最应当做也是最值得做的事情。

2. 验光的定义

使用验光仪器及辅助设备，对眼睛进行屈光检测的行为活动就是验光。也可以说，对人眼屈光状态进行的检测与测量就是验光。应当说，这就是验光的定义。

通过这个定义，人们也应当可以确定在对眼睛进检测时，凡属针对屈光数据的检测项目和内容，都是验光程序的组成部分。而那些与屈光数据无直接关系的检测项目和内容（如眼底照相、眼压测定、OCT 检测、眼电图、视网膜电流图、视觉诱发电位等）都不属于验光标准程序的内容。这类检测、检查被拓展开来，应属于验光过度被"医疗"的行为，是一种不值得提倡的操作行为。当然，个别被测者的确需要接受这类检测，检测还是必要的，但是假如被测者几乎 100％没有异常发现，这类检测的添加就纯属于"项庄舞剑，意在沛公"了。

（二）验光的行为

验光是人的一种技能操作行为。对于验光行为，验光师应从两个方面进行分析。一个要从验光操作技术的程序来分析；另一个应从检测过程中双方的行为来分析。只有了解了这两个方面内在的内容，验光师才能充分调动自己与被测者双方的潜力，从而达到高质量完成验光既定目标的最佳状态。

1. 验光师的行为特征

显而易见，验光不仅仅是一种操作技艺，而是一系列方法有序的整合应用，在一个验光过程中，这些方法将会表现为一个不断推进、展开的并有机联系在一起的一个完整过程。

从整个验光过程看，验光是一种通过技艺性操作技能运用，所展开的针对屈光状况进行定性与定量的检测过程，是为被测者戴用眼镜进行针对性屈光矫正这一目标和愿望的实现，所做的一种必不可少的、带有一定准备性质的工作。

可以说，验光与屈光矫正、眼镜与验光是紧密相连的，确切地讲，验光就是使眼镜与屈光不正达到屈光矫正目的的桥梁。作为验光师，要想搭建好这座桥梁，就要在屈光矫正、验光与眼镜的相互联系中，不断地学习、实践，使自己技艺逐步达到炉火纯青的程度。

2. 验光过程中的双方

验光过程，始终是在验光师与被测者双方的信息交流与交换中不断推进的。验光过程的完成正是双方成功进行了这种交流与交换的结果。不管验光技艺多么纯熟，水平多高，验光都必须建立在被测者能准确提供视觉识别信息与视觉感受信息的基础之上，否则，验光师将不可能实现这一过程的目标。

一名验光师在有序的验光检测过程中，需要做到的是：引导被测者提供与视觉信息和视觉变化相关的准确信息，并对这些信息予以识别，根据所获得信息情况采取相应的检测方法。这对验光过程具有至关重要的作用。这种信息的准确获得，在对少年儿童被测者的验光中显得更加重要。孩子年龄小，注意力容易分散，言语的表述也不够准确。因此，取得具有活泼好动特点的少年儿童的良好配合，是需要应用一些哄孩子的办法的。对年龄较小的儿童更是这样，更需要使用一些与孩子沟通的技巧。

（三）验光的目的

验光师通过验光要达到什么样的目的呢？从自身行为看，当然是要完成自己的操作行为过程。完成这一过程的标志是什么呢？应当说，有以下两种标志。

1. 屈光矫正方面的标志

在常规屈光矫正方面的标志是验光结果。在验光结果中应包括三项内容：①被测者屈光不正的矫正数据；②配镜的方案；③相关建议。配镜的方案就表现在提供给被测者处方的数据上。

在针对少年儿童屈光不正时，还应当包括给予被测者及家长的视觉保健及近视眼预防与控制方面的相关建议，验光师应主动帮助其制订相关科学、合理、可行的用眼和眼镜戴用方案。

2. 眼病处置方面的标志

对少年儿童被测者常见的眼病作出相关的诊断、鉴别诊断，并提供相关的建议，是验光师的职责与义务。在验光过程中，常常能发现被测者存在某些眼病的早期症状，这些眼病通常是：弱视、斜视以及外眼炎症等。

例如，少年儿童存在斜视时，根据相关检查和验光结果，一名验光师作出准确的诊断是没有问题的。但是，验光师毕竟不是医生，所使用的言语不能过于直白，因为家长一般不愿听到自己的孩子是斜视这样的结论。因此，验光师不但需要对这些常见病的病因、病理过程、诊断与鉴别诊断、治疗方法和预后等有所了解，还需要掌握言语表达技巧，只有这样，验光师的诊断和建议才可能产生积极的作用。

（四）验光的内容

在验光中，视觉功能的检测内容是由两部分组成的。第一部分是对形觉视觉功能（物体识别锐度）的检测，主要是对被测者进行角视锐视觉分辨力的检测。第二部分则是对双眼视觉功能的检测，主要是对被测者双眼的同视功能、融合功能及立体视功能的检测。

二、验光程序的规范

任何行为和过程在展开时，都需要有一个符合客观规律的先后组合和推演的顺序，这是认识客观事物与过程的必然规律。验光行为也不例外，验光过程中，各项有关检测项目的科学、客观、合理、行之有效的组合顺序，就是验光程序。

不同的验光师，由于个人所具有的技能特长、操作习惯是不尽相同的，在应用规范性验光程序时也会表现出一定的差异性。当然，验光师针对被测者不同的屈光情况，也会在操作程序上进行相应的调整。这些差异与调整主要表现在两个方面，一个是使用的方法不尽一致，例如检测散光时，有的人习惯使用散光表，有的人习惯应用裂隙片；另一个是个别检测项目在先后顺序上的微调。

(一) 验光程序规范的概念

不同的验光师，所使用的验光程序可能会存在一定的差异。但是，验光毕竟不是一件可以任意而为的事情，而是一项对人眼屈光矫正镜度进行客观科学检测的工作。因此，对验光程序是不能采取任意而为的方式的。应当说，这项工作自身的特点，决定了其必须走向规范。

那么，什么样的验光程序可以称为规范的验光程序呢？笔者认为，符合眼的屈光规律、能全面检测眼的屈光学状态，并可以保证正确检测到相关屈光数据的屈光检测过程，就是规范的验光程序；而程序的文字表述形式就被称为验光规范程序。

(二) 验光程序规范的内容

衡量一个验光程序是否规范，主要看这个程序是否把有关的检测项目全部有序地包含在内了。假如某一程序确实包含了所有相关的检测项目，而这些项目又是有序排列的，并可以在实践中不断被验光师验证为行之有效，该程序就是规范的验光程序；否则就是不规范的。

1. 对验光程序规范内容的认识

验光程序规范不是唯一的，它会因地区、单位的不同而稍有差异；也可以因客观条件和人员素质方面的问题，进行些许必要的调整。但是，既然为验光程序规范，就必然表现出如下的三个特征。

① 验光程序只要符合规范的要求，就可以称为验光程序规范。任何从事屈光检测工作的单位，都可以依据自身的条件制定自己单位的验光程序规范。

② 验光程序规范，是对验光工作中技能操作流程的一种指导性约定。当然这种约定也并非是刻板的，例如，对于第一次戴眼镜者，就没有原戴镜可查，这一步就必须省略。

③ 从以上两个方面，不难得出这样一个结论：验光师在实际验光中，必须根据被测者的状况，对规范程序进行必要的调整。对于调整，不能仅仅理解为减项，必要时也要予以加项。例如，对弱视、白内障患者，就可以考虑增加对比视力的检测。

可以用一句话来总结验光程序规范在验光技能操作中的价值：验光程序规范是开展验光工作检测活动的行为指南。既然是指南，就不是验光行为的教条。

2. 应当予以记录的内容

上面谈到了如何正确理解验光程序规范的问题。那么，对以验光程序规范作为指南进行检测所获得的结果，应不应当留下与检测内容相应的记录呢？应当说，这是完全必要的。这些记录应当至少包括以下五个方面的内容。

① 检测方法与被测者的视觉感受。

② 与被测者视觉感受相关的非特异性症状表现。

③ 外眼对屈光产生影响的体征。

④ 特殊屈光检测的方法与检测数据。

⑤ 屈光矫正的方案与必要建议。

当然，在验光记录方面还有很多工作要做。这是一项亟待完善的工作。应当说，这项工作的相对薄弱或被忽视，直接影响了验光经验的积累和总结，也使验光学术活动的开展受到了相当大的制约。

三、基础验光程序规范

对于验光师来说，应当遵循一种什么样的程序进行屈光检测，才可以称得上规范呢？笔者认为：由国家劳动和社会保障部职业技能鉴定中心、中国眼镜协会编审的《眼镜验光员职业技能资格培训教程（初、中级）》（后简称《教程》）中的"屈光检查的一般程序"就可作为验光程序规范的主要参照依据。下面就是以该书中的"屈光检查的一般程序"为蓝本，稍加改编而成的。

（一）接待

1. 问诊

（1）一般项目：姓名、性别、年龄，联系地址、电话。

（2）屈光与戴镜状况调查。

2. 咨询

（二）眼与眼镜的初步检查

① 眼外部、眼位、眼结膜及角膜的望诊检查；

② 裂隙灯检查（隐形眼镜、必要时）；

③ 角膜曲率检查（隐形眼镜、必要时）；

④ 眼底镜检查（必要时）；

⑤ 眼外肌功能的检测；

⑥ 调节与集合；

⑦ 裸眼视力检查；

⑧ 戴原镜（原戴用眼镜）的矫正视力检查；

⑨ 原镜顶焦度、光学中心水平偏差及垂直互差等质量的检查。

（三）客观检查

① 客观电脑验光检查（如果有电脑验光仪）；

② 检影镜的屈光检查与测定。

（四）试片核对

① 远视性屈光不正的青少年患者：采用云雾法。其他屈光不正患者：以客观检测结果中的球镜为基础，进行视力表视标的判读。在此基础上进行球面镜度的检测。

② 散光的判定。

③ 继续进行视标的判读。

④ 交叉柱镜精调轴位。

⑤ 交叉柱镜精调柱镜度。

⑥ 双色试验。

⑦ 双眼视力的平衡试验。

⑧ 双眼单视的确定。

⑨ 双眼远视力的确认。

（五）双眼近视力的测定

对老视患者，进行老视附加镜的测定。

（六）瞳距测定

（七）行走试戴

初戴镜及镜度改变、增幅较大或轴位有改变的患者必须进行行走试戴。

（八）开具处方

（九）做必要的口头交代，叮嘱戴镜注意事项

不知出于何种原因，这一内容在新版的《教程》中被删除了。但笔者认为：这一检测程序应当是验光师在屈光检测中必须遵循的，这也是初学者在学习中能够把握住验光全过程、尽快掌握验光要领的一把钥匙。在原程序中，裂隙灯检查、角膜曲率检查、眼底镜检查、眼外肌功能的检测及调节与集合的检测并未明确标出。这几项检测是应当包括在验光程序规范之内的，尤其对调节与集合、眼外肌功能的检测是不宜搁置一边的。验光师在检测中，只要按照这一程序进行屈光检测，其行为就符合验光程序规范的基本要求。

四、温州医学院设计的验光程序规范

在验光程序规范方面，另一个可以借鉴的就是温州医学院眼-视光学院的眼-视

光学检查流程。这一检查流程，是笔者通过对吕帆等编写的《眼视光学临床技能学》中的检查流程增加必要的一些内容，重新整理而成的。这一版本的规范程序，对于绝大部分从事眼-视光学屈光矫正工作的部门来说，因条件的限制还不可能全面施行。但是，这一规范对所有从事眼-视光学屈光矫正工作的部门和人员的参考价值还是比较大的。

（一）眼-视光学检查流程

《检查流程》共分为六个组成单元。

第一单元～第三单元为基本情况调查和对眼基本状况的检查。

第四单元为常规的屈光和双眼视功能检测。

第五单元是使用专用仪器对眼实施的特种检测。

第六单元则是对整个检测过程所获得的结果进行分析、评估，并根据评估结果作出诊断、提出处置意见，给出建议配镜用屈光矫正镜度的阶段。

这几个单元是相对独立，而又紧密联系在一个完整的体系之中。现将这六个单元的名称、检查项目、检查内容以及必要的说明的摘要内容，依序列表如下：

（1）问诊与病史：见表2-1。

表 2-1　问诊与病史检查技能操作一览表

序号	检查方法	检查项目	检查内容	说明
1	讯问调查 被测主诉	眼病史	家族史	
			现在史	
			过去史	
2		戴镜史	家族史	
			矫正史	注意了解镜片选用状况

（2）视力检测：见表2-2。

表 2-2　视力检测项目、检测技能操作一览表

序号	检查方法	检查项目	检查内容	说明
1	远视力表 近视力表	裸眼视力	远用视力	
			近用视力	
2		矫正视力	原戴镜远用视力	
			原戴镜近用视力	老视眼：老花镜的应用视力

（3）基础视觉功能检查：见表2-3。

表 2-3　基础视觉功能检查技能操作一览表

序号	检查方法	检查项目	检查内容	说明
1	遮盖试验	眼外肌	隐斜、斜视	
2	观察	瞳孔	大小、形态	
3	色盲检查图	色觉	色觉功能	
4	立体检查图	立体视觉	立体视功能	
5	正、负镜片	调节与集合	调节功能	
	棱镜、马氏杆		集合功能	
6	希氏屏或视野计	视野	视野范围	
7	瞳距仪或瞳距尺	瞳距	瞳孔中心距	

（4）屈光检测：见表2-4。

表 2-4　屈光检测与双眼视功能检查技能操作一览表

序号	检查方法	检查项目	检查内容	说明
1	检影镜	检影验光	客观屈光矫正度	①
2	电脑验光仪	电脑验光		
3	主观插片；综合验光仪	主觉验光	主观屈光矫正度	
4	主观插片；综合验光仪	老视验光	近用附加正镜度	
5	综合验光仪；双眼功能视标	双眼视功能	视觉疲劳的鉴别	②

注：① 可以应用电脑验光。

② 若有视觉疲劳，则应检测双眼功能。

（5）眼部的特殊检查：见表2-5。

表 2-5　眼部的特殊仪器检查技能操作一览表

序号	检查方法	检查项目	检查内容	说明
1	裂隙灯	眼前节		
2	眼压计	眼压	测量眼压值	
3	眼底镜	眼底检查	眼底状况	
4	角膜地形图	等高检测	角膜表面状况	①

注：① 检查流程中，未对此项给予要求。

（6）诊断与处置：见表2-6。

表 2-6　诊断与处置技能操作一览表

序号	实施方法	检查项目	检查内容	说明
1	分析综合 书写	诊断	眼病诊断	
			屈光诊断	

序号	实施方法	检查项目	检查内容	说明
2	书写 提供相关数据	处置	处置意见	
			相关建议	
			矫正方案	处方

（二）温州医学院：验光程序规范的记录

笔者根据温州医学院眼-视光学院的视光学检查记录，对其验光程序规范的记录进行了推测，该院的检查记录模式大致包括以下 11 个大的项目。

1. 一般项目

姓名、性别、年龄，联系地址、电话。

2. 主诉与现病史

3. 眼的检查

（1）一般检查：疾病学诊察。

（2）视功能检查：①习惯性处方；②调节、集合；③眼位；④眼外肌功能；⑤色觉。

（3）特殊器械检查：①眼底镜检查；②裂隙灯检查；③角膜曲率检查。

4. 原戴镜的检查

5. 眼屈光检查

（1）裸眼远、近视力检测。

（2）检影检测。

（3）主观检测（综合验光仪）：①单眼检测；②双眼平衡；③立体视觉检测；④斜视、隐斜视、弱视检测。

（4）瞳距、瞳高测量。

6. 行走试戴与评估

7. 老视眼检测

8. 诊断

9. 处置方案

10. 验光师签名

11. 日期、时间

以上为医学院校所设计的验光程序规范的典型范例。通过这一范例，人们可以了解另外一种风格的验光程序规范。医学院校设计的验光程序规范与基础验光程序规范并无本质上的差异，只不过是个别项目上的调整而已。

（三）规范验光必须要达到的目标

不管是哪一种验光程序规范，其最终的目的都是一样的，就是要通过屈光矫正方案的制订与实施，达到提高形觉分辨力的目标。这一目标的实现，有赖于严格按照验光规范程序进行验光。

五、矫正标准

通过验光，检测出被测者的屈光矫正镜度，为其制订合理的屈光矫正方案，使被测者在戴用屈光矫正眼镜后能够获得满意的矫正视力。那么，矫正标准是什么呢？对这一问题，验光师们的答案是不一致的。而给出具体的矫正视力值作为界定标准则是唯一的选择。不能因为不一致，就模糊关于矫正标准的概念，这种做法是不妥的。根据北京地区大多数验光师掌握的尺度，结合一些相关报道，笔者将认为合理的屈光矫正标准及相关道理简介如下，以供各位同仁参考。

（一）屈光检测矫正标准

1. 矫正视力 1.0

人们阅读屈光学的书籍时，经常会产生一种潜在的观念：屈光矫正的尺度是 1.0。之所以会产生这样一种观念，就是因为所有的作者均以 1.0 作为标准讲述及计算与视力相关的问题。这并非有什么生理与病理上的诉求，不过是因为 1.0 是一个整数，便于计算，有益读者阅读。读者看得多了，就会受到一定潜移默化的影响，因此认为"矫正视力 1.0 是唯一的屈光矫正标准"，显然这是一种误解。

相当多的验光师在实际验光过程中，也在这种潜在观念的影响下，将矫正视力 1.0 作为屈光矫正的标准了。那么，这种标准可不可行呢？应当说，这样的矫正视力对于学习与生活影响不大，除对远距离精细目标分辨稍逊一些外，被测者在主观上很少有戴用不适的主诉。获得这样矫正结果的眼镜，一般在戴用适应方面也会相对比较容易。

2. 单眼矫正视力为 1.0；双眼矫正视力为 1.2～1.5

近些年来，有一些验光师发现：以矫正视力 1.0 作为标准并无明确的生理依据。因为正视眼的视力一般可以达到 1.2、1.5，甚至是 2.0。而且，近视眼的近视力也是可以达到这样的数值的。从客观上讲，人眼视中心凹部位视锥细胞的直径，在视觉生理上远小于 1.0 视力所对应的大小。因此，1.0 的视力并非是视锥细胞的生理视力值。

考虑到这种情况，一名英国医生对 90 余名青少年的屈光矫正镜度进行了矫正视力精度方面的试验。试验方案是：其中 1/2 的人矫正到 1.0，另外 1/2 人的矫正到 1.2 或 1.5，设定试验时间为 3 年。试验进行到第 2 年，这名英国医生不得不终止了这项试验。原因是：被矫正到 1.0 的孩子屈光度增加的速度比被矫正到 1.2 或 1.5 孩子的要快。

在验光师的实践中，也有类似的现象。那么，为什么会发生这种现象呢？眼-视光学界将这种现象归因于不清晰的视像使视锥细胞得不到理想的光刺激。正是由于现实中确实存在这种现象和对这种现象的认识还是有一定道理的，人们又提出了如下标准：单眼矫正视力为 1.0；双眼矫正视力为 1.2～1.5。应当说，这一矫正标准更接近人的正常生理视力。以这一标准作为屈光矫正的指标更加合理。

标准指标值是一个参照数值，由于种种原因，一部分人的矫正视力达不到这样的标准，应当说也是正常的。对这些被测者应视具体情况而定。

（二）少年儿童矫正标准的思考

对处于视觉功能发育极不稳定时期的少年儿童而言，屈光矫正的视力标准更是一个值得思考的问题。李发科在《趣论眼睛》中指出，视角 $1'$ 在视网膜上所成像的长度为 $4\mu m$，但视中心凹处视锥细胞的直径仅为 $1\mu m$。按传统形觉分辨理论讲的话，人生理视力值的视角应比 $0.25'$ 略大，而不应当是 $1'$。倘若以两个视锥细胞的直径为标准计算，其生理视力也应当在 2.0。所以说，确定少年儿童正常视力的唯一值就是 1.0 还是有些欠妥的。

另外还要考虑，对于 5 岁以内的儿童来说，本身处于视觉功能的发育时期，其生理视力可能达不到 1.0（图 1-19、图 1-20），自然验光中要求矫正视力达到 1.0 也是不现实的。

根据以上情况，在少年儿童的验光中要求一律达到 1.0 是不适宜的。在目前情况下，建议采用如下矫正视力作为验光矫正视力的标准要求。

（1）≥5 岁的少年儿童：在未制定出更为科学、合理的矫正视力标准之前，试用单眼矫正视力到 1.0，双眼矫正视力达到 1.2～1.5 的矫正方案应当是值得考虑的。

（2）<5 岁的少年儿童：在达不到"单眼矫正视力到 1.0，双眼矫正视力达到 1.2～1.5"的情况下，应以其年龄相适应的生理视力作为矫正视力的参照标准为宜。

第二节
客观屈光检测

前一节对验光的概念、验光操作的程序规范和屈光矫正的视力标准进行了介绍和讨论。了解了这三个问题对屈光矫正镜度的检测来说，只能是已经做好了检测理念方面的准备。接下来就是实施验光的过程，在实施检测的过程中，需要使用哪些方法呢？这就需要从验光方法的分类开始，一步一步深入到验光的过程之中。

一、验光方法的分类

（一）验光的两种方法

验光分成两种，一种是主观验光法，另一种是客观验光法。那么，"主观""客观"是怎样确定的呢？这可以从以下两个方面予以考察。

1. 从辨识的主体角度看

眼-视光学的验光中，凡是由被测者来判断视力状况的方法就属于主观验光法，不由被测者而由检测者作出判断的方法就属于客观验光法。因此，"主观""客观"的区分是以被测者作为主体对象为依据的。

2. "客观"的也有鲜明的"主观"成分

这里所说的"客观"并非是人以外的绝对意义上的客观。客观验光法只是针对被测者而言，但对验光师来说，则又是主观的。验光师只有依据自己主观的判断才能进行和完成客观验光的目标。

从以上分析就应当确定，在屈光检测中，绝对的客观是没有的。那么，为什么还要特别强调客观验光呢？这是因为，经过严格职业训练的验光师，在"客观"把握矫正镜度尺度方面比被测者"主观"把握矫正分辨率方面具有更稳定的状态。

（二）两种验光方法的相互关系

从验光检测结果的来源讲，主观验光法和客观验光法检测的结果都是被测眼屈光矫正镜度的客观反映。两种检测结果中，客观验光法的结果能更客观反映被测眼屈光矫正镜度的数据；而主观验光法检测的结果，则是被测者主观正在接受的被测眼屈光矫正镜度表达数据的反映。两种验光方法在屈光检测中的关系是怎样的呢？可不可以只用其中一种方法来确定被测眼的屈光矫正镜度呢？

两种方法可不可以单独使用呢？例如只使用插片法进行验光，或只使用电脑验光可不可以呢？应当说，这也并非是绝对不可以的事情。但是，显然这样的验光方式比较容易出现偏差。客观验光法提供的是最基本的屈光矫正数据，可以为主观屈光检测提供验光的起点屈光矫正镜度。而主观屈光检测则是确定主观生理与心理可以接受屈光矫正镜度的不能缺少的验光步骤。这就是两种验光方法相互之间的依存关系。验光师在验光中，只有能有效应用两种检测方法，客观分析两种方法检测出的数据，才能保证高质量验光和有效减少屈光矫正的偏差。单独使用一种方法进行验光（如插片法或检影法），只有高年资的验光师才有可能做到，这是丰富的实际经验与科学的逻辑思维有效结合的成果。这并非是每一个验光师都可以达到的境界。

对少年儿童屈光不正进行验光，单独使用一种方法是不适宜的。这是因为少年儿童调节力比较大，又恰好处在视觉的发育中，这都可能在一定程度上掩盖被测者对屈光矫正度的视觉与心理适应能力的反应程度。而一旦发生问题，就有影响被测者一生的可能性。因此，建议验光师：在给少年儿童屈光不正进行验光时，应以执行验光程序规范为准则，精心做好每一个验光项目的检测。

二、客观验光法概述

（一）客观屈光检测两种方法的比较

在眼-视光学屈光检测中，最常使用的客观验光法有两种：检影法与电脑验光法。笔者通过调查和参考有关著述，将两种检测方法的相关情况以比较、对照的方式汇集成表（表2-7），以便各位同仁及读者参考。

表 2-7　检影检测技术与电脑验光技术的比较、对照表

性能及要求比较		检影检测技术	电脑验光技术
异同点	比较项目		
相同点	屈光矫正镜度	准确度较高	比较准确
	信息对被测者	客观信息	客观信息
不同点	信息对检测者	主观信息	客观信息
	检测速度	相对较慢	快速
	对检测者技能的要求	较高	相对较低
	检测偏差控制	检测技巧	无法控制
	检测结果	一般情况下,不宜作为配制眼镜的依据	不能作为配制眼镜的依据
	检测误差形成原因	检测操作失当	仪器自身误差、合作程度;被测者缺乏固视能力、重复检测;屈光间质的透明程度、眼球震颤
检影检测与电脑验光的各自优势		易于主观控制	需要良好的配合
		可以直视到屈光间质的状况	适于开展广泛性屈光普查
		设备轻便	更适合于缺少经验的新入职者
		设备价格低廉	掌握操作要领比较容易

性能及要求比较		检影检测技术	电脑验光技术
异同点	比较项目		
眼-视光学界所认可的对比结论		仍是一项重要的眼科与眼-视光学检测的基本技术;检影检测是屈光检测的必要过程;是低年资验光师的基本训练项目	是验光技术的一个突破,仍有一些问题需要解决;检测的数据可以作为主观验光的起点
			存在代替检影检测技术的可能性

（二）客观验光法在屈光检测中的作用

在验光中，之所以要强调客观验光法（主要是检影法）的重要性，是由客观验光法在验光中所起的作用决定的，正是这些作用决定了这种检测方法在屈光检测中的不可替代价值。检影法在屈光检测中的主要作用包括以下几个方面。

1. 可以给验光师提供心中的"底"

对于验光师来说，检影法检测到的数据，无疑是被测眼的完全屈光矫正镜度。这一镜度是验光师用敏锐的职业技能分辨力通过主观判断做出的，具有较高的可信度。检影结果在验光中对验光师的价值，正像验光师们所说的，有了这个检影检测的结果，验光就会感到有"底"。"底"的意义就是：以"底"为基础，就不会出现太大的偏差。

2. 为主观验光提供检测起点

检影验光，是对被测眼实施屈光矫正镜度检测的开始，这一检测就是为主观屈光检测提供一个起点。主观验光在整个验光过程中，是客观验光检测后一次必然的转换和继续。主观验光也正是以客观验光检测结果为基础进行屈光矫正镜度检测与测定的。

3. 为弱视的矫治提供光学透镜条件

在对弱视眼进行验光时，仅依靠主观验光法是很难确定被测眼准确的屈光矫正镜度的。而客观验光法检测到的屈光矫正镜度，就应当是使视网膜获得最佳物像的屈光矫正镜度，是被测眼的屈光矫正镜度，况且被测眼此时也没有与之相应的精确分辨视力。对弱视眼来说，不管主观矫正视力怎样，可以使视网膜获得最佳物像的屈光矫正镜度显然就是弱视矫治最合理的光学透镜条件，而这一数据只能通过客观验光法来检测获得。

这种情况在少年儿童的验光中表现得更为突出。一些验光师遇到这种情况时，常常会选择一个接近另一只眼屈光矫正镜度的数据作为弱视眼的屈光矫正镜度。这种做法对成年人来说还是适用的。但是，将这种方法应用于少年儿童弱视的验光与配镜中，就是一种极不负责任的方法了。之所以说是极不负责任的，是因为：这样的做法会使患眼的视网膜仍旧无法获得清晰的物像。少年儿童被测者在接受这样一种屈光矫正方案时，将可能终生丧失弱视眼矫治的最佳时机，甚至还有可能会终生丧失弱视眼矫治的可能性。这是值得所有验光师给予高度重视的一个问题。

4. 为表述视觉主观感受困难者的验光提供了现实可能性

在实际验光中，经常会遇到对试镜片镜度变化所产生的视觉变化无法表述清楚的案例。如儿童言语能力较差、老年人的反应迟钝、失语及智力发育障碍等疾患。在这种情况下，要想通过主观验光法获得正确的屈光矫正镜度，有时是会有一定难度的。倘若使用客观验光法进行检测，就可以为借助于手势进行的相应检测带来极大的便利，验光"难"的问题自然也就迎刃而解了。

三、检影镜的结构与性能比较

检影镜有两种，这两种检影镜在实际验光中都在应用。一般认为，点状检影镜对初学者掌握检影操作要领更容易。绝大部分高年资验光师更乐于使用带状检影镜，因其在散光镜度的检测更为直观、便利一些。在这一行业中有一种观念，会使用带状检影镜的验光师验光技术比较过硬。从业人员也把带状检影镜的操作水平视为一种标志性的技能操作。这种情况，与医学界用叩诊、听诊的质量来评价医生水平是一个道理。因此，一名验光师了解两种检影镜的基本操作结构及各自在检测中的优势，还是十分必要的。

两种检影镜应该先学哪一种，目前还没有正式的说法，但笔者在实际验光教学中发现：先学点状检影镜检测，再学带状检影镜检测，学习起来显得更容易，掌握技能所需的时间会比较短一些。反之，不但掌握操作技能的时间会明显延长，而后学的点状检影镜检测操作比先学时明显变难。因此，对打算学习检影镜的人来说，最好是采用"先学点状检影，再学带状检影"的顺序，以免费时、费力。

（一）检影镜的外部结构

1. 点状检影镜

图 2-1 是我国制造生产的点状检影镜最基本的外部结构图，这种检影镜没有任何调整与调节的装置，因此操作简单、易于学习。只需要检测者在轻轻转动检影镜的同时，经观察孔对眼底的反光进行观察判定，就可以判别被测眼的屈光状态。

2. 带状检影镜

不同厂家制造的带状检影镜，在形态上略有差异，但基本结构及操作方法相

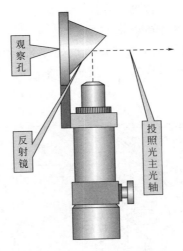

图 2-1　点状检影镜头部结构图

同。图 2-2 是上海东湖机械厂生产的具有高、中、低三档照明设置的带状检影镜。这种带状检影镜投照光强的控制，被设置在电源转换变压器上。图为这种检影镜头部与中部的外部结构图。其头部为检测光投照及观察结构部分，而其中部有两个调节装置。

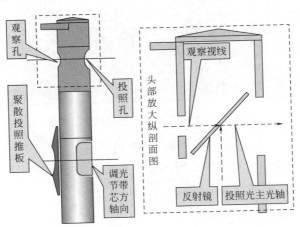

图 2-2　带状检影镜头部与中部结构图及头部纵剖图

（1）调节芯轴：通过横向转动该芯轴，就可以对投照的光带方向进行调整。任何一种带状检影镜都可以使光带在投照面上进行任意角度调整。这种调整为散光检测中检测方向的调整提供了极大的便利。

（2）调节推板：用于投照光聚散度的调节。

① 集合光束：光源与聚光镜距离大于聚光镜的焦距［图 2-3（A）］时检影镜所发出的光束就是集合光束。要想检验投照光是否是集合光束，可以将光带投照

到墙上，在投照距离由小到大逐渐变化时，看到光带由宽——窄——宽的变化过程，说明此时检影镜发出的光束就是集合光束。

② 平行光束：光源恰好位于聚光镜焦点处［图 2-3（B）］时检影镜发射的光束就是平行光束。这种光束形成的光带投照到墙上时，不管距离多大，其光带宽度的变化不明显。

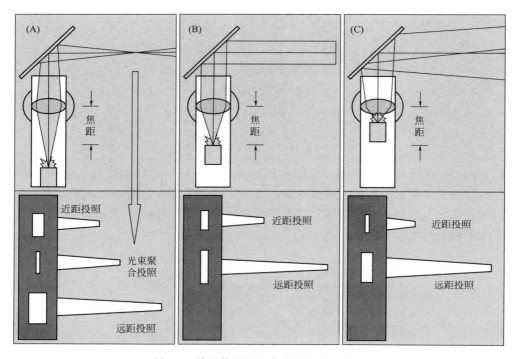

图 2-3　检影镜投照光束形式产生示意图

③ 发散光束：当光源位于聚光镜焦距之内［图 2-3（C）］时，检影镜所发出的光束就是发散光束。这种光束投射到墙上的光带的宽度与投照距离有关。距离越远，光带越宽。

（二）两种检影镜的比较

两种检影镜在使用中的基本原理是一致的，但在"影"的形态、中和变化和应用等方面还是不完全相同的。这些差异均列在表 2-8 中。

四、检影操作中"影"的信息

检影验光，说得直白一点就是根据对"影"现象的观察，通过加入适宜镜度的镜片并达到"中和"的过程，确定被测眼屈光矫正镜度的验光法。要想了解检

表 2-8　两种检影镜检测中所见到的"影"的信息对照表

"影"动信息		带状检影镜	点状检影镜
信息类型	对比内容		
光"影"形态	形状	条带状	圆点状
	方向变化	可变	不可变
光"影"运动	判定"影"动优势	顺动	逆动
	"影"动速度易辨	顺动	逆动
	对散光轴位的判定	光带有辅助作用	光斑辅助作用有限
检测过程中光"影"色度与亮度	颜色变化	不鲜明	鲜明
	亮度变化	不鲜明	鲜明
达到中和的过程	光"影"的过程	带状——满月状	明亮、鲜艳、不动
	变化	突变	渐变
	中和"影"形态	圆	圆
	中和"影"颜色	眼底本色	眼底本色
更适宜检测的屈光不正		远视眼、散光眼	近视眼

影验光，就得先从"影"说起，了解了"影"，检影也就有了观察、判定的参照体系。那么，"影"包括哪些内容呢？应当说，至少应包括三类"影"的信息，即"影"是什么？检测中看到什么样的"影"？到达该看到的"影"的过程又是怎样的？

(一)"影"是什么?

检影检测中，光投射到被测眼的瞳孔中，观察就是循着入射光的路径进行的。人们可以观察到的是什么呢？投入到眼中的是光，"影"在哪里呢？墨子告诉人们：光至，影亡。这就是说，有光的地方就没有影，那么观察到的"影"到底是什么呢？只有一种可能：光斑。光斑就是在检影中要观察的"影"。这就是笔者对这一部分内容的影字加上引号的原因，以提醒读者检影验光中讲的"影"与现实生活中影的概念是不同的："影"不是影，而是光斑。

对光斑及其境界的动态变化进行观察，是检影法验光要做的工作。

(二) 终止检测时的"影"

到底看到什么样的"影"就可以终止检测了呢？可以终止检测时，核定被测眼屈光矫正镜度的"影"叫做："'影'不动"，即"影"静止不动。这就是说，"影"不再伴随检影镜的转动而运动了，人们习惯将这种"影"称为中和"影"，将达到中和"影"的过程称为"影"的中和过程。

中和"影"（图 2-4）的典型特征是："影"的颜色为最鲜艳的橘红色（眼底

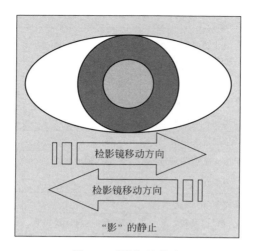

图 2-4 "影"的静止

的本色，因视网膜色素的含量不同而有所差异），"影"的亮度最高，而其最明显的表现是不管向哪一个方向摆动投照光，"影"都不会运动而呈静止状态。

但是，这种典型的中和"影"在有的检测中有可能是看不到的，这种现象在初学者中最容易出现，总感觉到"影"动。在这种情况下，验光师必须用"影"动速度的变化来判断中和。"影"动在趋向中和的过程中，有一个从相对较慢到较快的"影"动速度变化过程。这一过程一旦完结达到中和时，"影"的运动速度就会突然减慢。这个"影"动速度突然减慢的现象传递的信息就是：中和。

倘若使用的是点状检影镜，此时的"影"也将是最亮、最鲜艳的。

倘若使用的是带状检影镜，还可以由另外一种现象来判定中和：未中和时的带状"影"变为圆"影"（整个瞳孔视野充满靓丽的橙色，俗称橙色满视野；当然这里"满"指的只是被检眼的瞳孔区域）时就达到了中和。

（三）趋向中和的"影"的变化

观察"影"的变化，通过试镜片的更换对镜度进行调整，促使"影"由运动状态向静止状态变化，这就是检影验光的核心技术。检影中的"影"动方向是由眼的屈光状态所决定的，因此，只有镜片的"影"动与眼的"影"动方向相悖时，才能起到中和的作用。

以点状检影镜的操作为例，检测者可以从"影"动方向、速度和"影"的亮度、颜色四个方面观察"影"的变化，操作中只要把握住正确的操作方向，就可以达到"影"的中和目标。以下为"影"的四个方面在操作中的变化。

1. "影"动方向

检影检测中，可以看到两种"影"动：一种是逆动，一种是顺动。这里说的逆动、顺动是相对于人们操控的检影镜投照光的运动方向而言的。"影"的运动方向与投照光的运动方向一致时，就叫做"影"的顺动；"影"的运动方向与投照光的运动方向相反时，就叫做"影"的逆动。

（1）顺动：当检影镜的投照光掠过被测眼底，眼底的反射"影"与投照光运动方向一致时，这种"影"的运动方式就叫做顺动（图2-5）。

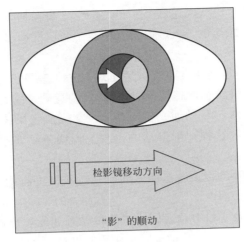

图 2-5 "影"的顺动

"影"的顺动说明被测眼的屈光状态为远视眼，或镜-眼系统（眼镜与被测眼所形成的屈光联合系统）处于正镜度矫正不足或负镜度过度矫正状态。

遇到这种状况时，需增加正镜度或减少负镜度镜片的镜度量。

（2）逆动：当检影镜的投照光掠过被测眼底，眼底的反射"影"与投照光运动方向相反时，这种"影"的运动方式就叫做逆动（图2-6）。

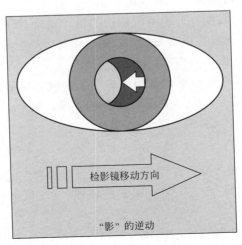

图 2-6 "影"的逆动

"影"的逆动说明被测眼为近视眼，或镜-眼系统处于负镜度矫正不足（或正镜度过度矫正）状态。

对于这种状况，需通过增加负镜度（或减少正镜度）镜片的镜度量，才能达到或趋向于"影"的中和静止。

2. "影"动速度

检影检测中讲的"影"的速度，是指"影"本身在加入适当镜度镜片时发生的"影"动在速度上的变化，也可以指在距离中和不同镜度差时"影"动速度的对比变化。

（1）快："影"的运动速度与未被矫正屈光矫正镜度大小有关。当试镜片的镜度与被测眼的屈光矫正镜度越接近时，"影"的运动速度就会相对越快。

倘若只有 0.25～0.50D 的屈光矫正差异，在投照光快速掠动时会得到"影"动先于光而动的感觉。这种"影"动的出现，说明下一步镜片镜度的调整量为0.25～0.50D。

（2）慢：当试镜片的镜度与被测眼的屈光矫正镜度有明显差异时，"影"的运动速度就会相对较慢。

当"影"的运动几乎没有反应时，说明试镜片屈光矫正镜度的偏差至少在±3.50D。此时，镜片镜度的调整量不宜小于±3.00D。否则，"影"的运动速度变化就不明显，还会因验光时间延长诱发被测者的视觉疲劳而影响检测结果。

3. "影"的亮度

检影检测中，验光师还可以在"影"的变化中观察到第 3 个信息：亮度（图2-7）。"影"的亮度是在增、减镜片前后看到的又一种"影"的变化。习惯上，将比较暗淡的状态称为：暗；将比较明亮的称为：亮。"影"的亮度与屈光矫正镜度矫正状况有着密切的关系，具体情况如下。

（1）亮："影"比较明亮，说明所使用的镜片镜度与屈光矫正镜度的偏差较小，因此"影"已经比较接近中和状态。比较明亮"影"状况的镜片调整方法与"影"动较快的调整处置是同步进行的。

（2）暗："影"的亮度较低，说明屈光矫正镜度存在的偏差较大，距离中和还有相对比较大的差异。对亮度较低"影"的状况，镜片调整的方法与"影"动较慢的调整处置是同步进行的。

4. "影"的颜色

检影检测中，验光师可以看到的第 4 个信息是"影"的颜色（图2-7）。这里说的颜色不是五颜六色，而是指橙色眼底的色泽。"影"的色泽与亮度一样，同样与屈光矫正镜度矫正状况有着密切的关系。

（1）鲜艳：眼底呈现的颜色比较鲜艳时，说明屈光矫正镜度存在的偏差较小，接下去的调整应使用较小镜度的验光测试镜片。

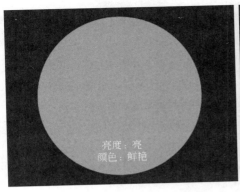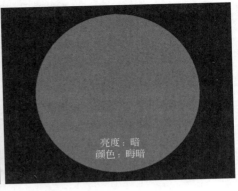

亮度：亮
颜色：鲜艳

亮度：暗
颜色：晦暗

图 2-7　"影"的亮度与色泽

（2）晦暗：颜色比较晦暗时，说明屈光矫正镜度存在的偏差较大，就应使用较大镜度的验光测试镜片进行屈光矫正镜度的调整。

上述"影"的变化，在使用不同类型的检影镜时，看到的"影"是有区别的。使用点状检影镜者，可以看到上述四种"影"的信息趋向中和时的动态变化。倘若使用带状检影镜，则只能看到"影"在方向、速度两个方面上的变化。

5．"影"动的正确方向

在检影检测中，如何保持"影"的运动始终指向正确的方向呢？图 2-8 所示的就是指向正确方向的思维模式和操作方向：中和。一般认为，在操作中一定要把握好以下两个方面。

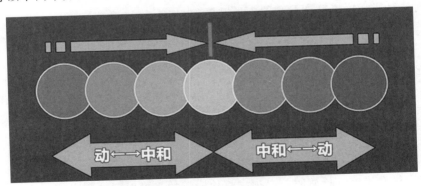

动←→中和　　中和←→动

图 2-8　"影"亮度、颜色与调整方向示意图
（虚尾箭头所指方向是应采取的趋向中和的方向）

（1）矫正不足的追加：什么叫做追加呢？追加，是指矫正镜度尚未达到完全屈光矫正镜度时，需要补充的镜度量的加入。当加入一定镜度的试镜片时，"影"的运动方向保持不变，就是加入相同性质或减少相反性质试镜片的信号。

（2）过度矫正的回归：回归，是指矫正镜度已经超过完全屈光矫正镜度时，需要修正过矫的镜度量的减少。加入一定镜度的试镜片后，"影"的运动方向发生反转，这就是减少相同性质或增加相反性质试镜片的信号。

通过以上两种对镜度修正与调整的方法，验光师就可以在检影检测中始终保持趋向和达到中和的方向。如表 2-9 所示进行精度调整，就可以保证自己的操作在整个检测过程不迷失方向。

表 2-9　屈光不正的形式、"影"动方向与矫正用镜片的关系

屈光不正的形式		单纯性远视眼		单纯性近视眼		混合散光眼	
"影"动方向	H	顺	顺	逆	逆	顺	逆
	V	顺	顺	逆	逆	逆	顺
"影"动速度	一致	√		√			
	不一致		√		√	H＞V	H＜V
检测中需增加的矫正用镜片类型		凸球面透镜	凸球面透镜、凸圆柱面透镜	凹球面透镜	凹球面透镜、凹圆柱面透镜	凸球面透镜、凸圆柱面透镜	凹球面透镜、凸圆柱面透镜
过矫时的"影"动		逆	逆	顺	顺	逆、顺	顺、逆

注：H、V 代表的是垂轴面上互相垂直的最大屈光镜度与最小屈光镜度所在的方向。

五、检影检测的顺序

检影检测的顺序，可以从两个方面来考虑。一个是检测方向的先后顺序，另一个则是对屈光矫正镜度检测的先后顺序。

（一）经典检测方向顺序

进行检影检测的经典方向顺序，可以用以下五个字来概括：点、横、竖、撇、捺。可以将这种方法称为：检影五字诀。检影五字诀应当包括五个动作，这些动作的具体操作姿态如图 2-9(1)～图 2-9(5) 所示，图中显示的是最准确的姿态。检影五字诀中五个字的含义如下。

1. 点 ［图 2-9(1)］

点字最有讲究。检测时，必须先将检影镜的光投射到被测眼的瞳孔，再将自己的眼对准窥视孔。这是刚开始应用这种方法进行检测的验光师一定要注意的问题。否则，就会发生找不见被测眼的现象。当熟练掌握这一技能操作时，"点"就会成为一种无意识的自动操作。

2. 横 ［图 2-9(2)］

横是针对水平方向的屈光力进行的检测。

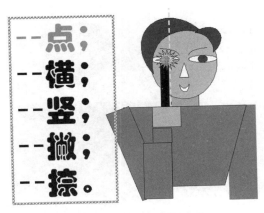

图 2-9(1)　检影检测——点

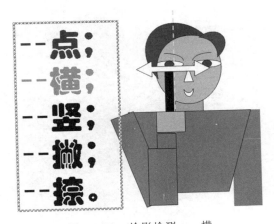

图 2-9(2)　检影检测——横

3.竖 〔图 2-9(3)〕

竖是针对垂直方向的屈光力进行的检测。"竖"与"横"共同构成对眼正交轴位的检测模式。

4.撇 〔图 2-9(4)〕

撇是针对 45°方向的屈光力进行的检测。

5.捺 〔图 2-9(5)〕

捺是针对 135°方向的屈光力进行的检测。"捺"与"撇"共同构成对眼斜向正交轴位的检测模式。"撇"与"捺"是对斜轴散光状况进行考察与测定的操作。

操作中需要注意：右利手人的"点、横、竖、撇"用的是右手，而"捺"则需使用左手，否则就会产生"顺拐"的问题。

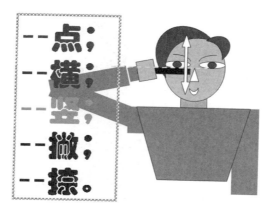

图 2-9(3)　检影检测——竖

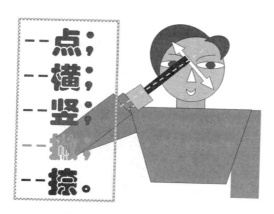

图 2-9(4)　检影检测——撇

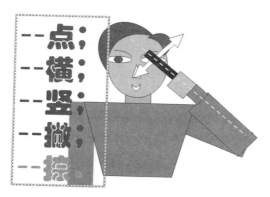

图 2-9(5)　检影检测——捺

（二）镜度检测顺序

从镜度检测顺序讲，最基本的规律是：将先被检测方向上的试镜片镜度作为球镜度值计。将后检测方向上检测中新加入的试镜片镜度作为柱镜度值计。柱面镜的轴在先被检测的方向。那么，如何保证最终确定的屈光矫正镜度是最终处方呢？有以下两个方法可供参考。

1. 检测前：确认较小屈光矫正镜度的方向

假如在检影检测的开始阶段，通过对屈光矫正正交方向上的屈光状况进行比较，并能确认镜度差异时，先选择屈光矫正镜度较小的方向进行检测的话，这个方向检测出来的矫正镜度就是球面矫正镜度，这个检测方向就是柱面镜的轴所在的方向。在与这个方向正交的方向上检测出来的新加入的镜度就是柱面镜度。

2. 检测后：必要时进行镜度转换

倘若，在检影检测的开始阶段无法分辨屈光差异，也可以检测相应的球面镜度和柱面镜度。倘若，检测得到的数据为：$+5.00DS-1.00DC\times90°$，可以通过镜度转换，将其转换为最终屈光矫正镜度：$+4.00DS+1.00DC\times180°$。

（三）确认被测眼的屈光矫正镜度

在确认被测眼的屈光矫正镜度时，要做以下两项计算，尤其要注意：绝不可以忘掉第二项。

1. 所使用验光镜片的镜度

将试戴眼镜架上的所有镜片镜度进行联合，即求得所有镜片镜度的代数和。

2. 检测距离的补偿镜度

距离的补偿镜度就是检测距离相反数的倒数：检测距离为 1m，其补偿镜度即为 $-1.00DS$。倘若检测距离为 0.5m，补偿镜度即为 $-2.00DS$；检测距离为 0.67m，补偿镜度则为 $-1.50DS$。

将以上两个数值进行代数和计算，所得的结果就是被测眼的完全屈光矫正镜度。这里要说明的是：确认的屈光矫正镜度出现整百数值偏差的，绝大部分是由忘记了检测距离的补偿所致。

六、有必要了解的两个问题

（一）关于"影"的剪动

"影"的剪动（图 2-10），是验光师比较感兴趣的一种"影"动形式，但又是一种不太容易见到的"影"动形式。这种"影"动形式往往又是检影验光课程

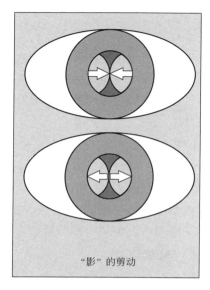

"影"的剪动

图 2-10 典型的剪动"影"

中一定要涉及的。应当说，"影"的剪动，是一种在特定条件下产生的"影"动形式，产生剪动"影"的条件有两个。

第一，被测眼具有较高程度的散光。对于散光程度较小（＜±2.50DC）者来说是不会出现剪动"影"的。

第二，检测方向与被测眼散光轴的方向接近或呈 45°夹角。假如检测方向与被测眼散光轴的方向一致或呈正交时，也不可能看到剪动"影"。

只要符合上述两个条件，人们就极可能会观察到剪动"影"。剪动"影"并不神秘，只要被测眼和检测方向条件具备的话，会使用检影镜检测的验光师，就会看到剪动"影"。

（二）检影法要注意的关键点

1. 端正检测心态

使用不同类型的检影镜时，验光师在检测中应葆有的心态稍有不同，这是由"影"趋向中和的形式差异所决定的。使用点状检影镜时，"影"趋向中和的形式是渐进的，检测者会通过测试镜度的增减，在"影"的动态中，观察到逐渐达到中和状态。而使用带状检影镜的检测者，只能通过"影"动方向和速度两个方面的变化来"等待"中和"影"的突然出现。因此，使用带状检影镜检测的人往往会在中和"影"出现之前产生轻度的焦虑。这是使用带状检影镜检测的人，一定要克服的一种不良心态。

2. 利用综合验光仪进行检影

利用综合验光仪进行检影的验光师，在使用仪器上的检影预置镜片的时候，一定要了解仪器上检影预置镜片的镜度。仪器上的检影预置镜片通常有两种：+2.00DS；+1.50DS。倘若仪器上的预置镜度为+2.00DS，检影就必须在0.5m的距离进行检测；预置镜度为+1.50DS，检影就必须在0.67m的距离进行检测。

使用检影预置镜片进行综合验光仪的检影检测时，仪器视窗中所显示的屈光矫正镜度就是被测眼的屈光矫正镜度。这一镜度无须再进行镜度补偿，这是一定记牢的事情。

3. 剪动的观察

（1）剪动的表现：在学习检影的时候，学习者都会想到日常生活中剪刀的使用状况，都必然会联想到：手使剪刀的两刃做相夹、切割运动的情景。这种动作被人们称为：铰（图2-11）。

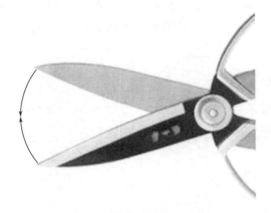

图 2-11　影的"剪动"——铰

学习者根据联想就会在观察"影"动时，寻找与之相类似的影像，但观察的效果往往并不理想。原因不外是两点。

① 发生剪动的案例极少，能实际遇见的概率很小，不清楚"剪动"的方式。

② 检测中看到的"剪动"并非百分之百是"铰"，更多见的是："豁"（图2-12）。

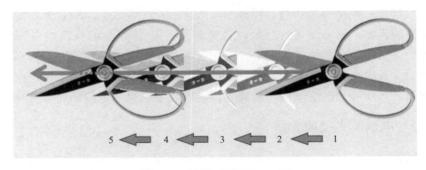

图 2-12　影的"剪动"——豁

"豁"即张开剪刀，保持剪刀张开的角度，推动剪刀向前运动，从而豁开被切割物品。

（2）可以观察到"剪动"的条件：可分为以下两个。

① 被测者的屈光条件：一般而言，被测者在高度散光的情况下，才会为检测到"剪动"提供客观的条件。散光到底高到什么程度，才可以观察到"剪动"呢？目前还没见到相关的报道。但是，可以肯定的是：散光6.00DC时一定可以观察到"剪动"。

② 检测者的操作条件：被测者存在观察到"剪动"的客观条件时，检测者是否就一定可以观察到"剪动"呢？这就要看检测者操作中的检影镜转动方向与被测眼屈光轴向的相互关系。当检影镜转动方向与被测眼屈光轴向一致［图2-13（A）］时，检测者就不会观察到"剪动"现象。倘若检测中，检影镜转动方向与被测眼屈光轴向的夹角<90°就可能观察到"剪动"现象，而最理想的观察夹角应是45°［图2-13（B）］。否则，检测者就不会观察到"剪动"现象。

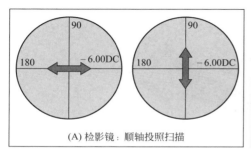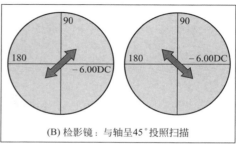

图2-13　"剪动"观察的条件

七、电脑验光仪的检测应用

电脑验光仪是一种集光学、机械、电子、数字处理技术于一身的高技术设备。由空军总医院和长春光学仪器厂设计、研制、生产的视功能检测仪已进入评估阶段。这是一种集屈光状态、视野、暗适应、对比视敏、双眼视觉功能等多项检测功能的设备，这一设备的问世，将使眼科与眼-视光学的检测设备完成一次新的飞跃。当然，在眼镜验、配中，应用这种设备进行检测尚需时日。当前验光中使用的设备主要有托普康、佳能、尼德克三种。近年来由我国太原、南京、重庆、鹰潭、廊坊等地区生产的电脑验光仪的普及率也呈稳步增长趋势。

（一）电脑验光仪的光路

电脑验光仪，又叫做电子验光仪。这种验光设备有着自己的光学光路系统，它在结构上是由五个部分构成的。这五个部分分别称为：观察系统、固视系统、测量系统、定位系统、处理系统。图 2-14 为电脑验光仪通用的光路示意图。从光学原理看，电子验光仪使用光裂隙 15 替代了检影镜的窥孔，检测中通过移动光裂隙和光电接收器，使光裂隙与被测眼的视网膜达到光学上的共轭，即检影检测中通常说的达到了"影"的中和。这应当是电脑验光仪根本的工作原理。

1. 观察系统

观察系统由图 2-14 的目镜 1、分化板 2、反射棱镜 3、透镜组 4、反射棱镜 5 组成。观察系统是电脑验光仪用于校正与被测眼对正位置的光学装置。其工作原理就是将圆形光斑投射到分化板上，验光师通过目镜观察分化板上的亮环。当被测眼与电脑验光仪的光轴完全重合而且距离相宜时，就可以观察到在虹膜上形成的亮环与分化板上的点线圆为同心圆。

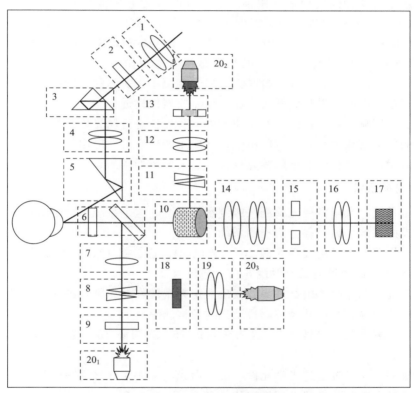

1—目镜；2—分化板；3—反射棱镜①；4—透镜组；5—反射棱镜②；6—被测目镜及反射镜；
7—固视透镜；8—立方棱镜；9—视标板；10—调制扫描转鼓；11—立方棱镜；12—透镜组；
13—光阑；14—投照光具组①；15—光裂隙；16—检测光具组②；17—光电检测接受元件；
18—微孔滤光板；19—聚光镜；20_1—视标投照光源；20_2—红外光源；20_3—定位光源

图 2-14　电脑验光仪光路示意图

2. 固视系统

固视系统包括光源 20_1、视标板 9、立方棱镜 8、固视透镜 7 四个部分。

固视系统为被测眼提供了一个观察的目标，这个目标的作用就是使被测眼保持固视状态，以便使被测眼的视轴与仪器的光轴保持一致。固视系统的视标都是放置在远点之外，这样就可以在一定程度上抑制被测眼在观察目标时对调节力的调动。正是由于视标在远点之外，形成了电脑验光仪在检测的一定阶段上被测眼的雾视状态，因此，有人又将这一系统叫做雾视系统。电脑验光仪上使用的雾视方法有两种。

（1）可变雾视法：应用可变雾视法的电脑验光仪，其视标与测定元件是一个联动组合装置。它的作用就是使视标始终处于较被测眼的远点大＋2.00D 的位置上。

（2）固定雾视法：应用此法时，电脑验光仪的视标与测定元件是不能联动的，一般是将视标固定地放在眼前＋2.00D 的位置上。这对近视眼、正视眼及＜＋2.00D 的远视眼可以起到雾视作用（注意：越接近于＋2.00D，雾视作用越小；＋2.00D 时，没有雾视作用，由于眼的静息调节作用还可能诱发一定的调节）。当被测眼的屈光度≥＋2.00D 时，就没有雾视作用，被测眼就不能处于调节放松状态，因此，就会导致检测到的屈光度要小于实际的正镜效度。人们通常把这种正镜效度的差异称为器械性屈光偏差或器械性近视。

到底使用哪一种雾视法呢？从使用电脑验光仪进行屈光检测的方法上讲，雾视作用的优劣直接关系到检测的精度；从应用的广度看，应用越广泛越好。这样看来，应用可变雾视法的电脑验光仪显然是人们所期待的。

3. 测量系统

测量系统，又叫做屈光检测（或测量）系统。这个系统由两个部分构成：一部分为投照系统，另一部分为检测系统。

（1）投照系统：由红外光源 20_2、光阑 13、透镜组 12、立方棱镜 11、调制扫描转鼓 10、被测目镜及反射镜 6 六个部分构成。

该系统在工作时，由红外光源发出一定频率的红外光束，经一系列光学元件形成红外线扫描条纹，并经被测目镜投射到被测眼。

（2）检测系统：由目镜 1、检测光具组 16、光裂隙 15、光电检测接受元件 17 构成。

眼底的反光经过上述光学元件，最终由光电检测元件接受图像并转换成光电信号——进入电脑验光仪处理系统的信息。

电脑验光仪进行检测时是依靠光裂隙与视网膜趋向共轭的程度进行工作的。假如光裂隙与视网膜尚未达到重合，光电检测元件就会形成扫描条纹，电脑验光仪的光电二极管就会产生位相差并予以输出，从而转换成驱动电机的动作信号，光裂隙就会沿光轴进行移动。当光裂隙与视网膜达到共轭时，光电二极管的位相差等于零，电机停止运动。数据处理系统根据光裂隙所在的位置，就可以计算出被测眼的屈光矫正镜度。

电脑验光仪对光裂隙与视网膜趋向共轭程度的判定与计算，是以被测眼在正交方向上的共轭为基础的，并设定只要在一个主子午线向度达到共轭，数据处理系统就可以计算出被测眼在这个主子午线向度的屈光矫正镜度。电脑验光仪进行检测时，首先对一个主子午线方向上屈光度进行检测、判定、计算。然后，检测方向自动旋转90°，对另一方向屈光度进行检测、判定、计算。

4. 定位系统

定位系统由定位光源20_3、聚光镜19、微孔滤光板18、立方棱镜11和成像物镜所构成。定位系统的工作原理就是：将微孔滤光板上的圆形光斑投射到被测眼的视网膜上，使被测眼的视轴与其光轴重合，并使测量物镜的焦点保持在距角膜12mm的位置，以保证验光的正确性。

电脑验光仪提供三种镜距的屈光矫正镜度，这三种镜距分别为0mm、12mm、13.75mm。实现在不同镜距进行测量的检测，有两种方法：一种是通过改变测量物镜焦点的位置；一种是通过处理系统的计算进行不同镜距间镜度的转换。不管使用哪一种方法，目的就是要在一定视距条件下取得精确的屈光矫正镜度。

5. 处理系统

处理系统，就是对检测信号的计算处理系统。

视网膜上的光反射信号是非常微弱的，信噪比是很大的，因此，处理系统首先要对视网膜上微弱的光反射信号进行前置放大、波形整理，再把放大、整理的信号送到相位检测回路中进行相位差的检测。

一般来讲，电脑验光仪的电脑系统中有四个微处理器：字符显示控制处理器、图像信号处理器、运动装置控制处理器和主电脑处理器。

电脑验光仪正是依靠这一系统使完成1次屈光检测的时间仅为0.005s，其显示时间也仅为0.2s。

（二）电脑验光仪的测量准备

1. 开机自检

（1）开机：什么是开机？似乎说起来很简单：开机不过就是接通电源——连上电线，将仪器的开关键按成如图2-15所示的状态而已。但是，假如将使用电脑验光仪进行验光看作是一个过程的话，仅仅将接通电源视为开机是不全面的。从使用电脑验光仪进行屈光检测是一个完整的过程看，开机至少应包括两种行为。

① 接通电源：连接仪器外接线路，打开线路逐级开关键。

② 观察仪器状况：工作人员在接通电源时，并不能说明他的开机行为已经结束。这是因为仪器尚未投入使用，还需要对仪器继续进行观察，以确保其能够

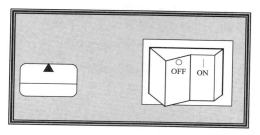

图 2-15　电脑验光仪开关键置于"ON"档示意图

正常使用。假如发现有下列情况，须立即结束开机行为并及时联系生产厂家或代理商。

a. 仪器冒烟、有怪味发出、启动声音异常；

b. 有异物进入仪器内；

c. 仪器倾倒被扶起后，有以上情况及不能工作者。

待机侍服状态的判断与处置：仪器处于开机状态下，假如 5 分钟不对其进行操作的话，仪器将自动进入节电待机侍服状态，此时显示屏亦会关闭。但是，"READY（指示灯）"会不停地闪烁。

当指示灯闪烁而显示屏没有显示时，验光师应首先想到：仪器正处在节电待机侍服状态。确认这种状况的最好办法就是：按动电脑验光仪上的任意一个键或推动移动滚，经过这种处理，显示屏就会恢复屏显状态，说明仪器刚才正处于节电待机侍服状态；如果显示屏没有变亮，则说明仪器出现了较大的问题，应立即关机并与生产厂家或代理商进行联系。

（2）自检：电脑验光仪在开关键被置于"ON"状态时，就会自动进入自检状态。当仪器自检结束时，验光师还可以根据电脑验光仪的动作判断仪器处在什么形式的检测状态。

假如在测量方式上已经设置自动测量，电脑验光仪自检结束时，仪器就会即刻默认已设定的自动测量功能。同时，其机头将自动向右眼方向移动，直至测量右眼的位置，并停留在这一位置上，显示屏将出现如图 2-16 所示的显示。

验光师需要注意的问题是：电脑验光仪进行自检的过程中，请勿让被测者将头放置在检测托架上，以免因仪器移动造成被测者紧张。

2. 核检镜距

当完成开机自检后，验光师需要对检测镜距进行核对、检查。

（1）核实检测镜距：如果设定镜距与检测需要一致，就可以准备进入实际检测操作了。

（2）调整镜距设置：假如设定的镜距与屈光矫正的需要不一致，就应当进行镜距的调整。调整的方法有两种。

① 隐形眼镜 & 普通眼镜：当被测者配用的眼镜种类与镜距不符时，就应当

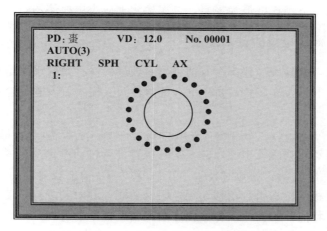

图 2-16　电脑验光仪（设为自动测量）完成自检时的视屏显示示意图

按动"VD"键对镜距（又称镜眼距，英文缩写为 VD）进行调整，这时显示屏上的 VD 值就会转变成相应的数据，即由 0.0 ——→12.0，12.0 ——→0.0（或由 0.0 ——→13.5，13.5 ——→0.0）。如图 2-16 中所显示的镜距为 12.0mm，只能检测出普通眼镜的屈光矫正镜度，要想检测出隐形眼镜的屈光矫正镜度，就须按动"VD"键进行镜距的调整。

② 普通眼镜不同镜距：人眼的构造特征不同，所需的镜距也会不同。眼窝较深、鼻梁较高的人，需要配用眼镜的镜距相对较大（多使用 13.5mm，或使用 13.75mm）；眼窝较浅、鼻梁较矮的人（如亚洲人），所使用眼镜的镜距则相对较小（一般采用 12.0mm）。

在 12.0mm 与 13.5mm 之间进行镜距转换必须在"SET MODE PAGE1/3（测量设置主页）"条件下进行调整。

3. 调整眼高

当适宜的镜距被确认后，就应该进入使用电脑验光仪进行检测准备阶段的最后一步：检查并调整眼的高度。

（1）检查眼高差：令被测者将下巴颏放置在下颏托上。验光师从被测者的颞侧对被测眼角膜的顶点与托架上眼的标高线进行观察。当被测眼角膜的顶点与眼的标高线处于同一水平高度时，就可以进入屈光矫正度检测的程序了。

（2）调适下颏高：假如被测眼角膜的顶点与眼的标高线没有处于同一水平高度，就应当调整下颏托的高度。

（3）调整眼高注意事项：调整眼高应注意以下两个卫生方面的问题。

① 消毒托架：每检测一名新被测者前，都应该使用 70%～75% 的酒精或戊二醛溶液，对额颏托架进行消毒，以预防不同被测者间的交叉感染问题。

② 更换垫纸：从被测者健康角度考虑，也为了保证额颏托架的清洁卫生，

笔者认为以使用下颌托纸最为妥当，每次检测都应当更换使用新的下颌托纸。

（三）电脑验光仪的自动测量

一般而言，电脑验光仪都会有两种测量模式：一种是自动测量模式，一种是手动测量模式。Canon R-F10 同样也有这两种测量模式，该电脑验光仪的特点有两个。

① 自动对焦检测：被测眼图像出现在显示屏上，按动"START（开始）"键，仪器将自动寻找瞳孔中心，并在这一位置进行自动对焦及检测。

② 自动换眼检测：通过"R/L（左/右转换）"功能设定，可以实现对右眼检测后，仪器机头由右眼自动移动到左眼的功能，并对其进行自动对焦及检测。

以上两个特点，为简化操作、提高检测精度提供了有利条件。同时，也为新开办的眼镜店尽快投入经营创造了条件。

当 Canon R-F10 被设定为"AUTO（自动）""R/L（左/右转换）""AUTO PRINT（自动打印）"状态时，就可以实现电脑验光仪的全程自动测量模式。下面介绍的就是全程自动测量的过程。

1. 检测前操作行为

（1）确认"AUTO"功能：一名验光师在使用电脑验光仪进行检测时，假如准备使用自动测量模式，在检测前就应当对显示屏的显示予以检视。

当屏幕左上角显示有"AUTO（自动）"时，说明设备处于自动测量状态，只要按动"START（开始）"键就可以进行测量了。

假如屏幕左上角显示的是"MANUAL（手动）"，验光时必须先按动"AUTO（自动）"键，才能够使仪器进入自动测量状态。

（2）确认眼像位置：假如在屏幕中心区没有看到眼的图像（图 2-17），验光时就必须转动机头移动球，对机头的位置进行调整，寻找眼球，使之进入显示屏

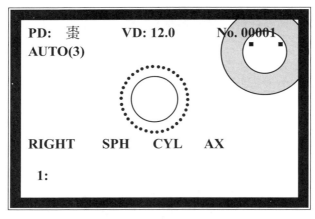

图 2-17　眼未进入显示屏的中心区

的中心区。

（3）注意事项：在使用电脑验光仪进行检测前，应当注意两个问题。

① 必要提示：使用电脑验光仪进行测量时，一定要提示被测者，从窥视窗口注视内部风景画中的红色小房子。这是保证准确测量的最基本条件。

② 换用手动测量模式：验光师使用自动测量模式时，遇到被测者有下列情况之一时，应考虑用手动模式进行测量。

a. 瞳孔不规则且瞳孔中心与角膜中心偏移时；

b. 眼球震颤较为明显，自动测量值之间差距较大时。

2. 实施检测

（1）开始测量：按动"START（开始）"键，仪器进入自动测量状态。

（2）自动测量右眼：仪器进入自动测量模式时，就将对右眼进行自动测量，在测量中，仪器显示屏显示如图 2-18 所示。

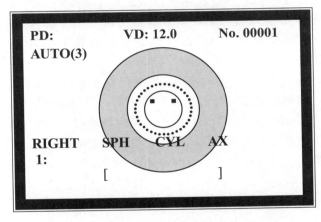

图 2-18　仪器自动测量右眼时视屏显示示意图

在自动测量过程中，仪器首先对瞳孔中心进行自动定位，继而进行自动对准，经过自动调焦，最终对被测眼进行测量。测量完毕后，显示屏将即刻显示对右眼检测的屈光矫正镜度。

（3）自动测量左眼：当设备完成对右眼的检测后，机头会自动向左眼移动，当左眼进入仪器检测操作位置时，仪器就会自动启动对左眼进行自动定位、自动对准、自动调焦、自动测量的操作程序。测量完毕后，显示屏将即刻显示对左眼检测的屈光矫正镜度。

双眼屈光矫正镜度检测完毕的同时，瞳距也被检测完毕。仪器在显示左眼屈光矫正镜度的同时所测量的瞳距数值也会被显示在显示屏的左上角。

（4）打印测量结果：当对被测双眼检测完毕时，仪器会自动进入打印程序，将已经设置好的题头款识，左、右眼的屈光矫正镜度，瞳距和镜距打印在打印纸上。假如仪器打印已经设置了眼屈光示意图的"ON"状态，仪器打印时还会将眼屈光示意图打印在打印纸上。

（5）测量完毕：当电脑验光仪执行完全部自动测量程序时，电脑验光仪机头将会自动回到准备检测位置，即回到对右眼的预备位。

3. 可能出现的问题及其处理

使用自动测量模式进行屈光检测时，验光师有可能会遇到一些问题。有一些问题是验光师可以自行处理的，这些问题如下。

（1）在特定的时间内，没有完成测量任务：电脑验光仪在执行自动测量程序时，如果在一定时间内无法完成测量任务，机头将自动停止检测时的左、右眼转换，以及定位、对焦的移动动作。并将在显示屏上显示"EYE CANNOT BE FOUND（眼睛没有被发现）"。

（2）对测量次数的确认和查询：电脑验光仪自动测量的次数是在其测量主页中预先设置好的。这一信息可以在测量设置主页 1（"SET MODE PAGE 1/3"）中查询到。最简单的查询方式是：查看测量主页（图 2-18）左上角"AUTO"后括号中的数字。图 2-18 中"AUTO"后括号内的数字为 3，说明设定的自动测量为连续 3 次。

（3）"IOL（人工晶体）"键的使用：假如仪器在执行自动测量程序时，无法完成测量任务，自动停止检测时的左、右眼转换，以及定位、对焦的移动动作，屏幕上出现"ERROR（错误）"的显示时，就应当使用"IOL（人工晶体）"键。

（4）信息传输无法完成：电脑验光仪在与外部设备连接时，还可以将测量数据直接传输到相关检测设备中。如电脑验光仪和自动综合验光仪进行连接时，电脑验光仪检测完毕后会自动将检测的数据传输到自动综合验光仪，后者在接收到数据后就会将相关的屈光检测数据自动设置在窥视孔中。

假如在检测中无法完成上述数据的传输，可以通过以下方法予以处理。

① 请进入测量设置主页 2（"SET MODE PAGE 2/3"），在"TRANS"项下进行查询，并进行相关项目的选择设置。

② 请检查电脑验光仪及连接的相关设备传输格式与速度是否一致。一般情况下，相连设备的传输特性一致，就可以实现数据的传输。当相连设备的传输特性不一致，则需调整为一致。

使用自动测量模式对被测眼的屈光矫正镜度进行检测，是电脑验光仪得以广泛应用的一个重要因素，验光师的操作被极度简化。

使用电脑验光仪进行屈光矫正镜度的检测，是科学技术进步的必然趋势和结果。但是，假如发展到离开电脑验光仪就无法进行验光的程度，应当说这不是进步，而是使用者屈光检测技术与技能的衰落，这是不应该的。当使用自动测量模式无法完成验光时，还需要使用手动测量模式进行检测，在手动测量模式条件下仍不能完成检测时，还会用检影镜检测以及主观插片法进行完全人工屈光检测。

（四）电脑验光仪的手动测量

当在自动验光程序条件下无法完成对被测眼屈光矫正镜度的检测时，就应当将其测量模式转换为"MANUAL（手动）"模式。也有一部分验光师习惯于使用手动模式，有这种习惯的验光师一般自我心理判断能力较强，他们认为，只有通过自己对仪器操控的感觉，才能做到被测者、仪器与验光的光路在检测中的高度一致性，才可能捕捉到最佳的检测瞬间。

（1）手动测量的选择：启动手动模式进行屈光检测，只要按动"M（手动）"键就可以将检测方式定位于手动测量模式。当然有的品牌在手动测量与自动测量时使用的是同一枚键，按动同一枚键完成相互转换。

（2）手动测量的操作：当选择了手动测量模式时，显示屏的显示如图2-19所示。显示屏左上角有"MANUAL（手动）"的英文单词。在手动模式下，所有的操作都必须通过手工操作才能够完成。具体操作程序如下。

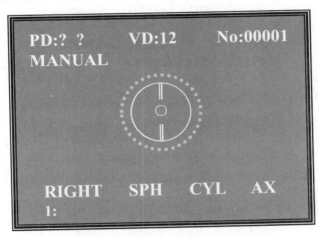

图 2-19　手动测量模式时显示屏的显示示意图

验光师在使用手动程序进行屈光检测时，一般都采取先检测右眼再检测左眼的顺序。这种先右后左的模式是一种约定俗成的检测定式。

右眼检测：使用手动模式对被测眼进行检测，需要经过以下五步操作过程。

① 找眼。通过操作机头移动球的转动和机头移动滚的转动，寻找被测眼，使被测眼的瞳孔位于显示屏的中央。具体操作方法如下。

a. 机头移动球向右倾斜，机头向右移动；机头移动球向左倾斜，机头向左移动。

b. 机头移动球向前倾斜，机头位置向前移动；机头移动球向后倾斜，机头位置向后移动。

c. 顺时针旋转机头移动球，机头位置上升；逆顺时针旋转机头移动球，机头位置下降。

②看画。当被测眼的瞳孔已经移动到显示屏的中央时，验光师应及时提醒被测者注视窥孔中风景画的注视中心。不同电脑验光仪注视中心的注视目标是不一样的，有的是卡通图像，有的是一个小房子。一般来说，中央图像的中心区应是被测者的注视中心。因此，验光师应熟悉电脑验光仪中央图像及其注视中央区的目标形态、颜色，并做到在检测中能够简练、精确地通过陈述及时提醒被测者。

③照准。在被测者注视中央图像的中心时，验光师的操作就是通过转动机头移动球进行眼的水平对准。图 2-20 中两个较大灰色圆点显示的就是尚未对准时水平光标点所在的位置；两个较大白色圆点显示的就是已经对准时水平光标点所在的位置；三个小光点中的中心光点居于中心对准光圈的中心。

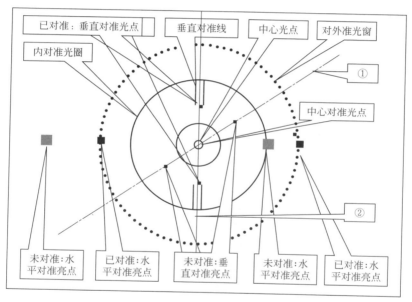

图 2-20　Canon R-F10 手动测量模式条件下照准、对焦示意图
—·— 是尚未对好焦的对准基线；———是已经准确对焦的对准基线位置；
图中的方点，在屏幕显示中均为圆点。

照准的目的：使仪器的投射光与被测者视线趋于一致。验光师要想完成这一过程，就必须在对显示屏所显示的图像进行监视的过程中予以实现。当水平光标点由图 2-20 灰点的位置移动到白点位置、中心光点居于中心对准光圈的中心时，手动检测的②也就结束了。

④对焦。当完成照准步骤后，并不一定就能进行测量，还需要对三个垂直对准亮点（图 2-20 中较小的点）的锐利程度、位置状态进行观察，对准状况只有两种。

a. 点的边缘不够锐利，对准基线倾斜：不锐利就是边缘不清晰、影像模糊。点的边缘不锐利，必然伴随着对准基线的倾斜。这种图像说明对焦尚未精确，必须进行测量前的对焦。对焦的方法就是转动机头移动滚，使机头进行轻微的前后移动，寻找最佳的对焦位置。

b. 点的边缘锐利，对准基线呈垂直：当观察到点的边缘锐利时，对准基线（两个垂直对准光点与中心对准光点）呈垂直状态，说明已经对焦准确，可以进启动步骤⑤。

⑤ 测量。

a. 启动测量：按动"START（开始）"键，电脑验光仪开始对被测眼的测量。

b. 多次测量：连续按动"START（开始）"键，电脑验光仪就可以对被测眼进行连续测量，测量次数与按动"START（开始）"键的次数一致。验光时一般会选择的检测次数为 3 次。

左眼检测：右眼检测完毕，接下去需要进行对左眼的检测。由右眼转换到左眼，转换方式有两种。

① 推动仪器的方式：有的电脑验光仪需要验光师使用双手推动仪器至左眼检测位置。大多数的电脑验光仪采用这种设计。在这种设计中一般都将机头与机体的联结方式设置为固定结构，需要通过机座的移动完成由右眼到左眼的转换。

② R/L（右眼/左眼）转换方式：也有一部分电脑验光仪，在右眼到左眼的转换时，不需要验光师去推动，只需要按动"R/L（左/右转换）"键就能够完成，Canon R-F10 电脑验光仪就是一款使用"R/L（左/右转换）"键进行右眼到左眼转换的电脑验光仪。完成转换后，要实现对左眼的检测需要进行以下操作。

a. 按动"R/L（左/右转换）"键：使机头自动移动到左眼检测位。

b. 按动"M（手动）"键：使检测程序回复到手动测量模式。

当按动"R/L（左/右转换）"键时，仪器将转换到自动测量模式。因此，如果打算对左眼继续进行手动测量，就必须按动"M（手动）"键。

c. 对被测左眼实施前述找眼、看画、照准、对焦、测量五个步骤。

（3）手动打印操作：按动"PRINT（打印）"键，就可以将被测双眼的屈光矫正镜度、VD（测量镜距）、PD（远用瞳距，习惯简称瞳距）以及设定的打印信息打印在热敏打印纸上，以供参考。

热敏打印纸是一种暂时保存数据的材料。因此，假如准备长期保存监测数据，请将打印信息与数据使用喷墨复印机予以复制，或向生产商或产品代理商咨询直接接驳喷墨或激光打印机的相关事宜。

（五）测量结果的查询

绝大多数电脑验光仪都设计有对测量结果的查询功能。使用这一功能，可以使验光师对被测眼的检测数据进行检索，以便验光师能够对被测者进行更全面的分析，并制订针对具体被测者的最佳检测方案。Canon R-F10 电脑验光仪同样具有对测量结果的查询功能，所不同的是：这一款电脑验光仪还具有对检测结果进行重新排列的特殊设计，这为提高验光师对数据的分析判断速度提供了一定的便利。

1. 视屏显示

CanonR-F10 的查询显示主页如图 2-21 所示。

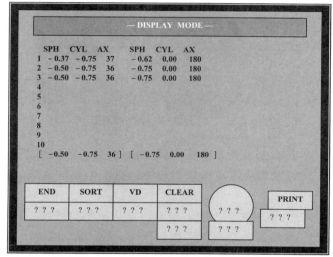

图 2-21 Canon R-F10 的查询显示页面示意图

DISPLAY MODE—显示方式；VD—镜距；SPH—球面镜矫正度；CYL—柱面镜矫正度；

AX—柱面镜轴的方向；END—结束；SORT—排列顺序；

CLEAR—清除；PRINT—打印

查询显示主页中有两个数据需要说明。

① 显示检测的次数：图中左侧有一列从 1～10 的数字。这显示的是这一仪器可以检索的测量数据：每只眼最多可以显示 10 组数据。每次检测少于 10 次，仪器将会把全部检测数据显示在显示屏上。假如检测多于 10 次，对多于 10 次的数据组，仪器将依据检测的先后顺序，令排列在前的数据组强行溢出，使存储记忆始终保持在≤10 次的状态。

② 标准值：在可以显示 10 组检测数据的下方有一行带有方括号的数据组，这一组数据俗称"标准值"。应当说，这一组数据是仪器内部的电脑对有效检测数据进行比对、计算后，得出的向验光师推荐使用的屈光矫正值。

当然，标准值不一定就是被测者最终的屈光矫正镜度，这一数值只是提供给验光师进行参考的，这为验光师最终确定被测者的屈光矫正镜度提供了有益的参考资料。

2．查询

验光师要想对检测的结果进行查询，就必须进入仪器的"DISPLAY（结果显示模式）"才能实现仪器的查询功能。进入的方法非常简单，只要按动"DISP（显示）"键，就可以进入仪器的结果显示模式进行相关数据的查询。

查询完毕，再次按动"DISP（显示）"键，就可以使仪器退出"DISPLAY（结果显示模式）"，回到屈光检测主页。

3．查询功能的操作

（1）排列整理检测数据：在查询显示主页显示条件下按动"IOC"键，此键将执行"SORT（排列）"功能，仪器会将检测数据按球面镜从大到小的顺序进行排列，并显示在显示屏上。

再次按动"IOC"键，数据的排列将回复到原始位置。

（2）改变镜距：按动"VD（镜距）"键，将实现普通眼镜与隐形眼镜间的镜距转换，在镜距转换的同时，检测的屈光矫正镜度也会随之产生相应镜度换算。

（3）打印查询主页上显示的数据：验光师要想打印查询主页上所显示的数据，只需按动"PRINT（打印）"键输出打印指令，电脑验光仪内置的打印机就会即刻打印出这些数据。

（4）删除数据：要想删除查询主页上所显示的某一组数据，验光师必须进行如下操作。

① 确认删除数据：在显示屏呈现查询显示主页的条件下，按动"R/L（右/左转换）"键，此键将执行"CLEAR（删除）"选择键的功能。按动此键，将依次提示数据删除的被选数据组信息。每按动一次，提示将下移一行。

② 删除选定的数据：删除的数据组一旦被选定，就可以按动"START（开始）"键进行对所选定数据组的删除。此时，"START（开始）"键执行的是删除数据的功能。

需要说明的是：查询显示主页上的数据一旦被删除将是永久删除，这一数据在显示屏回复到检测主页时，也将不再显示。

③ 退出删除程序：按动"PRINT（打印）"键，此键将表现为退出数据删除程序的功能，电脑验光仪将退出数据删除程序回到查询显示主页。

（六）电脑验光仪在实际应用中的价值

1．电脑验光仪的优势

电脑验光仪是当前眼镜行业应用最普遍的一种验光设备。一方面，这种设备操作简单、检测速度快，掌握其操作要领也是一件比较容易的事情。因此，电脑验光仪是屈光普查最为理想的、当前仍无法取代的设备。另一方面，在正式验光前使用这种设备进行屈光矫正镜度的预检，也为被测者的眼能在较为松弛的条件下进入正式验光之中创造了条件。

2. 电脑验光仪的不足

电脑验光仪的不足表现在对调节力的控制是不充分的。检测时出现的短暂的内视图像模糊状态，只是仪器在检测前的对焦预备状态。仪器所出现的短暂的图像模糊状态，对过度调节现象的松弛作用不会造成屈光镜度表达值的改变。

3. 检测结果应慎重评估

正因为电脑验光仪存在对调节力控制不充分这样一个问题，就注定了人们在评价使用电脑验光仪对少年儿童检测所获得数据时，应采取审慎的态度。怀疑被测者存在调节干扰现象时，也应当审慎对待电脑验光仪的检测结果。

综上所述，电脑验光仪是一种优势明显、不足之处又难以在短时间内完善的设备。因此，在使用综合验光仪时还有必要在头脑中建立这样两个观念：

第一，电脑验光仪有其不可替代的应用价值，但检测的数据只能作为进一步检测的基础；

第二，用电脑验光仪检测出来的屈光矫正镜度直接用于配镜是极为不妥的。

这就是说，电脑验光仪的存在价值是以其他验光方法作为后备检测手段的，没有其他验光方法的支持，它检测的数据只能以参考的形式存在，与配镜度数没有关系。

4. 电脑验光仪在应用中应当完善的方面

这种设备在相当大的程度上降低了验光这一职业的门槛。这也造成一些验光师在没有电脑验光仪的情况下就不能验光的怪现象。在电脑验光仪的使用上，也存在着一定的不足，主要表现在电脑验光仪功能的利用不够充分。例如，仪器在编号、计数、曲率计量、镜距表现、镜度的转换等方面的应用率还是有待提高的。在这里，笔者仅就电脑验光仪基本原理、检测注意事项及检测数据的价值进行介绍。关于电脑验光仪的设定及操作问题，请参阅笔者所编著的《基础验光规范与配镜》。

第三节
综合验光仪实用程序

一、综合验光仪的基本结构

综合验光仪是当代屈光学检测的必备设备，作为一名验光师这是一种必须掌握的检测工具。验光师首先应当了解综合验光仪的检测设定数据的设置；其次要了解验光仪的基本结构；再次就是要掌握综合验光仪的操作规范。本节所要探讨的就是这三个方面的问题。

（一）综合验光仪的数据设定

1. 镜度测量范围

（1）球面镜度（DS）：主镜片为＋16.75～－19.00DS；若选用辅助镜片（＋10.00&－10.00）则为＋16.75～－29.00DS。

（2）柱面镜度（DC）：主镜片为0.00～－6.00DC；可选用的辅助镜有＋1.50；＋2.00。轴位为0～180°。

（3）棱镜度：0～20$^\triangle$。

2. 矫正度递增值

（1）球镜度递增值：常规递增值设置为±0.25DS；选用辅助镜递增值（＋0.12DS）为±0.12DS。

（2）柱镜度递增值：常规递增值设置为±0.25DS；选用辅助镜递增值（＋0.12DS）为±0.12DS。轴位递增值为5°。

（3）棱镜度递增值：1$^\triangle$。

3. 交叉柱镜数据

（1）操作：手动翻转；

（2）常规设置：±0.25DC（＋0.25DS－0.50DC×A）。

（3）可换用的交叉柱镜：①±0.37DC（＋0.37DS－0.75DC×A）；②±0.50DC（＋0.50DS－1.00DC×A）。

4. 调整数据

（1）瞳距调节：50～75mm。

（2）集合调节：最大集合角＋2.63MA（∞～0.38m）。

（3）前倾调节：8°～15°。

（4）镜距调节：9.75mm；11.75mm；13.75mm；15.75mm；17.75mm。

5. 辅助镜片种类

辅助镜片种类见表2-10。

（二）综合验光仪的结构

综合验光仪正面结构部件及名称如图2-22所示。

表 2-10　辅助镜片种类设置一览表

右眼（R）		左眼（L）	
O,O		O,O	
R	检影预置镜片（+2.00D）	R	检影预置镜片（+2.00D）
P	偏振滤光片×135°	P	偏振滤光片×45°
RMV	红色垂直马氏杆	WMV	白色垂直马氏杆
RMH	红色水平马氏杆	WMH	白色水平马氏杆
RL	红色滤光片	GL	绿色滤光片
○	十字片（定心片）	○	十字片（定心片）
+12	球镜辅助片（+0.12）	+12	球镜辅助片（+0.12）
PH	针孔片	PH	针孔片
6U	6△向上	10I	10△向内
±50	近或远用交叉圆柱镜	±50	近或远用交叉圆柱镜
OC	遮盖片（黑盖片）	OC	遮盖片（黑盖片）

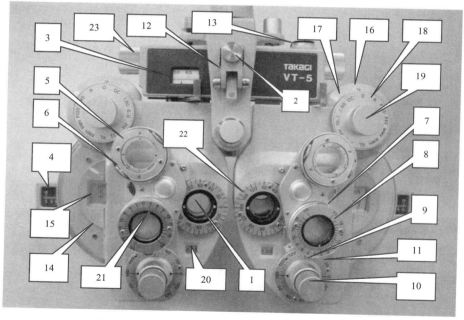

图 2-22　TAKACI VT-5 手动综合验光仪正面视图

1—被测者窥孔；2—近用杆紧固螺栓；3—瞳距标尺视窗；4—镜距窥视窗；5—可变交叉圆柱镜；6—可变交叉圆柱镜翻转轴；7—旋转棱镜底向调节轮；8—旋转棱镜刻度环；9—圆柱镜轴向调节螺旋；10—圆柱镜度（负柱镜形式）调节螺旋；11—圆柱面镜矫正轴向刻度盘（1）；12—近用杆座架；13—水平观察视窗；14—球镜度精细（±0.25DS）调节转盘；15—球面镜度读取视窗；16—附属镜片选择指示标志点；17—附属镜片选择螺旋；18—附属镜片标记环；19—球镜度快速（±3.00DS）调节螺旋；20—圆柱面镜度读取视窗；21—旋转棱镜度底方向的指示标记；22—圆柱面镜矫正轴向刻度盘（2）；23—瞳距调节旋钮

（三）视标

视力表有以下三类。

（1）纸质视力表：品种最为繁多。有普通型视力表，也有儿童视力表；既有字符型视力表，也有图形视力表。

（2）灯箱视力表：使用最广泛的一种视力表。视标类型基本上以字符为多，使用最多的字符是："E"和"C"。在实际验光中，一般使用"E"视标。

（3）投影视力表：使用综合验光仪进行验光时的最佳视力核定伴侣，也是使用综合验光仪时的必备工具。

二、投影视力表

投影视力表通过视标投影仪（图 2-23）投射到反光板上，以帧页形式进行显示的视力表。各种款式的视标投影仪，投影视力表视标帧页的转换都采用遥控器控制的方式。其相应帧页的功能键有序地排列在遥控器的面板上。验光师可根据屈光检查的需要，按动相应的功能键，从而达到启动某一帧页的显示功能并同时关闭其他帧页的作用。

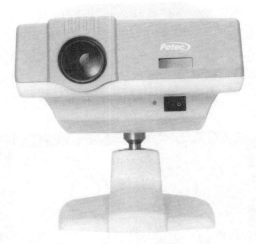

图 2-23　视标投影仪

（一）常用视标

1. 视力检测视标

视力视标有："E"视标、字母视标、环形视标、数字视标及儿童图形视力视标。这类视标的作用是检测裸眼视力、矫正视力，评估屈光矫正的结果。这类视标中使用最频繁的是"E"视标。

2. 钟面盘视图

钟面盘视图通常又叫做散光盘（图 2-24）。其作用是：散光轴位、散光度的评定与检测。

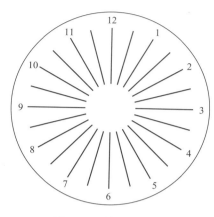

图 2-24 钟面盘视图

3. 红绿视图

红绿视图又称红绿视标。这种视标的使用方法有三种：第一种是直接选择红、绿视标帧页（图 2-25）；第二种方法则是选择适当的视标并叠加左红、右绿的滤色镜片形成红绿背景的合成红绿视图；第三种方法就是选择适当的视标并在双眼分别使用红、绿滤色镜镜片，第三种方法只适用于双眼分视，如进行沃茨试验。使用最多的是第一种方法，其次是第二种方法，第三种方法只有在检查双眼同视功能时才会使用。

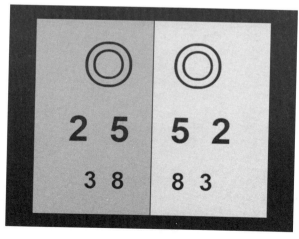

图 2-25 红绿视图

使用红绿视图进行单眼检测时，其目的是评估与调整球面镜度的精度。双眼检测时的目的则是进行双眼红绿分视，为双眼同视功能的检测创造条件。

4. 双眼平衡检测视图

双眼平衡检测视图有两种形式。一种是黑白偏振视图（图 2-26），另一种是红绿偏振视图（图 2-27）。这种视图的视标排列形式有三种：双排设置［图 2-26（A）］、三排设置［图 2-26（B）、图 2-27（B）］和菱形设置［图 2-27（A）］。

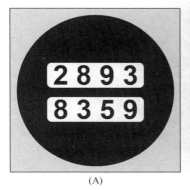 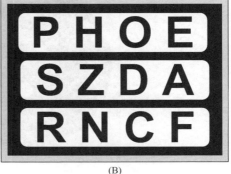

(A)　　　　　　　　　　　　　　　　(B)

图 2-26　黑白偏振视图

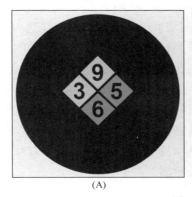 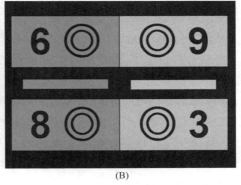

(A)　　　　　　　　　　　　　　　　(B)

图 2-27　红绿视图

使用这种视图进行检测时，必须使用偏振滤光镜片。使用这种视图检测的目的有两个：

① 评估双眼屈光矫正镜度的均衡状态；

② 调整双眼屈光矫正的不平衡状态。

（二）双眼视功能检测视标

1. 沃茨四点视标

沃茨四点视标在我国的屈光学经典著作中，最早见于赫雨时先生的《临床眼肌学》，赫雨时先生将这种检测称为四点灯试验。在这种试验中，被测者左眼一般放置的是绿色镜片，而右眼则放置红色镜片。被测者应用绿色镜片的眼无法看到图中的红色图形，而应用红色镜片的眼无法看到图中的绿色图形。现在投影仪上投射出的沃茨四点视标，大多采取了图 2-28 的样式。应当说，这种检测视图是眼-视光学专家比较喜爱使用的一种检测视标，原因是这种检测比较直观、易学，表述方面也要相对简单。

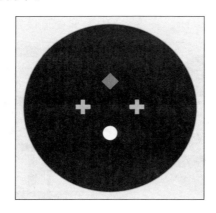

图 2-28　沃茨四点视标

这种检测针对的是：双眼同视功能及融合力。检测的目的就是定性分析被测者双眼的同视及融合功能。检测中被测者的右眼一般使用红色滤光镜片，左眼使用绿色滤光镜片。被测者右眼看到的是视图上方的菱形和下方的圆点，颜色为红色；被测者左眼看到的是视图两侧的十字和下方的圆点，颜色为绿色。

假如被测者看到色度相同的 4 个点，说明双眼同视及融合功能正常。当看到的点色度存在差异时，可以判定为单眼不全性抑制。当被测者看到的点少于 4 个时，说明其存在单眼抑制；被测者看到的点为 5 个时，说明被测者为双眼复视。这种视图特别适合于对儿童进行双眼视功能的检测。

2. 立体视觉测试图

视标投影仪还设置了立体视觉测试图。设置的立体测试图有两种（图 2-29）。图 2-29（A）使用相对较早，图 2-29（B）使用较晚，但后者的使用在当前较为普遍，这是因为后者在立体视觉检测中有一定的定量检测功能。

3. 方框对齐视图

方框对齐视图有两种。一种是方框水平对齐视图［图 2-30（A）］，另一种是方框垂直对齐视图［图 2-30（B）］。

进行这项检测需在双眼使用偏振镜片，两只镜片的偏振方向呈正交。方框对齐者正常，线错位为异常，每错位 1 条，线宽错位 3.5%。

使用这种视图进行检测的目的有三种：

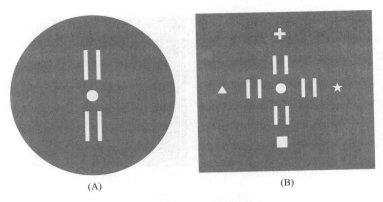

图 2-29　立体视觉测试图

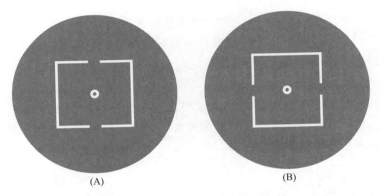

图 2-30　方框对齐视图

① 对被测眼同视功能进行定性分析；

② 对隐斜视进行定量分析；

③ 对双眼影像不等进行定量分析。

4. 点状视标

点状视标又被称为马氏杆视标。这种视标就是一个白点。这种视标需要配合马氏杆使用。使用这种视标进行检测的目的是对隐斜视进行定性与定量检测。在进行定量检测时，还需要使用三棱镜作为定量尺度。

5. 环十字视标

环十字视标有两种，其区别就在于环的数量，一种由单环与中央的十字构成［图 2-31（B）］，另一种由双环与中央的十字所构成［图 2-31（A）］。现在视标投影仪所设置的大多是双环十字视标。这是因为双环十字视标在检测中有一定定量功能。使用这种视标检测的目的是要评估被测者的同视功能，并对隐斜视进行定量分析。

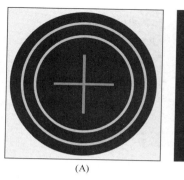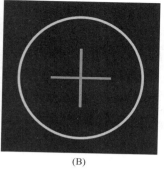

(A)　　　　　　　　　　　(B)

图 2-31　环十字视标

6. 十字偏振视图

十字偏振视图如图 2-32 所示。使用这种视图进行检测，其检测的功能与环十字视标相同，同样是为了考察被测者双眼的同视功能，也可以对被测者的隐斜情况进行检查与测定。

7. 十字固视视图

十字固视视图（图 2-33）与十字偏振视图的区别就是前者的视图中心有一个小圆环。使用这一视图可以对双眼的固视状态进行检测，并可以对被测者进行旋转隐斜的定量分析和测定。

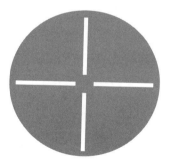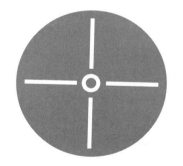

图 2-32　十字偏振视图　　　　　　　　图 2-33　十字固视视图

8. 钟面十字视图

钟面十字视图的图形如图 2-34（B）所示。图 2-34（A）和图 2-34（C）所显示的分别是左、右眼看到的部分。使用这种视图，可以对双眼的同视功能、隐斜视及旋转隐斜进行定量检测。

这里需要说明的是：在使用视标投影仪提供的视图进行双眼视觉功能的检测时，都必须使用偏振滤光镜片。这是进行双眼视觉功能检测必须要具备的条件。

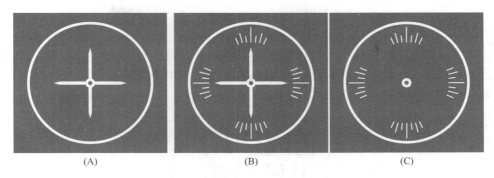

(A)   (B)   (C)

图 2-34　钟面十字视图

（三）近用视力表

　　综合验光仪均备有近用视力表。这种视力表是通过悬挂在放平的近用测试杆上进行检测的（图 2-35）。近用测试杆上一般会刻上公制长度单位（也有使用公制及英制两种刻度单位的）作为标记。通过这些刻度就可以非常精确地控制检测距离。

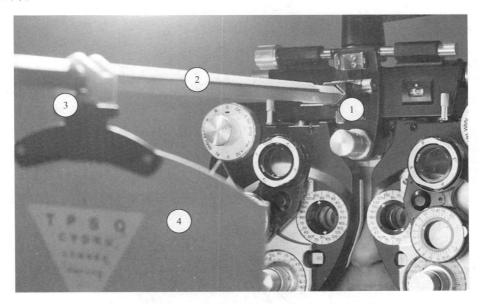

图 2-35　综合验光仪与近用测试杆、近用检测视力表及卡座
1—近用测试杆卡座；2—近用测试杆；3—悬挂夹持器；4—近用检测视力表

　　近用视标卡盘由多种近用视力表所组成，视标卡盘上有一窗口，检测时所使用的视力表将通过这个窗口向被测者予以显示。视力表卡位于一开孔的双层纸板之中，通过旋转近视标卡，选择检测视标。在青少年屈光检测中最常使用的包括

以下几种。

1. 常规视力表

常规视力表的视标有 3 种："E""C"和数字。最常用的当属"E"视标。这里需要特别指出的是：集簇近视力表（图 2-36）。这种视力表对于弱视眼的检测是极有用的工具。

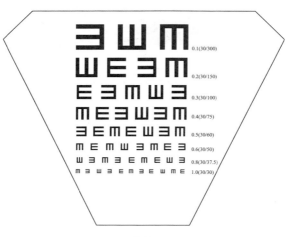

图 2-36　集簇近视力表

2. 近散光盘视标

近散光盘视标是一种供单眼近视力检测的视力表（图 2-37）。假如此项检测所得的结果为放射线清晰度有差异，就说明被测者存在着近用差异性圆柱面屈光矫正镜度。这就要求被测者在屈光矫正中，视远与视近需要各自的圆柱面轴向和屈光矫正镜度。

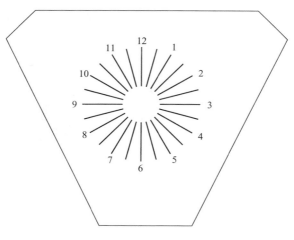

图 2-37　近散光盘视标

3. 单行视力表

单行视力表分为两种：横向单行视力表（图2-38）和纵向单列视力表(图2-39)。

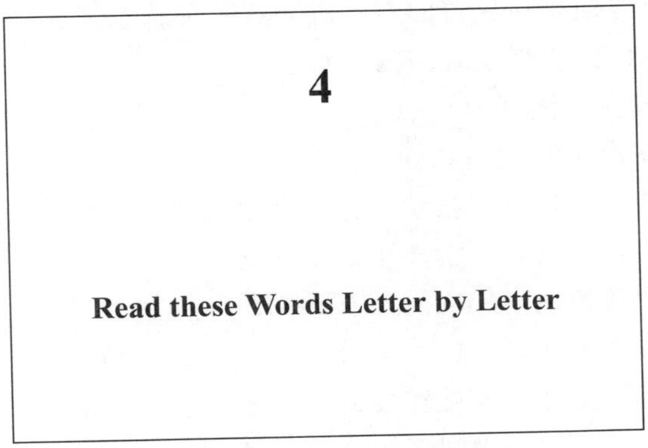

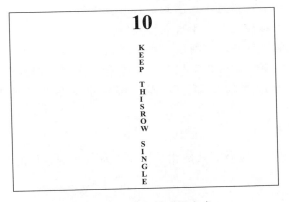

图 2-38　横向单行视力表

图 2-39　纵向单列视力表

（1）横向单行视力表：检测中必须使用基底向上的三棱镜，这项检测的目的就是要对被测眼近垂直向斜视角进行定量检测和对 AC/A 进行考察。

（2）纵向单列视力表：检测中必须使用基底向内的三棱镜，这项检测的目的则是对水平向斜视角进行定量检测和考察其比较性集合。

了解了以上综合验光仪的结构，也清楚了投影视力表的视标体系，下面将对使用综合验光仪进行屈光检测进行最基本的介绍。

三、综合验光仪的最基本检测程序

（一）测试前准备

测试前准备是指在屈光检测前，综合验光仪、检测者和被测者所应当达到的状态。

1. 手动综合验光仪：零状态

在综合验光仪方面是指仪器的零状态。这一种状态是验光前仪器的状态，也是屈光检测完成后仪器应当及时回归的状态。

① 球面镜度视窗：镜度为 0.00。

② 柱面镜度视窗：镜度为 0.00。

③ 内置辅助镜片标记盘：指示标记对准空档镜片（O）标记点。

④ 外置辅助镜片的悬臂：游离于窥视孔之外。

⑤ 外置辅助旋转棱镜（RPL）：0△ 置于下垂位。

⑥ 外置辅助交叉圆柱镜（JCC）：水平轴置于水平位。

⑦ 窥视孔、交叉圆柱镜、旋转棱镜三者置于等边三角形状态。

⑧ 瞳距视窗标尺：置于中间区域位。

⑨（鼻梁）静止托：置于最低位。

⑩ 近用集合调节杆：置于远用测试状态。

⑪ 近用测试卡悬挂杆：置于直立回收位。

⑫ 保持综合验光仪左、右只处于水平状态。

一般认为，综合验光仪的零状态，是综合验光仪仪器的最佳伺服状态。非检测操作期间，都应当使仪器进入零伺服状态。在非营业时间，应罩好防尘罩。

2. 检测者准备

验光师在检测前，应做好其他相关仪器以及自身的各项准备工作，工作大致有以下几项：

① 清洁验光室；

② 清洁消毒设备；

③ 着装整洁；

④ 勤洗手，修短、修圆指甲；

⑤ 仪态大方。

3. 被测者的准备

屈光检测前，验光师应当与被测者交流沟通，使被测者进入良好的被测试状态。

① 安定情绪；

② 被测前，勿看近，尽可能看远（注视距离应＞5m，注视时间应＞15min）。

验光师，应在最大程度上使自己（检测者）、设备和客人（被测者）处于最佳的预备状态，并以此进入屈光检测之中。

（二）接待与设备调整

1. 迎客

接引顾客；及时沟通；了解需求；消除紧张。

2. 初检

初检包括两个部分，一般讲，至少应当包括两项检测。一是对眼的一般性望诊；对裸眼视力、矫正视力的检测。二是对被测者原戴眼镜的检测。

（1）一般检查

① 眼：外眼；眼位；眼结膜；角膜等。

② 视力：远用、近用裸眼视力；矫正视力（戴镜者）。

a. 检查裸眼视力：远用视力；近用视力；针孔视力。

b. 检查原戴镜条件下的矫正视力。

c. 视力状况的分析：了解视力状况；分析、判断屈光性质和屈光状况；预估矫正结果。

（2）眼镜（原镜）检查

① 眼镜片：顶镜度；轴；镜片种类。

② 眼镜架：规格；尺寸；款式等。

③ 装配质量：光学中心的位置；镜距、前倾角；弯点长、垂点长、垂俯角、内角、斜角。

3. 调整设备

在各项准备工作做好的条件下，根据被测者的情况进行进入检测状态的调整，这些调整包括设备（座椅高度、仪器与被测接触部位）、照明等方面的适应性调整。

（1）调整座椅、工作台高

被测者：安坐验光椅，端正头位。

被测眼与检测眼，处于同一水平高度。

（2）调节综合验光仪

① 消毒：静止托、防护片。

② 旋转、调整综合验光仪：置于被测眼前；仪器处于水平状态；静止托置于常规位置；双眼均在窥孔中心。

③ 看远：关闭头灯。

④ 看近：打开头灯。

4. 室内灯光调整

室内灯光亮度要适宜，略暗一些更佳，切忌过于明亮。

（三）客观屈光检测

1. 客观屈光检测种类

（1）客观电脑验光仪。

（2）检影检测　检影镜（视网膜镜）检测。

2. 客观屈光检测（检影）准备

（1）使用工具　使用的工具为检影镜（视网膜镜）。

（2）辅助设备

① 非测眼：调整非测眼侧附属镜片，置于"OC"（遮盖片）档，即用遮盖片遮挡非测眼的视线。非测眼侧的窥孔中心被黑色遮盖片遮挡。

② 被测眼：将被测眼侧的附属镜片置于"R"（检影预置片）档。即在被测眼前加用检影预置片，以抵消检测距离对检测矫正度的影响。

3. 检影镜检测操作

使用检影镜进行检测，检测观察要点如下。

（1）投射到瞳孔中

将检影镜头部发出的投照光束投射到被测者的瞳孔中。

（2）观察到眼底光

检测眼通过检影镜头部的中央小孔观察到眼底的反光。

（3）晃动（转动）检影镜

① 保持一定运动速率：尽可能保持在 $2 \sim 3$ 次/s。

② 保持检测手臂的方向：与检测方向垂直。

③ 规避被测者黄斑部：使之免受光的直接照射。

④ 检测应尽可能快捷：保持被测者良好的视功能观察能力。

（4）观察眼底影

① 影动：方向（顺、逆）；速率（快、慢）。

② 本影：颜色静态对比为＋——；－——；颜色动态对比为明、暗（点状）。

③ 形态对比：圆、椭圆——点状检影镜；带、圆——带状检影镜（在中和时眼底反射光斑为圆形）。

4. 影的意义

（1）影的方向

影的方向是眼底影动与检影镜动的方向。

① 顺动：镜-眼系统屈光向负镜效度侧偏移，应使用正透镜予以中和。

② 逆动：镜-眼系统屈光向正镜效度侧偏移，应使用负透镜予以中和。

（2）影动的相对速率

影动的相对速率与检影镜动的速率比较。

① 相对较快：所需增加屈光矫正度较低。

② 相对较慢：所需增加屈光矫正度较高。

（3）本影

① 颜色

a. 静态对比：＋→到中和；－→到中和。

b. 动态对比：趋向于"中和"的过程中。"太阳"最红、"太阳"最亮。

② 形态

a. 圆与椭圆——点状检影镜：圆——球面屈光不正；椭圆——有较高程度的散光。

b. 带、圆——带状检影镜：带——未达到中和；圆（充满瞳孔）——中和。

（4）中和影像

① 不动：相对的不动。

② 最亮、最红：相对不动中的。

③ 圆：圆与不圆比较中的圆。

（5）中和影的屈光学意义

① 试镜片的镜度已抵消了眼的屈光不正度。镜-眼系统已经达到或趋近于"人工正视状态"。

② 镜-眼系统综合屈光度已经达到或趋近于58.64D。

（6）寻找中和影像的途径

① 试镜片：通过测试镜片镜度的增减。

② 一定距离内：通过距离的微调进行相对图像的对比。

（7）检测价值

① 准——排除调节的影响。

② 检测精度高——±0.25D。

③ 散光测定——带状检影镜较为准确（验光师的经验）。

（8）检测须知

① 检测：一般先检测右眼，再检测左眼。

② 记录：双眼检影检测的屈光度作为基础矫正屈光度，这个数据为下一步检测的起点。

（四）单眼屈光矫正检测

1. 最佳球面透镜矫正视力检测

初始最佳正镜度，MPMVA：maximum plus to visual acuity。

（1）最佳球面透镜矫正度检测的条件

① 基础球面矫正镜度：客观电脑验光仪；检影镜检测。

② 综合验光仪的设置：a. 附属镜片：将"O"（空置）档调整到窥孔中。

b. 第一次雾视：将基础屈光矫正度的球面透镜度数值设置在窥孔中，进行雾视。理想的雾视镜度：＋0.50～＋2.00DS。被测眼视力：0.3～0.5。c. 精度调整的两种动作。旋转：球面透镜镜度快速调节螺旋（±3.00）。推动：球面透镜镜度精细调节转盘（±0.25）。

（2）检测视力、精调球面透镜镜度

① 检查矫正视力：通过视力检测，确认基本矫正镜度。

② 精调球面透镜镜度：a. 变更镜度级差：±0.25D。b. 精确镜度确认：使用双色试验，红色背景条件下的视标较清楚时，应增加负镜度或减少正镜度；绿色背景条件下的视标较清楚时，应增加正镜度或减少负镜度。

（3）达到最佳球面透镜矫正视力

① 方法　检查矫正视力；精调球面透镜镜度。

② 最佳球面透镜矫正视力

a. ≥1.0：单纯性球面屈光不正。

b. <1.0：复性屈光不正。

c. 最佳球面透镜矫正视力：一般在0.6～0.8视标条件下进行检测。

2. 最佳球柱面透镜矫正视力检测

单眼初步最佳屈光矫正镜度（J—MPMVA：Jackson cross cylinder——maximum plus to visual acuity）。或称初步最佳镜度。

再次单眼最佳屈光矫正镜度（A——MPMVA：again maximum plus to visual acuity）或称再次单眼最佳镜度。

（1）单眼最佳球柱面透镜矫正度检测的条件

① 基础屈光矫正度条件：最佳球镜矫正视力的球面透镜屈光矫正度。

② 综合验光仪设置：

a. 附属镜片：将"O"（空置）档调整到窥孔中；

b. 将达到最佳球面透镜矫正视力的球面透镜屈光矫正度置于窥孔中。

（2）精调柱面透镜轴位

① 综合验光仪设置：

a. JCC入位：将外置辅助透镜的交叉圆柱镜旋转至视孔，并使之置于相应的卡定之位，旋转至视孔听到"卡嗒"声表明已经入位。

b. 轴"骑跨"：将JCC的"正"轴与"负"轴骑跨在被测眼预设轴（客观验光所确定）上，即将JCC的翻转轴与被测眼预设轴重合。

c. 视力表：投照0.6的视标。

② 圆柱面透镜轴位的精确调整

a. 确定预设轴：客观屈光检测所得到的轴，即为被测眼的预设轴。

b. JCC入位：将JCC的翻转轴与被测眼预设轴重合。

c. 翻转JCC：翻转速度为2～5s/次。进行被测者视清晰度的比较，确认相对清晰的 JCC 测试面。两个测试面清晰度一致，说明预设轴位准确；两个测试面清晰度不一致，说明需要对预设轴位进行精确调整，调整方法如下。

将圆柱镜预设轴，向 JCC 同符号侧旋转一定的角度。一般调整的旋转幅度为 5°；亦可以采用"进十退五"的方法操作。

d. 确认矫正柱面透镜轴位：直至两个测试面清晰度完全一致或基本完全一致。

（3）精调圆柱面透镜镜度

① 综合验光仪设置

a. JCC 同位：保持在精调圆柱面透镜轴的 JCC 与仪器的位置不变。

b. 轴"重叠"：将 JCC"负"轴（白色标记点）与矫正轴重叠。

c. 视力表：投照 0.6～0.8 的视标。

② 圆柱面透镜镜度

a. 确定矫正轴：精调圆柱面透镜轴位所确定的轴度，即为被测眼的矫正轴。

b. JCC 负轴重合：将 JCC 的"负"轴（白色标记点）与被测眼矫正轴重合。

c. 翻转 JCC：翻转速度为 2～5s/次。进行被测者视清晰度的比较，确认清晰的 JCC 测试面。

d. 调整圆柱面透镜镜度：JCC"负"轴与矫正轴重合时更清晰些，增加 −0.25DC 或减少 +0.25DC；JCC"正"轴与矫正轴重合时更清晰些，减少 −0.25DC 或增加 +0.25DC。

③ 确认圆柱面透镜矫正镜度

a. 确认矫正镜度：直至清晰度完全一致或基本完全一致。

b. 圆柱面透镜镜度调整方法：使用 JCC 调整圆柱面透镜镜度，一定要将最小弥散圈始终保持在视网膜上。即每增加一次圆柱面透镜度 −0.50DC 或减少 +0.50DC，球面透镜必须增加 +0.25DS 或减少 −0.25DS。每一次减少圆柱面透镜度 −0.50DC 或减少 +0.50DC，球面透镜镜度必须减少 +0.25DS 或增加 −0.25DS。

c. 确认初步球柱面透镜矫正镜度，为进一步检测提供初步矫正数据。

3. 在球柱面透镜条件下确定最佳正球面透镜镜度

再次最佳正镜度，A-MPMVA（again maximum plus to visual acuity）。

第一种方法：去雾法

（1）单眼最佳矫正度检测的条件

① 基础屈光矫正镜度条件：单眼最佳球柱面透镜矫正检测出的初步球柱面透镜矫正镜度。

② 综合验光仪的设置

a. 设置"雾视镜度"：以初步球柱面透镜矫正镜度数据为基础进行第二次雾视，"雾视度"为 +1.00～+2.00DS。

b. 视标设置：0.5～1.0 的视标。

（2）再次精调球面透镜镜度

① 令被测者在雾视条件下分辨识读视标：a. 分辨清晰度比较；b. 不是"小""黑"。

② 检测视力、精调球面透镜镜度：一定要在"雾"中完成，"雾散为终"。

a. 确认"雾视"存在；

b. 减度（球面透镜正镜度）——去雾。

每次减去+0.25DS 时，视标在变小：检测者，可见被测者视读视标的能力得到提高；雾觉在消散：被测者的视觉感受为雾散、清晰一些、真切一些。

递减+0.25DS 至清晰时，清晰则止；开始变小，变黑时：回退+0.25DS。

第二种方法：双色法

（1）单眼最佳矫正度检测的条件

① 基础屈光矫正镜度条件：单眼最佳球柱面透镜矫正检测出的初步球柱面透镜矫正镜度。

② 综合验光仪的设置

a. 在观察孔中设置：初步球柱面透镜矫正镜度数据。

b. 视标设置：红绿双色视标。

（2）再次精调球面透镜镜度

① 检查矫正视力：通过视力检测，确认基本矫正镜度。

② 精调球面透镜镜度

a. 变更镜度级差：±0.25D。

b. 精确镜度确认：使用双色试验，红色背景条件下的视标较清楚时，应增加负镜度或减少正镜度；绿色背景条件下的视标较清楚时，应增加正镜度或减少负镜度。

4. 两种确认最终矫正镜度方法的注意事项

（1）去雾法

① 最高正镜度形式条件下的最佳矫正视力：再次"雾视"中进行检测的目标，在球柱面透镜条件下，球面透镜最高正镜度形式下的最佳矫正视力。

② 达到的目标：视标清晰、真切。

③ 避免负镜度过度矫正或正镜度矫正不足：负镜度过度矫正的视知觉标志为更小、更黑。

（2）双色法

① 最高正镜度形式条件下的最佳矫正视力：在球柱面透镜条件下，球面透镜最高正镜度形式下的最佳矫正视力。

② 达到的目标：红、绿背景下视标的清晰度一致。

③ 调整镜度注意：见下文。

a. 进行镜度调整：向同一镜度方向调整时不宜超过两档（应≤0.50DS）；否则，应重新检测。

b. 精确镜度确认。红、绿背景下视标的清晰度一致；倘若无法达到红、绿一致的话，对少年儿童来说，以绿背景下视标略清晰的判定为宜。特别是对于分别配用远用、近用两种眼镜的少年儿童，这样的判定在有效控制近视方面有着积极的作用。

（3）镜度调整方法

① 减"球"加"柱"：减去球镜度，就需要加上柱镜度；反之，就要减去柱镜度。

② 加、减的量：减去 0.25DS 球镜度，就需要加上 0.50DC 柱镜度；反之，就要减去 0.50DC 柱镜度。

5. 单眼屈光检测总结

（1）单眼检测次序

先右后左：先进行右眼的屈光检测，再进行左眼的屈光检测。

（2）检测顺序

① 最佳球面透镜矫正镜度检测：初始最佳正镜度（MPMVA）。

② 最佳球柱面透镜矫正镜度检测：JCC确定散光（JCC——Ast）。

③ 在球柱面透镜条件下确定最佳正球面透镜镜度检测：再次最佳正镜度（A-MPMVA）。

（五）双眼视觉平衡

1. 双眼低度雾视

（1）双眼低度雾视的条件

① 双眼 A-MPMVA；

② 双眼注视目标。

（2）双眼低度雾视的方法

① 综合验光仪的镜度设定：将左、右眼 A-MPMVA 的屈光矫正数据分别设置于综合验光仪的左、右视孔中。

② 双眼同视。

2. 双眼视像分离

（1）综合验光仪——交替遮盖

① 辅助工具：遮眼板。不宜使用综合验光仪的遮盖片。

② 交替遮盖：交替遮盖左、右眼。

③ 交替时间：每一次交替时间以 2~3s 为宜，次数不宜多。

（2）综合验光仪——偏振分视

a. 右眼：偏振滤光片×135°。

b. 左眼：偏振滤光片×45°。

c. 双眼同视时所见：见图2-40。

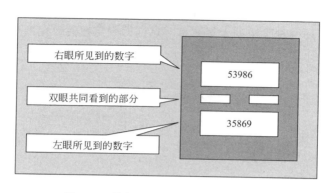

图 2-40　偏振分视单、双眼所见示意图

右眼看到的是：53986 。

左眼看到的是：35869 。

双眼都可以看到的是：□ □。

（3）综合验光仪——棱镜分视

① 综合验光仪左、右眼的棱镜设置：右眼为 $6^{\triangle}$ 向上；左眼为 $10^{\triangle}$ 向内。

② 双眼同视时所见：双眼所见与棱镜设置方法有关。使用综合验光仪时，双眼棱镜的设置方式大致上有四种，这四种设置方式及被测者所看到的视像状况如下。

第一种方法

Ⅰ . 棱镜设置

ⅰ . 右眼：$6^{\triangle}$ 向上。

ⅱ . 左眼：$10^{\triangle}$ 向内。

Ⅱ . 双眼同视时所见

ⅰ . 左、右眼能看到的：见下文。

（ⅰ）左眼所见：视像在左上方。

（ⅱ）右眼所见：视像在右下方。

ⅱ . 双眼同视时所见：如图2-41所示。

第二种方法

Ⅰ . 棱镜设置

ⅰ . 左眼：不设置棱镜。

ⅱ . 右眼：$6^{\triangle}$ 向上，视像在下方。

少年儿童屈光矫正学

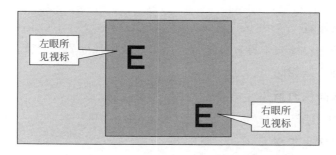

图 2-41　第一种棱镜设置被测者所见视像

Ⅱ. 双眼同视时所见

双眼同视时所见如图 2-42 所示。

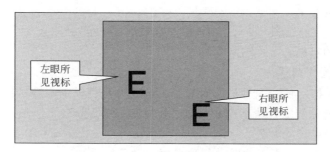

图 2-42　第二种棱镜设置被测者所见视像

第三种方法

Ⅰ. 棱镜设置

ⅰ. 右眼：不设置棱镜。

ⅱ. 左眼：$10^{\triangle}$ 向内，视像在左方。

Ⅱ. 双眼同视时所见

双眼同视时所见如图 2-43 所示。

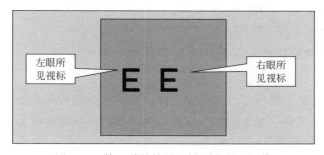

图 2-43　第三种棱镜设置被测者所见视像

第四种方法

Ⅰ．棱镜设置

在综合验光仪检测中设置棱镜时，还可以使用辅助旋转棱镜进行设置。设置方法与第三种方法相同。

Ⅱ．双眼同视时所见

如图 2-43 中所示。

Ⅲ．双眼屈光平衡

ⅰ．双眼屈光平衡的条件

（ⅰ）再次最佳正镜度（A-MPMVA）。

（ⅱ）双眼视像分离。

ⅱ．平衡的操作

（ⅰ）双眼雾视

a．雾视度：+0.75～+1.00DS；雾视至 0.8～0.5。

b．雾视的目标：0.8>DV≥0.5。

（ⅱ）平衡的调整

a．视像模糊对比：引导被测者对分离的视像进行模糊程度对比辨识。

b．正镜消除清晰：清晰度较高的一侧增加+0.25DS。

c．平衡终点。

趋向平衡终点：均衡的感觉刺激强度；静息调节状态；双眼雾视程度相同。

平衡终点的确认：双眼视像的模糊程度相同或基本相同。

（六）双眼最终矫正度

1．结束分视

① 去除棱镜或偏振镜片。

② 双眼同视视标。

2．双眼同时去雾

① 双眼同减+0.25DS。

② 重复操作①直至终点。

3．双眼最终矫正度——双眼最佳正镜度平衡

视力终点：1.0～1.5。

以上叙述的就是使用综合验光仪进行屈光检测时的最基本程序。这一程序共包括五个部分：接待与设备调整、客观屈光检测、单眼屈光矫正检测、双眼视觉平衡、双眼最终矫正度。

在屈光检测中除只有单眼最佳矫正视力者外，这五部分都是必须要检测的，绝不可以省略任何一步。

第四节
瞳距、光学中心距、视线距的测量

一、瞳距测量的常见错误

瞳距不正确,是导致戴用屈光矫正眼镜发生不适的一个比较普遍的原因。造成瞳距不正确的原因有以下两种。

(一) 测量方法不正确

新戴用的眼镜发生光学中心距与瞳距不相符,几乎百分之百是由不正确的测量方法所导致的。由此而产生的问题,常常会找不到问题所在。

1. 被测者的注视点与眼镜用途不符

最常见的测量错误就是:在瞳距测量中,检测者让被测者注视自己的鼻梁或放在鼻梁前的手指。倘若这是为近用眼镜配制所量取的瞳距,还能说得过去。但这更多地用于配制远用眼镜,这显然就是错误的。有的检测者还会将一只手放置在自己头的侧方,这个位置也不远,不过是比鼻前稍远一些而已。图 2-44 所显示的就是两种最常见的、错误的瞳距测量方法。不管使用哪一种错误的测量方法,检测者都会自认为正确,并会告诉人们,他这样测量从没有产生过问题。

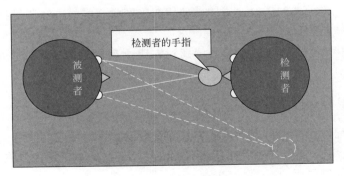

图 2-44　最常见的、错误的瞳距测量方法

应当说,使用这种方法进行单纯性屈光不正矫正眼镜的配制,一般情况下确实尚不足以产生严重的问题。但是,人们必须得认识到这种方法测量的绝不应当叫远用瞳距。只要使用这种方法测量的瞳距配制含有中、高度散光的眼镜,就肯定会产生或大或小的问题,倘若配制渐进眼镜就一定会产生戴用的问题。

应用不正确的测量方法测量瞳距是一种比较普遍的现象，也是一个值得注意的问题。

2. 观察方法不正确

观察方法不正确是指：验光师通过同时睁开两只眼进行观察。这种观察方法不正确的原因如下。

当验光师们睁开两只眼进行观察时，双眼的视觉方向将以中央眼（图 2-45）的正前方为准。这样测量的话，就会使测量的结果比实际瞳距要小，被减少的长度应为：$a-b$。从图中不难看出，被测者的远用瞳距应等于 a，而不是 b。而睁开两只眼测量的结果，显然只能是 b。

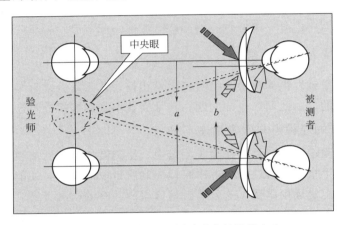

图 2-45　验光师双眼同时观察的视觉方向

从图 2-45 中验光师中央眼与被测者双眼的连线还可以发现：两者的观察视线也是存在一定偏差的。这又说明：使用双眼同时观察的方法测量瞳距时，也不应当是近用瞳距。

以上叙述可以充分说明，验光师通过双眼观察法是测量不出正确的瞳距的，测量出来的只能是被命名为"瞳距"的一段距离而已。

（二）眼镜装配数据失当

眼镜装配数据失当是指：光学中心位置失当、镜面角或前倾角在眼镜装配和调整不到位。这些配制与调整的不当，必然会导致镜片光学区域在使用中的异位，必然会导致戴用的不适。

（三）忽视发育中瞳距变化的眼镜定配

另一种导致光学中心距偏差的原因，则是忽视发育中瞳距的变化。这种情况多发生在孩子眼镜坏了，戴用眼镜的孩子没来配镜，眼镜店根据旧验光处方接受定配镜任务的情况下发生的。

视光学界普遍认为：戴用屈光矫正眼镜的青少年应当至少每年复查一次，瞳距的变化也是其中的一个原因。

根据中国解剖学会体质调查委员会的调查数据进行推断：中国人在 4～20 岁期间，瞳距要增大 8～10mm。其中，8～12 岁期间的增幅最为明显。在此期间每年瞳距的增长约为 2mm。应当说，眼发育是造成戴用眼镜过程中，光学中心距与瞳距不相符的又一个不可忽视的原因。

二、瞳距、光学中心距与视线距

瞳距（PD）测量必须使用正确方法，测量的数据必须准确。要想对瞳距进行正确的测量并保证测量准确，就必须清楚应当量什么，应当怎样量。为了说清楚这两个问题，笔者将以图 2-46 作为参照进行分析。

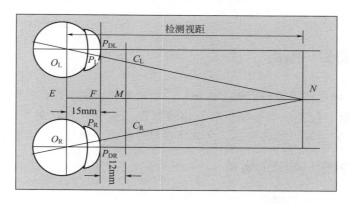

图 2-46　瞳距、光学中心距与视线距的示意图

（一）远用瞳距

远用瞳距是指：双眼在注视无限远时，双眼瞳孔中心的距离（$P_{DL}P_{DR}$）。当单眼的视线分别与被测者双眼视线（$O_L P_{DL}$、$O_R P_{DR}$）重合时，才能测量到 $P_{DL} P_{DR}$ 这一距离。倘若通过双眼观察，人们只能量取到比 $C_L C_R$ 略大一些的、不能正确反映与瞳孔有清晰关系的一段距离。一般情况下，远用瞳距的大小与眼镜的光学中心距是一致的。因此，将远用瞳距作为远用眼镜配制中的光学中心距使用，是正确的。

（二）近用眼镜的光学中心距

近用瞳距可以作为近用光学中心距使用吗？答案是否定的。假定图 2-46 中的检测距离为 327mm，恰好被测者眼镜前表面到注视点的距离为 30cm。那么，$P_L P_R$ 就应当是被测者的近用瞳距，而被测者双眼所使用镜片的光学中心距则应

为 C_LC_R。显然，$C_LC_R < P_LP_R$。这就可以说明：要想使近用眼镜的光学中心与被测者注视方向一致的话，两只镜片的近用光学中心距就不应当是 P_LP_R，而应当是 C_LC_R。

（三）视线距

视线距是我国当代眼屈光学的先行者徐广第先生反复强调的概念。在对远用瞳距与近用光学中心距的叙述中，眼镜的光学中心一定在视线上。倘若，从视线的角度来判定光学中心距的话，光学中心距当然就应当叫做视线距。尽管这一称谓尚未被广泛使用，但应当肯定：徐老对视线距的表述是正确的，徐老教导我们的视线距测量方法是更符合于视觉生理现实的，是可行的。在本书叙述到瞳距测量的方法时，笔者将以徐老多次的教诲和嘱咐来介绍视线距的测量方法。考虑到更多的读者还习惯于将这一距离称为瞳距，因此在叙述视线距的测量时，特将其表述为"瞳距"。

三、正确测量"瞳距"

"瞳距"测量是眼镜验、配工作中，一项极其重要的工作。但是，"瞳距"测量又是眼镜验、配工作中一项最容易出现错误的操作。尤其对于佩戴渐进眼镜者，"瞳距"测量显得尤为重要。这就是要对"瞳距"测量进行必要说明的原因。

（一）"瞳距"测量的实质

1. 瞳距的定义与测量

瞳距，就是人双眼瞳孔中心的距离。从理论上讲，瞳距应是图 2-47 中的 PD。但是，在实际测量中，用肉眼进行瞳孔中心点的精确定位还是比较困难的，因此就采取了一个变通的方式进行测量，即测量从一只眼瞳孔的外缘到另一只眼瞳孔外缘的距离。

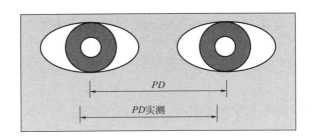

图 2-47　瞳距示意图

应当说，在双眼瞳孔横径相同的情况下，用这种变通方式所测量的数值与瞳距是一致的。但是在图 2-48 中，这种变通方式就会出现误差。图中测量②<测量①。对这样的情况，只能取测量①和测量②的平均值，两者的平均值才是真正的瞳距测量值。

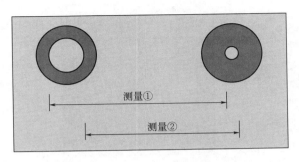

图 2-48　瞳孔大小不同产生的测量误差

2. 瞳距测量的意义

测量瞳距的意义是什么呢？人们要以这个数据作为配制眼镜的参照数据，以这个数据作为眼镜左、右透镜光学中心距。一般情况下，眼镜透镜的光学中心是被测者在视远时视线必须通过的点。这也可以说明，测量瞳距实质上就是测量双眼视线通过镜平面上的那个点。这正是徐广第先生反复强调要测量视线距的原因。

（二）瞳距仪测量法

使用瞳距仪进行瞳距的测量，是当前瞳距测量几种常用方法中极少出错误的一种。有条件的地区应当尽可能使用这一仪器进行测量。瞳距仪的外部结构如图 2-49 所示。

瞳距仪的测量程序如下。

① 检测前须通过模拟注视距离调节钮将模拟注视距离视窗中的数值调节到∞的位置。

② 将瞳距仪置于被测者的平视位。

③ 请被测者注视仪器窥孔内圆环的中心区域。

④ 检测者通过拨动位于瞳距仪上方的遮挡拨杆，对右眼、左眼依次进行遮盖，并调节左眼照准调节键和右眼照准调节键将照准垂线分别对准双眼的瞳孔中心。

⑤ 将遮挡拨杆置于无遮挡位，再确认照准垂线于双侧瞳孔中心的位置。

⑥ 读取瞳距显示视窗、左眼单侧瞳距视窗、右眼单侧瞳距视窗中的数据。此时所显示的瞳距就是被测眼的远用瞳距，这一数据也是渐进眼镜配制所必须使用的数据。

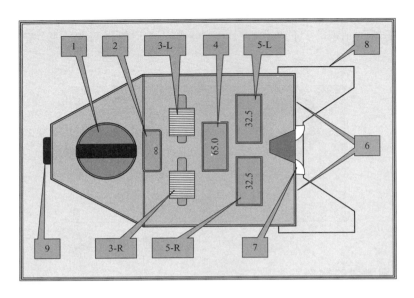

图 2-49　瞳距仪的外部结构示意图

1—模拟注视距离调节钮；2—模拟注视距离视窗；3-L—左眼照准调节键；

3-R—右眼照准调节键；4—瞳距（PD）显示视窗；5-L—左眼单侧瞳距视窗；

5-R—右眼单侧瞳距视窗；6—被测眼注视窗口；7—鼻托；

8—额托架；9—检测者观察窗

（三）瞳距尺（直尺）测量法

瞳距尺（直尺）测量法，是一种最简单、实用的"瞳距"测量方法，又是一种出错率最高的"瞳距"测量方法。

1. 瞳距尺和持尺要领

使用瞳距尺（直尺）进行"瞳距"测量，是眼镜行业最频繁的一项操作。但是，这也是一项最容易出现缺陷的操作。要想说清楚"瞳距"测量的方法，还得从充分认识瞳距尺说起。

瞳距尺的结构如图 2-50 所示。瞳距尺的上方为一直尺，是测量双眼"瞳距"时用于测量与计量的部位。从长度上讲，测量"瞳距"时"X"部位完全够用了。之所以还要延长到"Y"，是因为"X＋Y"还可以用于眼镜架的相关测量。

瞳距尺的下方，两个矩形缺口分列于半圆形凹陷的两边。半圆形凹陷放置于被测者鼻梁上，使瞳距尺在检测中保持左右位置稳定结构。两个矩形缺口是进行单侧"瞳距"检测时的观察窗口，缺口上方的刻度是单侧"瞳距"的计量刻度。

那么，瞳距尺应当怎样使用呢？这就得从两个方面说起。一方面是瞳距尺在检测中应当处在什么位置，另一方面就是怎样才能待在上述位置上。

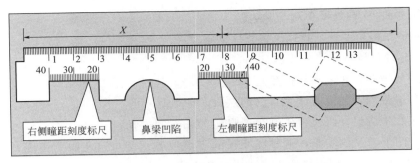

图 2-50　瞳距尺及瞳距尺持拿示意图

（1）正确位置：瞳距尺在检测中的测量位置应当与屈光矫正眼镜所待的位置相同。这就要求在测量中，必须保证瞳距尺与眼的位置处于下列状态。

① 检测距离：12mm。

② 检测倾角：10.5°±4.5°。这一角度大小与眼镜用途有关。

假如不能使瞳距尺与眼保持上述状态，则会导致测量数据的偏差，而且这种偏差是在检测者毫无觉察的情况下产生的。这正是不少使用瞳距尺测量数据配制屈光矫正眼镜经常发生戴用不适的原因。

（2）保持正确位置：这就涉及持尺的方法，图 2-50 中尺右侧部分中的虚线框和八角矩形就是正确的持尺示意。两个虚线框表示的是检测者放在瞳距尺远侧面的右手食指与中指所在的位置；而八角矩形则是右手拇指在瞳距尺近侧面的位置。只要三指捏紧，食指与中指略做回勾，瞳距尺就可保持良好的倾斜状态。还可以用右手的无名指与小指抵住被测者太阳穴部以保持瞳距尺的稳定性。熟练者只需使用大拇指和食指就完全可以完成持尺的动作要求。

（3）正确观察：瞳距尺位置正确，还不能保证测量就一定正确。要达到测量正确，还必须做到如图 2-51 所示意的用单眼在被测者的视线上进行测量。

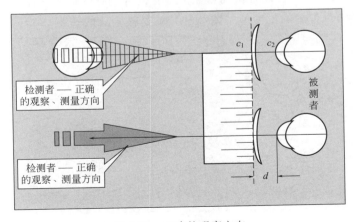

图 2-51　正确的观察方向

2. 瞳距测量的步骤

从验光师角度看，具体测量程序如下。

（1）确认测量零点：步骤如下。

① 与被测者正面相对而坐；

② 请被测者用双眼注视自己的左眼；

③ 右手持尺，将尺置于被测者眼前12mm的位置；

④ 闭上自己的右眼，调整瞳距尺的零点位置，使自己左眼的视线、被测眼右侧瞳孔的外缘与瞳距尺的零点成为一条直线（图2-52）。

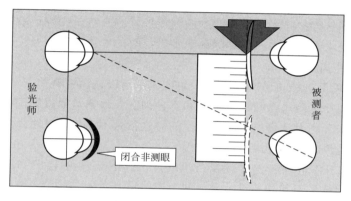

图 2-52　瞳距零点对准

（2）确认瞳距长度：在保持上述瞳距尺位置不变的情况下，继续进行瞳距测量的下列步骤：

① 闭合自己的左眼，睁开自己的右眼；

② 请被测者用双眼注视自己的右眼；

③ 用右眼观察自己注视被测者左侧瞳孔内缘的视线通过瞳距尺的刻度位置。视线通过瞳距尺位置的刻度值（图2-53）就是被测者的瞳距。

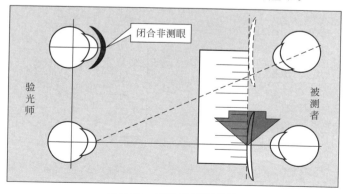

图 2-53　读取瞳距测量值

这一测量方法的数值不一定特别精确。它会因检测者与被测者瞳距的不同，产生一定的误差。这一误差比图 2-45 所示方法的误差要小得多。

从青少年屈光不正矫正眼镜多年配制的实践看，只要遵照上述方法进行测量，就可以获得良好的戴用效果。

（四）反光点测量法

反光点测量法，实际上是一种经过改造的瞳距尺测量法。这种方法需要笔式手电作为辅助工具。测量中，验光师观察的不再是瞳孔的边缘，而是被测者角膜中心对笔式手电投射光的反光点。

操作中（图 2-54）一般是左手持笔式手电，并将其先后垂直置于自己左眼、右眼的四白穴。打开电源，令电珠发射的光投射到被测者的角膜中心。验光师分别用自己的左眼、右眼观察被测者右眼、左眼角膜中心的反光点，以右手持尺，测量、确定被测者两眼角膜反光点的距离。该距离就是配用 MC 专用青少年近视眼控制渐进眼镜时可以使用的远用瞳距。

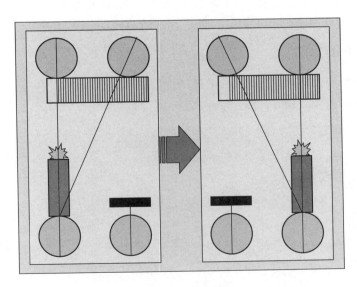

图 2-54 反光点测量法示意图

关于反光点测量法的其他注意事项，均同于瞳距尺测量法。

正确测量瞳距对于渐进眼镜的验、配是非常重要的基础操作。假如在 MC 专用青少年近视眼控制渐进眼镜的验、配中，使用了不正确的瞳距数据，戴用不适的发生率就会明显增大。假如戴用不适比较严重的话，要想达到预期的矫正与控制效果，则是一件极为困难的事情。

四、近用光学中心距

近用光学中心距（NCD），是配镜工作中要测量的一个非常重要的参数。目前很多儿童、少年、青年为有效控制近视的过快发展，已经接受了配用近用眼镜这一措施，因此正确测量近用光学中心距显得尤为重要。行业中习惯上将其称为：近用瞳距。实际上"近用瞳距"的称谓是很不科学的。在获取这一数据时，以下两种方法是严禁使用的。

① 用远用瞳距（PD）减 2～3mm 作为近用瞳距的方法。这种方法的错误在于：眼镜的加工、配制使用的不是近用瞳距，而是近用光学中心距，将远用瞳距（PD）减 2～3mm 得出的数据作为眼镜定配近用光学中心距使用是不正确的。而且，在定配单上设置"近用瞳距"栏目本身就是一件很不严谨的事情，眼镜加工、装配涉及的只是眼镜架、眼镜片，它们之间只有架与片的关系。

② 检测者睁着两只眼在距被测双眼极近的距离测量近用瞳距的方法。此方法测量的一定不是近用瞳距，也一定不是近用光学中心距。人在睁开双眼时，对空间两个点的距离进行精确的数字定位是一件非常不靠谱的事情，这也是"$PD-2～3=$ 近用瞳距（光学中心距）"错误的原因。

（一）看图知理

注视远距离目标时，图 2-55 中的 P_{DL}、P_{DR} 分别为左、右眼瞳孔中心，两点的距离就是瞳距（PD），瞳距显然等于 $O_L O_R$。

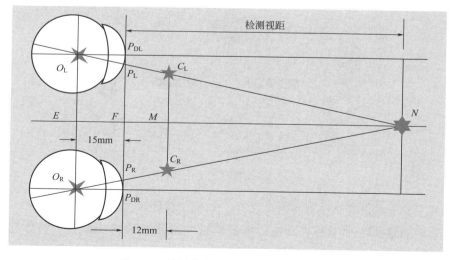

图 2-55　近用光学中心距测量位置示意图

注视近距离目标（N）时，左、右眼瞳孔中心分别为 P_L、P_R，C_L、C_R 分别是矫正眼镜左、右镜片的光学中心。

即 $O_LO_R > P_LP_R > C_LC_R$

显然，配制眼镜需要明确的数据应当是 C_LC_R，而 P_LP_R 与眼镜的配制则并无直接关系。

从图中可知：

$\triangle NO_LO_R \backsim \triangle NC_LC_R$，即 $O_LO_R : C_LC_R = EN : MN$

这也就是说，知道 EN、MN、O_LO_R 的长度就可以计算出 C_LC_R 的长度。

C_LC_R 就是近用屈光矫正眼镜的光学中心距（NCD）。

被测者的注视距离减去角膜到镜片的距离就等于 MN，即 $MN = d - 12$。

被测者的注视距离加上角膜至眼球旋转中心的距离就等于 EN，即 $EN = d + 15$。

倘若近用光学中心距为 30cm。只要将这一距离加上 27mm（镜片与角膜的距离为 12mm，角膜前表面距眼球旋转中心的距离为 15mm，两者之和为 27mm）就可以得到：$EN = 327$mm。

$$NCD = \frac{PD \times 300}{300 + 27}$$

这个公式进一步可以转化为：

$$NCD = \frac{PD \times 300}{327}$$

将上式进一步简化，就可以得出一个新的公式：

$NCD = 0.9174 \times PD$，约为 $NCD = 0.92 \times PD$。

$NCD = 0.92 \times PD$ 就是在知道远用视线距（瞳距）的情况下，得出近用光学中心距（NCD）最简捷的途径。

例如被测者远用视线距（瞳距）为 65mm，将其代入上式，$NCD = 0.92 \times 65$mm $= 59.8$mm ≈ 60mm。

这里需要说明的是：不同的近用视距，计算常数是不同的。而 0.92，只是 30cm 视距的计算常数。

（二）不同注视距离的光学中心距（近用瞳距）

不同注视距离光学中心距（近用瞳距）的计算常数是不一样的，计算起来相对比较麻烦，而且当着被测者进行计算也欠妥。为了使验光师在验光中尽快、准确获取不同瞳距在不同视距情况下的近用光学中心距（NCD），笔者特将儿童、少年、青年不同的瞳距在不同的近用注视距离下进行计算，并将远用瞳距（45～70mm）在 25、28、30、40、70cm，1m 视距时所对应的 NCD 值列出（表 2-11、表 2-12），以供各位同仁参考和查阅。

表 2-11　奇数远用瞳距与不同近用距离所需近用光学中心距对照表

远用瞳距/mm		45	47	49	51	53	55	57	59	61	63	65	67	69
近用距离	25cm	40.6	42.4	44.2	46.1	47.9	49.7	51.5	53.3	55.1	56.9	58.7	60.5	62.3
	28cm	41.0	42.9	44.7	46.5	48.3	50.2	52.0	53.8	55.6	57.5	59.3	61.1	62.9
	30cm	41.3	43.1	44.9	46.8	48.6	50.4	52.3	54.1	55.9	57.7	59.6	61.4	63.3
	40cm	42.2	44.0	45.9	47.8	49.7	51.5	53.4	55.3	57.2	59.0	60.9	62.8	64.7
	50cm	42.7	44.6	46.5	48.4	50.3	52.2	54.1	56.0	57.9	59.8	61.7	63.6	65.5
	70cm	43.3	45.3	47.2	49.1	51.0	53.0	54.9	56.8	58.7	60.7	62.6	64.5	66.4
	100m	43.8	45.8	47.7	49.7	51.6	53.6	55.5	57.5	59.4	61.4	63.3	65.3	67.2

表 2-12　偶数远用瞳距与不同近用距离所需近用光学中心距对照表

远用瞳距/mm		46	48	50	52	54	56	58	60	62	64	66	68	70
近用距离	25cm	41.5	43.3	45.2	47.0	48.8	50.6	52.4	54.2	56.0	57.8	59.6	61.4	63.2
	28cm	42.0	43.8	45.6	47.4	49.2	51.1	52.9	54.7	56.5	58.4	60.2	62.0	63.8
	30cm	42.2	44.0	45.9	47.7	49.5	51.4	53.2	55.0	56.9	58.7	60.5	62.4	64.2
	40cm	43.1	45.0	46.9	48.7	50.6	52.5	54.3	56.2	58.1	60.0	61.8	63.7	65.6
	50cm	43.7	45.6	47.5	49.3	51.2	53.1	55.0	56.9	58.8	60.7	62.6	64.5	66.4
	70cm	44.3	46.2	48.1	50.1	52.0	53.9	55.9	57.8	59.7	61.6	63.6	65.5	67.4
	100m	44.8	46.8	48.7	50.6	52.6	54.5	56.5	58.4	60.4	62.3	64.3	66.2	68.2

注：以上两表中近用距离的计算方式，是以眼镜到注视点的距离为准的。

第五节
少年儿童验光应注意的问题

　　关于少年儿童验光需要注意问题的专门资料，是很难找到的。这些资料散见于各类眼-视光学专业书籍、科普书籍及研究报告中，验光师要想在浩如烟海的文献中，寻找这方面的相关知识应当是一件相当困难的事情。笔者在长年的眼-视光学职业教学中，有幸多次接受徐广第、郭静秋、高世宏、李淑珍等老一辈眼-视光学专家的教诲。笔者曾将他们有关青少年验光的相关教诲在教学中进行过零散的介绍。现借此书，特将这些零散的内容进行集中，并结合自己在教学中的体会，将比较成熟的意见归纳成四个方面的内容，以供各位同仁参考。

一、对视觉症状的分析

对少年儿童屈光不正者在验光之前，验光师一定要对被测者进行视觉症状的分析。这是老一辈眼-视光学家反复强调的。对视觉症状的分析，可以分以下两种情况。

(一) 未戴用过眼镜者

对未戴用过眼镜的少年儿童屈光不正者，应以视觉分辨力的稳定程度、有无并发症、用眼状况等为主要调查与分析的目标。

视觉分辨力不稳定，一般会存在视力忽好忽坏的主观感觉，这种情况大多提示被测者可能存在视觉疲劳，或处在屈光不正快速发展的早期。倘若存在弱视及内斜视并发症，被测眼是中、高度远视眼的可能性极大。习惯于在极近距离阅读与写字者，被测眼屈光状态的最大可能性就是近视眼。

根据以上的分析状况，采取相应的措施，对所有验光师都应当是易如反掌的事。

(二) 已戴用过眼镜者

对于已经戴用过屈光矫正眼镜的少年儿童屈光不正者，应以视力的下降速度、屈光矫正镜度的变化、对眼保健用品的应用状况等为调查与分析的主要对象。

对视力下降速度过快（$\geqslant 0.4$）、屈光矫正镜度变化过快（$\geqslant 1.00D/a$）的被测者，要进行询问调查：是否与学业过于紧张、过度视屏作业、身体状况不佳等因素有关。这种状况往往也与使用某种眼保健用品（或接受屈光不正的所谓治疗）、遵"医生"嘱咐而停止戴镜有关。但是，由近距工作负担比较大所导致的高强度用眼，也会出现类似现象。

对已戴用过屈光矫正眼镜的少年儿童屈光不正者，还应对其所戴用眼镜的现实质量状况进行检查。例如，眼镜的光学矫正数据（镜片的屈光度及轴位、光学中心距、前倾角等）和实际戴用状态（光学中心位置的高低、左右是否对称、是否存在倾侧等）。这些都会与屈光矫正方案的定夺有着千丝万缕的联系。

在家长"治疗、控制"的意愿、要求下，少年儿童服用眼保健品、点用某些眼药是很常见的事。这些保健品、药物不一定对眼睛有害，但是会让大人、孩子误认为：用了就保险。而这种错误的认识往往会淡化人们科学、合理的用眼观念，从而导致不但没有控制住近视的发展，反而使近视发展呈现出一种肆无忌惮的状态。

了解这些方面的信息，不但对验光、配镜具有重要的参考价值，也对指导少年儿童近视眼科学、合理用眼具有一定的积极作用。

二、第一次验光应注意的问题

第一次验光对于每一个屈光不正者，都是十分重要的。但是，对于少年儿童屈光不正者来说，第一次验光则显得更加至关重要。对于成年人来说，验错了，不过是戴用一副矫正不正确的眼镜而已，不会对其本身的视觉功能产生根本影响。这是因为成年人的视觉功能已经发育成熟。但是对少年儿童来说，显然不是这么简单的。当少年儿童远视眼并发弱视与斜视时，仅注意到了被测者外观形象的改善而忽略了弱视的矫治，就会使被测者双眼视觉功能的发育不能被重新唤醒。这样的一次错误，至少会使这种唤醒机会被推迟数年，甚至终生无法再被唤醒。双眼视觉功能的唤醒时机，往往就是被一两次不正确的验光、矫正方案所扼杀的。

（一）第一次验光应注意的基本问题

那么，对少年儿童屈光不正者进行第一次验光时应当注意什么呢？根据笔者聆听到的老一辈眼-视光学家的教诲，特整理出以下几条意见供参考。

① 保证被测者的视网膜获得最佳质量的光刺激。

② 为被测者视觉功能的发育创造良好的条件。

③ 不支持"彻底抛弃眼镜"的实践行动。

④ 督促少年儿童定期接受正规的屈光检测。

以上是笔者在梳理各位专家们一次次教诲时，获得的深有启发的四条核心内容。这四条中的每一条都蕴涵着丰富的眼-视光学知识的内涵，更深深地渗透着老一辈专家学者对后来者的点拨与告诫。

（二）散瞳的利弊与对象选择

当前，我国对少年儿童进行验光时比较流行的方法是：应用散瞳药检查后，再通过复检来确定最终屈光矫正镜度。这种方法的应用在国外并不像在我国这样广泛，这可能和中国人近视眼发生率高有关。这里需要考虑的是，散瞳药应用要合理，要有选择地使用。

1. 抗胆碱药物的临床应用与不良反应

在验光中，经常使用的散瞳药有阿托品、后马托品和托品酰胺。这三种药物均属于抗胆碱药物，它们都是 M-胆碱能受体的阻断剂，其药物作用广泛，眼科主要应用的是这类药物对睫状肌的麻痹作用。临床上可用于虹膜睫状体炎的治疗、恶性青光眼的辅助治疗、眼内检查的辅助方法。

在眼-视光学的应用有两个方面：①用于内斜视对优势眼的视力控制；②用于屈光检测，主要用于儿童和内斜视者的屈光检测（李凤鸣《中华眼科学》）。

2. 散瞳常用的抗胆碱药物及其选择

（1）常用散瞳药物种类：有三种，见表2-13。其中阿托品的作用最强大、后马托品的效力较弱（有资料认为约为阿托品的1/10）、但起始作用时间较早、维持时间较短，托品酰胺的作用快、维持时间短（约为40min）、作用弱、有调节残留现象（约1.30D）。托品酰胺常与肾上腺素合用以增强药效、减少用药浓度（如0.1%托品酰胺、1%新福林、1%甲基纤维素的合用）。

表 2-13　常用抗胆碱药物的散瞳和作用一览表

药物名称	药物浓度/%[①]	散瞳作用		调节麻痹作用	
		高峰/min	恢复/d[②]	高峰/min	恢复/d[③]
硫酸阿托品	1.0	30～40	7～10	60～180	7～10
氢溴酸后马托品	1.0	40～60	1～3	30～60	1～3
盐酸托品酰胺	0.5～1.0	20～25	0.25	30～45	0.25

① 药物溶液一次点眼后的反应。

② 恢复至较未经散瞳前的瞳孔＞1mm。

③ 恢复至2D之内原调节强度。

（2）药物的选用：少年儿童屈光不正者应当以阿托品为主。特别是低度近视到远视眼的少年儿童屈光不正者在第一次接受验光时，应使用阿托品散瞳，不宜使用托品酰胺。对于10岁以内并伴有内斜视者以不使用托品酰胺为妥，因为只有使用阿托品才能起到使调节充分放松的作用。

对于成年人，一般不选用阿托品进行散瞳。

3. 忌不问青红皂白地"散"

（1）可以选择散瞳的情况：抗胆碱药物是一种有一定不良反应的药物，特别是阿托品，可能会出现全身的毒性反应。这类药物对正常眼压者无明显影响，但对前房角浅者却有明显升高眼压的作用，有激发急性青光眼发作的危险性。因此，散瞳应当严格掌握对象的选择，切忌来者不拒一律"散"没商量的操作模式。什么样的被测者应当作为散瞳的对象呢？可以从以下几个方面予以考虑：

① 少年儿童接受第一次以屈光矫正为目的的验光时；

② 正视眼及小于−3.00DS以下的少年儿童近视眼；

③ 各种程度的少年儿童远视眼；

④ 有明确视觉疲劳症状者。

以上四条中，有一条符合者就可以列为散瞳的对象，有两条符合者应视为散瞳的适应者。这里需要说明的是：上述条件中之所以未将≥−3.00D的近视眼列入，是因为眼-视光学中所指的完全雾视量为＋3.00D（视力指标为0.1），而－3.00D的近视眼屈光恰好处于完全雾视状态。在这种完全雾视状态下，一般极少会发生过度调节的现象。因此，对≥－3.00D的近视眼进行散瞳就没有太大的必要了。

（2）没必要一定散瞳的情况：包括以下几个方面。

① 对于已经有戴用屈光矫正眼镜经历的近视眼；

② 没有明确的视觉疲劳症状者。

（3）不应采取散瞳的常见情况：分为以下两种。

① 眼压高于正常值；

② 少年儿童或监护人，不接受散瞳方案。

三、验光过程的控制

对少年儿童验光过程，老一辈眼-视光学专家们也给予了极大的关注。他们特别强调的是：要注意减少验光过程中的随意性操作，验光过程一定要在有序控制中进行。在这一方面有两个要点。

（一）镜度增减不宜多次反复

在验光操作中，镜度增减的重复调整是不可避免的。但是，在进行少年儿童验光时，这种现象必须要得到严格的控制。否则就会诱发被测眼的调节，调节一旦被诱导出来屈光矫正镜度肯定就会发生偏差。怎样防止这种现象的发生呢？笔者认为有以下两个要点：

① 在始终保持逐渐减少正镜效度的条件下开展与推进验光操作过程；

② 同样一只镜片，不宜在试镜架上连续重复出现3次。

（二）操作应干净、利落

在验光过程中，验光师的操作手法应当干净、利落。凡拖泥带水、举棋不定的技术动作，都有可能因检测时间的延长而使被测者情绪波动。这样也会导致检测结果的偏差。

四、与青少年渐进眼镜配镜有关的验光问题

当前，有相当一部分青少年屈光不正者在使用渐进眼镜，以期达到近视眼预防与控制的目的。徐广第先生曾预言，渐进眼镜今后可能成为预防近视眼的理想用品。那么，对于使用渐进镜片装配眼镜的青少年被测者，在屈光检测中，应当注意哪些问题呢？这是验光师们应当了解的内容。验光师在与被测者及家长的交

流中，在说到青少年戴用渐进眼镜这一话题时，应始终对这种镜片保持客观的评价态度，尤其应当注意以下四个方面。

（一）戴用者的选择

1. 晕动病

晕动病在验配、戴用渐进眼镜中最容易发生。戴用渐进眼镜者，在头部快速转动时，在视觉上会感觉到一种线性"涌动"效应。图 2-56 所显示的就是戴用负镜度渐进镜片的被测者在向左侧转头时，所感受到的注视前景的线性"涌动"效应：左侧垂直方向的线间距会增大，而右侧垂直方向的线间距会缩小。

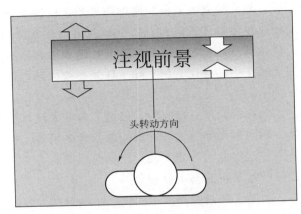

图 2-56 头向左转动时，注视前景线性视觉变化示意图

当头部来回快速转动时，在视觉感受上就会出现"涌动"。这种感觉就是戴用渐进眼镜时，有可能产生头晕的主要原因。对于有晕动病的人，这种感觉会更加强烈一些，因此有可能会诱发晕动现象的产生。因此，对有明显晕动病的青少年被测者，最好不要推荐使用这种镜片。

对于强烈要求使用这种镜片者，采取的处置方法只能是：试用加光相对较小的渐进镜片。试用而无法戴用耐受者，不宜让其强行适应。

类似现象在单光眼镜验配、戴用中也会出现，但一般只会表现为"晕"，"涌动"是不会出现的。这种现象一般是在镜度较大，第一次验光、配镜时发生。这就要求在验光时，试戴的时间要长一些，通过观察、调整情况确定最终的屈光矫正镜度。

2. 体姿异常

体姿异常是指被测者在行走时，身体横向摆幅较大。这类被测者在视觉的感觉，与晕动病相类似。因此处置方法与对晕动病被测者的一致。

3. 特殊活动

少年儿童在从事剧烈运动，尤其在进行跑、跳等高强度竞技运动时，最好不戴用眼镜（特别是渐进眼镜）。戴渐进眼镜参加竞技运动时，可能会因晕动觉的增大而影响竞技状态的正常发挥。因此，对经常从事高强度竞技运动的青少年，验光师应建议被测者配用两副眼镜。

① 配一副渐进眼镜：以便在日常生活与学习之中解决看远与看近的联合应用问题，并兼顾近视眼的预防及控制。

② 配一副单光眼镜：解决看远及参加竞技性运动时戴用的问题。

4. 屈光参差

参差就是不一样。屈光参差就是两只眼的屈光矫正镜度不同。一般来说，青少年两只眼的屈光矫正镜度参差值达到±2.00D就可以诊断为病理性屈光参差。对于两眼屈光参差值达到（或超过）±2.00D的被测者一般是不主张配用渐进眼镜的，这是一种屈光矫正中的操作常例。除了屈光参差以外，还有必要对下列四种情况予以斟酌。

（1）轴位参差：当两只眼均有散光时，以两眼的散光轴对称者，配用渐进眼镜的矫正效果最佳。而当散光度较大、两眼的散光轴向呈斜交状态时，屈光矫正的视觉效果要稍差一些。因此，散光度较大、轴向斜交的青少年戴用渐进眼镜时对近视眼预防与控制的效果可能会不够理想。

（2）眼高参差：被测者两眼的高度不同将会影响对渐进眼镜的适应性。当成年人两只眼的高度差达2mm以上时，看近目标时就容易出现视觉疲劳，其适应期就会延长。

（3）瞳距参差：两眼的单侧瞳距不同，也可能导致适应时间的延长。这种情况一般发生在以下三种新情况共同作用之下。

① 屈光矫正镜度较大：通常在高于−4.00DS时。

② 散光矫正镜度≥1.00DC。

③ 双眼单侧瞳距差异>3mm时。

对于瞳距参差者，只要准确量取单侧瞳距，在磨边与装配中严格按照测量数据进行加工，就会使瞳距参差的影响程度降低。

（4）旧镜偏差过大：假如被测者被检测出的屈光矫正镜度与原戴用眼镜有较大的偏差，戴用渐进眼镜时往往也会出现戴用的适应问题。

对于这样的情况，最好暂时不配用渐进眼镜，以免因适应问题带来不必要的麻烦。可以建议其先配用一副以新检测出的镜度为准的单光镜。待适应后，再配用渐进眼镜，绝大部分被测者一般都会在戴用足度单光镜3～6个月后就可以配用渐进眼镜了。对暂时戴用足度单光镜都难以接受的被测者，只能在适当降度眼镜适应后再配制足度矫正眼镜。

（二）渐进镜片的选择

如何为使用渐进眼镜的青少年被测者选用渐进镜片呢？笔者认为，有以下几个方面值得验光师考虑。

① 应尽可能选用渐进区相对较短的镜片。这样可以保证被测者有较宽的近用视野，视觉刺激的质量相对更为理想。

② 对于正视眼、远视眼和轻度近视眼等调节力较大者，选用近用附加正镜度相对较高的镜片更好一些。

③ 对于中、高度近视眼者，以选用近用附加正镜度相对较低的镜片为宜。

④ 不管近用附加正镜度多大，渐进镜片都有减少近距工作调节负荷的作用。

⑤ 成年型渐进镜片不宜作为青少年被测者选用的镜片。

（三）屈光矫正指标

屈光矫正指标是指：青少年被测者戴用渐进眼镜后屈光矫正应当达到的矫正视力值。青少年在使用渐进眼镜时，要想取得较为理想的效果，就必须使被测者戴用渐进眼镜后获得较为理想的矫正视力。也就是说，被测眼在戴用渐进眼镜时，可以得到完全屈光矫正镜度的矫正。这个指标有两项内容：

① 单眼矫正视力应达到1.2；

② 双眼矫正视力应当≥1.2。

在屈光矫正中还要注意的一个问题就是：近视眼切忌过度矫正。

（四）双眼视觉功能的有关问题

1. 屈光平衡

在使用渐进眼镜进行近视眼的屈光矫正与近视眼的预防与控制时，必须做好屈光检测中双眼屈光平衡的调整，使双眼获得同质、等量的物像刺激。这是双眼获得舒适视觉、有效获得预防与控制效果的重要条件。

2. 隐斜视的测定

屈光不正者，往往会伴有一定程度的隐斜视。通常情况下，远视眼常常会伴有内隐斜视；而近视眼往往会伴有一定程度的外隐斜视。内隐斜视常需要使用相对较大的正镜效度予以矫正，而外隐斜视则需要相对较小的正镜效度进行矫正。因此，应用渐进眼镜进行青少年近视眼的矫正、预防和控制时，进行隐斜视的检测是必要的。其可以使用环十字视标、沃茨四点视标进行定性检测。对确有隐斜视的被测者，则应当使用马氏杆和点状光进行检测，也可以使用三棱镜或旋转三棱镜进行检测。

手动综合验光仪基础操作程序一览表

根据齐备《综合验光仪的原理和操作方法》一书的内容，将综合验光仪的操作程序编制成此表。验光师可以依据此表进行顺序操作，可以起到尽快熟悉综合验光仪基础操作程序的作用，以便实现在较短的时间内令同学会这项技术的目标。

编辑者：呼正林

No. 1

操作分类		操作名称		投影视标	基础操作	检测目标	被测报告	调整（检测）操作顺序	难度系数	备注
大项	小项	(1)	(2)		综合仪设定					
一	1		开启电源					连接电源线		
								开启开关		
								检视接电状况		
	2		仪器回零		零初始设定			球、柱、轴向居于零位		
								悬臂置于游离位		
								升、降检测座尚		
	3	准备程序	六项调整		调整眼高	令被测者处于舒适位		升、降调整综合验光仪高度		
					调整水平	令气泡居中（使左、右只居于水平位）		调节平衡螺旋	10	
					调整光心距	令视孔中心距在视远的视线上		调整光心（瞳）距螺旋		
					调整镜眼距	镜距视窗：角膜顶点与指示垂直线段相切		调整鼻止螺旋		
					调整集合	令左、右只居于对称注视位状态		将集合杆调至远望位（外侧）		
					调整前倾角	令检测的前倾角适宜		调整悬挂前倾角紧固螺旋		

操作分类 大项	小项	操作名称 (1)	操作名称 (2)	投影视标	基础操作（综合仪设定）	检测目标	被测报告	调整、检测操作顺序	难度系数	备注
二	1	预置数据	电脑检测			初步屈光检测数据		电脑操作：测量，记录	5	
	2		检影检测					检影操作：测量，记录		结合对所测数据进行综合分析
	3		置放试片		R辅片			将初检的屈光矫正值置于双眼视孔		
三	1	远距雾视	增加雾视	0.3视标	递增正镜度	控制调节	有变化→ 模糊	①双眼同加正镜度或同减负镜度 ②同加或同减的屈光量为 0.25DS×3 ③同加或同减的速度：每＋0.25 或－0.25 DS 需消时 3～5min	2.5	
	2	双眼注视	双眼注视			放松调节	模糊	令被测者注视 0.3 的视标 3～5min		
四	1	初定散光	单眼注视	0.6 的视标	右眼通光状态		看清楚 0.6 的视标	遮盖左视孔	10	
	2		去柱加负球		去（右）柱镜 加负球镜			将右眼柱镜度回归零状态 以－0.25DS 梯度递减		
	3		定轴	散光盘	加负柱镜	初定散光轴	清晰方位	以＋0.25DS 梯度递增或以＋0.25DS 梯度递减 调整位置：0～3点→3-n；9～12点→21-n 注：12点可视作0点；3点和9点可视为同轴		
	4		定度		加负柱镜	初定散光度	随柱镜增加，模糊的辐射线逐渐变清晰	①递增柱镜梯度：－0.25DC ②各个方向辐射线同样清晰		

操作分类 大项	小项	操作名称 (1)	操作名称 (2)	基础操作 综合仪设定	基础操作 投影视标	检测目标	被测报告	调整、检测操作顺序	难度系数	备注
五	1	第一次红绿试验	强制0.8	加负球镜	0.8的视标	视力0.8	看清0.8的视标 / 达不到0.8	逐增球镜度差-0.25DS / 直至视力至0.8	10	
五	2		红绿调球	辅镜(0.12)、球镜互调	红、绿并列视标	精调球镜度	红颜色:较亮 / 仍红颜色:亮 / 直至报告:①红、绿背景红背景清晰度一致 ②绿背景较红背景稍清楚	加辅镜　加+0.12DS辅镜 / 加负球镜　加-0.25DS球镜 / 减辅镜　减+0.12DS辅镜 / 直至绿背景清晰度一致		
六	1	JCC定轴	骑跨置镜	将附属JCC置于右视孔	斑点状视标	进入JCC定轴预备状态		令JCC正、负柱镜轴跨骑于被测眼的预设轴(令JCC手柄与预设轴重合)	15	
六	2		翻转较轴	翻转JCC		调整预设轴	清晰度一致(A=B) / A≠B / 调整适中 / 调整后:A=B	轴位准确无误 / 向清晰面的负轴方向 / 翻转负轴方向调整JCC / 轴位已调准确		
六	3		调轴原则	进一、退半		原柱镜≤-1.00DC	①某一面清晰 A,B面 / ②A,B面同样清晰 另一面清晰	向负轴(红点)方向旋转10° / 轴已调准 / 即追逐红点		
						原柱镜>-1.00DC	同上	进5°、退5°		
						确认轴位		回退5 / 进5°,退2°~3° / 直至两面清晰度一致(A=B)		

操作分类		操作名称		投影视标	基础操作 综合仪设定	检测目标	被测报告	调整、检测操作顺序	难度系数	备注
大项	小项	(1)	(2)							
七(1)	1	JCC定度:预估初定柱镜量	叠轴置镜	斑点状视标	将JCC置于被测眼视孔	进入JCC定度预备状态		①令JCC的焦度轴与被测眼的预估轴重合 ②注视视标3～5s	10	
	2		翻转定性			正、误（矫正）定性	比较：两面清晰度 A＝B	翻转JCC请被测者进行比较		
								柱镜焦度准确无误		
						A≠B		柱镜焦度准确有误		
	3	移除定量			移去JCC,定柱镜的误矫量（注意：一般做三次）	确定误矫量	清晰度不变	负轴（红点）重合,欠矫→0.25DC		
								正轴（白点）重合,过矫←0.25DC		
							斑点模糊	负轴（红点）重合,欠矫＞0.25DC		
								正轴（白点）重合,过矫＞0.25DC		
七(2)	4	JCC定度:精确调整柱镜量	修正柱镜度(1)	斑点状视标	将JCC置于视孔、翻转、令被测者比较	修正欠矫	清晰面：被测者的柱镜轴与JCC负轴重合	减球：＞0.25DC 加-0.25DS；加2倍柱：＞0.25DC 加-0.50DC；0.25DC 减-0.12DS；0.25DC 加+0.12（辅镜）；0.25DC 加-0.25DC	10	
						修正过矫	清晰面：被测者的柱镜轴与JCC正轴重合	减柱：＞0.25DC 加-0.50DC；加半量球：＞0.25DC 加-0.25DS；0.25DC 减-0.25DC；0.25DC 加+0.12（辅镜）；0.25DC 加-0.25DS		

操作分类		操作名称		基础操作		检测目标	被测报告	调整、检测操作顺序		难度系数	备注
大项	小项	(1)	(2)	投影视标	综合仪设定						
七(2)	5	JCC定度:精确调整柱镜量	修正柱镜度(2)	斑点状视标	设置中已有+0.12DS辅镜	修正欠矫-0.25DC	清晰面:被测者的柱镜轴与JCC负轴重合	减球	减-0.25DS	10	
								去辅	减+0.12(辅镜)		
								加柱	加-0.25DC		
						修正过矫-0.25DC	清晰面:被测者的柱镜轴与JCC正轴重合	减柱	减-0.25DC		
								去辅	减+0.12(辅镜)		
八	1	第二次红绿试验	强制0.8	0.8的视标	加负球镜	视力0.8	看清0.8的视标		递增球镜度级差-0.25DS	2.5	同操作九
							达不到0.8		直至视力至0.8		
	2		红绿调球	红、绿并列视标	辅镜(0.12),球镜互调	精调球镜度	红颜色:较亮	加辅镜	加+0.12DS辅镜		直至报告:①红、绿背景清晰度一致 ②绿背景较红背景稍清楚
							仍红颜色:亮	加负球	加-0.25DS球镜		
								减辅镜	减+0.12DS(辅镜)		

手动综合验光仪基础操作程序一览表——双眼平衡检测

操作分类 大项	小项	操作名称 (1)	操作名称 (2)	投影视标	基础操作 综合仪设定	基础操作	检测目标	被测检测报告	调整、检测操作顺序	难度系数	备注
九	1	双眼平衡	双眼雾视	0.5~1.0 字符视标	双眼同加+0.75DS		放松双眼调节	视力约为:0.5~0.8			
	2		旋转棱镜分视→双眼平衡	斑点状视标	将旋转棱镜置于双视孔,便将零度位置于水平方位		视像分离→双眼平衡	右眼视像:在上 左眼视像:在下 上:清晰 下:清晰 模糊程度一致	右:调至水平零位下2格 左:调至水平零位下3格 右:减-0.25DS或加+0.25DS 左:减-0.25DS或加+0.25DS 镜度调整操作—停止	12	
	3		偏振镜分视→双眼平衡	偏振平衡视标	置偏振镜(P辅镜)于双视孔		视像分离→双眼平衡	右眼视像:上、中条 左眼视像:中、下条 中、下条清晰 上、中条清晰 上、下条模糊程度一致	右:减-0.25DS或加+0.25DS 左:减-0.25DS或加+0.25DS 镜度调整操作—停止		
	4		偏振红绿分视→双眼平衡	偏振红绿视标	置偏振镜(P辅镜)于双视孔		视像分离→双眼平衡	右眼视像:上,绿9,下,红6 左眼视像:上,绿5,右,红5	右:减-0.25DS或加+0.25DS 左:减-0.25DS或加+0.25DS 镜度调整操作—停止		
十	1	双眼单视	去除辅镜		去旋转棱镜 去偏振辅镜 去偏振辅镜		恢复双眼同视	上:绿9,下:红6 上:红5,下:绿... 双眼模糊像质一样	双眼视孔同加-0.25DS 或同加+0.25DS	0.5	
	2		双眼去雾	0.5~1.0 字符视标			最佳矫正视力	矫正视力状况	直至1.0或最佳视力		

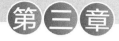

少年儿童远视眼

第三章

第一节
远视眼的概述和定义

当前，只要一说到眼，一说到屈光不正，人们就会说到近视眼，就会说到近视眼的预防。这与我国是一个近视眼高发的国家有一定关系，也与国家领导人及教育部门的高度重视有着极为密切的关系。

在相当多医务部门的门诊统计中，经常显示的结果是：近视眼多于远视眼。这种调查只是说明：来门诊进行验光和定配眼镜的人中，近视眼比远视眼多，而且是多很多，朱学敏对 24 个医院的调查结果为：近视眼∶远视眼＝2.15∶1。倘若依据这类统计就认为近视眼的发生率高于近视眼，则是不正确的。这是因为，近视眼不管程度如何，基本上都需要戴眼镜进行矫正。而轻度远视眼甚至中度远视眼都不一定需要戴眼镜进行矫正。这就是为什么在很多医学门诊的屈光学调查中，近视眼/远视眼的比值要大的一个不应忽视的原因。

一、远视眼的相关调查

远视眼是一个非常普遍的屈光现象，具有远视屈光状态的人远比人们想象得要多，这在对人群进行的普遍性相关调查中，是一个被反复证实的客观现实。在此，笔者仅采撷经典的眼-视光学和眼科学著作中的几个调查来说明。

（一）国外的三个调查

1936 年 Strömberg 对 5000 名应征青年的调查：以 0.00D 为界进行远视眼与

近视眼划分的话，远视眼的发生率为 91.2％（其中 0.00～＋1.00D 的远视眼为 64.9％；＋1.00～＋4.00D 为 25.7％；＞4.00D 为 0.6％），近视眼的发生率为 8.8％。这一调查中，屈光矫正镜度为 0.00～＋1.00D 正镜度的有 4560 人，而具有负屈光矫正镜度的人仅为 440 人。

1957 年 Sorsby 对 2066 名应征青年进行调查，介于 0.00～＋1.00D 的远视眼为 75.0％。这也就是说 2066 名应征青年中屈光矫正镜度为 0.00～＋1.00D 正镜度的人就有 1550 人，实际上的远视眼人数肯定还要多。

过去曾经有很多学者认为：新生儿的屈光状态都毫无例外是远视眼状态。但是也有人持怀疑态度，Эеленкий. N. A 和 Кяебанская. A. H（1953）检查了 250 名新生儿的眼屈光状态，他们在应用阿托品将睫状肌麻痹后进行检影验光检查，检查结果：500 只眼平均远视度＋3.95D，但也有极少的近视眼，详见表 3-1。从这个表中可以明确：新生儿并非都是远视眼，但远视眼在新生儿中占绝大多数。

表 3-1　250 名新生儿眼屈光度状态比例分布状况

屈光状态/D	眼数	％	屈光状态/D	眼数	％
＋9.00	2	0.4	0.00	20	69
＋8.00	3	0.6	－1.00	4	205
＋7.00	16	3.2	－2.00	—	176
＋6.00	48	9.6	－3.00	—	120
＋5.00	138	27.6	－4.00	—	78
＋4.00	130	26.0	－5.00	—	46
＋3.00	73	14.6	－6.00	1	31
＋2.00	41	8.2	－7.00	3	19
＋1.00	21	4.2	－8.00	—	13
远视眼数合计	472	94.4	非远视眼数合计	28	5.6

以上三个调查都说明远视眼要多于近视眼。尽管各种调查数据有出入，但只要观察样本选择的范围足够大，远视眼的发生率一定会大于近视眼。

（二）国内的群体调查

在国内的相关调查中，远视眼所占的比例尽管比国外要小一些。但是，远视眼的发生率还是要比近视眼的发生率大得多。表 3-2 为我国著名眼-视光学专家徐宝萃在 1983 年对各类学生进行屈光调查时的结果统计表。表中显示，除高中生近视眼的发生率明显高于远视眼、初中生近视眼发生率略高于远视眼之外，其余都显示远视眼的发生率要高于近视眼。这虽然不能断定当今远视眼的发生率一定比近视眼高，但至少向其余人们传递了一个信息：远视眼的人口比例也相当大，同样也应当得到应有的关注。而且，远视眼（特别是高度远视眼）在青少年中所表现出的内斜视、弱视对视觉功能的正常发育具有极大的危害。

表 3-2　1983 年对青少年眼的屈光状态调查统计表

调查对象	调查眼数	正视眼/%	远视眼/%	近视眼/%	其他/%
小学生	7751	57.18	31.65	11.07	0.10
初中生	7319	62.07	18.39	19.31	0.23
高中生	4777	53.80	9.44	36.40	0.36
大学生	3414	39.75	31.87	27.78	0.60
合计	23261	56.48	22.95	20.28	0.29

而表 3-3 则是 4 位眼科专家对中国婴幼儿眼屈光状态的调查统计表。尽管表中各位眼科专家的调查结果不尽相同，但都明确告诉人们：我国婴幼儿中远视眼的发生率比近视眼的发生率高，最高约为 63.9 倍，最低约为 2.8 倍，远视眼的平均发生率为近视眼平均发生率的 7.55 倍。这就更加明确说明：对婴幼儿远视眼健康与卫生工作应当给予更大的关注，而且这一关注至少应当一直延续到小学阶段。

表 3-3　中国婴幼儿眼屈光状态调查统计表

调查者	年份	对象年龄	调查人数	远视眼/%	近视眼/%	正视眼/%
朱国柱	1984	4～7	530	79.01	12.57	
汪芳润	1986	4～6	1519	96.45	1.51	2.04
龚启荣	1989	1～6	1811	57.26	3.72	
霍秀英	1989	3～6	1395	56.56	20.52	13.08
合计·平均			5255	72.32	9.58	3.78

正是考虑到以上现实，在不放松对近视眼关注的同时，眼-视光学界应加大对青少年远视眼的研究力度，提高对青少年远视眼理论、验光、矫正与矫治的水平，只有这样才能更好、更全面地做好青少年眼的保健工作。

二、人们忽视远视眼屈光矫正的原因

远视眼是一种多发的屈光不正，又是一种尚未引起人们足够重视的屈光不正。之所以不被人们所重视，原因不外乎以下两个，一个是远视眼在视觉症状上所表现出来的特征，另一个是人眼生理性的屈光变化。

（一）远视眼的视觉表现特性

青少年远视眼（特别是轻度远视眼）一般没有视觉症状。这是因为青少年的调节力非常强大，凭借眼自身所具有的调节力，完全可以克服远视在屈光中不足的现象。例如，一个 10 岁的孩子有 14D（平均）的调节力，从保留 1/2～1/3 调节力储备的话，这个孩子可以克服＋7.00～＋9.33 远视性屈光不正，并可以保持良好的视觉舒适度。正是这种对远视屈光不正的自我调节矫正功能掩盖了远视性屈光不正。

（二）人眼生理性的屈光变化

远视眼在少年儿童时期有一种自然减退的趋势。人眼在青少年时期有一个生理性的屈光矫正镜度的负镜度化过程，即远视屈光矫正镜度逐渐减小的过程（正视眼、近视眼则表现为负镜度逐渐增大的过程）。图 3-1 是根据徐宝萃先生描述的内容绘制的人从出生至 12 岁时眼球前后径以及眼屈光发育的示意图。新生儿眼球的前后径为 18.5mm，眼的屈光度为 77.0～80.0D，其屈光矫正镜度为＋4.00D；3～4(5) 岁时前后径为 23.5mm，眼的屈光度约为 60.0D，其屈光矫正镜度为＋2.00D；6～8 岁时，前后径为 23.7mm，眼的屈光度仍约为 60.0D，其屈光矫正镜度为＋1.00D；9～12 岁时，前后径为 24.0mm，眼的屈光度为 60.0D，其屈光矫正镜度为＋0.17D。这就非常清楚地说明了人眼的去正镜度（即负镜度）化进程。这里需要说明的是，此处的绝大部分数据都是大致的数，只是为了说明眼屈光方面的变化。

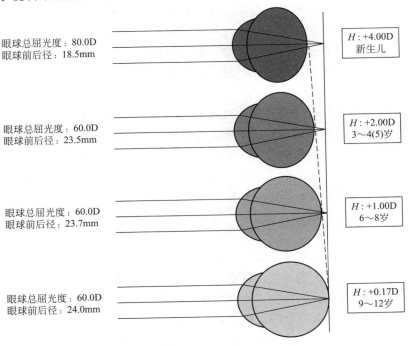

图 3-1   出生～12 岁眼球前后径及眼屈光的发育

人从小到老，眼的屈光状态总是处在不断的变化中，这种变化在青少年时期显得格外突出。这种变化在出生 6～7 年内其屈光矫正镜度呈现向负镜度方向偏移的倾向（Brown 认为 1～7 岁远视度轻度增加）。而 8～13 岁则是屈光度变化最为明显的阶段，其屈光矫正镜度约向负镜度方向偏移 3.00D（即减少＋3.00D，或增加－3.00D）。14 岁以后变化速度将明显减慢。

以上是导致对远视眼关注程度不高的两种原因。远视眼在视觉症状上所表现出来的特征，往往会使人将远视眼误认为是非常好的眼睛，而人眼生理性的屈光变化又是加深对前者误解的生理因素。

三、远视屈光状态对少年儿童的影响

远视屈光状态对少年儿童的影响，会因远视程度而不同。一般情况下，少年儿童轻度远视眼，不会发生视觉能力的改变，也不会发生明显的视觉疲劳现象。而中度和高度远视眼，尤其是高度远视眼，则会有明显的视觉疲劳发生。下面就这一方面的内容进行简单的介绍。

（一）高度远视眼

少年儿童高度远视眼大多伴有比较明显的内斜视并发症，在并发症的早期，其会使被测者出现复视现象，也就无法形成清晰的双眼单视，也使被测者精确视觉定位的能力遭到严重的干扰。经过一段时间后，被测者就会通过神经生理的调控机制对远视程度较重的眼进行抑制，这只眼的精细视觉分辨力就会不断减退，直至丧失精确的视觉分辨力。其结果就会使被测者的距离知觉和立体视觉能力被破坏。

倘若高度远视眼不能够得到及时矫正，这些视觉能力的改变必然会导致被测者未来精确知觉判断力的降低，使被测者规避距离风险的能力降低，而且将对被测者在未来职业的选择造成难以挽回的影响。仅从一个简单的过马路而言，一个距离知觉较差的人，遭遇机动车碰撞的概率显然就会增大。倘若，进入一个陌生的环境，这种风险的概率将会更大。

（二）中度远视眼

少年儿童的中度远视眼一般不会有上述视觉能力的降低。但是，随着年龄的增长，被测者原本较大的近点距离会逐渐增大，通常情况下少年儿童不习惯使用稍远的距离进行阅读，仍旧会以相对较近的视距进行阅读、书写。那么在较近的距离看书、写字，能看清楚吗？应当说，实际是看不清楚的，但是较近的视距却可以使视网膜获得较大的视像，视像却是模糊的。在极限调节力和模糊视像的双重作用下，就会使莘莘学子处于高强度的学习状态。在这样的状态下，不出现视觉疲劳是不可能的，这又必然会导致学习效率的降低。这种情况对生活在节奏加快、人才竞争时代的青少年显然是一种严峻的挑战。这种挑战到底能产生多大的影响，是很难说清楚的。

（三）中、高度远视眼不接受屈光矫正的危害

对于少年儿童中、高度远视眼最简单、安全、有效的措施就是屈光矫正。这样可以预防、控制斜视、弱视并发症的发生。倘若不及时、适时地进行屈光矫正，一旦超过一定的年龄就会出现以下 3 种情况。

① 斜视得不到矫正，到成年时只能通过手术的方法予以解决，否则就会严重影响个人形象。即便手术可以改变外观形象，是否能够实现良好的双眼视觉依旧是未知的。

② 弱视状况在生长发育期得不到有效的矫治（矫正、训练），就会使敏锐视觉能力永久丧失。目前眼科与眼-视光学界普遍认为：12 岁前是弱视成功矫治的最佳阶段。一旦错过这个阶段，弱视就会伴随人的一生。

③ 少年儿童中、高度远视眼不接受屈光矫正，随年龄的增长，裸眼视力也将会发生一定程度的下降（通常会降低到 0.8～0.6，甚至更低）。裸眼视力一旦下降，即便将来再接受屈光矫正，矫正视力也往往达不到理想的状态，这是因为远视眼视力一旦降低，视网膜就丧失得到清晰视像的机会，这就会导致敏锐视觉能力的减退，一些成年远视眼之所以只能矫正到 0.6～0.8，与在发育期未得到合理矫正有着密切的关系。这种最佳矫正视力的丧失，重新恢复的难度相当大。

通过以上叙述，青少年远视眼本人及其家长都应当重视这一问题。都应当在一对"好眼"却存在视觉疲劳的现象时给予足够的警觉。这也正是眼-视光学界历来强调对眼屈光状况进行定期检测的重要原因。验光师也一定要重视对青少年远视眼的验光，因为其正在为青少年描绘更美好的未来开辟道路。

第二节
远视眼的分类与屈光

一、远视眼的分类

当眼调节静止时，无限远来的平行光线入眼后，经过无调节眼屈光系统的角膜、晶状体的生理屈折后，焦点落在视网膜后的眼，就是远视眼（图 3-2）。这就是远视眼的定义。

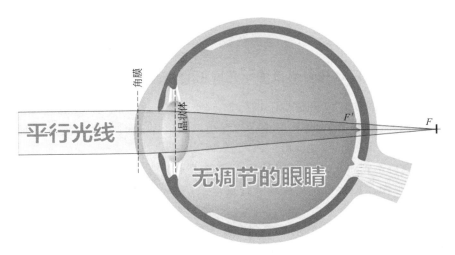

图 3-2　远视眼屈光示意图

（一）远视眼发生的原因

远视眼是怎样发生的呢？眼-视光学一般将远视眼的发生归结为以下三种原因。

1. 解剖生理因素

（1）眼的屈光数据不匹配：导致远视眼最常见的原因。人眼的前后径长度一般为 24mm，眼球的总屈光度为 58.64D。具有这样屈光数据的眼，就是正视眼。倘若，眼球前后径缩短而眼的屈光力保持不变，就会使无限远来的平行光无法聚焦在视网膜上，只能落在视网膜后。这样眼就称为远视眼，这种因眼球前后径改变形成的远视眼叫做轴性远视眼。

假如眼球的前后径长度不变而眼的屈光力下降，无限远来的平行光也只能聚焦在视网膜后，这样的眼也是远视眼，从分类上讲，就称为屈光性远视眼。

（2）晶状体位置异常：晶状体是眼内一个体积不算最大，但屈光功能却相对较大的屈光结构。它的位置对眼的屈光状态具有重要作用，当晶状体位置相对靠后时也会使眼处于远视眼状态。

2. 创伤因素

当被测者因创伤使眼失去维持正视眼屈光状态的时候（例如眼球缩短等）也会导致创伤性远视眼的发生。

3. 其他因素

远视眼的发生，除以上两种常见的因素外，还有一些其他因素，如长期未接受治疗的糖尿病人的"正视眼"，在接受有效治疗后也会发生自觉性远视。

（二）远视眼的分类方法

远视眼的分类方法至少有 7～8 种，而最常用的分类方法有以下三种。

1. 根据屈光性质

根据屈光性质，可以把远视眼分为生理性远视和病理性远视。

（1）生理性远视：儿童在眼球尚未发育到正常大小时所表现出来的远视屈光状态。这种远视状态的表现值一般为＋2.50～＋3.00D，这种远视度会随着年龄的增大而逐渐减小。但是，约 50％儿童到成年后仍会存在不同程度的远视。

（2）病理性远视：由于眼部创伤、疾病或手术造成的眼轴变短者。导致病理性远视的情况有：视网膜后的肿瘤、视网膜水肿、巩膜缩短术等。

2. 根据屈光特征

这里说的眼的屈光特征，是眼总体屈光状况的特征，并不包括晶状体位置异常性远视和创伤性远视。按眼的屈光特征，可以将远视眼分成两类（三种）。

（1）轴性远视眼：又被称为扁眼、短眼。这种眼的屈光特征是：眼的前后轴较短、屈光力正常 ［图 3-3（A）］。人们认为，眼球每缩短 1mm 约产生 3D 的远视眼。青少年远视眼大多属于这种类型。引起轴性远视眼的疾患还包括：先天性小眼球、后巩膜葡萄肿、视网膜的炎症和水肿及肿瘤，由这些原因引起的远视眼又可以归结为病理性远视眼。

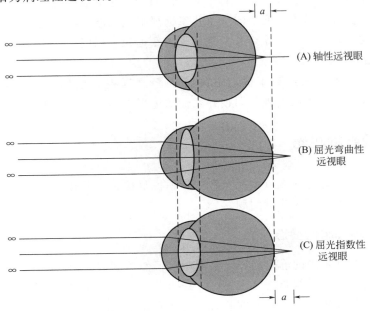

图 3-3　轴性远视眼与屈光性远视眼屈光示意图

（2）屈光性远视眼：由眼球屈光力减小所发生的远视就叫做屈光性远视。引起眼屈光力改变的因素有两个：一个是屈光面的曲率半径增大，另一个是屈光折射能力降低。

由曲率半径增大（屈光面弯曲度减小）所导致的远视眼叫做弯曲性远视眼，导致这种远视眼的主要原因是扁平角膜、晶状体曲率半径增大［图3-3（B）所示的就是因晶状体弯曲程度降低］。

而由眼综合屈光力降低所引起的远视眼就叫做指数性远视眼［图3-3（C）］，这种屈光力的改变大多是由角膜、房水、晶状体、玻璃体屈光指数降低所引起的。

3. 根据远视程度

人们还可以根据远视程度，将远视眼分为轻度、中度和高度远视眼（表3-4）。在表述频率上，轻度远视眼和高度远视眼使用率较高。

表3-4　根据远视程度对远视眼的分类

远视眼类型	轻度远视眼	中度远视眼	高度远视眼
屈光矫正镜度（成人）	＜＋3.00D	＋3.00～＜6.00D	≥＋6.00
笔者建议屈光矫正镜度（少年儿童）	＜＋3.00D	＋3.00～＜4.50D	≥＋4.50

但是，对婴幼儿和儿童远视眼程度进行分类的尺度，当前尚没有统一的规定，基本上是沿用成人的标准。这种使用成人标准数值的方法对于处于生长发育中的少年儿童是极不适宜的，尽管＋3.00D的少年儿童远视眼可以没有视觉上的现实表现。但假如是＋5.00D的少年儿童远视眼就可能会有比较明显的内斜视与弱视的并发症，将合并有这样并发症的青少年远视眼仍旧列入中度远视眼就显得不太恰当了。

因此，笔者建议：对于没有并发症的轻度远视眼使用成人的标准；而将≥＋4.50和容易产生内斜视与弱视并发症的远视眼列为高度远视眼（表3-4）。

二、远视眼的屈光

远视眼的屈光有什么特点呢？青少年远视眼在屈光上又有哪些需要注意的问题呢？这就是本节要讨论的问题。

（一）远视眼的静态屈光

首先来看远视眼的静态屈光。被测眼在不使用调节力的情况下，无限远来的平行光就会聚焦在视网膜后（图3-4的F_D）。在实际注视中，这种情况一般不会发生，远视眼都将使用一定的调节力（与屈光矫正镜度相等）将焦点移到视网膜F上。这就是说，远视眼使用与远视程度一致的调节力来完成静态屈光，这就是远视眼在屈光上的特点。当被测者注视 N 点时，就需要使用更大的调节力将 F_N 聚焦在视网膜上，此时所使用的调节力就是：远用屈光矫正镜度与 $1/d_N$ 之和（d_N 为近点距离）。针对 N 点的位置和 N 点与被测者所具有的调节力关系将被测者的视觉表现分为以下几种。

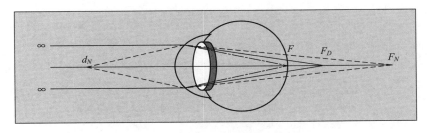

图 3-4　远视眼的静态屈光示意图

（1）远用屈光矫正镜度与 $1/d_N$ 之和≤2/3（或 4/5）被测者所具有的调节力：被测者将会有比较舒适的 N 点视觉。

（2）2/3（或 4/5）被测者所具有的调节力≤远用屈光矫正镜度与 $1/d_N$ 之和：被测者将不会有能持久的 N 点视觉，即便在清晰视觉的情况下也不会有舒适的视觉，极容易发生视觉疲劳。

（3）当远用屈光矫正镜度与 $1/d_N$ 之和＞被测者所具有的调节力：被测者对 N 点不会有清晰的视觉，被测者清晰点一定在 N 点以远。

（二）远视眼的动态屈光

远视眼由∞——→ N 点，或由 N 点——→∞的注视转移中，前者调节力加大，后者调节力将减小。就调节舒适度而言，被测者更乐于接受 N 点——→∞的注视转移，而对∞——→ N 点的注视转移则会存在拒绝的生理定势。这可能是一部分"好眼"青少年存在拒绝、厌恶阅读现象的真正原因。

以上所讲到的一般发生在中、高度远视眼中。倘若被测者仅仅是轻度远视眼，但拒绝、厌恶阅读现象非常明显，就说明被测者可能有调节力衰弱的生理改变。对于存在调节力衰弱的被测者，应考虑给予适当矫正镜度近用眼镜的矫正，通过使用近用附加正镜度的办法帮助被测者改变调节力衰弱的状况，以便提高其近距离工作的效率。

（三）少年儿童远视眼屈光特点

远视眼的近点（A）一定会远于正视眼的近点（A'）。通常情况下，少年儿童正视眼的近点远比 30cm 近得多，例如，24 岁时平均调节力约为 10D，近点距离约为 1cm。倘若被测者为＋6.00D 的远视眼，其近点距离就为 25cm；为＋8.00D 的远视眼，其近点距离就为 50cm。这就是说，被测者远视程度越高，近点距离就会越大，就越容易出现视觉疲劳。

　　从图 3-5 可以看出：正视眼从 A' 到 B 的长度是远视眼从 A 到 B 长度的两倍，这就说明远视眼出现视觉疲劳症状要早于正视眼。而且远视眼的程度越高，近点也会越远，出现视觉疲劳症状的时间也就会越早。

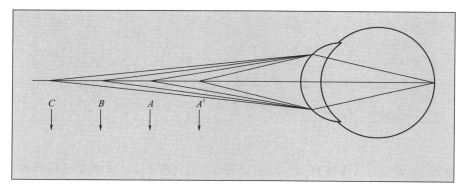

图 3-5　青少年远视眼动态屈光变化示意图

　　以上是少年儿童远视眼在屈光学上的第一个特点。青少年远视眼在屈光学上的第二个特点就是：调节力高度消费使用会带动较大的集合，使双眼在注视中使用大于视距倒数的集合力，从而产生内隐斜视。在中、高度青少年远视眼会因为过多地使用集合产生明显的内斜视，进而诱发弱视。

　　以上所叙述的是青少年远视眼在屈光学上的两个特点，在验光与矫正中，必须给予足够的关注与重视，只有解决了视觉疲劳与矫正了内隐斜（或内斜视）的矫正方案，才是合理的少年儿童远视眼的矫正方案。

三、远视的调节分类

（一）调节性远视的划分层次

　　远视眼只要进行注视就必须使用调节。因此，调节与远视眼的屈光有着极为密切的联系。正是由于这一原因，眼-视光学根据调节在远视屈光矫正镜度的作用，又将远视眼的屈光矫正镜度进行了划分，划分方法如表 3-5 所示。

表 3-5　根据调节作用对远视屈光矫正镜度的分级及构成部分的名称

远视镜度分级	第一级调节远视矫正镜度	第二级调节远视矫正镜度	第三级调节远视矫正镜度
远视镜度	总合远视矫正镜度	隐性远视矫正镜度	
		显性远视矫正镜度	可矫正屈光矫正镜度
			绝对屈光矫正镜度

　　这三个级别划分方法如下。

第一级远视屈光矫正镜度——完全消除眼的调节作用后所表现出来的远视屈光矫正镜度，即被测眼的全部远视屈光矫正镜度。

第二级远视屈光矫正镜度——常瞳条件下，被调节张力所掩盖的和可以检测到的远视屈光矫正镜度，将全部远视屈光矫正镜度按可否隐藏进行的划分。

第三级远视屈光矫正镜度——常瞳条件下，对可以被检测出来的远视屈光矫正镜度，依据是否可以通过调节代偿进行的再次划分。

（二）调节性远视的分类

根据眼的调节作用与远视眼屈光矫正镜度的关系，可以将远视眼的屈光矫正镜度分为三个级别。

1. 第一级远视眼屈光矫正镜度

总合远视的全称应当是总合性远视屈光矫正镜度，又叫做总合性远视，简称总远视。其是指在眼的调节作用完全消失时所显现出来的全部远视屈光矫正镜度。也可以说，总合远视就是显性远视屈光矫正镜度与隐性远视屈光矫正镜度之和。

2. 第二级远视眼屈光矫正镜度

（1）显性远视：全称是显性远视屈光矫正镜度，又叫做明显性远视。显性远视是：使用与不使用调节力所表现出来的联合性远视屈光矫正镜度。简单说，显性远视就是绝对远视屈光矫正镜度与能胜性远视屈光矫正镜度之和，即：$2._{(1)} = 3._{(1)} + 3._{(2)}$。

（2）隐性远视：全称是隐性远视屈光矫正镜度，又叫做潜伏性远视。隐性远视是：能够被睫状肌生理性张力所代偿的远视屈光矫正镜度部分，即应用睫状肌麻痹剂后显现出来的远视部分。

3. 第三级远视眼屈光矫正镜度

（1）能胜性远视：全称是能胜性远视屈光矫正镜度，又叫做可克服性远视、能胜远视、能动性远视、条件性远视、制胜性远视、智能性远视。能胜远视是：被测眼通过使用调节力可以克服或代偿的远视屈光矫正镜度部分。

在屈光检测中可以发现：当检测出被测眼的绝对远视度之后，再继续加入适当的正镜度镜片，被测眼仍旧能保持1.0的矫正视力，此时检测到的就是远视中的能胜远视成分。在绝对远视度基础上，能够保持1.0矫正视力所新增的最大正镜度值就是被测眼的能胜远视度。

（2）绝对性远视：全称是绝对远视屈光矫正镜度，俗称绝对远视，又叫做固定性远视。绝对性远视是：被测眼使用全部调节仍旧不能代偿的远视屈光矫正镜度部分。

在屈光检测逐渐加入正镜度镜片的过程中，被测眼最初达到矫正视力1.0时所使用的屈光矫正镜度就是被测眼的绝对远视屈光矫正镜度。

（三）调节性远视与屈光检测

已经了解了远视眼的调节分类，那么这些不同的远视屈光矫正镜度部分在验光中怎样才能获得相关的数据呢？

在以上名词解释中可以发现：在对被测眼进行绝对远视和能胜远视（显性远视）的检测过程中，被测眼的瞳孔始终处于常态条件之下。而要想检测隐性远视屈光矫正镜度，则需在应用睫状肌麻痹剂的瞳孔扩大时。那么，使用什么样的睫状肌麻痹剂才能检测到隐性远视屈光矫正镜度呢？原则上讲，只要使用睫状肌麻痹剂，就可以检测出隐性远视屈光矫正镜度。但是，要想检测出全部的隐性远视屈光矫正镜度，就必须排除睫状肌的全部张力，这就需要使用作用强大的睫状肌麻痹剂，就目前使用的药物而言，只有阿托品这一种药物。使用快速作用型睫状肌麻痹剂（托品酰胺、东莨菪碱等）是无法检测到全部的隐性远视屈光矫正镜度的。

表3-6就是对一名仅具有0.5裸眼视力的远视眼被测者进行实际检测时在各个检测环节中操作过程一览表，通过这个表可以更清晰了解调节性远视与验光操作之间的关系。关于调节性远视在远视眼屈光矫正中的意义，将在本书第五章中进行介绍。

表3-6　一名远视眼被测者检测过程与调节性屈光的意义

序号	检测方法	瞳孔	镜度加入总量	视力	新加入镜度量	调节性屈光的意义		
1	单纯性镜度加入	常态	+1.50D	V:1.0; N:0.6	+1.50D	绝对远视	显性远视	总合远视
2	单纯性镜度加入	常态	+3.50D	V:1.0 （再增则降）	+2.00D	能胜远视		
3	1%阿托品滴眼，镜度加入	扩大	+4.50D	V:1.0	+1.00D	隐性远视		

注：V——远视力；N——近视力。

那么，隐性远视度是否需要矫正呢？这就要根据具体情况而定。要想了解这个情况，还得从散瞳验光和常瞳验光检测到的数据说起，在检测的数值上两者存在+1.00±0.25DS差异，例如瞳孔散大时检测的屈光矫正镜度为+5.00DS，当瞳孔恢复到正常大小时其屈光度就会回复到+4.00DS。此时，是按+5.00DS，还是按+4.00DS开具处方呢？

1. 常规处方

一定是要把+4.00DS作为数据写入处方。不能把+5.00DS写入处方的原因很清楚：常瞳情况下其屈光矫正镜度只有+4.00DS，用+5.00DS配镜，就等于造成了－1.00DS的"人为近视眼"。

2. 但是，也有例外

例如，按常规处方时，被测者还存在内斜视的现象，不妨再加上＋0.25DS，倘若加上后内斜视的现象消失了，这个"＋0.25DS"就应当加上。这样就可以保证双眼视网膜黄斑的良好状态。这里就延伸出来一个问题，这样"再加"的屈光矫正镜度到底可以加到多少？根据个人在指导验光、配镜中的体会，这个数值最好控制在≤＋0.50DS。超过这个数值，矫正视力一般都会有一定程度的下降。

第三节
远视眼的症状与并发症

当了解了远视眼的基本概况和远视眼的屈光与分类后，自然就会关心远视眼的识别问题。当然最确切的办法就是对被测眼进行屈光检测。有没有在屈光检测之前，就可以对远视眼进行预判的方法呢？应当说，进行预判的方法是有的，根据三个方面信息的调查结果来判断、预估还是可行的。这三个方面的信息是：①远视眼可能具有的病理改变；②远视眼所具有的症状；③远视眼的并发症。

一、解剖学改变

远视眼在解剖学上的改变，可以反映在眼球形态的变化上，也可以通过眼底镜观察到眼底的一些异常变化。这些变化可以起到提醒验光师主动发现问题的作用，警示验光师：在对高度远视眼验光中应慎重使用睫状肌麻痹剂。

（一）眼球本身的改变

远视眼在解剖学上的改变以球壁的改变为主，一般来说，远视眼的眼球都相对较小。解剖学上的病理改变以高度远视眼最为明显，不但眼球较小，而且角膜也会较小。远视眼的这种病理变化对晶状体影响不大。因此，晶状体相对较大，前房较浅。

对于两眼远视屈光矫正镜度有明显差异的被测者，往往可以发现屈光矫正镜度较高侧的面部欠丰满。

（二）眼底镜可以观察到的改变

使用眼底镜进行眼底检查时，还可以发现类似视网膜炎的改变：眼底的丝状反光，视神经盘颜色相对较暗，境界不清。

高度远视眼的黄斑与视神经盘的距离相对较远。因此，高度远视眼的生理盲点要比正视眼稍偏外侧，这也可能是远视眼内隐斜与内斜视形成的原因之一。

二、远视眼的症状

远视眼作为眼屈光不正的一种，其症状也有两个，一个是视觉疲劳，另一个是视力下降。但是，远视眼与近视眼不同，近视眼是以视力下降为主，视力疲劳为辅；而远视眼则是以视觉疲劳为主，视力下降为辅。当远视眼出现视力下降时，则说明远视程度较高，问题相对比较严重。

（一）视觉疲劳

远视眼的视觉疲劳是比较明显的，导致远视眼视觉疲劳的原因有两个。

使用相对较大的调节，睫状肌的高负荷张力是导致视觉疲劳的重要原因。

调节与集合的不协调，为克服过多的集合眼外肌的逆向张力是导致视觉疲劳的又一因素。

远视眼引起的视觉疲劳，根本的原因就是过度调节。正是由于这一原因，人们又将这样的视觉疲劳称为调节性视觉疲劳。

视觉疲劳的症状表现为：视觉分辨力的不稳定（频发的视觉模糊），眼部的不适（眼球的酸胀感、挤压感、眼及眼眶的钝痛），前额及太阳穴部位的闷胀和疼痛感。还可能伴有球结膜充血与眼内淤血等现象。

视觉疲劳症状在主观感受上并无特异性，但有明显的视觉疲劳产生与缓解的交替性。只要持续视近工作时，视觉疲劳就会产生。视觉疲劳也会因休息而缓解。

（二）视力下降

远视眼在远视力的改变，远比近视眼复杂得多。对于近视眼来说，有怎样的远视力就会有与之相适应的远用屈光矫正镜度。但是，远视眼相应的远视力，并无与之一一对应的远用屈光矫正镜度，远视眼的远视力仅与被测眼的绝对远视度存在着对应关系（表3-7）。这种对应关系，就导致了随年龄的增长，在远视屈光矫正镜度未发生改变的情况下裸眼视力将会逐渐下降。这种下降在少年儿童中可能并不太明显，但在30岁以后往往会被被测者觉察到。

表3-7 绝对远视度与裸眼视力的关系

裸眼视力	0.6	0.5	0.4	0.3	0.2	～	0.15	～	0.1	0.08	0.06	0.05
屈光矫正镜度	0.50	0.75	1.00	1.25	1.50	1.75	2.00	2.25	2.50	3.00	3.50	4.00

人眼的调节力是随着年龄增长而逐渐降低的，这是眼的自然生理变化过程。

少年儿童眼的调节力是比较强大的，因此其远视屈光矫正镜度中会有较多（或全部）部分以能胜性远视的形式存在。倘若被测青少年是轻度、中度远视眼，其显性远视都表现为能胜性远视，也就不会有视力下降的表现。随着年龄的增长，能胜性远视屈光矫正镜度会逐渐降低，而绝对远视屈光矫正镜度就会由没有到存在，并将会逐渐加大。正是由于这样的生理特征，具有同样屈光矫正镜度的不同年龄被测者，在视觉上呈现出不同的视觉感受，视力下降的程度也会明显不同（表3-8）；被测者会随着年龄的增大，视力下降的表现也会日趋明显。远视眼被测者的年龄越大、屈光矫正镜度越高，对视力影响的程度就会越明显。

表 3-8　远视程度与远视力下降的关系

远视程度	幼儿与儿童	青年人	成年人	老年人
轻度				√
中度		√	√	√
高度	√	√	√	√

幼儿与儿童具有较强的调节力，因此即便是中度远视眼，也不会有裸眼远视力下降的表现；但是青年人，尤其是中度远视眼的成年人，肯定存在裸眼远视力下降的问题；而老年人因为调节力几乎消减殆尽，轻度远视眼也会造成明显的远视力下降。因此，对于少年儿童来说，视力正常眼并不一定就是好眼，因为视力正常人之中，也有不太正常的"视力正常"者。

三、远视眼的并发症

（一）内斜视

由于调节与集合的失调，远视眼被测者在注视目标时就要使用较多的调节力。由于眼的调节、集合、瞳孔的三联运动机制，就会带动一定量的集合作用和相应的瞳孔缩小效应。这可能就是远视眼瞳孔比正视眼要小的原因。而因调节带动而过多地使用集合力，倘若得不到屈光矫正的话，久而久之就会导致内斜视的发生。当然内斜视，并非只有远视眼可以产生，但远视眼产生内斜视者更为普遍。据我国著名眼-视光学专家徐宝萃报告，远视眼产生内斜视者为近视眼的3.34倍，为正视眼的5.96倍。因此，远视眼合并内斜视者多见于年幼儿童。一般来说，内斜视多在6岁以前发生。

（二）弱视

远视眼的另一并发症就是弱视。经典的认识认为，内斜视发生后产生复视，进而使具有较大屈光矫正镜度的那只眼因被神经中枢抑制而废用以致发生弱视。加藤谦等报告显示内斜视产生弱视者约为50％。徐宝萃在对131例弱视的调查中发现，内斜视者为81.6%，又在另一份报告中报道55名内斜者中有49人为远视性屈光不正，约占89.1%。

也有大量的临床调查报告证实，伴有、不伴有斜视的远视眼，均可导致弱视的发生。这种弱视大多是由双眼的不同视所引起的。一般认为这样的弱视是由两种因素引起的。

① 先天发育异常导致的视力障碍；

② 视觉废用及生理抑制所致。

第四节
少年儿童远视眼矫正需解决的问题

少年儿童远视眼在使用眼镜进行屈光矫正时，应当解决哪些问题呢？这是少年儿童远视眼者及其家长需要了解的问题，更是验光师需要了解的内容。笔者认为，少年儿童远视眼的屈光矫正中需要解决的问题因远视程度不同，也与有没有并发症有关。下面来分析一下在不同的情况下，少年儿童远视眼所面对的问题。

一、轻度远视眼

轻度远视眼是指<+3.00D的远视眼，这种远视眼在30岁以前通常是不会出现任何主观症状的。因此，对于这样的远视眼，一般不用进行光学矫正。但是，对于下列情况则需采取相应的对策。

（一）<+2.00D低龄儿远视眼

少年儿童在生长发育过程中，眼屈光状态有一个去正镜度化（负镜度化）的过程。这一过程完成后大约会使被测者的屈光矫正镜度向负镜度方向偏移2.00~3.00D。这也就是说，<+2.00D低龄儿远视眼将来极有可能会转变为近视眼，这里说的低龄儿是指年龄在4~8岁这一阶段的孩子，这一阶段恰好相当于幼儿园到小学三年级的时期。因此，对年龄较小的<+2.00D低龄儿远视眼被测者，应注意近视眼的预防，应当说这是预防近视眼发生最为艰难而又至关重要的工作内容。对于这样的被测者，监护人应当注重对其进行合理用眼的教育与监护，以避免因用眼过度而使去正镜度化（负镜度化）过程加速。

（二）少年儿童时期的轻度远视眼

这一部分被测者通常没有主观症状，一般无须使用眼镜进行屈光矫正。只要注意用眼卫生，定期接受屈光检查就可以了，这种定期的屈光检查应每年进行一次。

（三）伴有视力障碍的少年儿童远视眼

有一部分少年儿童轻度远视眼，尽管远视程度较轻却表现为视力较差，此说明被测者存在调节衰弱。这样的被测者，就需要进行屈光矫正。

二、中、高度远视眼

对于少年儿童的中、高度远视眼来说，可能会有明显的视觉疲劳，还会有一定程度的视力障碍，而且常常会伴有内斜视，甚至还会伴有弱视。对这样的被测者需要解决的问题有以下三个方面。

（一）矫正视力与缓解视觉疲劳

提高这部分被测者的视觉分辨力是首先要考虑的问题。只要使被测者获得较为理想的矫正视力，视觉疲劳就会一并得到解决。之所以要将矫正视力放在首位，是因为视力的低下极可能会诱发弱视，而弱视一旦发生就会对其双眼视功能起到严重的破坏作用。

（二）纠正眼位

眼位的偏斜必然会导致复视，进而产生弱视。而内斜视又是婴幼儿高度远视眼最为常见的一种并发症。因此，在进行远视眼的屈光矫正时，所要注意的第二个关键问题就是纠正被测者的内斜眼位。

一般情况下，只要给予被测者充足的远用屈光矫正镜度，就可以有效地纠正眼位。使被测者恢复正常的眼位，是保证和重建被测者良好双眼单视的基本条件。

（三）预防与矫治弱视

少年儿童中、高度远视眼，特别是高度远视眼，都会存在一定程度的弱视。这是因为人们对眼的生理健康意识还相对比较薄弱，对弱视眼的预防几乎是一点观念都没有。因此，在屈光矫正中针对弱视就有两项工作要做。

① 对于尚未发生弱视的少年儿童远视眼被测者，通过屈光矫正阻断弱视眼的发生进程，同时对被测者进行弱视眼的预防与教育工作。

② 对已经发生弱视的少年儿童远视眼被测者，要通过屈光矫正为被测者弱视眼视功能的恢复建立最良好的光学矫正条件，并通过相应的治疗措施为弱视眼视功能的恢复提供必要的保证。还要使被测者了解对弱视眼进行矫治的方法与疗

程，以便使被测者能够在弱视眼的矫治中给予更好的配合。

三、有并发症的远视眼

在对少年儿童远视眼的矫正与矫治中，所有接受矫正与矫治的人、验光师都必须有一个明确的认识：不管远视眼的屈光矫正镜度是高还是低，只要有并发症就应当给予相应的处理，而且处理得越早越好。

第四章
少年儿童近视眼 >>>

第一节
近视眼的定义和形成原因

　　近视眼在我国是一种极其常见的屈光不正，在少年儿童中的发生率更高。因此，在屈光不正的矫正与预防中，近视眼的矫正与预防是极其重要的组成部分。对于眼-视光学一线工作人员来说，要想做好少年儿童近视眼预防、矫正、控制的工作，不但要掌握熟练验光、配镜的操作技能，还必须具备以下3个方面的基本知识：

　　第一，了解少年儿童视觉生理发育的基本规律；

　　第二，验光、配镜要力争做到与少年儿童视觉发育相结合；

　　第三，始终把屈光矫正与少年儿童近视控制相结合作为自己验、配工作的指导方针。

　　当眼-视光工作者把以上操作技能和相关知识贯彻到实际验光、配镜中时，就可以使其对少年儿童的屈光矫正工作保持在较高的水平。目前，验光、配镜工作的重中之重是对近视眼的屈光矫正，而掌握少年儿童近视眼的基本特点就成为屈光矫正中必须正视的工作。

一、了解近视眼是做好少年儿童验光配镜工作的基础

　　近视眼，一种最常见的屈光不正类型。特别是在亚洲，近视眼的发生率是非常高的。据有关报道，我国近视眼的发生率达60%～70%，其中小学生为8%、

中学生为 60％、高中生为 85％、大学生可以达到 90％。到眼镜店和验配镜中心的验光、配镜者，绝大部分是近视眼。这是一个全民族都应当注意的问题。对于一名眼-视光工作者来说，必须对近视眼有一个相对全面的了解，才能做好自己的本职工作，才能为被测者更好地服务，才能为被测者验好光、配好镜。

在一定意义上说，不了解近视眼，就做不好屈光不正的预防与矫正工作。一名优秀的验光师（配镜师），他必须了解近视眼的形成原因、屈光状况、症状，必须了解其验光的基本规范、矫正原则，以及预防、控制的基本原理与方法。本节就近视眼的基本知识，以及少年儿童近视眼验光、配镜方面应注意的问题进行基本介绍。

二、近视眼的定义

近视眼是一种最常见的屈光不正。那什么是近视眼呢？见图 4-1。当眼处于调节静止状态时，平行光线入眼，经没有启动调节功能的眼屈光系统的屈折，聚焦在视网膜之前（F）。这种眼就是近视眼。

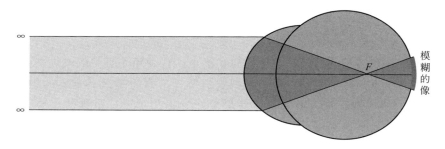

图 4-1　近视眼：平行光聚焦在视网膜之前

这里必须予以说明，对于近视眼来说，不管是否启动调节功能，在裸眼状态下都无法将无限远来的平行光线聚焦在视网膜上。那么，在近视眼的定义中为什么还要加上"没有启动调节功能"呢？应当说这是由对各种屈光不正进行定义的统一条件所决定的。只有这样，才能使无限远平行光线入眼后的聚焦点与不同屈光不正的明视远点构成共轭关系。此时，在视网膜上所形成的只能是一个光斑。这个光斑并不能给被测者提供一个清晰的像，只能是一个模糊的像。这就是近视眼无法看清无限远目标的原因。F 点距离视网膜越远，被测者所看到的像也就会越模糊。一般来说，F 点与视网膜距离和被测者的近视程度成正比。即：

$$d = \frac{D}{3}$$

式中　d——F 点到视网膜的距离，mm；

　　　D——被测者的屈光矫正镜度。

三、近视眼的成因

近视眼是由什么原因导致的呢？应当说，这是一个至今尚未彻底搞清楚的问题。本节将对这一问题进行客观的介绍，通过这些介绍，想必验光师、配镜师对近视眼的预防与验、配镜工作会有更加深入的了解。

（一）公认的经典近视眼成因

近视眼发生的经典理论是：遗传学说与环境学说。

主张遗传学说的人认为：近视眼的发生与遗传因素有关。主张环境学说的人则认为：近视眼的发生与近距视觉工作的负荷有关。遗传学说以家族、种族调查资讯和常染色体性状为依据。而环境学说则是以流行病学和动物实验为依据。

应当说，两种学说都有各自的道理，但是两方又都不具备彻底否定对方学说的杀手锏。两种学说的争论可谓是旷日持久。因此也就产生了一种调和的近视眼发生说——遗传-环境联合学说。有报道还主张：在近视眼的发生中，遗传因素占60%，环境因素占40%。

（二）影响近视眼发生的因素

在近视眼发生的原因方面最根本的因素是什么？应当说，至今尚未找到。但是，影响近视眼发生的因素，在当前至少还应当包括以下几种。

1. 低照度

调查研究发现，照明的低照度是诱发轻、中度近视眼的原因。

2. 高强度持续性阅读

高强度持续性阅读是最常见的导致近视眼发生的重要因素。我国有学者认为：汉字识别难度（包括字迹的潦草）是中国人近视眼高发的一项值得注意的原因。

3. 营养不均衡

营养不均衡是指蛋白质摄入量过低，碳水化合物摄入过多。目前，一些专家学者也将其列入导致近视眼发生的促发因素中。

4. 机体左旋多巴胺不足

目前有学者认为左旋多巴胺对弱视有一定的改善作用，但副作用也比较大，目前尚未列入常规治疗。也有学者认为，机体中左旋多巴胺含量的减少使视细胞活性下降，因而被认为是一个诱发近视眼的原因。

5. 有机磷摄入过多

据有关调查，过量地摄入有机磷可能会诱发近视眼。

6. 形觉剥夺

形觉剥夺诱发近视眼，是近年来非常流行的一种学说。

7. 眼的调节滞后

眼的调节滞后也是引起的远视性散焦，可使眼轴增长加速，从而导致近视的发生，是近年来又一种近视眼的发生学说。

8. 早产儿、低体重儿

人们还发现，早产儿和低体重儿中近视眼的发生率也相对较高。

人们又将形觉剥夺与眼的调节滞后归结为环境学说的新内容，并且认为这两种现象可能是导致视觉生理变化以及近视眼发生的最直接原因。

综上所述，在近视眼发生原因尚未最终明了的今天，对近视眼的预防与矫正工作，既不能单纯强调预防，也不能单纯强调矫正。更不能仅仅从单一方法的应用，就断言对近视眼的预防与控制有奇效。人们必须认识到两点：①近视眼预防与控制工作远比目前"制定指标"的做法复杂得多；②期望应用某一种方法就能做好近视眼的预防与控制工作，只能是一种美好的期望。

开展、推进近视眼的预防与控制工作，就必须以目前认识到的"原因"为基础采用相应的综合措施，才能见到成效。

第二节
近视眼的屈光

近视眼在不使用调节力的情况下，平行光将成像在视网膜之前。那么，近视眼能看清楚多远距离的物体呢？要说明这一问题，就必须了解眼的屈光。

一、近视眼的远点与远点距离

平行光成像在视网膜之前，这也就是说，无限远的点在近视眼的共轭点一定是在视网膜前的一定距离处。假如将这一焦点移到视网膜上，此时视网膜在空间的共轭点在什么位置呢？见图 4-2，只有将∞的原点移动到 A 点，使光线由平行光的形式转换成发散光的形式进入人眼，F 点才会发生被移动到 F′点的效应。从图中可以看出，对于近视眼来说，与视网膜黄斑中心凹（F′）共轭的点（A）一定是在其眼前的有限距离处。A 点则是近视眼所能看清楚的眼前最远距离的点，这一点就是近视眼的远点。近视眼的远点与眼节点的距离，就是其远点距离。

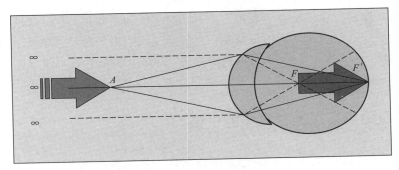

图 4-2　近视眼的屈光

二、远点距离与眼的屈光矫正镜度

从光学作图的概念讲，眼的屈光矫正度镜与眼的远点距离成反比。图 4-3 就是采取光学作图方式显示的近视眼屈光的表述形式。

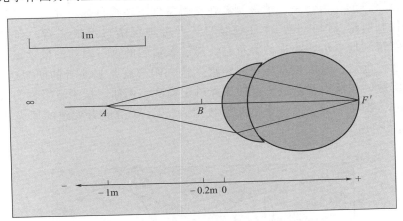

图 4-3　远点距离与屈光矫正镜度关系示意图

图中下方的横线表示数轴，以角膜的顶点作为光路的零点。其左侧是数轴的负侧；其右侧则是数轴的正侧。被测者眼前自然是数轴（主光轴）的负侧。倘若，被测者远点距眼的距离为 1m，该点在数轴上则表现为负值，其对应的屈光矫正镜度就是数轴上负值的倒数。

如，A 点在眼前的距离在数轴上的值为 −1m，其倒数为 −1，该眼的屈光矫正镜度为 −1.00DS。

再如，B 点在眼前的距离为 −0.2m，其倒数为 −5，那么，与该距离相对应的屈光矫正镜度为 −5.00DS。应当说，这是一种更加贴近科学的表述方式。

这样就可以得出结论：数轴上的值与屈光矫正镜度的积恒为 1。即近视眼的远点距离与眼的屈光矫正镜度的绝对值呈反比。

但是，眼镜行业的从业者表述距离时一般不太习惯使用负值，那么，可不可以修改一下使其符合从业者的习惯呢？只要将远点距离的负号去掉就可以了，例如，A 点的 $-1m$ 视作 $1m$，1 的倒数仍为 1，但这个 1 是负数，该眼的屈光矫正镜度为 $-1.00DS$，即可表述为 1 个近视屈光度，俗称 100 度近视。

三、远点距离在屈光检测中的价值

从前面的叙述中已经知道，远点距离与屈光矫正镜度两者存在反比的关系。利用两者的这种关系，可以了解被测眼大致的屈光矫正镜度。当验光师了解并利用这种关系时，就可以对验光中所检测到的屈光矫正镜度的正确与否，进行简单、初步的判定。当被测者了解了这一关系，也会对由验光师检测的屈光矫正镜度起到一定监督作用，从而有效减少因暂时性疏忽所导致的、偶尔发生的比较明显的检测偏差。

具体做法如图 4-4 所示。验光师在检测时，需提供一幅近用视力表，或提供一张带有字符的注视物品。请被测者在裸眼条件下注视目标，并告知其当看到字符边缘锐利时请及时报告。令注视物自远及近地逐渐接近被测者，当被测者报告：能够锐利地看清楚注视的字符时，能够看清楚的这一眼前的最远点，就是被测者的明视远点。量取该点与眼的距离，这一距离就是被测者的明视远点距离，该距离倒数的相反数就是被测者的屈光矫正镜度。例如，被测者报告的这一距离为 0.25m（即 1/4m），其倒数的相反数则为 -4，该被测者大致的屈光矫正镜度即为 $-4.00DS$。

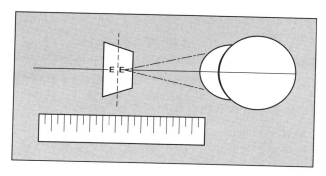

图 4-4　远点距离检测示意图

当测得的距离与检测到的屈光矫正镜度基本相符时，就可以判定后者的数值可信度相对较高。当然，这里应当说明的是：

① 当被测者屈光成分中没有散光成分时，两者的符合程度就会较高；

② 随着被测者屈光成分中散光成分的增多，两者数值的偏差有所扩大。

对于含有较多散光成分的被测者，验光师可以应用等效球镜的原理予以处置，即将散光成分折半后，将折半值计入球镜值中，再行比较。

如被测者的远点距离为 0.4m，当被测者是单纯性近视眼时，其屈光矫正镜度就应当为 -2.50DS。当被测者为复性近视散光时，则会检测出含有散光成分的屈光矫正镜度，例如，被测者被检出的屈光矫正镜度为 -1.50DS-2.00DC$\times$90°时，可以将 -2.00DC 折半，将折半值 -1.00D 与球镜度 -1.50D 联合，其屈光总量为 -2.50D。此时就可以认为检测到的屈光矫正镜度与远点距离的关系是基本相符的。

在实际的工作中，是否可以做到分毫不差呢？应当说并非如此，可能会因为测量的误差、被测者所具有的本体视觉锐度及对镜度的接受程度诸多方面的差异，存在一定偏差，特别是散光成分较多时。但是，这种差异一般不会 $>$ 0.50D。倘若屈光检测值与远点距离倒数的偏差 $\geqslant 0.75$D，就应当对检测到的屈光矫正值保持高度的警惕性，此时，验光师应当做的就是：对屈光矫正值进行重新检测、核实。

第三节
近视眼的症状和体征

近视眼症状，即被测者在视觉方面的临床表现。近视眼的症状主要表现在两个方面：视力下降；视觉疲劳。

一、近视眼的视力症状

（一）远视力下降

近视眼最突出的症状就是远视力下降。这显然是和其远点位于眼前的有限远有关。其视力下降的程度，与近视眼的程度有着密切的关系，也和近视眼是否伴发有散光、散光程度高低有着密切的关系。近视程度越深，视力的减退也就越明显。

近视眼的屈光矫正镜度与裸眼视力的对应情况如表 4-1 所示。

表 4-1　近视眼屈光矫正镜度与其裸眼视力的对应关系

屈光矫正镜度	-0.50	-1.00	-1.50	-2.00	-2.50	-3.00
对应的裸眼视力	0.8	0.4	0.3	0.2	0.15	0.1

这一组数值，摘抄于高田 孝的《续·近代眼镜学读本》。在实际检测中，相应视力所使用的屈光矫正镜度同上列数值可能会有一定差异。这可能是由以下两种因素所造成的。

1. 日本检测视力时，经常使用片假名（ニナムマコゥフ）作判读视标

对片假名视标的分辨与对"E"视标的分辨，在心理物理认知上是有差异的，这可能导致了被测者判读困难程度的增加。

2. 被测者在接受视力检测时，对视标的精细分辨程度存在着一定的偏差

在实际验光、配镜中，常常会发现：同样的屈光矫正镜度，在使用同一幅视力表进行检测时，不同的被测者被检测到的视力读出值并不完全相同。例如，同样时−3.00DS，有的人裸眼视力可能只有0.1，但有的人会读出0.4的视标，这又是为什么呢？

应当说，这种现象不能证明同样的近视程度，不同被测者会出现不同的视力减退程度。这种情况是由于不同的被测者在识别视标时采用了不同的分辨力。如图4-5所示，三幅图都可以分辨出其"E"视标。但是，分辨清晰程度不同，视力检测要求的是图4-5（A）的分辨标准。倘若，被测者以图4-5（B）、图4-5（C）的分辨标准确定精细分辨的尺度，所得到的视力检测结果，显然就会优于以图4-5（A）标准所获得的检测结果。一般来说，图4-5（A）与图4-5（C）在视力表辨识方面不会相差≤3行视标，视标字符越大这种辨识差异也会越大。这就导致了：视力同样是0.1的被测者，有的人可能只需使用−3.00DS的屈光矫正镜度，就可以使矫正视力达到1.0；但有的人则需要使用−5.00DS的屈光矫正镜度，才会达到1.0的矫正视力。这只能说明，被测者在接受视力检测时，对0.1的视标进行视觉精细分辨时采取了不同的感觉锐利程度标准。

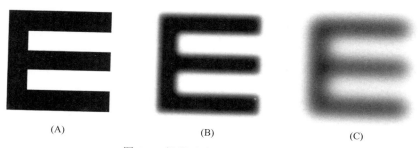

(A)　　　　　　　　　(B)　　　　　　　　　(C)

图4-5　视觉清晰程度差异示意图

一般来说，这种由辨识精度差异导致的偏差，在裸眼视力检测时表现得更为突出，而在矫正视力检测时的影响会相对较小。这可能与人自我的心理状态有关。

（二）近视力"正常"

关于近视眼的近视力，一般都会讲：正常。但是，这种说法显然是不正确的，因此本节中说到近视力正常时，一律以"正常"这种形式出现。

按简单的理解，近视力是指看近的视力。对于近视力仅仅停留在这样的理解上，是非常不够的。尤其对于从事眼-视光学工作的人员来说更是如此。

例如，－3.00D 的近视眼，其远点在被测者眼前的 0.33m 处，当采用 0.30m 的标准近视力检测时，其近视力的表现显然是正常的（图 4-6）。但是这时所检测到的近视力值，只是被测者所能看到的，几乎是接近最大视远能力的视远视力，这与远视力与近视力中的近视力是不相同的。应当说，近视力是相对于远视力而言的一种视力。两种视力在基本概念、屈光检测以及屈光矫正方面是不同的，见表 4-2。而近视眼的近视力"正常"，只能是一种形式上的"正常"，只能说，这是一种异常远视力的特殊表现形式。

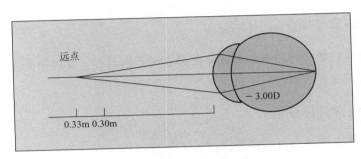

图 4-6　近视眼的远点与视近检测

表 4-2　远视力与近视力概念对比一览表

		远视力	近视力
检测目的		≥5m 的明视觉状况	0.3m 的明视觉状况
检测距离		5m	0.3m
调节力	近视眼	不使用调节力	必须使用调节力
	正视眼		
	远视眼	使用一定调节力	
使用工具		标准对数视力表	标准近视力表
屈光矫正方法	远视眼	远用屈光矫正镜度	远用屈光矫正镜度＋add
	近视眼		
	正视眼		老花镜;或平光镜＋add

二、近视眼视力方面的体征

近视眼在视觉功能降低之时，所表现的体征有两种。

第一，看远模糊，看近清楚（习惯上会讲远视力下降，近视力"正常"）。这是视力减退的必然结果。

第二，眯眼。通过眯眼缩小光线入眼时的孔径（瞳孔），从而起到增大景深，使视觉清晰程度在一定程度上得到改善的作用。应当说，这也是一种没有办法时的将就措施。

三、视觉疲劳

在一般情况下，近视眼很少产生视觉疲劳症状。近视眼产生视觉疲劳的情况有以下三种。

（一）调节与集合的不协调

被测者在视物时，调节与集合存在明显的不协调时，这种情况大多发生在低度近视眼。高度近视眼一般不会发生。

（二）注视目标过近

在青少年中常常会有阅读距离过近的不良习惯。当注视点趋近调节极限时，就会出现视觉疲劳。

（三）当近视眼被过度矫正时

当被测者所戴用的眼镜的屈光矫正镜度，大于被测者所具有的屈光不正程度时，被测者就将处于人工远视状态，此时被测者就频繁出现视觉疲劳。

四、视觉疲劳方面的体征

近视眼存在视觉疲劳时，就会出现相应的体征。这些体征一般都属于非特异性症状。这些症状包括头部的闷胀感、头晕，严重者还会出现头疼、背疼，甚至会出现消化道的反应性症状。

视觉疲劳在视觉上的症状，会表现为阅读书籍时的串行、一过性复视等。复视症状，一般会表现为间歇性，随视觉疲劳的加重，复视的发生也会更加频繁。视觉疲劳最大的特征有两个。

① 上述非特异性症状一般会反复发生。可以说，只要具备相应的条件，视觉疲劳就会发生。

② 只要去除造成视觉疲劳的原因，视觉疲劳就可以得到缓解。

第四节
近视眼的并发症和假性近视

一、近视眼的并发症

近视眼的并发症，在中、轻度近视眼中一般较少发生。对于高度近视眼来说，可能发生的并发症有以下几种。

（一）眼位变化

近视眼发生的眼位变化中，最为常见的应当是外隐斜视、外斜视。这是因为被测者在视近时所使用的调节力相对较少，无法调动与之相应的集合力。当表现为外隐斜视时，被测者将出现视觉疲劳。当这种不协调超过一定限度时，就会出现显性外斜视。

（二）眼球突出

有人认为，近视程度较严重的被测者还会出现眼球突出的体征，这种现象往往被归因于眼球前后径增长。但是，在实际工作中会发现，近视程度与眼球突出程度并非是一种必然的对应关系。例如，−9.00DS 的近视眼，按理论计算眼球前后径将增长 3mm，而且这种增长，既可以向前增长，也可以向后增长。这就要看眼球后方的填充情况。假如眼球后方较为充实，那么前后径的增长就会以眼球的前突为主。反之，在眼睑的作用下，眼球的增长就会以后方占位为主，眼球突出就不会明显。

（三）眼底退行性变

当眼球的前后径增长后，眼球后方巩膜的表面积就会增大，那么眼球的视网膜、脉络膜就会产生延展性的改变，这就会造成视网膜、脉络膜与巩膜分布上的差异性。这种差异将表现为豹纹状眼底、近视弧形斑（图 4-7）、锯齿缘部的囊样变，甚至可能出现黄斑萎缩和出血。

（四）玻璃体液化

近视眼眼球的增大，会造成一定程度上的眼球营养不良、脉络膜的变性，尤其是在眼球受到外伤、震荡时，玻璃体就会发生液化。一旦发生玻璃体液化，被测者在头位发生大幅度变化时，就会看到视野中有黑点、条索状物。当头静止

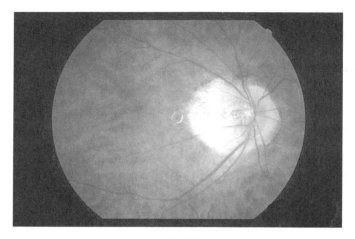

图 4-7　高度近视眼的眼底改变

时，这些漂浮物就会由于重力作用而下落。这种现象就叫做飞蚊症。

一般认为，飞蚊症只是自觉症状，不影响视力。但是，这不是绝对的，假如漂浮物相对较大，也会在一定程度上影响视力。

（五）视网膜脱离

高度近视眼还可能会发生视网膜脱离。视网膜脱离的发生，一般是在视网膜变性、玻璃体液化或液化的玻璃体经裂孔进入视网膜下的基础上。当受到外伤、从事重体力劳动，或突然使用较大的负荷体力时等，都可能诱发视网膜脱离。视网膜脱离发生时，被测者会在瞬间出现明显的视力急剧下降、复视、飞蚊症等。

近视眼并发症的发生，对于整个近视眼人群而言，只是一种潜在的可能性。并非所有近视眼都会发生。一旦发生并发症，说明被测者的视觉问题比较严重，问题的严重性既表现在现实的视觉感受方面，也会表现在未来的恢复上。因此，对于有严重并发症（眼底退行性变、视网膜脱离）的近视眼被测者，应到眼科医院接受及时的治疗，以防止不可逆结果的产生。

二、假性近视

假性近视是一种由与调节功能有关的异常屈光所导致的一种暂时性视觉现象。最早注意到这一现象的人是格里菲（Graefe），时间是 1856 年。这种现象的命名，是由理布雷希（Librei）在 1861 年完成的。山地良一用条块图（图 4-8、图 4-9）非常形象地揭示了调节紧张与近视现象的关系。图中显示的是：轻度远视眼在调节紧张时表现为正视现象，而在过度调节紧张时表现为近视现象。同样的道理，可以推测出：正视眼发生假性近视的可能性要比远视眼发生假性近视的

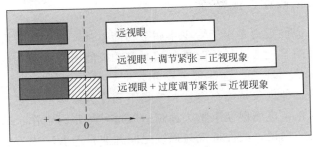

图 4-8　远视眼合并调节紧张时屈光现象的示意图

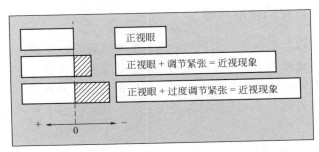

图 4-9　正视眼合并调节紧张时屈光现象的示意图

可能性更大。只要存在调节紧张就会表现为近视现象。假如合并过度调节紧张，近视现象的程度就会更大。

　　从以上叙述不难看出：假性近视就是由调节处于持续高度紧张状态下，所造成的暂时的非自主性调节难以舒缓的一种高张力状态。眼的屈光状态会因调节难以舒缓而处于暂时的近视状态。从严格意义上讲，眼的这种屈光状态与近视眼的屈光状态是不太相同的。将这种状态的发生机制归因于调节张力过高还是有道理的，但要说是因调节痉挛则有些过于牵强。属于平滑肌的睫状肌，在没有任何主体主观知觉的情况下痉挛，这是不太容易解释的。确切地说假性近视也只能是睫状肌持续高张力状态时难以放松，而表现出来的调节放松延迟而已。这种延迟的时间非常短暂，在解除睫状肌高张力状态后，一般会在几秒～十几秒内解除，鲜有超过半分钟的。因此假性近视是一种在现实中存在，但又很难在临床检测中发现的暂时性睫状肌高张力状态。

　　据报道介绍，假性近视现象的程度可以达到−4.00D以上。当然，更多的假性近视表现为轻度近视现象。假性近视，是近视眼预防、矫正与控制方面经常所要面对的一个问题。了解这一问题，对验光师来说是极其重要的，正像徐广第先生所强调的：不了解假性近视，就无法做好近视眼的预防、控制工作。徐广第先生正是从近视眼预防与控制的角度提醒大家，认识假性近视是做好近视眼预防与控制工作的起点和出发点。

（一）什么是假性近视？

一般认为，假性近视是由于青少年调节功能过强，长时间看近引起高张力调节后，当由长时间看近突然看远时，眼的调节功能暂时不能完全放松，表现为看远模糊、看近清楚的现象。这种现象在初发时，是一种暂时的、可以恢复的现象。但是，如果这种现象持续存在，调节得不到充分松弛的机会，这种暂时的现象就会被不断强化，进而促使眼睛去逐渐适应这种近距离工作状态，就必然导致近视眼的发生。应当说，假性近视与近视之间并非是前者转化为后者的关系，而是睫状肌的高张力状态导致眼睛在视觉功能上发生自然性生物适应的必然结果。

（二）假性近视的诊断问题

一名"近视眼"被测者，如何确认他是假性近视呢？应当说，目前还没有有效的检测方法，这是因为，目前的屈光检测中还没有（或者是还没人敢）让被测者睫状肌处于高张力状态的相应措施。即便让被测眼处于暂时的高张力状态，能否在几秒钟完成检测也是个未知数。目前对于假性近视的诊断有两种说法，值得探讨。

1. 通过散瞳验光确认

验光师，经常会遇到是不是假性近视的问题。对这样的问题，只有两种答案。一种是语焉不详，好像解释了，但又让人摸不着头脑；另一种就是通过散瞳检查。

散瞳通常是指应用睫状肌麻痹剂（阿托品、后马托品、托品酰胺）将瞳孔散大。那么，瞳孔散大以后，可不可以检测到与假性近视相关的数据呢？见图4-10。假性近视发生在调节持续高张力状态时，而瞳孔散大是在调节麻痹，即完全失去调节张力的状态。"调节持续高张力状态"与"瞳孔散大后的调节麻痹"是两种不同的生理状态，很显然在后一种状态中检测出前一种状态发生的生理变

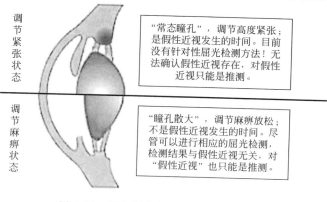

调节紧张状态

调节麻痹状态

"常态瞳孔"，调节高度紧张；是假性近视发生的时间。目前没有针对性屈光检测方法！无法确认假性近视存在，对假性近视只能是推测。

"瞳孔散大"，调节麻痹放松；不是假性近视发生的时间。尽管可以进行相应的屈光检测，检测结果与假性近视无关，对"假性近视"也只能是推测。

图 4-10　调节紧张状态与调节麻痹状态

少年儿童屈光矫正学

化，是一种不符合视觉生理状态的说法。

另外，人在什么情况下才会瞳孔散大呢？人们最为熟知的恐怕就是：人死了，瞳孔就散大了。使用睫状肌麻痹剂就是将睫状肌人为地置于模拟死亡的状态。在这种状态下，要想测量出人在现实生理状态下屈光情况的可能性不大。

因此，散瞳至少在目前还不具备肯定和否定假性近视的有效价值。

2. 把某一范围的近视确认为假性近视

目前，还流行一种将比较轻度的近视眼划归为假性近视的做法，通常有的人会将−0.50～−1.00DS的近视界定为假性近视。这种做法也是不正确的，而且这种做法在屈光矫正上也是不负责任的。

尽管假性近视只是一种瞬间即逝的暂时现象，但人们都觉得自己是假性近视，一些部门的验光、配镜人员也会拿假性近视说事，告诉被测者存在一定程度的假性近视。假如一个孩子被检测出的屈光矫正镜度是−1.00DS，那该给其配多少度的眼镜呢？倘若将−1.00DS定为假性近视，那就不应当给予配镜，可现实是：这个孩子只能看清楚1m距离的目标。

应当说，将某一范围的负性屈光矫正镜度作为界定假性近视的做法也是很值得商榷的。

（三）假性近视的发生

调节紧张是假性近视发生的原因，这是被屈光学界所公认的。但是，假性近视的发生到底是怎样的一个过程呢？这方面的报道相对较少。从视觉生理分析，这个过程就是生理机能与生理适应的过程。

眼的功能是既可以看远也能看近的。假如在现实生活中，眼所面对的是正常的生物生存视觉环境，这应当说是最适宜的。在今天，对于生存质量的追求，使更多的人必须以尽可能多的时间去从事视近作业。这样就会使眼针对这种变化进行适应：眼的功能就会向适应视近作业的方向发展。既然眼的视远时间减少，眼的视远功能也必然会发生不同程度的减弱。这就是假性近视的生理变化过程。当这一过程不断地被重复，这种适应就会不断被强化，就使假性近视转化为真性近视。

相对于正视眼而言，假性近视是一种由长时间调节张力过高引起的暂时性视觉现象，这是毫无疑义的。但从生理功能角度看，假性近视又是人生理适应功能正常运行的一种必然趋势与结果。应当说，假性近视有可能是近视眼发生的先兆，预示着少年儿童正视眼向近视眼发展的可能，对少年儿童轻度远视眼也同样有趋向近视眼发展可能的提示。但是，倘若认为假性近视明天、后天、大后天一定会变成近视眼的认识还是显得有些过于风声鹤唳了，既然是可能和提示，只要正视它，做好孩子近距离视觉作业时的科学、合理用眼工作，这些已经出现假性近视的孩子就不一定会变成近视眼，至少能保证孩子眼睛的去正镜度（负镜度）化过程处在一个相对合理的尺度上。

三、假性近视的"真"是什么？

既然叫做假性近视，那就是说近视眼是假的，那么假性近视的"真"是什么？应当说，对这个问题的探讨似乎并不深入。就假性近视这个词而言，在欧美并无与此相对应的单词可供互译。这些国家的眼-视光学界人士认为，真就是真，假就是假，"假的真"会是什么呢？假性近视在俄罗斯、日本曾经都是比较盛行的，但是经过多年的探索，关于假性近视的探究已经基本在眼-视光学领域之中淡出，极少有人会再度提起了。我国对假性近视开始进行研究与探讨的时间，应当与这两个国家基本是一致的，在当前还有相当一部分人在说着与应用着假性近视，对于这种现象，我国著名的生理学家、著名视光学家汪芳润教授讲："眼科学中并无'真性近视眼'一词。原发性近视有真无假，只有单纯性近视眼与病理性近视眼（或变性近视眼）之分。现实情况表明，假性近视眼学说的推行，为各式各样的并无矫治效果的商业活动，提供了极为有利的理论依据。从某种意义来看，这不能不说是一个悲剧！为了不让学术上的误会继续下去，特别是不让我国近视眼防治研究的混乱局面继续下去，人们呼吁：近视眼不宜再分真假了！"

从眼-视光学发展的脉络方面看，假性近视终究要回归到与其相适应的位置，更多的人会关注假性近视后面的"真"是什么，这个"真"才是人们真正要面对的对象。

第五节
青少年近视眼矫正需解决的问题

一、视力

在青少年近视眼屈光矫正中，首先要解决的就是视力问题。在对青少年近视眼进行屈光矫正时，一般比较重视远用视力的矫正，对近用视力相对比较淡漠。对近用矫正视力采取忽视态度是不可取的。远用视力被矫正后，是否也能获得良好的近用视觉效果，与被测者的具体情况有关。在这方面，大致有以下几个规律。

（一）已经接受过屈光矫正者

对于已经接受过远用屈光矫正镜度者来说，在使用正确的屈光矫正镜度以后，都可以在远用矫正视力达到（或超过）1.0时，也在一定程度上解决了近用屈光矫正的问题，并且一般都会有较良好的戴用效果。这种情况在青少年中、轻度近视眼中更为常见。

（二）第一次接受屈光矫正者

对于第一次接受屈光矫正的青少年近视者，尤其是高度近视者来说，使用远用屈光矫正镜度虽然可能获得较好的近用矫正视力。但是，也可能会发生以下3种情况。

1. 进行近距离阅读时容易感觉到累，维持时间相对较短

这种情况与屈光不正长期未得到矫正，使本已偏低的调节力得不到锻炼有关。处理这种情况的方法如下。

① 通过调节力的训练逐渐达到适应，这种方法需时较长。

② 近用工作时使用近用矫正眼镜，这种方法虽然是即时性的，但愿意接受的人不多。

最好的处理方式是将两者结合起来，这样的话，既解决了视近工作的即时需要问题，又为摆脱近用眼镜的烦恼提供了必要的途径。

2. 被测者会知觉到物像明显变小，距离感觉增大

应当说，这是正常现象，只需经过几天的适应就可以获得正常的视知觉。倘若实在接受不了的话，只能适当减少镜度、适当减小镜-眼距来缓解被测者的主观感觉。完全消除这种感觉是不现实的。

3. 矫正者感到头晕，难以适应

有一些少年儿童近视者在初戴矫正眼镜时，会有头晕、不敢睁眼的问题，严重的会出现恶心、不敢迈步的问题。这是初次戴用近视屈光矫正眼镜的必然现象。在这里要说明以下3个问题。

① 这种戴用不适的现象，在少年儿童近视眼中的发生率要比成年人低。

② 少年儿童的验光中，发现有这种现象时，一定要引导孩子正视前方，经过充分时间的试戴，再来判定是否可以适应的问题。

③ 根据充分试戴结果确定处方。

a. 经过充分试戴，可以或基本可以适应检测的屈光矫正镜度，此数据即是处方要开具的数据。

b. 经过充分试戴，仍旧无法适应检测的屈光矫正镜度，则应采用适当降度的办法。降度的尺度不能以达到完全舒适为准，而是以能耐受为准。这样的话，既能保证可以戴用，又可以保证孩子获得相对较高的矫正视力效果。这种对镜度的不适应，一般会在几天内消失。

二、近视眼的预防与控制

关于近视眼预防与控制的问题，从道理上讲预防重于控制。倘若预防工作做好的话，对近视眼进行控制的压力就会减小。但在实际中，往往是：不是近视眼，就不会意识到预防是个问题；一旦近视了预防已经没有意义了，就会千方百计地去寻找治疗、控制的方法。最终结果就是：方法没少用，钱没少花，近视眼的发展依然如故。那么预防与控制是什么样的关系呢？在近视眼的预防与控制方面应当注意哪些问题呢？这是验光师与配镜师应当了解的基本眼保健知识。关于这方面的内容，将在本书第十一章中进行讨论，在此不再赘述。

第五章
少年儿童散光眼 »»»

散光眼是屈光不正中的一种，单纯性散光眼是存在的，但散光眼更多的是以复性散光的形式出现。因此，不了解散光眼就根本无法开展验光、配镜工作。对青少年屈光不正进行验光、配镜，不但需要了解散光眼的基本概念，还需要了解青少年散光眼的特征。本章就是要解决这两个方面的问题。

第一节
散光眼的定义和形成原因

一、散光眼的定义

（一）散光眼的发现

世界著名科学家牛顿是意识到散光眼存在的第一人，并于 1727 年发现自己就是具有散光眼的人。

托马斯·扬于 1793 年，应用谢纳的针孔实验法对自己的眼进行了屈光测定，测定结果为：垂直子午线 V 为 $-3.94D$；水平子午线 H 为 $-5.60D$，这是世界上第一个被记录下来的散光眼屈光数据，这一数据也可以用 $-3.94D\times180°-5.60D\times90°$ 予以表述，这一数据转换成球柱面联合镜度的形式应为：$-3.94DS-1.66DC\times90°$。

第一次使用圆柱面透镜对散光眼进行屈光矫正，是在牛顿发现散光眼后的 100 年，实施这一矫正的人是英国天文学家艾利。

（二）散光眼的概念

1. 散光眼的表述

散光眼，又称乱视，其单纯性屈光矫正镜度的表述形式为：□DC×□°，前一方框为圆柱面矫正镜度，后一方框为圆柱面矫正镜轴的数据。倘若是复性散光眼，其屈光矫正镜度的表述形式则需在基本表述形式前加入球面矫正镜度，即□DS◯□DC×□°，在实际书写中大多习惯于将"◯"略去，也有人用"/"来代替"◯"，也有个别人使用"A"代替"×"。

2. 散光眼

平行光线入眼，经过眼屈光系统的屈折不能成焦点，而是成为两条焦线的眼就是散光眼。这就是散光眼的定义。

什么样的光线是平行光线呢？从理论上讲，只有来自无限远的光线才可以真正担得起平行光线这一称谓。但是，在实际的验光中，要想获得这样的平行光还是相当困难的。因此，在眼科学与眼-视光学中共同约定：从≥5m来的光就视同于平行光。

那么，圆柱面镜只有一条焦线，为什么眼会出现两条焦线呢？这是因为：眼并非一个单纯的圆柱面镜，仅以角膜为例进行分析，角膜是一个球面，在这个球面各条经线上的弯曲度不同时，在最大屈光力和最小屈光力的方向都必然要形成各自的焦线。最大屈光力的焦线一定要表现在最小屈光力的方向上，而最小屈光力的焦线一定要表现在最大屈光力的方向上。两条焦线间的距离就是最大屈光力与最小屈光力的代数差，这个差就是被测眼的圆柱面屈光矫正镜度。

二、散光眼形成的原因

散光眼，既可以由先天因素所致，也可能会由后天因素所造成。前者一般是指遗传因素，后者多为眼病。

（一）散光眼的先天原因

先天性散光眼说的就是由遗传因素所导致的散光眼。

1. 先天性散光眼的特点

由遗传因素引起的散光眼，大多具有以下几个特点。

（1）有家族倾向性：先天性散光眼的屈光矫正镜度和轴位，大多会呈现家族的一致性。

在散光程度方面目前有两种说法：①程度较低的说法，徐广第报道这种散光一般在0.2DC左右，冯葆华报告为0.406DC，国外报告为0.49～1.00DC；②程度较高的说法，一般认为散光≥2.50DC 的人，其遗传给子女的可能性比较大。应当说，这两种情况在现实屈光检测中都是客观存在的，散光矫正镜度大多比较恒定，但有些人存在随年龄增大而缓慢增长的趋势。

（2）散光矫正镜的轴位一般在水平方向：即 $D_V>D_H$（$\square D\times180°>\square D\times90°$）。

（3）极少有自觉症状：散光大多是在近视眼、远视眼的验光中被发现，或在健康体检发现视力障碍的后续检查中被发现。

2. 先天性散光眼的屈光原因

人的躯体解剖结构在形态方面，很大程度上是要受到遗传因素影响的。眼的结构也是如此，先天的遗传因素会在眼的以下几个方面留下较为明显的痕迹。

（1）屈光元件的曲率与屈光指数：主要表现在角膜与晶状体。

（2）屈光元件的共轴性能：主要表现在晶状体的偏斜，这种散光又叫做偏心性散光；还可以表现为视中心凹的异常倾斜。

（3）屈光元件介质不均匀：主要表现为晶状体的局部折光力差异。

从以上对先天性原因的分析就可以确定：先天性散光眼主要是由晶状体和角膜的相应变化所引起的。既然和晶状体有关，先天性散光眼的屈光矫正镜度就会存在动态的变化，调节状态下的散光矫正镜度与非调节状态下的散光矫正镜度就可能存在一定程度上的差异性。这种差异性又会因年龄的增大而减小。

（二）散光眼的后天原因

由后天原因导致的散光眼，大多是由眼病所引起的。导致规则散光眼与不规则散光眼的疾患稍有差异。

1. 规则散光

规则散光可以由多种因素引起。由眼球因素引起的散光，一般讲都是由球壁被挤压和完整性破坏所引起的，如霰粒肿压迫可产生暂时性规则散光。眼内注射、眼内压异常、眶内的占位性病变都可能导致散光。眼外肌手术、角膜切开、角膜移植、角膜屈光手术以及白内障手术也会导致散光的发生。角膜切开术后可能出现散光眼，散光眼的类型如表 5-1 所示。

表 5-1　角膜切开后并发散光情况统计表

散光眼的类型	合例散光	不合例散光	斜轴散光
百分率/%	56.9	23.5	19.6
导致散光的原因	睑的压迫	瘢痕形成	缝合线牵拉

2. 不规则散光

不规则散光，大多是由角膜表面不规则改变所引起的。这种改变主要是由角膜表面炎症和物理形态改变所引起的。例如角膜的炎症、溃疡、翼状胬肉都可能是产生一定程度不规则散光的直接原因。倘若这些疾患已经造成了角膜的不规则，当这些疾患达到医学上治愈之时，就可能会留下永久的瘢痕，这正是导致不规则散光产生的根本原因。验光师在验光中所能见到的不规则散光绝大多数都是这样产生的。圆锥角膜、锥形晶状体则是导致高度不规则散光的重要原因。

三、散光矫正镜度的分解

（一）总合散光的分解

什么是总合散光呢？总合散光就是眼的各个屈光元件所表现出的全部圆柱面透镜的矫正镜度。从眼-视光学屈光矫正意义的角度进行分析，可以将总合散光分为以下三个部分。

1. 角膜前表面散光

角膜前散光是由角膜前表面的弯曲度不一致所引起的。其是总合散光中的重要成分。不妨将这部分散光简称为：角膜散光。眼-视光学中所说的角膜散光专指角膜前表面散光，角膜后表面散光大多被忽略。

2. 晶状体前表面散光

晶状体前表面散光又叫做剩余散光。笔者认为，叫剩余散光容易与残余散光相混淆，还是将其称为非角膜散光更合理一些。这部分散光是指眼在除去角膜前表面散光后眼球所葆有的散光。在非角膜散光中，最重要的则属晶状体前表面的散光，但晶状体前表面散光在眼-视光学的临床验光中，是难以检测到的数据，但是在屈光矫正中有着重要的意义。

3. 其他散光

除以上两种散光外，视网膜与视轴的倾斜角度也可导致散光，玻璃体折射率的不均匀也会导致散光，但是，这两种因素在屈光中的影响力要明显小于角膜、晶状体的影响力。因此，在做屈光分解时，一般会将其忽略。

从以上叙述中可以得出一个理论上关于总合散光成分的关系式：

总合散光＝角膜散光＋（晶状体前表面散光＋其他散光）

既然在临床上对其他散光忽略，因而可以得出临床对总合散光的处理模式：

总合散光＝晶状体前表面散光＋角膜散光

根据这一公式，验光师就可以通过验光来确认被测眼的总合散光，再通过角膜曲率仪检测角膜曲率。当角膜曲率仪所检测的散光矫正镜度数值与被测眼的总合散光数值相符时，说明被测眼的散光仅为角膜散光，可以基本断定晶状体前表面没有散光。倘若，角膜曲率仪所检测的散光矫正镜度数值与被测眼的屈光矫正镜度数值不一致，说明被测眼的散光除角膜散光之外还存在非角膜散光，可以基本断定晶状体也存在散光。

（二）散光分解与屈光矫正的关系

1. 验光中的散光数据

不管使用主观验光法，还是使用客观验光法，只要是写在现在所使用的验光处方单上的散光矫正镜度，就一定是总合散光的屈光矫正镜度。只有对角膜前表面进行检测得出的数据才是角膜散光的屈光矫正数据，这一数据只能通过角膜曲率计和角膜地形检测仪来测定。

2. 普通矫正眼镜

使用普通眼镜进行屈光矫正时，无须分角膜散光、非角膜散光，只要具备总合散光矫正镜度就足够了。倘若散光调节差对被测者阅读的质量产生较严重的影响，在考虑配用远用屈光矫正眼镜的同时，增加对专用近用眼镜的验配、定制与戴用。

3. 隐形眼镜

使用隐形眼镜矫正散光则需要根据选用镜片的类型，制订相应的矫正方案。隐形眼镜的类型与散光矫正的关系是：

① 软性隐形眼镜矫正散光的效果较差；
② 球面镜片，可以矫正≤±1.25DC的角膜散光；
③ 内散型镜片，适于矫正≥±1.25DC的角膜散光；
④ 外散型镜片，适合于矫正非角膜散光（包括晶状体散光）。

倘若戴用硬性隐形眼镜，则必须对角膜曲率进行测定，以便计算出角膜散光和眼内散光各自的数据。角膜散光的数据用于隐形镜片内面的设计，眼内散光的数据用于隐形镜片外面的设计。

第二节
散光眼的屈光与分类

一、散光眼的屈光

散光眼的屈光原理如图 5-1 所示。此图显示的是斯图姆（Sturm）光锥（散光光锥）。

（一）焦线的形成

图中所显示的屈光状态为 $D_V > D_H$，当光线从左侧射入后，垂直方向的光就会在较大的力量下首先会聚到主光轴上，而此时水平方向上的光尚未会聚成点，因此在此所形成的就是焦线（图5-1②），因焦线呈水平方向，故称为水平焦线。当水平方向上的光线在主光轴会聚为一点时，垂直方向上的光线已经散开，因此在此仍旧只能得到一条线（图5-1④），这条线只能是垂直的线，因此叫做垂直焦线。通常眼-视光学所讲的散光以正交形式的散光为主，即最大屈光力方向与最小屈光力方向的夹角为90°。

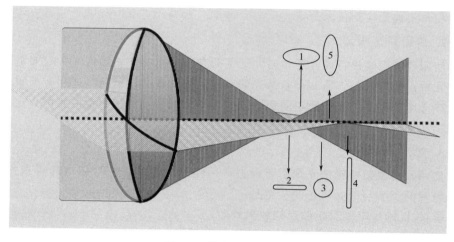

图5-1　散光眼屈光原理

（二）焦线间隙

两条焦线间的距离叫做焦线间隙，两条焦线连线的中点为最小弥散圆〔图5-1③〕所在的位置。最小弥散圆与垂直焦线之间的截面为垂直弥散圆〔图5-1⑤〕；最小弥散圆与水平焦线之间的截面为水平弥散圆〔图5-1①〕。

被测者在观察以垂直线条为主的对象时，视网膜将会选择水平弥散圆这一区域；观察以水平线条为主的对象时，视网膜将会选择垂直弥散圆这一区域。当线条方向不明确时，视网膜将会选择最小弥散圆。这种通过调节力变化所实现的散光弥散圆的动态变化，就叫做视网膜的选择。这种选择对中、轻度散光眼影响更大，将会导致明显的视觉疲劳。当散光矫正镜度较高，这种视网膜的选择对视像的分辨没有明显作用时，这种视网膜的选择就会终止，视觉疲劳症状也会随之消失。

二、散光眼的光学分类

总体而言，散光眼可以分为两大类。一类叫做规则散光，一类叫做不规则散光。凡是在任意一条子午线上都只具有一个曲率半径的散光就叫做规则散光。倘若任意一条子午线上都具有两个及两个以上曲率半径的散光就叫做不规则散光。

（一）规则散光

1. 正交散光与斜交散光

规则散光又可以分为两类，一类为正交散光；另一类为非正交散光，又叫做斜交散光。

正交散光，最大屈光力子午线与最小屈光力子午线夹角为90°的散光［图5-2（A）］。

斜交散光，最大屈光力子午线与最小屈光力子午线夹角＜90°的散光［图5-2(B)］。

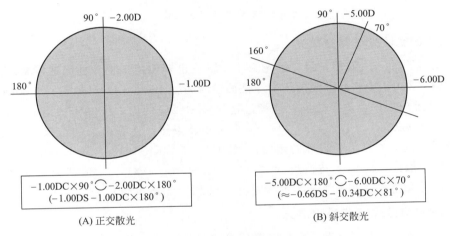

图 5-2　正交散光与斜交散光

在实际验光中，所见到的散光绝大多数为正交散光。斜交散光极为少见，在以电脑检测为基本参照数据的验光中，是不可能检测出斜交散光的。

这里需要说明的一点就是：散光眼的分类，是以规则散光为主、以正交散光为主要内容的分类。对于不规则散光、斜交散光不再予以细分。下述散光眼的种类就是按这样的方式来进行分类的。

2. 顺规散光与逆规散光

顺规散光与逆规散光是根据是否符合角膜曲率生理规律来划分的。散光形式符合角膜曲率生理规律的就叫做顺规散光。反之则叫做逆规散光。

（1）顺规散光：又叫做合例散光。什么样的散光是顺规散光呢？顺规散光眼的特点是：垂直方向上的屈光力大于水平方向上的屈光力。用代数形式予以表述的话，其眼的屈光状态形式为：$D_V > D_H$，其屈光矫正镜度的处方形式为 $D_{\times 90°} < D_{\times 180°}$［图5-3(A)］。

（2）逆规散光：又叫做逆例散光、不合例散光。逆规散光眼的特点是：垂直方向上的屈光力小于水平方向上的屈光力。其眼的屈光状态形式为：$D_V < D_H$，其屈光矫正镜度的处方形式为 $D_{\times 90°} > D_{\times 180°}$ [图 5-3（B）]。

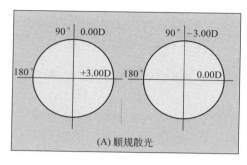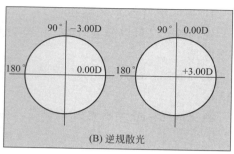

图 5-3　顺规散光与逆规散光

3. 正交散光与斜交散光

要说明的一点就是，斜交散光的屈光矫正也要使用正交球柱面透镜来矫正，例如图 5-2（B）中斜交散光的正交球柱面镜度为：$-5.00DC \times 180°\bigcirc -6.00DC \times 70°$，经过应用汤普森公式进行计算，这只被测眼应使用 $-0.66DS + 10.34DC \times 81°$（或 $+9.68DS - 10.34DC \times 171°$）来矫正。当然，计算出来的结果还是要予以适当调整后才能用于眼镜的定制。其中"$-5.00DC \times 180°\bigcirc -6.00DC \times 70°$"即为斜交散光，经镜度转换后的"$-0.66DS + 10.34DC \times 81°$"即为正交散光。关于汤普森公式及其计算请参见《眼科·视光-屈光矫正学》。

4. 对称散光与非对称散光

对称散光与非对称散光是针对两眼散光轴所形成的相互关系来进行分类的。这种分类，又可以按单一变量或两个变量的形式进行分类。按单一变量为主进行分类，可以将散光分成以下两类。

（1）对称散光：特征是 $A_R + A_L = 180°$，即两眼散光轴之和为 180°。

这种散光又可以分为两种。一种为平行对称散光 [图 5-4（A）、图 5-5（A）]，平行对称散光只有两种轴位方向形式：90°、180°。另一种为非平行对称散光，又叫做异轴对称散光 [图 5-4（B）]。

（2）非对称散光：两眼的散光轴一定表现为 $A_R + A_L \neq 180°$，即两眼散光轴相加不等于 180°。这种散光可以分成两种：①$A_R = A_L$，同轴非对称散光 [图 5-5（B）]，又可以叫做平行斜散光。②$A_R \neq A_L$，异轴非对称散光。

（二）不规则散光

一般以角膜的不规则散光对屈光矫正的影响最为明显。这种形式的散光应用框架眼镜都无法取得满意的屈光矫正效果，一般多主张使用 RGP（硬性透气性

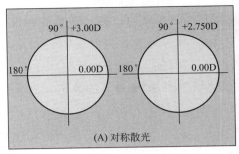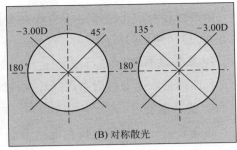

图 5-4　两种对称散光

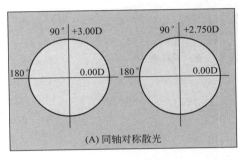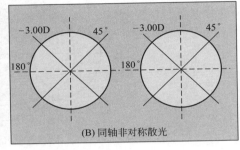

图 5-5　同轴对称散光与同轴非对称散光

隐形眼镜）予以矫正。

三、散光眼的临床分类

临床工作者在光学分类的基础上又根据临床的需求对散光眼进行了两种分类。一种以散光性质作为依据。另一种以散光矫正镜度的高低来分类，这种分类不以被测者使用了多少圆柱面镜度为依据，而是以被测眼自身所具备的圆柱面屈光矫正镜度作为依据。

（一）根据散光性质进行分类

根据散光的性质进行分类，可以将散光分为五种类型。

1. 单纯性近视散光

单纯性近视散光是指一条焦线在视网膜上（图 5-6◎），另一条焦线在视网膜前（图 5-6★）的散光。

2. 复性近视散光

复性近视散光是指两条焦线均在视网膜之前（图 5-6★★）的散光。

3. 单纯性远视散光

单纯性远视散光是指一条焦线在视网膜上（图5-6◎），另一条焦线在视网膜后（图5-6◆）的散光。

4. 复性远视散光

复性远视散光是指两条焦线均在视网膜之后（图5-6◆◆）的散光。

5. 混合散光

混合散光特指一条焦线在视网膜前（图5-6★），另一条焦线在视网膜之后（图5-6◆）的散光。

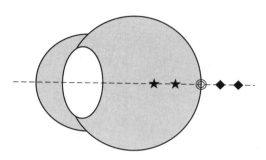

图 5-6　散光分类示意图

（二）根据散光程度进行分类

根据散光程度进行分类，可以分成轻度散光眼、中度散光眼和高度散光眼三个层次。这是大家比较习惯用言语表述的分类方法。但是，这种分类方法的数据很不统一，尽管都在使用轻度散光、高度散光这样的名词，但到底什么样的矫正镜度是轻度散光，怎样的矫正镜度才算高度散光，则是不明确的。应当说，对散光眼从程度方面的分类远未达到近视眼、远视眼那样的精细程度，这显然不利于散光眼的矫正，也不利于散光眼并发症的预防与矫治。笔者在北京与验光师们进行广泛交流和探讨后，特建议如下：根据圆柱面屈光矫正镜度的高低对散光眼依照下述方法进行分类较为适宜。

1. 确定轻、中、高度散光眼的镜度区域

① 将≤0.75DC且没有视觉疲劳的散光眼称为生理性散光眼。

② 将≥4.00DC的散光眼称为重度散光眼。需要进行划分的镜度区域应介于0.75～4.00DC。

2. 轻、中、高度散光眼的划分

① 轻度散光：0.75～1.50DC（应包括≤0.75DC，但有视觉疲劳者）；

② 中度散光：1.75～2.50D；

③ ≥2.50D 的散光眼一律纳入高度散光眼的范围。

以上为个人意见，仅供参考。

第三节
散光眼的症状和体征

一、散光眼的症状

散光眼的主要症状有两种，一种是视力减退，另一种是视觉疲劳。青少年散光眼极少发生视觉疲劳。因此，视力减退是散光眼最主要的临床症状。

（一）视力减退

视力减退的程度与散光眼的类型有很大的关系，更与散光度以及球面矫正镜度的高低有着密切的关系，也与散光轴位的方向有着一定的联系。关于后一个问题，将在本章最末一节进行介绍。表 5-2 和表 5-3 从两个角度反映了散光眼视力减退的基本规律。

表 5-2 所表现的是单纯性散光眼屈光矫正镜度与裸眼视力及矫正视力的关系。

表 5-2 单纯性散光眼屈光矫正镜度与裸眼视力及矫正视力对照表

单纯性近视散光			单纯性远视散光		
散光度	裸眼视力	矫正视力	散光度	裸眼视力	矫正视力
0.25	1.0	1.5	0.25	1.0	1.2
0.50	0.8	1.2	0.50	1.0	1.2
0.75	0.7	1.2	0.75	1.0	1.2
1.00	0.5	1.2	1.00	0.7	1.2
1.25	0.4	1.2	1.25	0.5	0.9
1.50	0.3	1.2	1.50	0.4	0.8
1.75	0.3	1.2	1.75	0.3	0.8
2.00	0.2	1.2	2.00	0.3	0.6
2.25	0.2	1.2	2.25	0.1	0.6
2.50	0.1	1.2	2.50	0.1↓	0.4
2.75	0.1↓	0.8	2.75	0.1↓	0.3↓
4.00	0.1↓	0.5	4.00	0.1↓	0.3↓

表 5-3 为复性近视散光不同球面镜度及散光度被测者的裸眼视力及矫正视力对照表。

表 5-3　复性近视散光裸眼视力与矫正视力对照表

球镜度/DS	近视屈光矫正镜度							散光度/DC	近视屈光矫正镜度							
	0.5	1.0	1.5	2.0	2.5	3.0	3.5		0.5	1.0	1.5	2.0	2.5	3.0	3.5	DS
裸眼视力	0.7	0.5	0.4	0.2	0.1	0.1	0.1	0.25	1.2	1.2	1.2	1.2	1.2	1.2	1.2	矫正视力
	0.6	0.5	0.3	0.2		0.1	0.1	0.50		1.2	1.2	1.2	1.2	1.2	1.2	
	0.5	0.4	0.2	0.2	0.1	0.1	0.08	0.75		1.2	1.2	1.0	1.0	1.0	1.0	
	0.4	—	0.2	0.1		0.08		1.00	1.0	1.0			1.0	1.0	1.0	
	0.3	—	—		0.1			1.00	1.0	1.0	—	—		1.0		
	0.2	—	0.2		0.1			1.00	1.0	1.0	—	—	0.08	1.0		

注：摘自徐宝萃、徐国旭编著《眼屈光学》。

在阅读这两个表格数据熟悉视力减退规律的同时，验光师还应当注意以下几点。

① 逆例散光对视力的影响要比顺例散光对视力的影响更大。

② 远视散光要比近视散光的影响大。

③ 复性远视散光，远、近视力均会减退。

④ 混合散光眼的屈光矫正相对比较困难。

⑤ 远视散光、混合散光比较容易导致弱视和斜视。高度远视眼、高度远视散光和混合散光更容易发生内斜视与弱视。

（二）视觉疲劳

散光眼出现视觉疲劳时，一般表现为眼痛、流泪、眼眶痛、头痛、近距离用眼不能持久。少年儿童视觉疲劳的发生率比成年人要低。高度散光眼一般不会出现视觉疲劳。

二、散光眼的体征

散光眼的体征就是验光师通过检测可以获得的视觉生理与机能的改变。

（一）像的畸变

散光眼在注视目标时，会有什么样的主观知觉改变呢？对于规则散光眼来说，这种改变有两种。一种可以叫做矩形知觉形变，另一种可以叫做菱形知觉形变。当散光眼的屈光矫正镜度及轴向与目标主线条方向一致时，被测者的知觉像就会发生矩形知觉形变，所获得的像就会在物体正位轴方向被夸张或内敛（图5-7）；当散光眼的屈光矫正镜度及轴向与目标主线条方向斜交时，被测者的知觉像就会发生菱形知觉形变（图5-8）。应当说，矩形知觉形变和菱形知觉形变是知觉像发生畸变的两种形式。而斜交散光所发生的知觉像畸变，除散光轴位有差异外，畸变形式则是完全一致的。

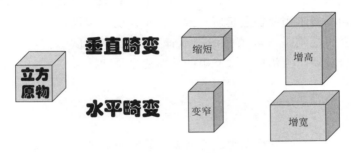

图 5-7　散光眼所见到的矩形知觉形变

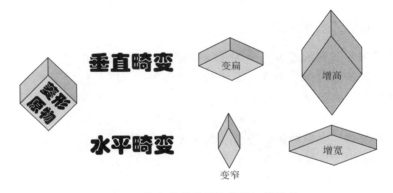

图 5-8　散光眼所见到的菱形知觉形变

（二）眯眼

眯眼是散光眼另一个会出现的体征。眯眼的发生概率与屈光性质、散光轴所在的方位有关。倘若散光眼为近视散光，眯眼的发生就会非常频繁。正位散光较斜位散光更容易出现眯眼，出现这一体征者，属于知觉像在垂直位被相对内敛的散光眼。

少年儿童出现视觉疲劳的相对较少。但是，视觉疲劳一旦出现还可能对瞬目动作有所影响，将表现为：① 眨眼次数增多；②开眼动作有一定程度的延迟或缓慢。

第四节
散光眼的并发症

从医学角度讲，症状与体征，是两项只要条件具备就应当出现的临床表现。并发症则是由处置不当而被迁延所导致的临床表现。症状与体征一般不会有预防的概念，而并发症则是可以预防的。不管是症状与体征，还是并发症，只要出现，都需要得到矫正与治疗。散光眼的并发症也是这样。

一、弱视

散光眼并不一定会发生弱视。容易发生弱视的散光有：高度远视散光、混合散光、高度屈光参差性散光。这些形式的散光眼在得不到及时矫正时，就会发生神经自我抑制性的生物适应性弱视。

（一）弱视的发生机制

这种适应性弱视的发生，是在双眼视觉发生严重干扰，因双眼视像无法融合不能形成单视的情况下，视神经中枢对视功能较低的眼进行抑制所产生的必然结果。弱视的发生对双眼视觉是一种根本性的破坏作用，其距离感觉及立体视功能都会明显的下降，弱视发生较早的人，这两种功能甚至不可能建立。但是，这种适应性弱视对因双眼视像无法融合不能形成单视的人，又是有益的。之所以说是有益的，就是因为：被测者获得了清晰、无干扰的视知觉。这可能也是一种不能最好只好求其次的生理选择方式。

通常情况下，把弱视的发生归因于废用，不被使用的眼就会发生弱视。但是，弱视眼往往是在不知不觉中发生的，几乎没有症状，而弱视的发生有时又是很快的。这都说明：弱视的发生不仅仅是废用的结果，非自主性中枢神经的抑制作用应当是一个弱视眼发生不能被忽视的原因。

（二）弱视的临床表现

弱视眼视力的降低，是视觉神经功能抑制的结果。因此，弱视眼一旦发生，患眼的视力就会表现出以下三个明显的特点。

1. 视力明显下降

弱视眼视力下降最为突出的是：下降速度快，主观难以察觉。这可能与因知觉像质量提高而沾沾自喜有关。

2. 对屈光矫正镜度反应不敏感

在验光中会发现，验光镜片的镜度调整幅度与矫正视力的提高不成正比，当矫正视力达到一定程度时，不论怎样精细调整，其矫正视力不再提高。这也说明，弱视眼视力的降低，是一种视神经细胞视觉功能的降低，这也就是镜片不能使弱视眼获得理想矫正视力的原因。

3. 矫正视力明显偏低

弱视眼诊断标准是矫正视力达不到 0.9。但是，相当多弱视眼的矫正视力比 0.9 低得多。

二、斜颈

斜颈是高度散光眼较为常见的一种并发症。被测者在非专注性注视中，在主观意识的作用下，常常不表现出明显的斜颈。但当被测者需要精细识别目标时，就会不自主地将头部倾斜。头部倾斜的方向如图 5-9（B）所示，图 5-9（A）就是被测者散光轴位在 0～45°时头右倾的示意图。这种因高度散光眼轴位偏转所引发的头部倾斜，如果得不到正确诊断和屈光矫正的话，久而久之就会导致颈部左、右两侧肌肉张力的不平衡。此时，往往就会被"正确"地诊断为斜颈，而且被测者还会接受矫治斜颈的手术治疗。经手术治疗的这种斜颈，因未得到应有的处置而继续存在，因此最终还要出现斜颈。我国著名斜、弱视专家郭静秋教授在北京验光技师职业培训中曾举过这样的例子：一名研究生接受了两次矫治斜颈的手术，最终脖子还要歪。郭教授给予了这名被测者正确的处置：戴用合适的眼镜及相应的头位训练。这名研究生的斜颈，最终用这种极其简单的方法得到了

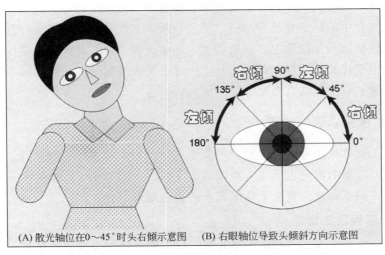

(A) 散光轴位在0～45°时头右倾示意图　　(B) 右眼轴位导致头倾斜方向示意图

图 5-9　高度散光眼轴位偏斜诱发头倾斜方向示意图

根治。

　　郭静秋教授在讲到这一案例时，语重心长地提醒各位学员一定要始终记住一条：不要轻视看似不大的小问题，这些小问题往往就隐藏着很大的、必须得到正确处理的问题。郭教授的教导提醒验光师，在验光中一定要兢兢业业，不可以忽视任何"小问题"。只有这样，才能不犯"斜颈、治歪、总难正"这样的类似问题。通过这一案例，验光师起码应当学会：发现被测者有斜颈存在时，一定要注意对被测者进行散光度及轴位的考察。一名眼科医师，在遇到斜颈被测者时，也不应当不问青红皂白，就想着用"刀"解决问题。

三、青少年散光眼

　　青少年散光眼在散光类型、临床表现及屈光矫正方面，是有一定特点的。尽管有的方面的特点不一定很突出，但也可以通过蛛丝马迹发现散光眼的相关信息。

（一）先天发育的影响

　　婴儿一般没有明显的散光，散光大多是在眼的发育中逐渐形成的。散光的发生既与先天遗传有关，也与后天因素有关。规则散光大多与角膜的先天因素有关，这种散光在散光矫正镜度及轴位方向上都会表现出遗传倾向。轻度顺规散光一般由人的角膜形态特征所致，大多不会影响裸眼视力质量。而中、高度散光被测者会呈现比较明显的家族倾向，对裸眼视力的影响就会相对较大。

　　青少年散光发生的时间、初始散光镜度的大小，与散光在发展过程中的稳定性有着密切的关系。一般而言，散光发生得越早、散光度越高，屈光矫正镜度及轴位在眼发育中的稳定性就会越差。倘若，散光发生较晚、散光度较低，屈光矫正镜度及轴位就会比较稳定。这就是说，在生长发育中，散光矫正镜度及轴位是有可能发生变化的。这种变化对于高度散光眼来说应属情理之中的事，轻度散光出现这种现象时则需认真考察其原因所在。

（二）视觉表现与矫正

　　少年儿童散光眼发生视觉疲劳现象比成年人要少得多。一般来说，少年儿童散光眼视力减退的程度也比成人要低（但6～10岁应除外）；弱视和斜视发生率相对较高，而以高度远视散光性屈光参差表现最为明显。

1. 分辨程度的增益

　　对于合并有弱视、斜视的少年儿童，以下两种动作会使视觉分辨程度得到一定程度的增益。

第一，头的偏转：头向患眼侧偏转，用视力较好的眼对正目标，以达到注视分辨程度得到增益的目的。

第二，视距缩短：在头偏转的同时，辨识目标移到近眼位，使视网膜获得较大的像，这也可以使注视分辨程度得到一定的增益。

2. 屈光矫正

少年儿童的调节力相对较大，因此对镜片所产生的耐受力就会相对较强。戴镜后出现视觉疲劳的可能性也会相对比较小。但要注意：高度复性屈光不正的矫正中发生一定程度不适应的少年儿童，在考虑适当降低圆柱面镜度的同时，一定要对所降低的圆柱面镜度进行等效球镜的处理，只有这样才能使被测者获得比较良好的视觉质量。也只有这样，才能为被测者将来重新配制眼镜获得更完美的视像和矫正视觉感受打下比较良好的基础。

第五节
散光眼矫正要解决的问题

一、视力

在屈光检测与矫正中，只要调节力足够用的话，获得理想的矫正视力永远是屈光矫正的第一要务。青少年及儿童散光眼在屈光矫正中需要解决的第一个问题当然是裸眼视力的不良。那么散光对裸眼视力的影响到底有多大呢？

表 5-4 所显示的是单纯性近视、绝对远视、斜位散光与正位散光对裸眼视力的影响。从表中可以发现，球面屈光不正对裸眼视力的影响要比散光眼大，其次为斜位散光，正位散光的影响则相对较小。这是在屈光检测中需要注意的一个方面。

表 5-4　单纯性近视、绝对远视及散光轴位方向对视力的影响

视力	单纯性近视/DS	绝对远视/DS	斜位散光/DC	正位散光/DC
0.8	0.50	0.50	0.75	1.00
0.7	0.75	0.75	1.00	1.50
0.5	1.00	1.00	1.50	2.00
0.4	1.25	1.25	1.75	2.50
0.3	1.50	1.50	2.25	3.00
0.2	2.00	2.00	3.00	4.00
0.1	3.00	3.00	4.50	5.75

以表中第一行为例：单纯性近视与绝对远视的屈光矫正镜度为 0.50DS 时，

被测者的裸眼视力为 0.8；斜位散光则需达到 0.75DC；而正位散光则需达到 1.00DC。以下依次类推。从表中读者还会发现下列规律。

$$DS：DC（斜）：DC（正）＝2：3：4（即 1：1.5：2）$$

验光师在对散光眼进行检测时，应当注意的一个视觉现象是：与单纯性近视屈光矫正镜度、单纯性远视屈光矫正镜度相比，圆柱面屈光矫正镜度所引起的视觉效应要比球面镜度小。

二、散光矫正中应给予重点关注的问题

（一）视觉疲劳

视觉疲劳在青少年及儿童散光眼中相对比较少见，高度散光眼的视觉疲劳症状则更为少见。但是，被测者一旦有视觉疲劳现象的主诉，验光师就不能局限在眼的屈光方面，更需要从双眼的协调方面和眼外肌的因素方面来寻找答案。如是否存在双眼的视像干扰、被测者的身体状况是否良好等问题。

（二）预防、控制斜视与弱视

弱视发生后，对其自身尽管有利有弊。但是，眼-视光学工作者应立足于除弊，重建恢复双眼的视觉生理刺激条件。例如，少年儿童的复性远视散光眼，做不到早诊断、早矫治时，常常会发生斜视与弱视。这种情况会给被测者提供良好的单眼视像，但却会对其未来的生活质量、事业前景造成极大的影响。验光师对预防、控制斜视与弱视给予应有的关注和处置是其职责所在，更是其职业能力及职业道德的具体体现。

三、散光检测中需要注意的问题

（一）散光镜度、轴位不稳定

青少年中、轻度远视散光中散光矫正镜度及轴位的问题常常因调节强大而被掩盖。随年龄的增大，验光中表现出散光矫正镜度增加及轴位不稳的现象。这种不稳定现象是不符合成人散光表现规律的（成年人的散光镜度与轴位一般极少变化）。对这种现象笔者尚未查阅到有关机制的资讯。仅以有信息反馈的案例为依据，认为：这种情况大多是由检测中对被测者调节力的控制不理想，而又应用显然验光法进行检测所产生的现象。经充分雾视后采用递减正镜度验光法证实，被测者都有一定程度的中、轻度远视。这种现象在实际验光中并不少见，应当引起验光师的注意。

（二）裸眼视力 1.0

在对青少年验光时，会遇到一只眼轻度近视，另一只眼裸眼视力为 1.0 的情况。

例如，一被测者电脑验光仪结果如下。

R：－1.00DS－0.50DC×180°。

L：＋0.25DS＋0.25DC×90°。

这种情况下，右眼检测不会成为问题，但是在对左眼检测时有些验光师就会产生问题。左眼检测时其视力一般为 1.0，但不能达到 1.2。按常规检测程序使用散光表进行检测，就检测不出散光的信息。为什么检测不出来呢？这是因为在裸眼 1.0 的情况下，这样轻度的散光对散光表没有识别能力，因此检测就是无效的，散光检测不出来的情况就是必然的。对于这样的情况，有的验光师就以"极轻微弱视"的说辞来解释，显然这是不正确的。那么，怎样才能检测出相应的屈光矫正镜度呢？这就要从散光表使用的基本要求来说明。

散光表使用的视力条件是 0.6～0.8。当被测者视力为 0.6～0.8 时，才能分辨散光表放射线的差异，视力为 1.0 时是无法分辨的。对这样的轻度散光，必须先予以雾视，雾视量的控制有以下 2 个衡量尺度。

① 在屈光矫正镜度中加入＋0.75DS 的正镜度；

② 加入正镜度，将被测眼的视力降低到 0.6～0.8。

当被测眼雾视量达到上述标准时，再按散光检测的规范程序进行检测，就可以检测到散光的精确矫正镜度了。

四、矫正方案的选择

在散光眼的屈光矫正中，散光到底是角膜散光，还是晶状体散光呢？还是两者兼有呢？可以从两个方面来考虑。

（一）配用普通眼镜

对于绝大多数戴用普通眼镜者来说，散光的矫正都是对被测眼总合散光进行矫正，因此无须区分是角膜散光还是晶状体散光，只需根据主观验光检测的屈光矫正数据进行定配即可。

（二）调节散光差的问题

对于一些非角膜散光来说，还可能存在近用和远用散光存在差异的问题。非角膜散光主要表现为晶状体散光。那么，晶状体散光会不会随着调节力的变化而变化呢？应当说这种现象是存在的，这种现象就叫做调节散光差，又因为是在其看近时出现的散光偏差，所以又叫做近用散光差。这种因视距变化产生的散光矫正上的差异只能通过对调节进行动态检测发现。假如检测中被测眼的散光矫正镜度及轴位发生了变化，这种变化显然是由调节引起的。这种变化就是散光的动态差异现象。调节状态下的散光镜度及轴位与静态条件下的散光镜度及轴位的屈光矫正差，就是动态散光差。当被测者使用远用屈光矫正镜度用于视近，在产生视觉疲劳与不适时，验光师应考虑动态散光差的存在问题，该问题可以考虑另行定配含有附加动态散光差的近用眼镜来解决。

倘若，检测中散光矫正镜度及轴位没有变化，就可以认为晶状体的前表面不存在散光现象。

（三）隐形镜片的选择

这种划分对使用框架眼镜进行的矫正并不会产生明显的影响，但硬性隐形眼镜矫正中，选择的镜片是否适宜，将对屈光矫正的效果产生影响。关于硬性隐形眼镜的镜片选择问题，请参阅本章第一节散光矫正镜度的分解来确认角膜散光与晶状体散光各自的数据。

第六章
少年儿童屈光参差 »»»

屈光参差并不是一种独立的屈光状态，而是一种以屈光矫正镜度差异为特征的双眼屈光不正状态。屈光参差者，双眼屈光矫正镜度不同，显然会带来双眼视觉上的问题。这些问题是什么？这些问题对视知觉产生的影响又是什么？在屈光矫正中主要需要解决的问题有哪些？这是验光师高质量开展屈光参差验光工作时必须要了解的基本知识。这也是本章所要解决的问题。

第一节
屈光参差概述

一、屈光参差的定义

（一）屈光参差的词义

《现代汉语词典》中对参差的解释有三种：①长短、高低、大小不齐，不一致；②大约，几乎；③差错，蹉跎。本章所讲的参差显然是第一种，屈光参差也就是屈光矫正镜度的参差。什么之间的参差呢？只能是左眼与右眼的屈光矫正镜度。这样的话，可以得出以下结论：两眼屈光性质或屈光矫正镜度不相同的屈光状态形式就叫做屈光参差。这就是屈光参差的定义。

（二）眼-视光学中的屈光参差

一般来说，两眼的屈光矫正镜度完全一样者是极少的，绝大多数人都会存在或多或少的差异。不管是在屈光性质方面，还是在屈光矫正镜度方面，只要存在差异（不论差异大小）都可以叫做屈光参差。这就是广义上的屈光参差概念。

1. 生理性屈光参差

视觉生理心理学认为，两眼视像大小差异融像的生理最大值为：5%。这一生理值所对应的双眼屈光矫正镜度差为：±2.50DS。因此，当双眼的屈光差≤2.50DS时，仍旧能将两眼的视像融合而形成双眼单视。这种在广义上称为屈光参差，而又没有视知觉像异常的屈光状况，就叫做生理性屈光参差。按传统观念讲，两眼屈光参差超过这一数值，两眼就无法完成融像。

那么，在实践中，屈光参差超过这一数值是否一定会出现视知觉的异常呢？应当说，这一理论值并不是绝对的。临床上曾有两眼屈光参差达到±6.50DS仍能维持双眼单视的案例，尽管单视略差一些（双眼单视达到0.8），但是立体视觉、距离感明显提高。这显然不能用"＞±2.50DS就不能融像"的标准来解释。这里有3个问题需要说明。

（1）融像的程度分级。目前，判定是否融像可参照的指标只有两个：两眼视像大小是否相差5%；两眼屈光参差是否≤±2.50DS？但实际上"＞±2.50DS"也是可以融像的。这就说明融像也是分级的，当双眼屈光参差≤±2.50DS时，就可以实现完全的双眼融像；当双眼屈光参差＞±2.50DS时，尽管达不到完全性融像，像还是融在一起的，不过是边界略模糊而已，这样的融像状况不妨称为不完全性融像。

（2）融像的视力指标。显然，用前述视像大小和屈光参差量两个指标来判断融像与现实还是存在一定偏差的。客观讲，融像毕竟是一种人的知觉感受，判定是否融像时没有视觉指标还是不妥当的。以视力作为视觉指标加入应当是最简单、最合理的方式。笔者认为将这一指标定在0.6~0.8比较适宜。

（3）融像的个体差异。在临床验光中，人的融合力也是有着一定差异的。这种差异有两种倾向。

① 年龄越小，融合力相对越大；

② 瞳距较小，融合力相对较大。

前者可能与少年儿童视功能发育的视觉功能处于形成塑造阶段有关，后者则应当是由瞳距较小的人双眼视野融合区域相对较大所导致的。

综上所述，判断屈光参差被测者双眼视像是否融合，不宜采用视像5%差异（即±2.50DS）这样的单纯性指标，而应当将这一指标与视力指标结合，并根据双眼视觉状况来作出判断。倘若，被测者双眼屈光参差＞±2.50DS，但是双眼视觉强于单眼视觉，就不宜判定双眼视像不能融合。

2. 病理性屈光参差

在眼科学领域中，病理性屈光参差的界定一般均以≥±2.50DS为标准。但是，对这个"标准"历来都有所争议，例如，徐宝萃先生建议的界定标准为：±2.00DS。更多人习惯应用的界定标准为：±2.50DS。绝大多数人认为：对于成人来说，以2.50DS作为界定标准较为合适，少年儿童则以2.00DS作为界定标准更为适宜。这些"标准"均为不同学者在不同时期提出的建议。之所以会存在这样的差异，这正是因为屈光参差的病理性与生理性之间用屈光矫正镜度来划分的局限性。因此，在确认屈光参差是"生理"还是"病理"方面时，有必要引入与其有关的症状、体征指标体系。

屈光参差，就是两眼屈光度有差异，这种差异会造成双眼视像在大小方面的差异。差异是客观的，会不会出现症状呢？这就要看双眼的融合力状况。

假如视觉中枢能把不同大小的双眼视像融合成一个图像，被测者就不会存在症状、体征，没有症状、体征就不应当称为"病理"，而应当属于"生理"范围。不管什么原因，当视像差异超过视觉系统融合能力时，就无法将其整合为一个视像，这时被测者就会感觉到视像的重叠，其主诉就是复视，这就是症状，也将会检测出相应的，有症状、体征理应归属于"病理"范围。将这种症状列为屈光参差判定"病理"的依据，诊断不明确的问题就可以迎刃而解了。

只要是屈光参差，不管参差量多大，只要出现复视就应当诊断为病理性屈光参差。而屈光参差值大于界定值而又能保持双眼单视者就不宜称为病理性屈光参差，可诊断为疑似病理性屈光参差（表6-1）。眼-视光学中所讲的屈光参差专指出现视知觉异常的病理性屈光参差。

表6-1　屈光参差的定性

	屈光参差量	复视症状
生理性屈光参差	＜±2.50DS	－
疑似病理性屈光参差	≥±2.50DS	－
病理性屈光参差	≥±2.50DS	＋

二、屈光参差对视觉功能的影响

屈光参差对视觉功能的影响，主要是由双眼屈光度的差异所引起的，这种差异既可以导致视像方面的问题，也可以导致调节方面的问题。

（一）屈光参差对视像的影响

轻度的屈光参差一般不会引起视知觉方面的异常。当被测者两眼屈光差达到一定程度，双眼视像无法融合时，就会产生双眼的复视。屈光参差引起的复视与斜视引起的复视的性质是不同的。

斜视引起复视的原因是双眼视线分离，使双眼的视线无法聚焦在一点，左、右眼视像不能融合，但分离的两眼像的大小是一致的，这种复视可以称为等像性复视。

屈光参差所引起的复视，则是在两眼像不等大［图6-1①］的情况下形成的。这种复视有两种情况。

1. 被测者具有双眼固视能力

被测者具有双眼固视能力时，就会看到如图6-1中左下图所示的视像，这显然是一种具有共同中心视点的复视，这种复视就叫做同心性复视。这种复视的程度会因注视目标的大小、距离的远近而有所不同。目标越大、距离越近，目标周边的复视程度就会越明显；反之，复视程度也会有所降低。被测者可能会对周边视像与中央视像的质量差异提出质疑。

2. 被测者不具有双眼固视能力

被测者不具有双眼固视能力时，就会看到如图6-1中右下图所示的视像。这时被测者所看到的像大小是不会改变的，两眼的视像仍旧是不等大的。但是，同心性复视在视知觉的反应则被降低到了次要的位置，被测者不再会有与同心性复视相关的主诉。因为此时双眼分离性复视成为了主要的视知觉问题。被测者在通过使用棱镜解决了分离性复视时，同心性复视将会重新转化为主要的视知觉问题。

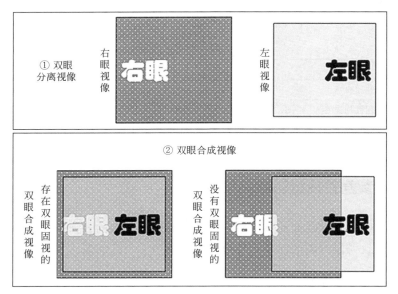

图6-1 屈光参差双眼视知觉像合成示意图

（二）屈光参差对调节的影响

关于屈光参差对调节影响的认识，在眼-视光学界是有争议的。

一般认为，调节力是随着年龄增长而逐渐降低的，调节力的变化与屈光不正的状态无关，这种学说是在 1911 年由赫斯（Hess）首先提出来的。

在赫斯提出这一观点的同一年，豪宁（Honig）却观察到了与之相反的现象：屈光状态不同，调节力的大小也不同；在年龄一致的条件下，远视眼的调节力较大，近视眼的调节力则较小。加藤恒川也观察到了与豪宁相近的现象：近视屈光矫正镜度越强，调节力就会相对越小，反之，调节力就会相对越大；远视屈光矫正镜度越强，调节力就会相对越大，反之，调节力就会相对越小。

森永友泰在 1929 年对近视性屈光参差眼的屈光状态与调节力的关系进行了研究，并得出结论：近视程度较高的眼的调节力较大者较多，两眼的调节力之差最高为 7.00D。两眼调节力相差较多者，较高屈光矫正镜度侧多为高度近视。

我国著名屈光学专家徐宝萃先生认为，森永友泰的研究说明了两眼屈光矫正镜度差和调节力差是屈光参差引起双眼单视破坏的原因。倘若两眼能分别动用不同调节力，两眼动用的调节力相差越大，越能使双眼单视稳定。

三、屈光参差的发生

关于屈光参差发生的生理机制，目前还不是很清楚，至今尚未见到有关报告及解释。关于屈光参差发生方面的探索，一般是以屈光参差的发生率来说明。

表 6-2 就是陈耀真、吴燮灿、徐宝萃等人，从广义屈光参差概念出发，对屈光参差发生率所进行调查的结果统计。

表 6-2　国内外对屈光参差发生率的调查统计

调查者	发生率/%	调查者	调查年份	发生率/%
陈耀真	87.9	吴燮灿	1961	78.66
董启哲	71.1	徐宝萃	1965	70.07
茅祖裕	72.79	庄司义治	1976	58.00
李永年	77.21	何玉兰	不详	50.00

以上报告都说明屈光参差是屈光不正中极为常见的表现形式。一般认为：在屈光参差者中，屈光参差 ≤1.00D 者约为 $60\% \sim 80\%$；≥2.00D 的屈光参差者约为 15%。按这一比例进行推算，≥2.00D 的屈光参差者在一般屈光不正者中占 $7\% \sim 13\%$。

通过以上说明可以肯定：屈光参差者是屈光不正者中一个带有普遍意义的群体。

第二节
屈光参差的分类

一、分类依据

对屈光参差进行分类，是以两只眼的屈光状态为依据的。分类的具体办法就是：在以下几个方面对被测者的双眼进行屈光成分的比较。

1. 是否存在散光成分？

没有圆柱面矫正镜度成分的屈光参差就叫做球面屈光参差；反之叫做散光性屈光参差。

2. 眼中是否有正视眼？

被测者两只眼中有一只为正视眼时，就称为单纯性□视屈光参差；另一只眼为近视眼者，就称为单纯性近视屈光参差；另一只眼为远视眼者，就称为单纯性远视屈光参差。两只眼均为屈光不正眼时，则称为复性屈光参差。

3. 屈光性质是否相同？

屈光性质相同者，就叫做复性屈光参差；屈光性质不同者，就叫做混合性屈光参差。

二、屈光参差的种类

屈光参差分为两大类。具体分类、名称、屈光矫正镜度形式及临床处方的形式可以用以下图解方式予以表述。

（一）球面屈光参差

1. 单纯性球面屈光参差

（1）单纯性近视屈光参差：一只眼为正视眼，另一只眼为近视眼的屈光状况（图 6-2）。

（2）单纯性远视屈光参差：一只眼为正视眼，另一只眼为远视眼的屈光状况（图 6-3）。

2. 复性球面屈光参差

（1）复性近视屈光参差：两只眼均为近视眼，但屈光矫正镜度不同的屈光状况（图 6-4）。

少年儿童屈光矫正学

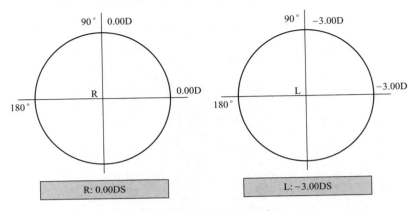

图 6-2　单纯性近视屈光参差

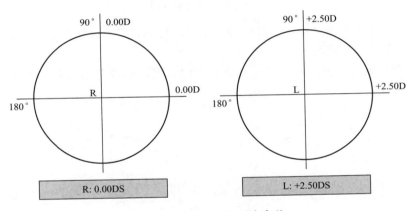

图 6-3　单纯性远视屈光参差

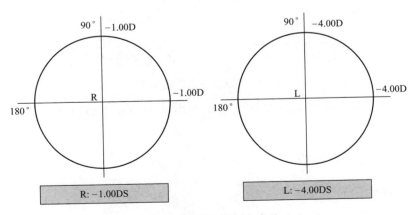

图 6-4　复性近视屈光参差

（2）复性远视屈光参差：两只眼均为远视眼，但屈光矫正镜度不同的屈光状况（图 6-5）。

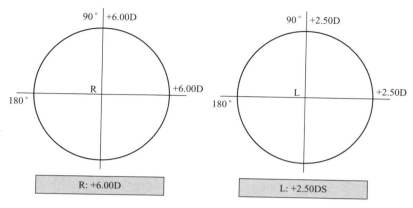

图 6-5　复性远视屈光参差

（3）混合性屈光参差：一只眼为正视眼，另一只眼为远视眼的屈光状况。这类屈光参差又可分成两种。

① 两只眼屈光矫正镜度的绝对值相等时，可以称为等效性混合性屈光参差（图 6-6）；

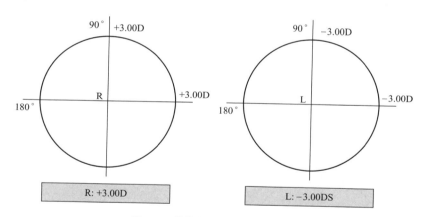

图 6-6　等效性混合性屈光参差

② 两只眼屈光矫正镜度的绝对值不等时，称为非等效性混合性屈光参差（图 6-7）。

（二）散光屈光参差

1. 单纯性散光屈光参差

单纯性散光屈光参差是指：被测者只有一只眼存在散光成分的屈光状况（图 6-8）。

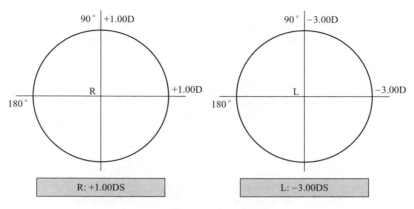

图 6-7　非等效性混合性屈光参差

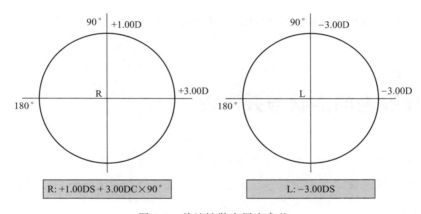

图 6-8　单纯性散光屈光参差

2. 复性散光屈光参差

复性散光屈光参差是指：被测者两只眼均存在散光成分的屈光状况（图6-9），此类被测者的散光在圆柱面镜度及轴向两个方面既可以是相同的，也可以是不同的。

三、有待解决的问题

在屈光参差发生与分类方面有待解决的问题有两个。

第一，屈光参差发生的机制是什么？屈光参差对少年儿童双眼均衡的视觉功能发展具有很大的破坏力，这是众所周知的基本概念。那么，屈光参差能不能预防，能不能控制，能不能根治？特别是前两个问题，都要基于对屈光参差发生机制的认识。

第二，对存在散光成分的屈光参差状态，应当考虑加入关于顺、逆规散光的

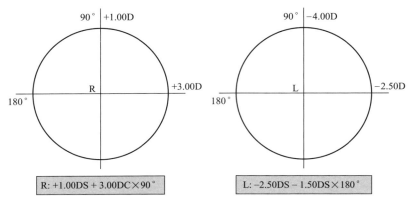

R: +1.00DS + 3.00DC×90°   L: −2.50DS − 1.50DS×180°

图 6-9　复性散光屈光参差

分类。在屈光矫正中，顺规散光与逆规散光还是有必要进行区分的。

第三节
屈光参差的症状与并发症

屈光参差的症状有两类。一类是被测者凭借自身感觉可以觉察到的，另一类则是被测者在注视中不一定能够觉察到，而又是在现实中正在使用的视觉方式。

一、视觉的主观症状

屈光参差给被测者带来的视觉主观症状有三种，分别是：复视、视像模糊和视觉疲劳。复视与视像模糊则属于同一性质、不同程度的视像知觉。

（一）复视与视觉疲劳

屈光参差最为典型的症状就是同心性复视。产生这种复视的原因就是：两眼屈光矫正镜度值不一致时所形成的光学放大倍率不同，产生的双眼视像差异，已经明显超过了双眼所具备的融合能力。被测者只能知觉到同心性复视像。

当两只眼都可以获得良好的矫正视力时，被测者就会发生双眼合成视像境界含混不清，而且是越靠近镜片的边缘，这种感觉就会越明显，这种情况往往会诱发视觉疲劳，也常会出现刻意回避持续双眼注视的状态。在屈光矫正中要注意以下两个现象。

1. 偶尔有不自觉单眼注视现象

偶尔出现的不自觉单眼注视现象，是说明双眼都具有良好矫正视力视觉生理状态的一个信号。但此时双眼合成的视像是复视像，为了精确辨别注视目标的境界，被测者采用闭上一只眼或头偏转的办法来规避复视的影响。这对屈光参差者来说也是没有办法的办法，这种办法一般都是被测者自己偶尔发现后使用的。

2. 复视、视觉疲劳消失

当屈光参差被测者的复视与视觉疲劳症状一旦消失，这就说明：被测者已经出现弱视或斜视。

（二）视像模糊

视像模糊是屈光矫正镜度的双眼视像差异刚好超过双眼所具备融合能力的情况，一般会出现以下两种情况。

1. 屈光参差量相对较大

当屈光参差量相对较大时，视像边缘分离程度相对明显，被测者获得的双眼视像就会是：一眼视像清晰，另一眼视像模糊（图 6-10）。

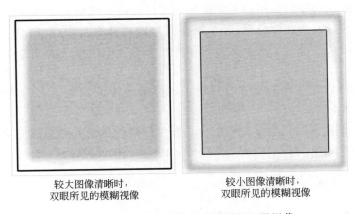

较大图像清晰时，
双眼所见的模糊视像

较小图像清晰时，
双眼所见的模糊视像

图 6-10　屈光参差量较大时看到的双眼视像

2. 屈光参差量相对较小

当屈光参差量相对较小时，视像边缘分离程度就不太清晰，被测者获得的双眼视像都不清楚，但会表现出三种情况：较大的视像略清晰、较小的视像略清晰、两个视像均模糊（图 6-11）。

二、屈光参差的客观症状与体征

屈光参差被测者自己在注视中一般不一定能觉察到，却又是在现实中予以使

| 较大的视像略清晰 | 较小的视像略清晰 | 两个视像均模糊 |

图 6-11　屈光参差量较小时看到的双眼视像

用的视觉方式，就是单眼视与交替视。这是两种性质不同的视觉症状。

（一）单眼视

单眼视是指：只用一只眼来完成视觉作业的状态。单眼视用于看的眼一定是被测者视觉敏感程度较高的那只眼，而另一只眼多为弱视眼和斜视眼。单眼视的发生，一般是在两眼视像无法融合的情况下，视力较差的眼被视觉中枢神经抑制，这只眼的视功能因长期得不到应用而导致废用性弱视，或为减少双眼视像干扰导致的斜视（或潜在性斜视），单眼视则是这两种视觉生理变化唯一能选择的结果。对于屈光参差发生单眼视的双眼参差值的认识并不一致，大致有以下三种情况。

① 屈光学著作《眼的屈光学概论》的作者孙桂毓先生认为：单眼视的屈光参差值应为 6.00D。

② 徐宝萃在《眼屈光学》中指出，发生单眼视的屈光参差值应≥3.50D。

③ 庄司义治认为参差值在 3.00～3.50D 可以有双眼视。

（二）交替视与视觉干扰

1. 交替视

交替视是指被测者一只眼用于看远，另一只眼则用于看近。用于看远的这只眼，应为被测者屈光矫正镜度中正镜效度较高的眼；用于看近的眼，为正镜效度较低的另一只眼。发生交替视的被测者，两眼的视觉敏感度都是良好的，其中一只眼比较适于看远，另一只眼比较适于近用。因此，交替视特别容易发生在以下两种情况中。

① 混合性屈光参差。视远时使用远视眼，视近时使用近视眼。

② 单纯性屈光参差（含单纯性轻度远视屈光参差）。这种情况下，视远时会使用正镜效度较高的眼，视近时则使用正镜效度较低的眼。

之所以会发生交替视，除两眼的视觉敏感度比较良好之外，两眼的屈光参差值必须在一个范围之内。这个范围必须满足两个条件：①看远的眼难以看近，看近的眼不能看远，否则就会在同视条件下表现为视知觉上的复视或模糊；②屈光参差值也不能过大，过大则会导致弱视与斜视。徐宝萃先生认为：这个参差的范围通常为 3.00～5.00D。有没有在这一范围之外出现的交替视呢？可以肯定地说：有。因此徐宝萃先生特别说明：这一范围的屈光参差，出现交替视的可能性相对较大。

2. 视觉干扰

这里讲的视觉干扰是指屈光参差在具有交替视的情况下，在某一特定的视距范围时，正镜效度较高的眼难以胜任，而正镜效度较低的眼也难以胜任。两眼都在努力地看。在此种情况下，双眼都将参与注视，这就会产生双眼视觉的干扰现象。被测者感觉到的就是：不能持久注视目标，视像不稳定，而且有类似忽大忽小的感觉。对于这种视觉干扰现象，被测者一般都会不自觉地学会闭上一只眼用单眼注视目标，以避免因此而产生的视觉干扰现象。

三、屈光参差的并发症

弱视与斜视并非是屈光参差的特异性症状，也不是屈光参差的必有症状。而是屈光参差发生后，视觉功能长期生理适应的必然结果。因此，将弱视与斜视表述为并发症更合适。

(一) 弱视

轻度屈光参差一般没有任何症状。当屈光参差量超过一定程度，参差值又大于两只眼所能行使的调节力允差时，被测者双眼视像的质量就会不同，将表现为：总有一只眼看到的目标是模糊不清的。当视网膜的发育尚未完善时，得不到清晰视像刺激的眼所产生的信息，因视觉中枢不作应答而被抑制，这就是屈光参差发生弱视的基本机制。

屈光参差发生弱视的基本规律如下。

① 发生弱视的眼，一般是屈光矫正镜度绝对值较大的眼。

② 远视屈光参差，弱视眼的发生率较高。

③ 弱视发生的程度与年龄有关，年龄越小，弱视程度越严重。

④ 近视屈光参差，弱视眼极少发生。发生者的弱视程度也会相对较轻。

(二) 斜视与弱视的关系

有弱视的屈光参差，不一定有斜视；但是有斜视的屈光参差，一定会发展为弱视。那么弱视与斜视在屈光参差中的关系是怎样的呢？应当说，两者间存在着一定的因果关系。

1. 斜视：弱视＝因：果

在屈光参差中，斜视对于斜-弱视本身来说就是原因，而弱视则又是屈光参差在发生斜视后的一种归宿。这种情况在远视屈光参差类屈光不正中，显得尤其明显。这也说明，在对有并发症的屈光参差被测者进行屈光矫正时，为弱视眼视功能的恢复建立最好的条件是矫正的第一要务。这是因为弱视眼视功能不能恢复的话，斜视即便得到矫治，也仍旧会发生。

2. 斜视→弱视＝紧箍咒

在屈光参差的屈光病理发展中，斜视一旦发生，就必然会使弱视的程度加重。因此在屈光参差的矫治中，如果对斜视这一并发症不作处置的话，就会拉弱视矫治的后腿。因此，对斜视进行合理的处置，又成为保证矫治弱视获得比较好结果的一种不可缺少的手段。

第四节
屈光参差矫正要解决的问题

对任何屈光不正来说，在屈光矫正中都将面对两个问题。一个是矫正视力问题，另一个就是视觉疲劳问题。在对屈光参差进行矫正中同样要面对这两个问题。但是，在屈光参差的矫正中，这两个问题都有其自身的特点。

一、视远与视近

在屈光参差的矫正中，矫正视力这一问题突出地表现在：要解决视远与视近不协调，甚至相互矛盾的问题。

（一）复视是否存在？

在解决矫正视力的问题时，首先要面对的一个问题是：被测者是否存在复视。这一问题的答案不同，处置的方式就会不同。

1. 无复视者

屈光参差被测者，倘若不存在复视，应当有以下三种可能。

① 被测者双眼所使用的调节力差，尚在被测者分别调动两眼调节力的阈限范围之内。

具有这种情况的被测者，一般都会有视觉疲劳现象，解决这一问题应当是最主要的问题。

② 被测者已经发生弱视或已经发生弱视与斜视。

有这种情况的被测者，为其重新建立良好的视功能条件则是面对的最主要任务。但在矫正理念上要葆有对弱视与斜视矫治并举的思路。

③ 被测者是交替视力者。

对存在交替视力者要解决的问题涉及双眼视像的均衡。假如通过屈光矫正，获得相对比较良好的双眼视像当然是最好的矫正效果，但要注意验光中试戴的时间会略长一些，否则无法获得这样的效果。倘若通过屈光矫正无法获得良好的双眼视像，试戴时则应当根据被测者的用眼习惯对镜度进行适当调整。倘若经调整仍不能克服交替视力者，则应当对远用、近用镜度分别进行检测，并建议被测者分别配用专门看远的屈光矫正眼镜和专门看近的屈光矫正眼镜。

2. 有复视者

对于有复视的屈光参差，验光师就应当根据被测者的复视类型来选择矫正方案。

① 同心性复视：对于具有同心性复视者，需要解决的是像的等大问题。

② 混合性复视：有的被测者可能在存在同心性复视的同时，还会有在视野垂面的偏移性复视（这种复视大多为水平性复视）。这类被测者的处理难度会相对较大。这是因为处理这种情况时，既要解决水平性复视的问题，也要解决同心性复视的问题。倘若处理不好，有可能会为并发症的发生留下隐患。

屈光参差量较大的儿童、少年、青年进行配镜时，可以采用给视像较小的眼戴用隐形眼镜并联合双眼配用框架眼镜的办法，这样就可以使双眼视像的大小趋于接近，这对视功能的恢复将会起到积极的作用。

（二）有并发症

对于存在弱视与斜视的屈光参差被测者，验光师所面对的问题，既有视力问题，又有如何处置并发症的问题。解决不好并发症的问题，视力问题也就没有被解决的可能性，倘若视力最终不能得到解决，并发症产生的根源也就清除不了。笔者认为，面对有并发症的屈光参差被测者必须做好以下两个方面的工作。

1. 为主视眼提供良好的矫正视力

在正常的视觉发育中，两眼屈光矫正镜度的参差量相对较小。在这种情况下，双眼的视觉方向始终是以中央眼为代表的，主视眼是否存在难以确定，即便有的话，所起的作用也是极微弱的。但是，当屈光参差存在弱视、斜视并发症时，主视眼的作用就至关重要的了。保证这只眼最终获得比较理想的矫正视力，将是屈光参差矫治中要达到的最基本目标。在实际矫正与矫治中，尽管可能因要恢复患眼的功能，会采取暂时停止这只眼视觉工作的方法，但这种方法是不能以牺牲主视眼分辨力为代价的。因此，使主视眼获得最好的矫正视力，永远是屈光参差矫正中不可动摇的矫正目标之一。

2. 为患眼视功能的恢复创造条件

对于患眼（非主视眼）要解决的问题是：促进视功能恢复。患眼会发生并发症的道理可以用"业精于勤，而疏于惰"来表述，患眼发生问题说到底还是由废用导致"懒惰"所致。在对这只眼进行矫正时，要做的事情就是：治"懒"。如何治"懒"呢？只能给这只眼加上比较高质量的"活"，使这只眼获得高质量的视网膜像。通过这种方法刺激视网膜以达到唤醒已经懒惰的视觉细胞兴奋性的目的。而高质量的视网膜像就是唤醒视觉细胞兴奋性的一个不可缺少的条件。

二、双眼视像的均衡

双眼视像的均衡，是屈光矫正中必须要考虑的问题。对于存在视像不均衡的被测者，则须寻找适当的方案予以处理。但是，在使用眼镜对屈光参差进行的光学矫正中，对视像不均衡现象的解决，也是有一定局限性的。通过眼镜解决所有的视像不均衡现象，至少在今天还只能是一种愿望。但是，在配镜中也应考虑一下。

要想解决屈光参差视像不均衡的问题，就必须了解屈光参差到底存在哪些双眼视像融合的不均衡。从视觉的垂直平面角度讲，基本的视像失衡应当包括以下四种。

（一）大小性失衡

大小性失衡是由双眼球面屈光矫正镜度存在过大差异所致（图 6-12①）。这种失衡是屈光参差最典型的视像失衡。

（二）斜位性失衡

斜位性失衡是由一只眼为斜轴散光所致，或由被测者存在旋转性隐斜视所致。当屈光参差被测者存在上述情况时，就会观察到视像在大小与斜位的综合性视像失衡（图 6-12③）。

（三）水平性失衡

水平性失衡是由被测眼存在水平性眼位偏斜所致。屈光参差被测者会因其屈光状况使可能见到的视像有两种失衡表现：①大小与水平综合性失衡（图 6-12④）；②大小与斜位及水平综合性失衡（图 6-12⑤）。

（四）垂直性失衡

当被测眼存在垂直性眼位偏斜时就会出现垂直性视像失衡。屈光参差被测者

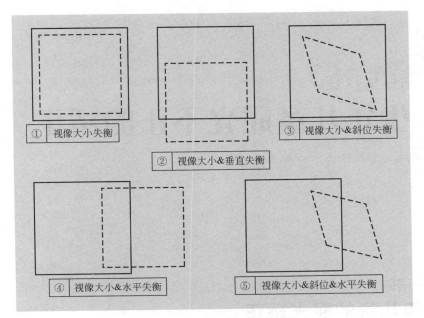

図 6-12　双眼视像失衡示意图

会因其屈光状况，见到两种失衡视像：①大小与垂直综合性失衡（图 6-12②）；②大小与斜位及垂直综合性失衡。

　　青少年，特别是少年儿童，屈光参差的发生对双眼视功能的正常发育具有很大的破坏作用。而其视力障碍和弱视、斜视之间所存在的相互作用，则是摆在验光师面前必须要解决的两个核心问题。处理得当，就可以使并发症得到良好的控制与矫治，也就为患者视觉恢复到正常的发育过程建立起必要的条件。假如患者得不到合理的处置，就会使其终生丧失双眼视功能正常发育的可能性，这对患者未来的生活、学习与工作等方面都将产生难以评估的不良影响。屈光参差矫治中，必须要抓住矫治的机会，稍一疏忽可能就会错过矫治时机，验光师必须做到心中有数。

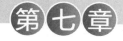

少年儿童屈光不正的矫正

第七章

第一节
少年儿童的屈光矫正

眼镜是人们生活中极为常见的一种用品。在大中城市中，几乎可以说，没戴用过眼镜的人基本上没有。大家对这种用品的使用本应当很清楚，但是与此相反。这种再熟悉不过的用品，使用中却存在着不小的偏差，还有不少不正确的观念。正是这些不正确的观念导致了：一些本可能不发生近视眼的人，最终近视了；一些可能被控制的近视，却在快速地发展着；一些有机会使双眼视觉恢复正常发育的弱视眼，终生丧失了恢复的机会；等等。这些情况，都与人们在屈光矫正方面存在着的不正确传统观念以及预防观念的淡漠有着一定的联系。笔者在这一节中，仅就有可能给眼的屈光造成较大影响的四个观念谈点个人看法。

一、少年儿童屈光矫正最常见的不正确的认识

（一）治重于矫

在屈光矫正与眼的保健方面人们普遍存在的一个不妥的观念就是：眼睛没问题，不管不顾地用，绝对不会想到眼的保健需要注意什么的问题；一旦视力下降，就会想到"治"而四处寻医问药，结果是花钱不少，却看不到效果，只好自我安慰地讲效果不明显。为什么会这样呢？这里的关键，是屈光不正"防""矫"与"治"的认识观念出了偏差。笔者认为，在这个问题上应注意以下几个方面。

1. 眼睛好的时候，就得"防"

要想减少后天因素导致屈光不正的可能性，眼睛好的时候就得做好屈光不正的预防工作，就得注意合理用眼。屈光不正绝不像感冒，熬几天就过去了。一旦成为近视眼、远视眼，是不可能熬出来的。

2. 近视了，眼球长了，就需要"矫"

已经是近视眼了，眼球就会变长（轴性近视眼），什么办法能使已经变长的眼球变短呢？这种方法有谁见到过呢？可以说，即便有，也没人敢这么干。但是，有很多人在听到某种方法能使眼球变短时，还是带着极为美好的愿望去体验。可以说，对已经变长的眼最简单、有效的方法只有一个，就是戴用眼镜进行矫正。

3. 改变眼球长度的安全、确实可行的有效方法还没有见过

眼球长了，不能变短。那么眼球短了，能变长吗？应当说不管眼球是短还是长，都是在特定条件下眼的一种生理性变化。对这种眼长度的变化，人们还没有找到确实可行的、有效的、人工干预的方法。有人说，按摩可以使人眼球变短，这种事能信吗？还是不要轻易相信为妥。说一个简单的例子：人们的脚底天天在被大地按摩着，但是脚掌没有变成平板，后脚跟也并不是有棱有角的，不是还是圆的吗？

（二）戴上眼镜就摘不下来了

戴上眼镜就摘不下来了，这又是一个比较怪异的想法。为什么要戴屈光矫正眼镜呢？不是因为眼睛看不清楚吗？戴上就能看清楚，就能获得更多的信息，就可能导演出自己更为精彩的人生。戴矫正眼镜是有好处的，可能谁也不会不承认。偏得想着摘不下来，有道理非摘不可吗？这种想法往往出现在家长的头脑中，验光师应当让有这种想法的家长明白两点：

① 孩子看不清黑板或屏幕上的字迹，这种情况要比摘不下眼镜的后果严重得多；

② 对眼镜的随意摘戴，应当是导致少年儿童屈光状态不稳定的重要原因之一。

（三）眼镜越戴发展越快

眼镜越戴发展越快的认识应当说是没有任何道理的。从眼的发育看，大部分人在出生时为+2.00～+3.00D的远视眼，在正常的发育过程中，会逐渐变为正视眼。倘若出生时为正视眼，那将来一定是近视眼。这种屈光矫正镜度的变化，是少年儿童在正常生理发育中的必然变化。这种变化就是屈光发育去远视化或近视化的过程。这也就是说，不戴眼镜屈光也要发展，这是一种生理发育的必然表现。

那么，戴眼镜会不会加速屈光的发展呢？应当说，眼镜没有这种作用。戴上眼镜后，看东西就会清晰，省了眼力，视觉疲劳就会减少或消除，看东西舒适了怎么可能会加速屈光的发展呢？眼在疲劳中从事其力所不能及的视觉工作时，眼的生理机能必然会下降，屈光的发展也就会出问题。笔者认为，屈光程度发展得较快与适宜的屈光矫正眼镜没有太大的关系。

也许有人会问，屈光不正者可以不使用眼镜吗？答案是肯定的。但是，不戴眼镜的措施应在 14 岁以后应用。这是因为人在≤14 岁时，眼的视像质量不好就会影响视觉功能的正常发育，进而影响孩子思维意识、心智功能的发展。

综上所述，少年儿童屈光不正时更应当戴用屈光矫正眼镜。适宜的屈光矫正眼镜是不会导致屈光的异常发展的。

（四）验光时间越长越好

有人认为，验光时间长说明验得仔细，当然是好的事情。这种验光时间越长越好的认识属于一种自作多情的认识。验光时间的长短，应当与被测眼屈光的复杂程度有关。例如中、轻度单纯性近视眼或单纯性远视眼，倘若要验半个小时的光，这样检测到的屈光矫正镜度能作为配制眼镜的依据吗？视觉也是一种人的感觉，感觉有一个特点：对新异刺激相对敏感。随着时间的延长，感觉敏感度就会下降。前述检测到的屈光数据，是在被测者视觉敏感度降低时的视觉感受，其可靠程度肯定要打折扣。这就说明，做任何事情时，认真、仔细是应当的，但超出一定的限度时也会出现谬误，验光也是如此，验光出现谬误的表现当然只能是屈光矫正镜度的偏差。

青少年屈光矫正的不正确方法还有一些，如长期使用矫正不足的屈光矫正眼镜，戴用他人眼镜进行矫正等，但对屈光矫正观念影响最大的还是上述四个方面的问题。本书之所以要讲这几个问题，就是希望验光师在遇到有类似观念的被测者时，尽可能将其引导到正确的观念上，以期能减少这类好心做赖事现象的发生。

二、屈光矫正的总原则

（一）屈光矫正总原则的表述

1. 现代表述

屈光矫正的总原则是：使用最高正镜效度的屈光矫正数据获得最佳矫正视力。

2. 传统表述

传统表述中并没有明确的屈光矫正总原则，而是将远视眼、近视眼分别表述。远视眼，使用最高正镜度获得最佳矫正效果；近视眼，使用最低负镜度获得最佳矫正效果。这种表述对于远视眼而言，不存在问题。但反映在近视眼数据上的情况则与人们在初中代数中所获得的认识相违背，例如，使用－1.00DS、－1.50DS的镜度均可以获得最佳的视力，正确的矫正是使用－1.00DS而不能使用－1.50DS，从数学概念而言－1.50是小于－1.00的。显然，这样的情况比较容易造成误解。

(二) 处方数据与矫正原则

处方单上的数据包括两类：屈光矫正镜度、瞳距。很多人认为这些数据与被测眼的完全屈光矫正数据一致的，应当说这是一种误解。

1. 处方上数据的意义

处方上的数据是以屈光检测为基本依据，经过行走、阅读试戴，并根据试戴情况予以确定的或调整后的屈光矫正数据。这些数据一定是验光师在屈光原则的基础上制订的最合理的矫正方案。使用这些数据进行配镜的话，戴眼镜的人既可以获得良好的矫正视力，又可以获得比较舒适的视觉戴用效果。

2. 原则是指南，不是教条

屈光矫正原则是指导验光师制订理性屈光矫正方案的出发点。在验光、配镜中，屈光矫正原则不是教条，但它起着指南的作用。那么，在什么情况下要对屈光矫正方案进行调整呢？大致有以下几种情况。

（1）屈光矫正镜度的调整：当被测者在视觉感受上不能接受根据屈光矫正原则制订的矫正方案时，就应当考虑对镜度进行必要的调整。这种情况大多见于初次戴眼镜（特别是屈光矫正镜度较高者）、屈光镜度变化较大、散光镜度偏差较大的人。其主要表现为：头晕（运动视觉感受更为明显）、头疼、眼胀、视觉疲劳等。对于存在这些反应的人，就应当采取适当降低戴用镜度、调整散光轴位的办法进行处理。

（2）瞳距的调整：当前处方上的瞳距，实际上是配镜加工中所要确认的左、右两只镜片的光学中心距。这里之所以仍用"瞳距"来表述，只是为了顺应行业中约定俗成的称谓。绝大多数人，实际测量瞳距是多少，就在处方单"瞳距"中填入多少。但是，在设计近用眼镜、对隐斜视（斜视）矫正方案时，就需要对"瞳距"进行合理的调整。调整的主要方法是减小或增大，极个别的人还会标记瞳孔的位置。

（3）眼镜的戴用调整：通过验光、行走试戴，确定了矫正方案，但是取镜后又感觉戴用不舒适，这种情况一般是由装配好的眼镜在"镜-眼"配合上的偏差所致，这些情况就属于眼镜戴用调整问题。只要对装配好的眼镜进行检查和仔细观察眼镜戴用的情况，就可以发现问题所在。对其进行相应的调整，问题就可以迎刃而解。

远视眼的屈光矫正

　　少年儿童远视眼的矫正方法包括普通眼镜矫正法和隐形眼镜矫正法两种，但最常用的还是普通眼镜矫正法。远视眼的屈光矫正也同样需要以屈光矫正的总原则及其内涵作为指导方针。远视眼的矫正也要使用最高正镜效度的镜片，使镜-眼系统处于人工正视状态，使无限远与被测眼视网膜建立起共轭关系，此时被测眼的静态远点必然被引导到无限远（图 7-1）。未经屈光矫正的远视眼只能将无限远（∞）的平行光线聚焦到视网膜后的某一点（A）。这也就是说 A 与视中心凹（O）共轭，而 A 是被测眼的远点。在验光中逐渐加大验光镜度，最终会将 A 逐渐引导到矫正远点（A'），从而使 A 与 A' 达到矫正的共轭状态。

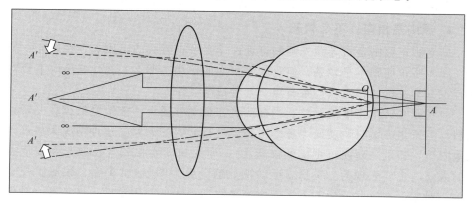

图 7-1　远视眼矫正将远点引导到无限远

一、远视眼光学矫正的原则

　　在少年儿童远视眼屈光矫正中，必须遵循屈光不正矫正的总原则。远视眼的屈光矫正原则与屈光不正矫正的总原则是一致的。但是，仅了解远视眼的屈光矫正原则，是做不好少年儿童远视眼的屈光矫正工作的，还必须了解远视眼矫正的相关附则，只有这样才会更好地做好少年儿童远视眼的屈光矫正工作。

（一）远视眼矫正的总原则

　　远视眼矫正使用的是凸透镜，即正镜度镜片。在正镜度镜片中，远视眼所使用的是获得最佳矫正视力时可以使用的最大镜度的镜片。这就是远视眼的矫正原则。简言之，远视眼的屈光矫正原则就是：使用最高的正镜效度获得最佳的屈光矫正结果。这一原则只有在并发外斜视的远视眼中是例外。

（二）远视眼矫正的附则

在被测者存在并发症时远视眼矫正中的附则才会被应用。这样的附则有三个。

1. 内斜视——充分完全矫正

对于少年儿童远视眼具有内斜视的配镜者，必须使用充分的完全屈光矫正镜度。因为只有足度矫正才会使内斜视症状缓解。

通过少许过度矫正可以纠正内斜视者，可以采取少许过度矫正的方案。但要注意以下两点。

① 少许过度矫正的镜度应控制在≤+0.5DS；

② 少许过度矫正对内斜视无效者，不得过度矫正。

对经屈光矫正无效的被测者，应建议其及时接受手术矫正，以免影响视功能的正常发育及正常的双眼视觉功能。

2. 视近困难——近用附加

视近困难，应当给予适当近用正镜度的补偿。仅解决视近问题时可以使用单光老视眼镜；需要同时解决远、近距离视觉需要时，可以选用双光眼镜或渐进眼镜；对习惯于长时间戴眼镜者，最好应用渐进眼镜。但要注意，远视眼使用渐进眼镜时应尽可能选用内渐进形式的渐进镜片，使用这样的镜片在戴用适应方面会相对容易一些。

3. 不能适应——暂时降度

对于少年儿童中的高度远视眼来说，初次戴用完全矫正镜度的眼镜可能会存在难以适应的问题。对于这种情况，应当予以适当降低镜度。适当降低镜度的尺度不是获得舒适的戴用效果，而是达到可以耐受的镜度。这里必须说明，适当降度只属于方法，绝不是目的，只能是一种过渡性的办法。待适应以后，再重新验光、配镜，尝试使用完全矫正镜度。

在对少年儿童远视眼进行验光时，所面对的对象是：正处于生理发育期，视觉功能尚未发育成熟的特殊被测者。对这样的被测者，应当采取的策略是：保证正确屈光矫正的实现；不得干扰、破坏视觉功能正常发育的生理进程；对有并发症的少年儿童远视眼，促进恢复视觉功能正常发育将是屈光矫正中不容忽视的课题。根据少年儿童不同生理发育时期的生理特点，可以将少年儿童远视眼的屈光矫正，分成以下三个不同时期来进行具体的介绍。

二、学龄前儿童远视眼的光学矫正

这里所说的儿童是指学龄前儿童,即<6岁半的小孩。这一年龄段的孩子大多是远视眼,但因调节力比较大,因此,与远视眼相关症状出现得较少。因此这一时期远视眼的屈关矫正方案,要根据具体的症状表现来决定。

(一) 以＋4.50DS 为参照

1. 低于＋4.50DS 而且没有并发症的儿童远视眼

低于＋4.50DS且没有并发症的儿童远视眼,一般不会出现视觉症状,其远视屈光矫正镜度会随着年龄的自然增长而逐渐降低。因此,这类儿童可以维持良好的视觉生理发育状况。对于这样没有症状的低年龄儿童,一般不主张进行配镜矫正,但应接受定期的屈光检测,以便掌握动态的屈光变化。

2. 高于＋4.50DS 的儿童远视眼

对屈光矫正镜度高于＋4.50DS的儿童远视眼,应给予配制屈光矫正眼镜。倘若这部分儿童存在下述情况之一时,应当速配。

① 裸眼视力存在低于1.0的情况时;

② 有弱视并发症者;

③ 屈光不正属于复性远视眼者。

对于存在以上三种情况的儿童远视眼,应给予完全屈光矫正镜度的矫正。对有弱视现象的被测者还必须给予相关的训练与矫治。倘若接受完全屈光矫正镜度存在暂时困难,可以适当降低矫正镜度作为过渡性矫正眼镜使用。过渡性矫正眼镜所降低到的镜度,不应是被测者完全舒适的镜度,而应是其主观上不太舒适但又可以耐受的镜度。戴用过渡性眼镜的儿童远视眼应接受定期复查,在被测者适应过渡性矫正眼镜后应及时换用完全屈光矫正眼镜。之所以要采取这样的措施,目的只有一个,就是要最大限度地维护被测者双眼视功能正常生理发育的趋势。

(二) 是否存在并发症?

1. 无症状的学龄前儿童远视眼的处置

没有症状的学龄前儿童远视眼,一般不易被发现。这种类型的远视眼,一般都是在屈光学调查、因顽固性外眼局部炎症的诊治或在体检中被发现。这样的儿童可以不用配镜矫正。但是应做以下两件事。

(1) 建议定期复查,注意观察:这样的儿童有必要每半年进行一次屈光检查。并对检测的结果进行对照。

① 对半年屈光度变化≤0.25DS者,只作记录,继续观察。

② 对半年屈光度变化 0.50～0.75DS 者，应向家长讲清可能存在的问题，并缩短屈光检测的间隔时间。

③ 对半年屈光度变化＞0.75DS 者，应查明原因。倘若能够排除眼病的原因，就应当进行光学矫正。得到光学矫正的儿童，仍需坚持每半年进行一次屈光检查的要求，仍需进行观察。

（2）观察的内容：至少应包括两项。①有无眼位偏斜现象；②有无注视偏头现象。这两种现象的出现，可能是斜视、弱视发生的信号，应及时复查，不可掉以轻心，以免造成不良结果。

2. 有症状的学龄前儿童远视眼的处置

（1）高度远视眼：对于＞＋5.00DS 的学龄前儿童远视眼，进行光学矫正应当遵循早、足的原则。早，是要尽早配镜矫正，这样可以起到预防弱视、斜视发生的作用。对学龄前儿童含有比较明显散光的远视眼，应当及时接受光学矫正，因为这样的被测者更容易发生弱视。假如远视眼儿童的屈光矫正镜度≥＋5.00DS，但远视力正常，也没有症状和并发症，可以不用配镜，但必须注意观察。

倘若已经发生弱视，则应速配，在矫正远用屈光不正的同时，还必须考虑到使患眼获得理想视像的问题，以便恢复和重新激发患眼的正常视力发育。还可以通过训练法促进其视力的恢复过程。

（2）有内斜视的远视眼：对于伴有内斜视的学龄前儿童远视眼，必须强调应用睫状肌麻痹剂后的验光，以确定是否存在过度调节的问题。对于这类被测者进行处理的基本方法如下。

① 原则上使用完全矫正镜度进行矫正。力争能够消除调节所导致的过度集合作用，以改善、促进眼外肌达到肌力平衡的状态。

② 倘若散瞳后眼的屈光力等于或高于常瞳状态下的屈光力＋1.00DS，应考虑被测者有过度调节的可能。此时，被测者所使用的屈光矫正镜度有两种选择。

第一种：用散瞳后眼屈光力减少＋0.50～＋1.00DS 后的屈光数值作为屈光矫正镜度。

第二种：假如使用散瞳后眼的屈光矫正镜度可以纠正更多内斜视程度，可以尝试使用散瞳后所测得的眼屈光矫正镜度。对于这样的处理，被测者可能会有些不适应（矫正视力会稍差一些），但对双眼视功能的恢复与重建是有益处的。

③ 倘若被测者远视矫正度较大（常＞＋6.00DS），出现无法适应完全远视屈光矫正镜度时，则只能适当降度矫正。但是必须在 3 个月后进行屈光矫正镜度的复查，并及时予以换配完全远视屈光矫正眼镜，以便能更充分地克服和控制调节性内斜视的问题。

（3）伴有顽固性外眼炎症的远视眼：屈光矫正镜度较高的学龄前儿童远视眼，还经常会出现迁延不愈的睑缘炎、麦粒肿、慢性结膜炎，甚至还会有胃肠系统的症状出现，也有人报告还有可能出现神经、精神方面的症状。这样的被测者戴用屈光矫正眼镜后，也可以使上述症状得到缓解。香港地区的同仁认为这是降低了眼的紧张程度的结果。也有人认为，这是增进视力后有效减少了揉眼频率，感染概率下降所发挥的作用。

三、学生远视眼

这里所说的学生是指处于小学、中学这两个学习阶段的，年龄大致为 6.5～16 岁的中小学生。这一阶段在眼-视光学生理上的最明显变化就是调节力的逐渐下降（下降幅度约为 2D）。这一变化，有可能使原来没有的并发症在调节力降低后出现。这一阶段的验光、配镜，就是要根据新的变化采取相应的措施。

（一）无视觉疲劳症状的学生远视眼

对既没有视觉疲劳症状也没有并发症，而且裸眼视力好的远视眼，无须戴用屈光矫正眼镜。

（二）学生高度远视眼

对于初次接受验光的学生高度远视眼，给予两种方法（散瞳验光和常规验光）的验光是必要的。其检测的目的与处理方法与儿童远视大致相同，但不宜使用远用过度矫正镜度。

（三）对于有并发症的学生远视眼

有并发症的学生远视眼是这类被测者最值得关照的对象。具体的关照方法由学生远视眼在这一阶段的生理变化特征决定。

1. 伴有弱视的学生远视眼

这一时期的弱视并发症，大多是由儿童时期未得到有效矫治而迁延而成的。这一时期对被测者而言，应当是矫治弱视的最后时机。因此，验光师应与被测者建立起良好的矫治关系，以保证对弱视眼进行矫治与训练的质量。

2. 伴有内斜视的学生远视眼

这一阶段的被测者，在内斜视这一并发症方面可能会出现一种新的情况：进行近距工作时内斜视程度增大。有一些被测者视远时眼位正常，视近时内斜；也有一些被测者视远时内斜、视近时内斜程度加大。这种新情况都与被测者调节幅度降低，调节过度带动集合有关。具体处理方法如下。

（1）远用矫正：应用总远视度作为配制和戴用眼镜的屈光矫正镜度。

（2）近用矫正：使用总远视度后，内斜视已经消失者，不用应用另外的近用矫正眼镜。倘若仍有明显的内斜视，就应当使用近用矫正的方法：应用近用附加正镜度进行近用屈光的矫正。附加正镜度一般为＋1.00～2.00D。

四、青年远视眼

青年远视眼是指处于16～25岁这一年龄段的远视眼。这一阶段的远用屈光矫正镜度可能会有所增加，这与调节力降低使部分隐性远视度转化为绝对远视度有关。正是这种变化，使青年远视眼被测者比较容易出现两种视觉症状：易发生视觉疲劳、视近困难。对这两种情况的处理方法是一致的，都是要通过使用正镜度解决问题。但具体方法要根据被测者的调节状况决定。

① 对调节力可以满足阅读需要的非近距离工作者，可以用适当降低远用屈光矫正镜度（使用比完全屈光矫正镜度低0.75～1.00D的镜度）的办法来兼顾近用阅读的需要。

② 对调节力已经无法满足阅读需要的被测者，尤其是近距离工作者，则需应用近用附加正镜度。考虑到年龄因素，可以建议被测者戴用渐进眼镜。

对于在这一阶段被测者还有弱视的情况，也应当给予积极的矫治。验光师应当清楚，青年远视眼的弱视矫治效果是相对较差的，但也不乏取得一定效果的案例。我国著名的斜-弱视专家郭静秋教授认为，不足25岁的弱视眼被测者，都具有成功矫治的可能性，对这类被测者眼-视光学工作者学要做的就是：不可以放弃，把希望留给被测者，争取成功的未来。

从以上对儿童远视眼、学生远视眼和青年远视眼屈光矫正的差异看，少年儿童远视度矫正一定要把握住远视屈光矫正镜度和并发症两个方面协同矫正与矫治的关系，确保被测眼能够获得良好的双眼视觉功能的健康发育，这才是矫正理念的关键所在。

五、青少年远视眼的光学矫正

此时期是人一生中学习最集中、近距离作业持续时间最长的一段时间。从年龄上讲，大约应在6～24（25）岁。在这一期间，青少年远视被测者随年龄的增长，其眼的远视程度呈下降趋势，其各种与之相关的症状也会相应减少。假如其症状未减反而增多，就必须给予注意，这种现象大多是由学业紧张、近距工作迅速增多而诱发视觉疲劳所致。这种视觉疲劳在各种程度的远视眼中都可能发生。

（一）生理变化的特点

1. 显性远视比的变化

在这一年龄变化期间，眼的调节力将会从14D（11.8～16.3D）下降到10D

（7.8～12.2D），远视眼的屈光矫正镜度也会减少＋2.50～＋3.00D，有的人还会下降＋3.50D。正是这两种生理变化，使得远视眼的显性远视比发生相应的变化：显性远视成分逐渐增多，而隐性成分则会逐渐减少，并且是处于一种持续的变化之中。不同的人，显性远视比又是不同的。这就决定了：在屈光检测中，验光师通过检测获取被测者显性远视度、隐性远视度数值的必要性。

2. 视觉疲劳是否存在？

在这期间，过多、过频地使用最大或接近最大的调节力就会导致视觉疲劳的发生。这种情况在阅读、书写距离过近，而且学业紧张的学生中最容易出现。较高的屈光度，以及由此引发的内斜视（包括内隐斜、间歇性内斜视）更会加剧视觉疲劳的发生。因此，视觉疲劳，是远视眼屈光检测中有必要进行确认的屈光症状。

（二）屈光检测的要点

1. 散瞳验光问题

倘若被测者疑有视觉疲劳，就应当应用睫状肌麻痹剂进行屈光检测。不散瞳只能进行推测，但证据不可能充分。

2. 检查内容

对视觉疲劳可疑者进行屈光检测时，总远视度，隐斜或显斜在视远、视近时的隐斜或显斜棱镜度偏差也是不可或缺的检测项目。

（三）屈光矫正的要点

1. 青少年远视眼，裸眼远用视力≥1.0

无视觉疲劳、内斜视者，无须配、戴镜。但有必要定期进行屈光检测观察，以每年至少检查 1 次为宜。

2. 需要配镜矫正

（1）需要配镜的对象：有明确的视觉疲劳症状、有内斜视、裸眼远用视力＜1.0时，都应当配镜矫正。即便是只有其中一种表现者，也应当配镜矫正。

（2）配镜处置方法：对青少年远视眼，进行屈光矫正的镜度应用原则是完全屈光矫正镜度矫正。

当被测者难以接受这一镜度时，就应当暂时适当降度矫正，这种情况一般会发生在高度远视或存在调节痉挛时。3～6 个月后，经过再次验光，修正所使用的屈光矫正镜度。直至修正为完全屈光矫正镜度。

（3）对有内隐斜（或内斜视）者：屈光矫正处置有以下三项内容。

① 使用完全屈光矫正镜度进行矫正。

② 尝试使用少许过度（≤＋0.5DS）矫正的方案。

③ 通过以上两种方法矫正试戴仍旧有比较明显的内斜视时，就应当采用近用附加正镜度的办法以满足视近工作的需求，附加值一般为：＋2.00～＋2.50DS。但这里需明确：这种加用只针对视近时内斜视量增大时才可能有效。

第三节
青少年近视眼的矫正

一、屈光矫正的总原则

对于任何事情，都需要依据某些原则去办理。屈光不正的矫正也是这样。近视眼的矫正原则假如用一句话来表述的话就是：用最低的屈光矫正镜度取得最好的矫正效果。同样，远视眼也可以用一句话予以表述，这句话就是：用最高的屈光矫正镜度取得最好的矫正效果。这是多少年来一直在使用着的原则。那么，这两个原则可不可以统一起来呢？应当说，这是完全可以做到的。

远视眼的屈光矫正使用的是'＋'透镜，从矫正学意义上讲，使用最高的正镜度，也就是使用获得最佳视力的镜度中的最大值，如图7-3右侧最佳矫正视力的镜度范围为＋1.50～＋3.00D，应当选择＋3.00D。

近视眼本身是凸透镜，矫正近视眼使用的是凹透镜。当人们将透镜与眼的距离忽略不计的时候，就可以得出以下结论：在屈光上，眼与透镜的屈光表现值互为相反数。这就是说，当眼的屈光表现值为＋5.00DS时，其屈光矫正镜度就是－5.00DS。在使用角膜接触镜进行屈光矫正时，就是使用这样的屈光矫正镜度（图7-2）。近视眼的矫正原理就是：使用相应的透镜，使眼镜与眼球的综合屈光矫正镜度达到0.00D。也可以说，屈光矫正的目的就是要为被测者创建一个人工

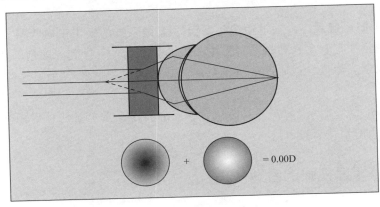

图 7-2 近视眼光学矫正原理示意图

正视的状态。

但是，在应用框架眼镜进行屈光矫正时，要保证镜片与角膜之间有一定的距离，这个距离可以称为镜距，其数值应为12mm。这样的话，透镜与眼的屈光表现值就不再是相反数，两者的关系可以用下式予以表达：

$$D_Y = -\frac{D_L}{1-0.012 \times D_L}$$

式中，D_Y为眼的屈光表现值；D_L为矫正透镜的屈光表现值。

而矫正近视眼则需使用'—'透镜，应使用最低的矫正镜度，如被测者获得最佳视力范围处于图7-3的镜度范围—2.00～3.00D这一区域，那就应当选择—2.00D作为被测者的屈光矫正镜度。这是因为：—2.00D是—2.00～3.00D镜度区间的最大值，也是最具相对正镜效应的值。

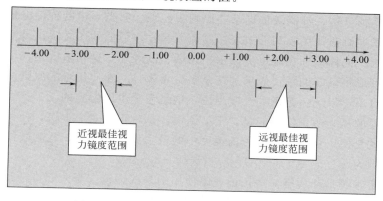

图 7-3　近视眼、远视眼的屈光矫正镜度范围

将上述矫正概念予以综合就可以得出这样一个统一的屈光矫正原则：用最高正镜效度的屈光矫正镜度获得最佳的矫正视力是屈光矫正的最高原则。这也说明了矫正屈光不正目标是最高正镜效度的矫正。这一最高矫正原则，至少包含以下三个含义。

① 镜-眼系统观念：通过透镜建立新的镜-眼系统的人工正视状态。

② 视觉注视观念：通过透镜将被测眼的静态远点引导到无限远（图7-4）。

③ 光学成像概念：通过透镜重新建立起被测眼视网膜与无限远的静态共轭关系。

显然屈光矫正的总原则及其所包含的三个内在含义，就是对所有屈光不正进行屈光矫正的指导方针。

二、青少年近视眼的合理矫正

关于近视眼的矫正原则，可以说是一个老生常谈的问题。但是，这一问题又

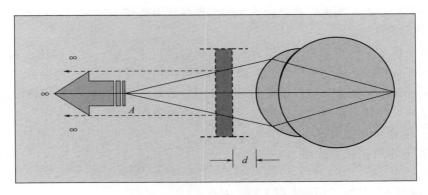

图 7-4　近视眼的远点被引导方向示意图

并非是一句话能够讲清楚的。

　　只要说到近视眼的验光、配镜，就会涉及合理矫正的问题。这一问题，在儿童、青少年近视眼的矫正方面显得更加突出。对于这一问题，被测者常常会被告知：使用最低的镜度获得最佳的矫正效果。应当说，这句话本身是没有错误的。但是，这句话只是近视眼的矫正原则，它不能充分说明具体矫正方案的合理性。方案的合理性应当体现在使用时和使用的进程之中。

　　那么，在近视眼的矫正中，什么样的才可以叫合理的矫正方案呢？笔者认为，合理的近视眼矫正方案必须满足被测者以下三个方面的需求。

　　① 获得满意的视力；

　　② 舒适的视觉感受；

　　③ 顺应被测者正常生理发展过程。

　　对于近视眼来说，验光师所提供的屈光矫正方案，必须能够满足以上三方面的需求，缺一不可。

三、最佳矫正视力应当是多少？

　　矫正视力，仅仅强调最佳矫正视力是不够的。关键问题是，这个最佳视力值是多少。没有确切值，也就没有最佳视力。

　　通常情况下，屈光不正者矫正到矫正视力为 1.0，就被认为是足度矫正。既然说到最佳矫正视力，人们就应当确认：矫正视力 1.0 是不是最佳？假如被测者不能被矫正到 1.2、1.5，那么，1.0 的矫正视力就应当是最佳。假如被测者能够将矫正视力提高到 1.2、1.5，1.0 的矫正视力显然就不是最佳。

　　这自然就会出现另一个问题：青少年被测者矫正视力被矫正到多少为宜呢？这得从最佳矫正视力来考虑这个问题。从视细胞的解剖生理学角度进行考察，人眼所能达到的视力绝不应当是 1.0。据有关资料讲，中国人视细胞的横截面直径又是相对较小的。因此，我国青少年的生理性视力达到1.2、1.5，甚至2.0，这是不容置疑的现实。

综上所述，笔者认为，在对青少年近视眼进行屈光矫正时，以矫正视力1.0作为矫正标准是不妥当的。当然，将矫正视力定得过高，也不一定恰当。因为过高的矫正镜度可能会导致眼镜戴用时比较明显的晕眩感。对青少年近视眼进行屈光矫正时，最佳矫正视力掌握的尺度应以以下两条作为矫正的基本标准。

① 单眼矫正视力达到1.0；

② 双眼矫正视力达到1.2～1.5。

四、最佳矫正视力有头晕现象怎么办？

当使用最高正镜效度进行近视的屈光矫正时，有些被测者会感到有些不适应。出现这种现象时，被测者都会有非常明确的头晕甚至恶心的主诉。

（一）出现眼镜戴用不适的常见情况

出现眼镜戴用不适现象，一般说来有以下几种情况：

1. 初次戴用屈光矫正眼镜者，尤其是中、高度近视眼；

2. 与原戴用眼镜屈光矫正镜度偏差较大的近视眼；

3. 对屈光矫正镜度反应特别敏感的被测者；

4. 原戴用眼镜装配数据存在较大偏差者。

（二）屈光矫正镜度试戴不适的处理

戴用新配的眼镜出现戴用不适的感觉，大多与验光过程中处理不当有关，这主要表现在两个方面：一方面是由对屈光矫正镜度试戴中出现的问题忽略所致；另一方面是由在处理新旧眼镜的数据偏差时出现取舍失当所致。

造成以上两个方面失当的原因，一般是由于验光师过于自信，从而导致在处理相关问题时过于主观。

对于以上情况，验光师应如何进行预防与处理呢？这要从两个方面着手。

1. 做好屈光矫正镜度试戴中问题的观察与处理

对眼镜戴用不适问题处置的关键，不在于出现问题后的处理，而在于做好相关工作尽可能防止问题的产生。做好戴用问题的预防工作，最关键的环节则是做好屈光矫正镜度行走试戴过程的观察，以及对行走试戴中所出现问题的处理。做好这一工作，应注意以下几个方面。

（1）球面屈光矫正镜度的处置：对于初次戴用屈光矫正眼镜的青少年，其屈光矫正镜度不超过$-2.00D$时，应当使用足度矫正镜度予以矫正。倘若其屈光矫正镜度已超过$-2.00D$，被测者没有明显的戴用不适主诉时，应当使用足度矫正镜度予以矫正；假如被测者有明显的戴用不适主诉，就应当建议被测者适当降低配镜的屈光矫正镜度作为过渡性屈光矫正镜度使用。

（2）柱面屈光矫正镜度的处置：对于复性近视眼的散光成分，原则上应当予以完全矫正。但是，对于一名没有戴用过屈光矫正眼镜的人来说，可能 0.50D 的柱面镜度，都会是不能接受的。这种由柱面镜度变化引起的不适，不但可以表现在新戴眼镜者中，而且还会表现在老资格眼镜戴用者在习惯性柱面镜度突然变化之时。对于由柱面镜度变化所引起的屈光矫正镜度试戴不适，验光师可以按以下办法予以处置。

① 柱面镜度偏差在 0.25D 时，应以习惯性柱面镜度为准来确定屈光矫正镜度的柱面镜度。

② 柱面镜度偏差在 0.50D 时，应当将原柱面镜度进行等效球镜处置，即减去柱面镜度，在球面镜度中加入 0.25D。

经以上两种方式处置的屈光矫正镜度，可以作为较长时期进行戴用的屈光矫正镜度使用。

③ 柱面镜度偏差＞0.50D 时，可以适当降度处置。偏差越大，需要降度的幅度也就越大。但是，经过这样处理的屈光矫正镜度不宜作为长期使用的屈光矫正镜度。

使用过渡性屈光矫正镜度者，应当在戴用过渡性屈光矫正镜度 3～6 个月后，进行重新验光，重新配用新的眼镜，这是一种既面对现实，又比较合理的验、配镜方法。在一般情况下，被测者都可以通过 1～3 个过渡性镜度实现足度矫正的目标。

（3）注意试戴不适出现条件：当试戴中出现不适时，验光师一定要审视出现不适的相关因素。在此，特举几个实例以供参考。

① 倘若试戴不适与视距有关，应考虑调节与集合的相互生理协调程度可能存在应予以处置的问题。

② 倘若试戴不适与眼的大幅度运动有关，戴用不适大多是由于对经透镜所形成的新视野比较生疏。

③ 试戴中的不适与被视目标出现同向鬼影有关，这种情况，大多是由柱面矫正轴向、镜度出现偏差所造成的。

④ 试戴不适，还会因原戴用眼镜装配工程数据发生改变而产生，这也是值得注意观察的内容。

只要做好上述观察、分析工作，找到产生不适的原因，就会找到与问题有关的相应解决方案。只要验光师认真做好这项工作，就可以在最大程度上减少被测者戴用新眼镜产生严重不适的可能性。

2. 对取镜后戴用不适的处置

当验光师的工作与被测者的视觉需求、主观耐受程度出现不协调时，戴用不适也会发生。对在取镜后，实际戴用中出现不适的问题，应当本着对戴镜者负责的态度予以解决。针对此时出现的问题，应当注意对装成眼镜的调整，使之与被测者的视觉生理需求相适应。

第四节
散光眼的屈光矫正

关于散光眼在人群中所占的比例，国内外各位专家学者的报告都存在着一定的差异。表 7-1、表 7-2 是陈耀真、徐宝萃两位著名的眼-视光学专家分别在 1954 年和 1977 年的统计报告。两份报告尽管存在差异，但是都显示出两种倾向：①复性散光要多于单纯性散光；②混合散光最少。这就是验光师所面对对象的状况。

表 7-1　陈耀真关于屈光不正类型状况的统计表 （1954）

屈光类型	单纯性近视	单纯性近散	复性近视	单纯性远视	单纯性远散	复性远视	混合散光
所占比例/%	51.97	2.13	21.21	14.75	3.86	5.76	0.32

表 7-2　徐宝萃对哈医大一院验光室 1931 例屈光不正状况的统计表 （1977）

屈光性质	总例数及百分率	屈光情况		单纯性球面屈光不正		单纯性柱面屈光不正		复性屈光不正	
		单眼	双眼	眼数	百分率	眼数	百分率	眼数	百分率
近视性屈光不正	1329 人，2588 只眼（69.70%）	70 人	1259 人	1422	38.30%	84	2.26%	1082	29.14%
远视性屈光不正	550 人，1030 只眼（27.74%）	70 人	480 人	532	14.33%	306	8.24%	192	5.17%
混合散光	52 人，95 只眼（2.56%）	9 人	43 人	—	—	—	—	95	2.56%
合计	1931 人，3713 只眼	149 人	1782 人	1954	52.63%	390	10.50%	1369	36.87%

少年儿童散光眼的状况，应当与上述情况相近。针对散光眼的这两种倾向，在对散光眼进行验光时，就应当注意到散光与单纯性球面屈光不正在屈光方向的表现上是不同的。因此，在制订散光眼的屈光矫正方案时，一定要注意两个方面的问题：

① 球面屈光不正矫正方法的应用；
② 圆柱面屈光矫正方法的特殊性。

对于少年儿童来说，还需要再附加一个内容：少年儿童眼的发育与视觉应用现实特点。如果这一方面解决不好的话，在成年散光眼矫正时只会出现矫正视力不理想和戴用不适的问题，并不会对其固有的视觉功能产生过大的影响。但是，对处于发育时期的少年儿童散光眼来说，就不仅仅是矫正视力不理想和戴用不适这样简单，极有可能会导致永远无法被证实、但又实实在在存在的视觉功能差的问题。这是验光师必须要考虑到的问题。

一、验光、配镜的支点

对少年儿童散光眼进行验光与配镜时，验光师应注意哪些问题呢？笔者在这里使用了在眼-视光学中极少用到的名词"支点"，使用这个词的意思就是：只要寻找到少年儿童散光眼屈光矫正的"支点"，验光师就可以用自己的验光技艺撬动屈光的矫正。笔者认为，散光眼矫正"支点"的最基本内容包括以下三个方面。

（一）视力障碍

从视力障碍发生的程度看，圆柱面矫正镜度与球面屈光矫正镜相比，对视力的影响相对较小。斜位散光、正位散光与单纯性球面屈光不正对视力影响的程度，可以用比例关系的形式予以表达，这个比例关系约为 $1:1.5:2$。这也引发了一个在屈光矫正中必须要正视的问题：散光眼一旦出现明显的视力障碍问题，要比单纯性球面屈光不正严重。因此，在对散光眼进行屈光矫正时，处理的根本原则就是：给予正轴足度圆柱面镜度的矫正。

（二）视力疲劳

散光眼视力下降时，只要被测者主观上希望更清楚地看到注视目标，调节力就会被过多地调用，过多使用调节力的方式有两种：①频率增加；②幅度增大。过多使用调节力将会使睫状肌的张力过高，从而导致视觉疲劳。散光眼视觉疲劳的程度，一般是以轻、中度散光眼最为明显。

倘若被测者为高度散光眼，视力疲劳反而不明显。这是因为通过调节也无法改善视觉分辨状况时，眼就会放弃调节。这种没有视觉疲劳状况的高度散光眼往往容易发生弱视。

在实际散光眼的屈光矫正中，往往会感到：没有视觉疲劳的散光眼矫正后发生主观感觉异常的案例，要比有视觉疲劳的散光眼更多。这是因为：未经矫正的高度散光眼没有过多的调节，也就没有视觉疲劳。但会通过生物适应过程，建立起与之相适应的视觉生理调节平衡模式。这种模式一旦建立，除视像质量不高外再无明显的其他主观感觉。当散光矫正实现时，原有的视觉生理调节平衡模式就会被打破，这就是高度散光被矫正后主观症状会骤然出现的原因。

（三）视近与视远的差异

散光眼在注视远距离目标与注视近距离目标时，在圆柱面矫正镜度与轴向上是一致的吗？可能绝大部分人的答案是肯定的。那么，将双光眼镜上下颠倒，去寻找高高书架上一本位置不清的书籍时，会舒适吗？绝大部分人会感到问题怪异，没有答案。这两个问题的答案分别是：

① 注视远距离目标与注视近距离目标时，圆柱面矫正镜度与轴向是有差异的；

② 将双光眼镜上下颠倒寻找高高书架上一本位置不清的书籍时是不太舒适的。

关于这一问题，将在稍后的"三、视近散光差异的检测与屈光矫正"中进行介绍。

二、散光眼矫正的基本方法

（一）散光眼的矫正原则

着眼于未来视觉功能健康又立足于现实的散光矫正理念，就是对少年儿童散光眼进行矫正的出发点。当然仅仅有好的出发点还是不够的。实施矫正还需要遵照符合视觉矫正生理要求的方法，这种最基本的方法就是散光眼的矫正原则。散光眼的矫正原则包括以下三项内容：

① 没有视力下降、没有视觉疲劳的轻度散光眼，不需要矫正；

② 只要有视力下降、视觉疲劳（一种或一种以上）表现的，都需要接受散光矫正；

③ 理想的散光矫正方案是圆柱面矫正镜度的足度正轴矫正。

（二）现实矫正中的情况处置

上述矫正原则在实施中，验光师也会因被测者的具体情况而做出相应的调整。笔者仅将实际验光中最常见的情况进行简单介绍。

1. 儿童散光眼

为不干扰正常的视觉生理发育进程，应强调最终的足度正轴矫正。对暂时难以适应者可以使用过渡性矫正镜度，但短期内实现最终足度正轴矫正的目标不变。

对戴用足度正轴矫正镜度后矫正视力不佳的儿童散光眼来说，被测者可能已经发生弱视，更需要接受足度正轴矫正。此时，验光师不可以被矫正视力不佳所迷惑，一定要对被测者及时进行足度正轴矫正。这类被测者，一般在戴用足度正轴矫正眼镜一段时间后，其矫正视力常常会有所提高。

2. 已经习惯视像模糊

对生活、工作、学习质量具有较高的满意度，没有矫正愿望的被测者，可以采取不予矫正的方式处理。这种方法在儿童散光眼中不宜采用。

3. 伴有明显视觉疲劳的散光眼

对伴有明显视觉疲劳的散光眼被测者，一定要立即给予适当的散光矫正。

验光师在对散光眼进行矫正时，还应当清楚一点，在最初进入小学学习时额部与两颞出现的比较明显的头痛，往往与散光（特别是远视散光）有关。遇到这种情况，验光师一定对其进行屈光检测，对确有散光的被测者应立即给予相应的矫正。

三、视近散光差异的检测与屈光矫正

（一）眼的辐辏与回转

对散光眼进行矫正时，一般采用经验模式，即将远用散光矫正镜度与轴向原封不动地应用于近用屈光矫正中。这种情况与眼球的生理运动是不一致的。我国著名眼-视光学家吴燮灿先生将这种情况描述为：当眼球向水平线上方辐辏时，常伴有眼球的外转 ［图7-5(1)］；当眼球向水平线下方辐辏时，常伴有眼球的内

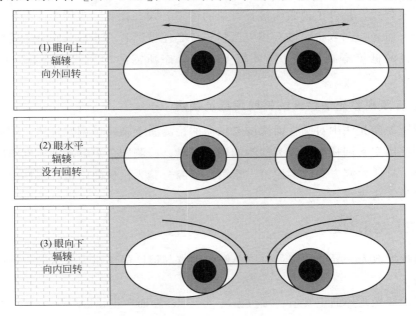

图 7-5　双眼辐辏与眼球回转的示意图

转［图 7-5(3)］；当眼球向水平方向辐辏时，眼球则没有回转［图 7-5(2)］。

这种情况，在当今的实际屈光矫正中，尚未得到应有的认识与处置。从屈光矫正上讲，辐辏中所产生的这种回转现象应在屈光矫正中给予重视。处在视觉发育时期的少年儿童更应得到充分的重视。这是因为经验矫正模式，与眼球生理运动不相符到底对其生理发育有什么影响，人们至今还是一无所知的。在这种情况下，还是谨慎一些为好。这种回转量有多大，会受哪些因素的影响等方面的问题，至今还知之甚少。

（二）吴燮灿先生的近距视验光法

笔者建议验光师，在对少年儿童散光眼进行检测时，一定要对被测者的近距屈光矫正状况进行检测。进行这种检测比较理想的方法是吴燮灿先生推荐的近距视验光法。现特将这种方法介绍给读者。

1. 近距视验光时被测者双眼的视觉状态

检测是在保持双眼注视同一近距目标的情况下进行的。这一距离一般设定为 0.3～0.4m。要想在双眼同视状态下进行检测，就是使非检测眼处于轻度雾视状态。这一雾视屈光量可以用下列公式求出：

$$D_{\text{Fog}} = \frac{1}{d} + 1.00$$

式中，D_{Fog} 为雾视屈光量；d 为双眼注视距离。

上述公式，是以正视眼为检查对象的计算公式。在实际应用中，需根据被测者年龄、屈光与调节状况进行相应调整。务必使被测者的非检测眼处于能够保持双眼融像的低度雾视状态，这种轻度雾视状态所需要的屈光度应在 +0.75～+1.25DS。

2. 近距视验光法检测的辅助用镜及使用

近距视验光法中对圆柱面镜度与轴向的检测属于精确微调性检测。因此，检测中需使用交叉圆柱面镜作为检测的辅助工具。检测则是采取先轴后度的顺序进行检测，具体检测方法请参照第二章第三节综合验光仪检测中精调圆柱面镜轴向与镜度的方法进行。

（三）结果判定

对视近散光差异的判定，是以单侧眼轴位与镜度的变化为根据的。具体判定办法如下。

视近散光差异的正常值：轴位偏转量＜5°，柱面矫正镜度变化＜0.75DC。

视近散光差异的异常值：轴位偏转量≥5°，柱面矫正镜度变化≥0.75DC。

（四）视近散光差异异常的处置

凡是视近散光差异表现异常的被测者，都有必要配制和戴用专门的近用矫正眼镜。

四、等效球镜的转换

等效镜度转换是指：对足度正轴圆柱面镜度矫正难以耐受者，将其少量散光成分转换为球面镜度的调整方法。具体方法是减少适当圆柱面镜度，并将其镜度的一半加到球面镜度之中。如－1.00DS－0.50DC×180°，进行等效球镜转换后其镜度为－1.25DS。

但是这种转换并非是无限的，应当保证被测者视觉分辨力不受影响，或不产生较大的变化。由0.50DC转换为0.25DS的镜度变化一般不会影响视觉的分辨程度。转为球镜的最大量通常主张不宜＞0.50DS，高于这一转换量时都会比较明显影响视觉的分辨程度。

五、足度正轴矫正可能产生的问题

（一）足度正轴矫正的视觉反应

在对散光眼进行屈光矫正时，也要根据视觉疲劳状况进行相应的调整。在对散光眼进行足度正轴圆柱面镜度的矫正中，可能会出现以下四种情况。

① 对有视觉疲劳的被测者，足度正轴圆柱面镜度矫正消除了视觉疲劳。

② 对有视觉疲劳的被测者，足度正轴圆柱面镜度矫正后视物变形。

③ 对没有视觉疲劳的被测者，足度正轴圆柱面镜度矫正后出现视觉疲劳和不适应。

④ 对有弱视并发症的被测者，足度正轴圆柱面镜度矫正后，应当没有明确的主观反应。

（二）足度正轴矫正问题的解决

以上四种情况中，第一种情况是最理想的结果；第四种情况则需要配合相关训练与矫治、定期检查。对于第二、三种情况，验光师可依据以下程序进行检测与处置。

1. 柱镜的适应性调整

（1）微调轴位：向正位轴方向（90°或180°），或向习惯轴位（包括原戴眼镜轴）进行旋转调整。这种方法是解决被测者视物出现变形、扭曲的调整方法。这种调整一般控制在 10°以内，调整量<5°时，对分辨力影响较小，调整量≥5°时，视觉分辨程度变化则会比较明显。

（2）精调镜度：在确定微调轴向方位后，应使用交叉圆柱面镜对圆柱面矫正镜度进行精确调整，以便使被测眼在使用微调轴向上获得相对较好的视觉效果。

2. 等效处置

在适应性调整无效的情况下，则需进行等效球镜转换。

3. 降度处理

在上述方法均无效的情况下，只能采取适当降低圆柱面镜度的办法，来解决戴用难以承受的问题。

4. 行走试戴

上述方法检测到的屈光矫正镜度，均需在行走试戴中予以确认。

以上解决方法，尽管可以解决戴用的主观感受与适应的问题。但是，都将会以牺牲一定精确分辨程度作为代价。

第五节
屈光参差的屈光矫正

对少年儿童屈光参差矫正的总方针是：戴用完全屈光矫正镜度眼镜时能实现双眼融像的屈光参差无须特殊处置。对有融像困难的被测者，都应结合被测者的具体情况进行相应的处理。下面结合青少年的生理特点，来介绍屈光参差的屈光矫正问题。

一、儿童屈光参差

儿童屈光参差因发生时期不同、屈光参差量不同，会有不同的视觉表现。

一般而言，发育过程中形成的屈光参差，只要参差量不过大，都会有较好的双眼融像功能。当屈光参差值较大时，被测者双眼的融像功能就会被破坏，被测者则会出现交替视力。一只眼用于看远，另一只眼用于看近。这种情况多见于一只眼为正视眼或远视眼，另一只眼为近视眼的被测者，其中为正视眼或远视眼的眼用于看远，为近视眼的眼则用于看近。这样的被测儿童既无弱视也无眼肌障碍，看远、看近都不会有什么自觉症状，但在注视特定距离的中距离目标时可能会有双眼的视觉干扰现象。对这样的儿童屈光参差，一般只给予常规的屈光矫正，无须给予特殊处理。

对于发生在婴儿时期的高度屈光参差来说，视力矫正效果都会相对较差。特别是复性远视屈光参差，还可能导致弱视的发生，都必须及早戴用最佳矫正视力的眼镜。

（1）复性近视屈光参差：使用最佳矫正视力的眼镜，目的是提高矫正视力，促进视力增加。双眼视力都提高是最理想的，只使单眼视力提高也是可取的。

（2）复性远视屈光参差：提高视力，减少弱视发生的可能性，促进弱视眼视功能的恢复。

存在双眼融合障碍的儿童屈光参差被测者需戴用等像眼镜。对存在垂直眼位异常者，应通过光心的位置移动来解决。

二、青少年屈光参差

随着年龄的增长，青少年常常会出现视觉疲劳，这与调节力的降低有关。这是青少年屈光参差比较容易出现的新症状。还有相当一部分被测者，是在儿童时期未得到适当屈光矫正的屈光参差。显然，后一种情况更为复杂，必须要面对三个问题：双眼的融合问题、视觉疲劳问题和垂直眼位有可能异常的问题。对青少年屈光参差进行矫正时必须要考虑到使用等像眼镜和处置垂直眼位异常的问题。

三、制订合理的矫正方案

对于青少年儿童性屈光参差的矫正方案，一定要做到合理。怎么才叫合理呢？首先，要做到尽可能保证戴镜者获得比较良好的融像功能；其次，要对预防双眼视功能遭到更大的破坏；最后，就是对屈光参差几乎必然存在的隐斜视状况给予关注，并给予相应的处置。

（一）常规处置

对融像功能无明显异常、没有异常视觉症状主诉的被测者，或有交替视力者，均应按屈光矫正的常规方案接受屈光矫正。

（二）等像处置

对有融像困难者，则应及时配制并戴用等像眼镜，以便防止双眼视功能遭到更大的破坏。等像眼镜的设计方法如下。

1. 总放大倍率比公式

$$SM = SMS \times SMP$$

式中，SM 为眼镜片的总放大率；SMS 为眼镜片的形式放大率；SMP 为镜片的屈光放大率。上述公式的实际计算公式如下：

$$SM = \frac{1}{1 - \frac{t}{n}D_1} \times \frac{1}{1 - dD_V}$$

式中，t 为镜片中央厚度；n 为镜片的折射率；D_1 为镜片的前表面屈光度；d 为镜距（角膜至镜片后表面的距离）；D_V 为镜片后顶点屈光度。

运用上式对两眼所用的镜片分别进行计算，比较两眼所用眼镜片的总放大率。

2. 计算设计举例

例如，被测者屈光矫正处方如下。

R：+1.00DS。

L：+4.50DS。

商品镜片的光学数据：n 为 1.523；d 为 0.012。

两只镜片的屈光矫正数据如下。

R：D_1——+6.00D；t——0.0025m；D_V——+1.00DS。

L：D_1——+9.50D；t——0.0055m；D_V——+4.50DS。

将上述数值代入总放大率公式。

R：$SM = 1.0099 \times 1.0121 = 1.0323$

L：$SM = 1.0355 \times 1.0571 = 1.0946$

两眼总放大率的差为：0.0623，即 6.23%。当双眼总放大率的差大于 5% 时，将可能无法完成融像进而产生相应的症状。

3. 等像眼镜的设计

从镜片的总放大倍率公式中的 SMS 与 SMP 来看，SMP 是不可以轻易改变的。只有改变 SMS 中的 t、D_1 相对容易些。试以左眼总放大倍率为基准，来考察对右眼镜片进行设计的情况。设右眼 $SM = 1.0946$，$SMP = 1.0121$，则有：

$$\frac{1}{1 - \frac{t}{n}D_1} = \frac{1.0946}{1.0121}$$

$$\frac{tD_1}{n} = 0.0754$$

$$tD_1 = 0.1148$$

经过计算可知：只要 $tD_1 = 0.1148$，双眼镜片的总放大倍率就可以趋于一致。

在实际设计等像眼镜时一般不采用单侧镜片调整的方法，大多采用左右镜片共同调整的方法，具体方法是：

① 总放大倍率比较小一侧的镜片，适当增加镜片厚度和前表面的屈光度；

② 总放大倍率比较大一侧的镜片，适当减少镜片厚度和前表面的屈光度。

经设计调整后的镜片总放大倍率差应控制到≤5%。

（三）缩小镜距

对双眼屈光参差并不十分严重的被测者，最简单的处理方法就是缩小戴用眼镜的距离，即减小镜片与眼的距离，这能在一定程度上减小双眼视像大小的差异。对于青年人可以建议使用隐形眼镜矫正，使用隐形眼镜大多可以使双眼视像的大小差异得到明显的改善。

（四）调整镜度

在实际工作中，有些验光师还会适当调整镜度来处理双眼屈光参差视像不等的问题。对于这种方法，视觉功能已经稳定的成年人，只要对矫正视觉要求相对不太高的也可以使用。这种方法的应用结果就是：被测者以牺牲清晰的视像为代价来获取像质较差的双眼视像，从而消弱对不等像的识别率。应当说，付出的这一代价实在是太大了。因此，这种方法对少年儿童来说是不适宜的，应当列入被禁止行列。

（五）隐性眼位参差的处置

屈光参差还可能存在隐性眼位参差的问题，特别是远视屈光参差的少年儿童屈光参差，而且极易发生弱视与内斜视。对这类被测者，验光师必须给予完全屈光矫正镜度的矫正，给予等像眼镜的矫正。在使用屈光矫正眼镜后，因双眼屈光矫正镜度的差异，双眼在以同样幅度转动时，也会产生三棱镜效应上的差异，这种差异就被称为隐性眼位参差。对隐性眼位参差给予适当的处置，就是在对屈光参差被测者进行屈光矫正时必须给予考虑和处理的问题。否则的话，被测者在获得完全屈光矫正镜度等像眼镜的矫正后，还会被明显的视觉疲劳所困扰。隐性眼位参差有两种形式，一种是水平隐性眼位参差，另一种是垂直隐性眼位参差。

1. 水平隐性眼位参差

水平隐性眼位参差是指：眼在做水平方向注视运动时，双眼的眼位出现水平偏差，从而导致视像的水平型分离。这类被测者，在第一眼位时，大多没有眼位偏移的现象发生。对于这种水平隐性眼位参差，目前在屈光矫正中尚无妥善的办法予以解决。验光师可以选用下列办法进行尝试性处理。

（1）头转眼不动：在注视具体目标时，被测者要掌握的要领是一定正对目标。注视侧方目标时，不是通过眼的转动，而是要通过头的转动来完成对目标的注视转移。

（2）减小片径：使矫正视野减小，实际上就是一种减小注视转移幅度的方法。这种方法也可以在一定程度上控制水平隐性眼位参差对被测者视觉的影响。

（3）缩小镜-眼距：在一定程度上减小双眼视像的差异，也可以在某种程度上起到控制水平隐性眼位参差对被测者视觉影响的作用。

2. 垂直隐性眼位参差

人眼在垂直方向上的融像能力，要明显低于在水平方向上的能力。青少年屈光参差得到圆满的远用矫正后，有的被测者会表现出对阅读没有丝毫兴趣。遇到这种情况，除考虑被测者心理因素和性格特征的影响外，也应当意识到被测者有可能存在垂直隐性眼位参差的问题。存在垂直隐性眼位参差的一个明显的、但又不太容易被人注意到的症状就是：被测者的双眼极少向上或向下转。当被测者长时间阅读时，通常会用低头的方式来代替眼的下转。对存在垂直隐性眼位参差的青少年被测者进行屈光矫正时，一定要进行隐性眼位参差的消解处理。现通过一个案例（图7-6）来演示消解隐性眼位参差的计算方法。

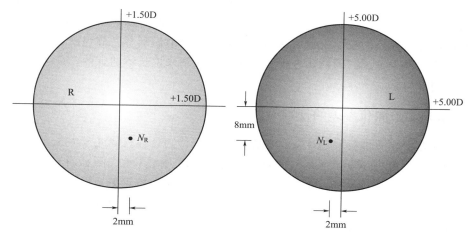

图 7-6　隐性眼位参差案例屈光状况示意图

N_R—右眼视近时视线通过镜片的点；N_L—左眼视近时视线通过镜片的点。

本案例在近距阅读时所产生的三棱镜效应及隐性眼位参差状况如表 7-3 所示。

表 7-3　图 7-6 案例在 N_R 与 N_L 棱镜效应与隐性眼位参差状况

效应方向	右眼		左眼		隐性眼位参差	
	棱镜度	基底方向	棱镜度	基底方向	棱镜度	基底方向
垂直效应	0.8×1.5=1.2	基底向上	0.8×5.0=4.0	基底向上	4.0−1.2=2.8	基底向上
水平效应	0.2×1.5=0.3	基底向外	0.2×5.0=1.0	基底向外	0.3+1.0=1.3	基底向外

从表 7-3 中可以知道：被测者垂直隐性眼位参差量为 2.8△、基底向上；水平隐性眼位参差量为 1.3△、基底向外。对于这样的状况，水平隐性眼位参差无须考虑，也只能通过头转眼不动、减小片径、缩小镜-眼距这些蹩脚的方法予以

解决。但是，垂直隐性眼位参差量已经达到 2.8△，必须予以解决。

（1）消解垂直隐性眼位参差办法的要点见下文。

① 使用三棱镜予以解决。

② 消解被测者垂直隐性眼位参差量的 1/3～2/3。

（2）三棱镜的应用方法：使用三棱镜进行垂直隐性眼位参差消解的方法有两种。

① 使用近用附加三棱镜的办法予以解决。这种方法就是在偏移量较大镜片的近用区粘贴一只三棱镜，来消解垂直隐性眼位参差的。

② 某一只镜片光学中心适当的移动产生三棱镜的作用，来实现消解垂直隐性眼位参差的目的。

以上两种方法中，粘贴的方法相对比较麻烦，但视觉效果相对较好，可以消解的眼位参差量也相对比较充分。第二种方法相对比较简单，但消解的眼位参差量也会受到一定的限制，以图 7-6 的案例作为对象，使用粘贴三棱镜的方法（可以使用 2.8△、基底向上的三棱镜）是没有问题的。但使用光学中心移动的方法时，则只宜消解垂直隐性眼位参差量的 1/3～2/3。

倘若消解 2.8△、基底向上垂直隐性眼位参差量的 1/2，只要将左眼的光学中心上移 2.8mm 就可实现消解视远与视近皆为 1.4△、基底向上垂直隐性眼位参差量的目标。

倘若光学中心上移 2.6mm，将会为正视留下 1.5△、基底向上的垂直隐性眼位参差量，视近时则保有 1.3△、基底向上的垂直隐性眼位参差量。

本案例不适于使用消解垂直隐性眼位参差量 1/3、2/3 的办法，这样消解以后都将出现 1.86△、基底向上垂直隐性眼位参差的问题。

一般认为，人对垂直隐性眼位参差量的阈限值为 1.5△。

这一章对少年儿童屈光不正的矫正方法进行了总结，尽管还不能说是少年儿童屈光矫正的全部内容。但是至少对矫正中经常发生的问题进行了必要的说明。笔者之所以要将少年儿童屈光矫正问题作为单独一章来处理，就是希望各位同仁：将少年儿童屈光矫正的问题始终放在屈光矫正最重要的位置，扎扎实实地做好这项工作。

第八章
少年儿童斜视 >>>

对于从事验光、配镜工作的人来说，在少年儿童屈光矫正中不可避免地要经常面对斜视的情况，而这恰恰又是绝大多数验光、配镜工作者相对比较生疏的方面。很显然，不熟悉斜视的检查、矫正与矫治方面的相关知识，是做不好相关工作的。但是，对于验光师、配镜师来说也存在一定局限，其工作基本上讲就是屈光矫正和相关的视觉训练，而治疗（比较突出的就是斜视的治疗）则属于眼外科的工作范围。鉴于此，本章在介绍相关知识内容方面将采用以下方式。

① 对于相关的检查，以介绍最常用的和验、配镜工作中已经使用的仪器设备、方法为主。

② 对斜视的检查一律采用图解、文字简介的方式进行介绍，以达到使其更为直观的目的。

关于更详细的斜视检查方法请参见：

［1］施殿雄. 实用眼科诊断. 上海：上海科学技术出版社，2005.

［2］呼正林. 眼屈光检测行为学. 北京：军事医学科学出版社，2009.

③ 对于各种斜视以最常见的分类方式进行分类，对同一类型的斜视则采用表格的方式进行介绍，以达到便于对比、鉴别的目的。

④ 对于斜视的手术治疗，一律采用"手术治疗"及建议手术治疗时间的方式来叙述。对于相关治疗中应采取的"手术术式"一律略去。相关手术治疗请参见：

［1］王林农. 斜视和弱视处理指南. 北京：海洋出版社，1999.

［2］卢炜. 斜视诊疗图谱. 2 版. 北京：北京科学技术出版社，2016.

第一节
一般检查

对于从事验光、屈光矫正工作的验光师来说，不但要了解与斜视相关的基本知识，还应当熟练掌握相关的检测方法和技巧。这项工作对于并发斜视、弱视的少年儿童被测者来说，显得更为重要，否则就可能造成矫治时机的延宕或丧失。这一节就与屈光矫正相关的检测方法进行最基本的介绍。

一、斜视定性检查

注视方向的检测属于斜视的定性检测，最常用的检测方法有：单眼遮盖检查、单眼遮盖-去遮盖检查、交替遮盖检查。

（一）单眼遮盖检查

1. 检查目的

检查目的：检测显性斜视。

2. 视远斜视检查

（1）视远斜视检测距离：5～6m。

（2）遮盖检查过程

① 引导被测者注视远距离视标；

② 检测者遮盖被测者的一只眼 1～2s；

③ 检测者遮盖的同时，观察另一只眼眼球的移动状况；

④ 如果另一只眼没有移动，在另一只眼上重复单眼遮盖。

（3）检测结果判定

① 两眼单眼遮盖，均无眼球移动，被测者为正眼位（图 8-1）。

② 遮盖前，一眼为内斜视；遮盖另一眼，原斜视眼从鼻侧向颞侧移动，被测者为显性内斜视（图 8-2）。

③ 遮盖前，一眼为外斜视；遮盖另一眼，原斜视眼从颞侧向鼻侧移动，被测者为显性外斜视（图 8-3）。

④ 遮盖前，一眼为上斜视；遮盖另一眼，原斜视眼从上向下移动，被测者为显性上斜视（图 8-4）。

3. 视近斜视检查

（1）视近斜视检测距离：0.3～0.4m。

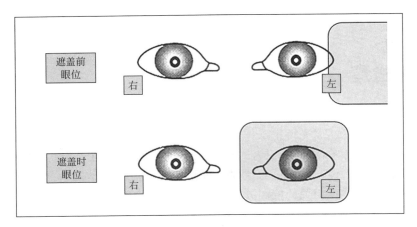

图 8-1　单眼遮盖检查：正眼位示意图

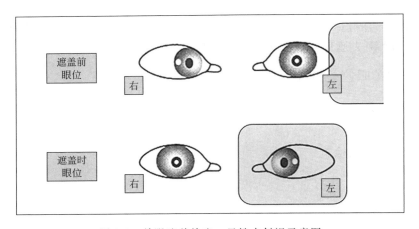

图 8-2　单眼遮盖检查：显性内斜视示意图

（2）遮盖检查过程：与视远检测过程一致。

（3）检测结果判定：与视远斜视判定一致。

（二）单眼遮盖-去遮盖检查

1. 检查目的

检查目的：检测隐性斜视。

2. 视远斜视检查

（1）视远斜视检测距离：5～6m。

（2）遮盖检查过程：见下文。

① 引导被测者注视远距离视标；

② 检测者遮盖被测者的一只眼达5″以上，使双眼融合分离；

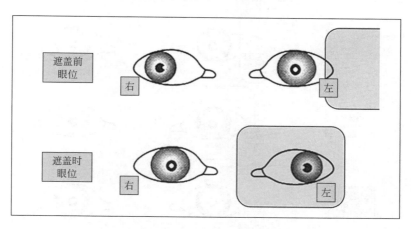

图 8-3　单眼遮盖检查：显性外斜视示意图

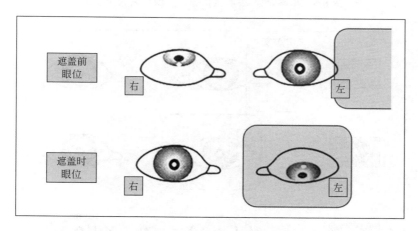

图 8-4　单眼遮盖检查：显性上斜视示意图

③ 检测者快速移去遮盖，同时观察该眼去遮盖时眼球的移动状况。

（3）检测结果判定：见下文。

① 两眼去遮盖时均无眼球移动，眼球无隐性斜视（图 8-5）。

② 一眼去遮盖时眼球发生了移动，说明被测者存在隐性斜视。

③ 去遮盖时，眼球从鼻侧向颞侧移动，说明被测者存在隐性内斜视，简称内隐斜（图 8-6）。

④ 去遮盖时，眼球从颞侧向鼻侧移动，说明被测者存在隐性外斜视，简称外隐斜（图 8-7）。

⑤ 去遮盖时，眼球从上向下移动，说明被测者存在隐性上斜视，简称上隐斜（图 8-8）。

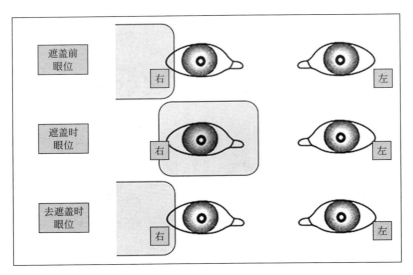

图 8-5　单眼遮盖-去遮盖检查：无隐性斜视示意图

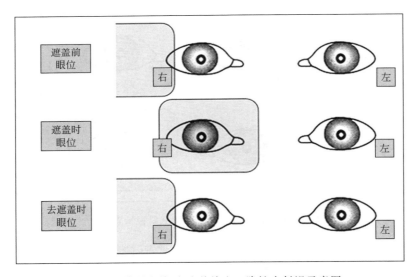

图 8-6　单眼遮盖-去遮盖检查：隐性内斜视示意图

（三）交替遮盖检查

1. 检查目的

检查目的：检测总和斜视（显性斜视＋隐性斜视）。

2. 视远斜视检查

（1）视远斜视检测距离：5～6m。

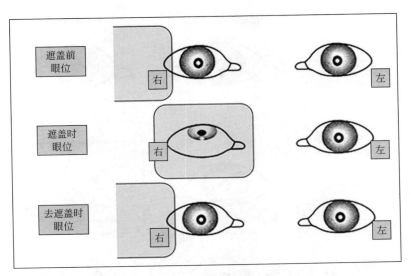

图 8-7　单眼遮盖-去遮盖检查：隐性外斜视示意图

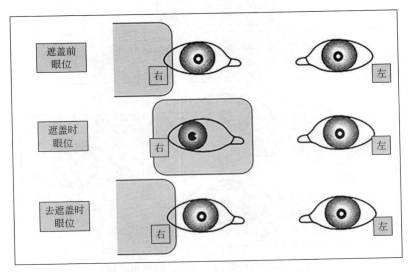

图 8-8　单眼遮盖-去遮盖检查：隐性上斜视示意图

（2）遮盖检查过程：见下文。

① 引导被测者注视远距离视标；

② 检测者遮盖被测者的一只眼达 5″以上，使双眼融合分离；

③ 检测者快速移去遮盖，同时观察该眼去遮盖时眼球的移动状况。

交替遮盖检查如图 8-9 所示。

（3）检测结果判定：见下文。

① 两眼去遮盖时均无眼球移动，表明被测者为正位眼（图 8-10）。

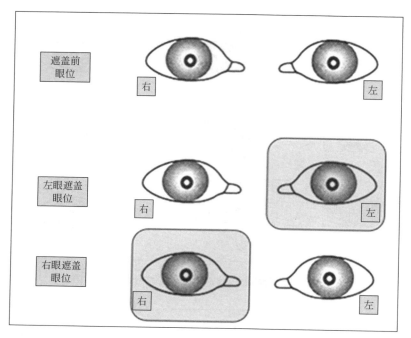

图 8-9　交替遮盖检查示意图

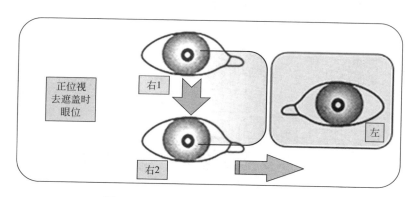

图 8-10　交替遮盖检查：正位视示意图

② 一眼去遮盖时眼球发生了移动，说明被测者存在隐性斜视。

③ 去遮盖时，眼球从鼻侧向颞侧移动，说明被测者存在隐性内斜视，简称内隐斜（图 8-11）。

④ 去遮盖时，眼球从颞侧向鼻侧移动，说明被测者存在隐性外斜视，简称外隐斜（图 8-12）。

⑤ 去遮盖时，眼球从上向下移动，说明被测者存在隐性上斜视，简称上隐斜（图 8-13）。

⑥ 去遮盖时，眼球从下向上移动，说明被测者存在隐性下斜视，简称下隐

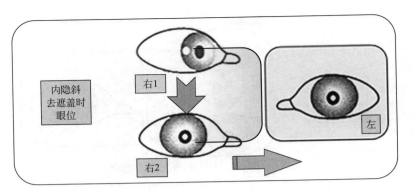

图 8-11 交替遮盖检查：内隐斜示意图

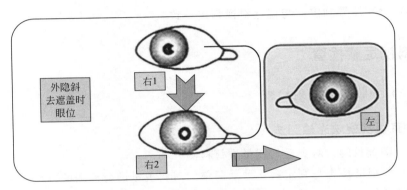

图 8-12 交替遮盖检查：外隐斜示意图

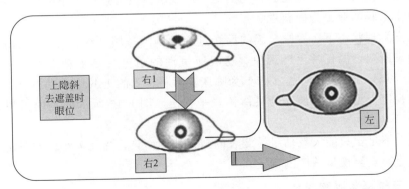

图 8-13 交替遮盖检查：上隐斜示意图

斜（图 8-14）。

3. 视近斜视检查

（1）视近斜视检测距离：0.3～0.4m。

（2）遮盖检查过程：与视远检测过程一致。

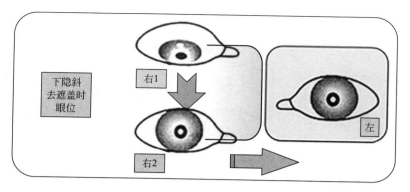

图 8-14　交替遮盖检查：下隐斜示意图

（3）检测结果判定：与视远斜视判定一致。

二、斜视定量检查

（一）角膜映光反射检查

1. 直视观察映光检测法

（1）检查目的：对视近斜视量进行检测。

（2）斜视度检查与判定：一种最简单的对斜视量进行检测的方法。具体方法为：检测者用手电（通常为笔式手电）做投照光源，将光投射到被测者角膜上，根据角膜反光的位置来判定斜视的类型和斜视度。反光点位于角膜的鼻侧为外斜视，位于角膜的颞侧为内斜视。

正常生理状态下，双眼角膜的反光点会略偏向鼻侧（约为5°），这由双眼生理性会聚所致，属正常生理现象，这时所呈现的角度就是生理性的"正 Kappa 角（图 8-15，∠OPA）"，∠OXA 为临床实际测量到的正 Kappa 角。

斜视度根据反光点所在的具体位置来判定，图 8-16 所示的是内斜视的判定办法。

（3）不足：只能大致估量被测者的斜视量。而且，瞳孔大小的差异也会在一定程度上影响斜视量精度的判定。

2. 三棱镜角膜映光法

（1）检查目的：对视近斜视量进行检测。

（2）斜视度检查与判定：一种最简单的对斜视量进行检测的方法。具体方法为：检测者用手电（通常为笔式手电）做投照光源，将光投射到被测者角膜上，根据角膜反光的位置来判定斜视的类型和斜视度。反光点位于角膜的鼻侧为外斜视，位于角膜的颞侧为内斜视。斜视度根据反光点所在的具体位置来判定，内斜

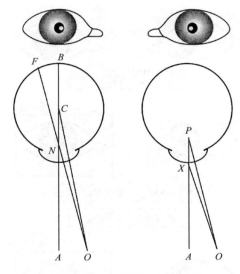

图 8-15　正 Kappa 角

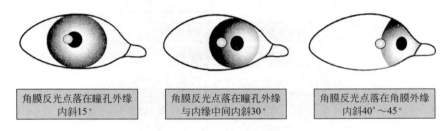

| 角膜反光点落在瞳孔外缘内斜15° | 角膜反光点落在瞳孔外缘与内缘中间内斜30° | 角膜反光点落在角膜外缘内斜40°～45° |

图 8-16　角膜映光检测定量判定标准

视的判定办法，如图 8-17 所示。

（二）三棱镜交替遮盖法

1. 检查目的

检查目的：定量检测远注视、近注视时的斜视度。

2. 检查方法

（1）注视距离：远注视距离 5～6m；近注视距离 0.33m。

（2）检查过程：见下文。

① 令被测者一眼注视视标。

② 检测者将三棱镜置于被测者偏斜眼前，注意：三棱镜的尖端（顶角）要和眼的偏斜方向一致。图 8-18① 以内斜视为例，因此将三棱镜放置在左眼，其尖端指向鼻侧（图 8-18②）。

③ 交替遮盖右眼［图 8-18②］：未遮盖的左眼（三棱镜放置眼）由鼻侧向颞

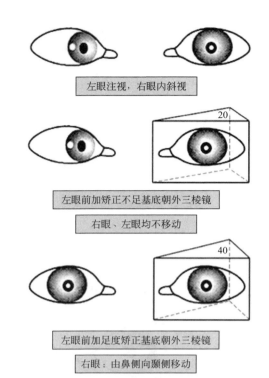

左眼注视，右眼内斜视

左眼前加矫正不足基底朝外三棱镜

右眼、左眼均不移动

左眼前加足度矫正基底朝外三棱镜

右眼：由鼻侧向颞侧移动

图 8-17　三棱镜角膜映光法（数字为棱镜度）

侧转动（由内斜位转向正位）；同时，被遮盖的右眼从颞侧向鼻侧转动（由正位转向内斜位）。

④ 交替遮盖左眼 ［图 8-18③］：被遮盖的左眼（三棱镜放置眼）由颞侧回转到鼻侧（由正位回转到内斜位）；同时，未被遮盖的右眼则从鼻侧回转到颞侧（由内斜位转向正位）。这种情况说明：当前使用的三棱镜度还不足以纠正被测者的斜视度。

⑤ 逐渐增加三棱镜度，反复交替遮盖双眼，直至眼球不动 ［图 8-18④］。此时所使用的三棱镜度就是被测者的斜视度。

3. 注意事项

（1）应用范围：共同性水平、垂直斜视度（包括隐斜度与显斜度）的测量。

（2）检测注意：见下文。

① 三棱镜使用中要注意：三棱镜放置要端正，其片数以少为宜。

② 眼动受限者不适宜此方法，眼球震颤检测比较困难。

③ 关于外斜度，上、下斜度的测量，请参照内斜度的测量，相应调整三棱镜顶角方向即可。

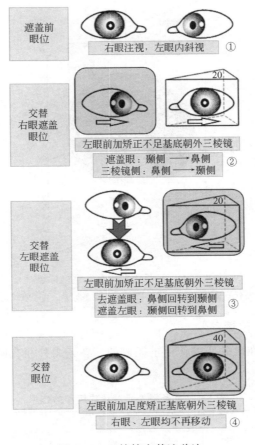

图 8-18　三棱镜交替遮盖法

三、眼球运动检查

（一）眼球运动的参照系

1. 利斯廷平面和菲克坐标系

人眼球的运动，是由眼外肌来控制的。每只眼均有六条眼外肌：内直肌、外直肌、上直肌、下直肌、上斜肌、下斜肌。眼球的运动是以利斯廷（Listing）平面（额平面）和菲克（Fick）坐标系（三维坐标）为参照系（图 8-19），以旋转中心为轴心进行转动的（其位置在角膜前极后 13.5mm 处）。旋转中心在眼球运动时也在移动着但幅度极小，在临床中是以"忽略"进行处理的。这样的话，对眼球运动的考察则只针对眼球的转动。

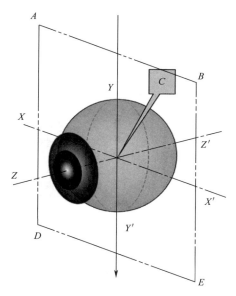

图 8-19 利斯廷平面和菲克坐标系

□*ABED*—利斯廷平面；*XX′*、*YY′*、*ZZ′*—菲克坐标系；*C*—眼球运动的旋转中心

2. 眼外肌与眼球运动

眼球运动，是在眼外肌的作用下完成的。各条眼外肌在眼球运动中的作用如表 8-1 所示。

表 8-1　各条眼外肌对眼球运动的作用

眼球运动 眼外肌	垂直运动		水平转动		旋转运动	
	上转	下转	内转	外转	内旋	外旋
内直肌			√			
外直肌				√		
上直肌	√		√		√	
下直肌		√	√			√
上斜肌		√		√	√	
下斜肌	√			√		√

眼的运动可以分为同向运动和异向运动。但从检测的角度讲，最常见的分类是：单眼运动和双眼运动。

（二）单眼眼球运动检查

检查单眼眼球的转动可以从水平方向和垂直方向进行，水平方向的检查有两个：眼球向鼻侧的转动和眼球向颞侧的转动。垂直方向的检查也有两个：眼球向上的转动和眼球向下的转动。简单说，单眼眼球的转动检查就是对眼球向内、向外、向上、向下四个方向转动幅度的检查。

1. 检查目的

检查目的：检查被测者单眼眼外肌力量的基本状况，可应用于各类斜视。

2. 单眼运动检查的参照线

进行单眼眼球运动的检查时有 3 条参照线（图 8-20）：

（1）过内眦部上、下泪点的垂直线：衡量眼球内转运动状况的参照线。

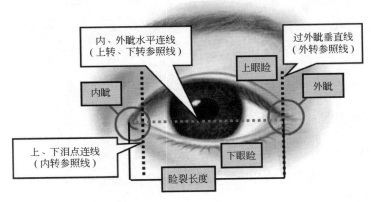

图 8-20 单眼眼球运动检查的参照线

（2）过外眦的垂直线：衡量眼球外转运动状况的参照线。

（3）水平参照线（内眦与外眦的连线）：衡量眼球垂直运动状况的参照线。

3. 检查方法

令被测者遮盖一只眼，用另一只眼注视检测者手持的视标，并追随视标做水平方向运动（内转、外传）、垂直方向运动（上转、下转）和斜向运动（左上转、左下转、右上转、右下转）。

4. 眼球转动的标准与判定

（1）眼球转动的正常标准：见下文。

① 内转：瞳孔内缘可到达内眦部上、下泪点的连线［图 8-21①］。

② 外转：角膜外缘到达外眦［图 8-21②］。

③ 上转：角膜下缘到达水平参照线［图 8-22①］。

④ 下转：角膜上缘到达水平参照线或略高一些的位置［图 8-22②］。

（2）单眼眼球运动异常判定：当被测眼向某一方向转动到不了上述标准位置，或在要到达标准位置时出现眼球颤动，即可判定该方向的运动受限。当被测眼向某一方向转动超过上述标准位置时，即可判定该方向的运动亢进。

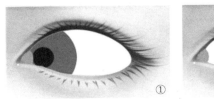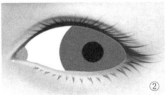

图 8-21　眼球内转、外转正常运动幅度示意图

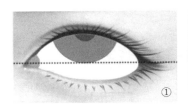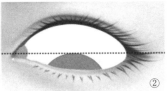

图 8-22　眼球上转、下转正常运动幅度示意图

（三）双眼眼球运动检查

1. 检查目的

检查目的：检查眼外肌的肌力状况，评估配偶眼外肌力的协调情况。

2. 检查方法

令被测者用双眼注视检测者手持的视标，并追随视标向 6 个方位转动（图 8-23），图中眼位名称下的字母为相应眼外肌的英文缩写，表 8-2 为各条眼外肌名称的中英文对照及缩写。

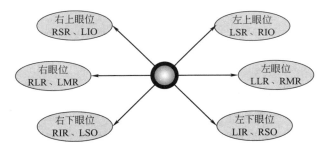

图 8-23　双眼眼球运动检查方位示意图

（四）集合运动检查

1. 检查目的

检查目的：检查双眼集合功能情况。

表 8-2　图 8-23 中各条眼外肌的中英文名称及英文缩写

眼外肌名称	英文名称	英文缩写	说明
内直肌	medial rectus	MR	
外直肌	lateral rectus	LR	在英文缩写前加"R""L"分别表述为左、右。如 RMR，即右眼内直肌，简称：右内直肌
上直肌	superior rectus	SR	
下直肌	inferior rectus	IR	
上斜肌	superior oblique	SO	
下斜肌	inferior oblique	IO	

2. 检查方法

① 将近用视标置于被测者正前方 30～40cm 处，令被测者用双眼注视眼前的视标；

② 检测者，将视标逐渐向被测者近眼侧移近，并注意观察。

a. 在注视逐渐移近的视标时，被测者的双眼会以对称的方式使两眼球内转（会聚、集合）。

b. 被测者双眼能同时看清楚的视标所在的最近位置，就是集合近点。这一点垂直于两眼连线的距离就叫做集合近点距离，通常缩写为：NPC。

c. 集合近点的判定：实际检测中，根据具体检测情况，通常会以两种方法进行判定。

第一，主观方法。被测者报告出现复视的位置。

第二，客观方法。检测进行中，被测者一只眼突然向颞侧分离，发生分离时近视标所在的位置。

3. 集合功能状况判定

（1）集合功能的正常标准：集合近点距离（NPC）：一般位于被测眼前 6～8cm。

（2）集合功能异常的判定：见下文。

① NPC＜5cm：集合过强。

② NPC＞10cm：集合不足。

（五）眼球运动检查注意事项

① 对存在内赘皮现象的被测者，应注意排除假性内直肌运动亢进的问题。

② 在检查眼球上转、下转时要注意排除假性斜肌功能亢进的问题。

四、头位检查

在头位检测中，有头倾斜眼位检测、眼头条件反射试验（洋娃娃头试验）、代偿头位检查等，这里仅介绍头倾斜眼位检测和代偿头位检查两项仅凭肉眼直观观察即可检测的检查。

（一）头倾斜眼位检测

1. 检查目的

检查目的：检测垂直眼外肌的功能不足，主要用于上斜肌麻痹的检查与诊断。

2. 检查方法

以图 8-19 菲克（Fick）坐标系为准，令被测者的头以 Z 为轴，将头在额平面向左肩、右肩侧倾斜。检测者观察被测者向两侧倾斜时两眼的位置是否对称、运动幅度是否相等。

3. 检查结果判定

① 头向两侧倾斜时，被测者两眼的位置对称、运动幅度相等，检测即可判定为阴性；

② 头向两侧倾斜时，被测者两眼的位置不对称、运动幅度相等，检测即可判定为阳性。

图 8-24 即右眼上斜肌麻痹时所看到的倾斜试验的眼位状况：头向右侧倾斜和向左侧倾斜时双眼的位置不对称，头向右侧倾斜时右眼明显上转。

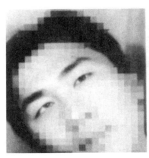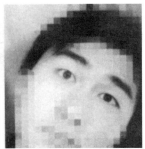

图 8-24　右眼上斜肌麻痹的眼位状况

（二）代偿头位检查

1. 检查目的

检查目的：通过代偿头位的观察，寻找、辅助确认麻痹的眼外肌。

2. 检查方法

检查时用肉眼直接观察。

3. 代偿头位的确认

由眼外肌麻痹导致的斜视,一般都会导致相应的代偿头位。不同眼外肌麻痹的代偿头位方向见表 8-3。以左眼为例,不同眼外肌麻痹的代偿头位如图 8-25 所示。

表 8-3　各条眼外肌麻痹时的代偿头位

眼别与代偿头位 麻痹·眼外肌		右眼			左眼		
		下颌	面向	头倾斜	下颌	面向	头倾斜
直肌	内直肌		左转			右转	
	外直肌		右转			左转	
	上直肌	上举	右转	左肩	上举	左转	右肩
	下直肌	内收	右转	右肩	内收	左转	左肩
斜肌	上斜肌	内收	左转	左肩	内收	右转	右肩
	下斜肌	上举	左转	右肩	上举	右转	左肩

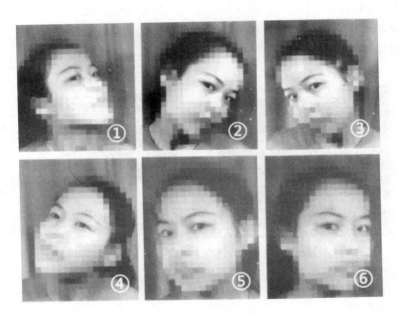

图 8-25　左眼外肌麻痹的代偿头位
①左眼上直肌;②左眼下直肌;③左眼上斜肌;
④左眼下斜肌;⑤左眼内直肌;⑥左眼外直肌

第二节
特殊检查

一、沃茨试验检查

沃茨试验又称为沃茨四点灯试验，简称沃茨四点试验、四点灯试验。沃茨试验检查是一种用于双眼融合功能的检查，其特点是：检测设备简单、操作简单、判定容易。这种检查使用的设备有两种。

（一）检测工具

1. 四点灯箱及手电

（1）投影视力表：都设有沃茨视标［图8-26①］，配合综合验光仪上的红色滤光镜片和绿色滤光镜片，检测起来很方便。

（2）手执式四点灯手电［图8-26②］：特点是携带方便。购置这种四点灯手电时要注意：作为白灯时一定要选择乳白色玻璃或树脂板材做镜片的，不可选用透明材料做镜片的产品。

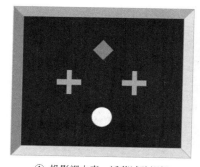
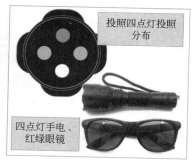

① 投影视力表：沃茨试验视标　　② 手执式沃茨四点灯手电和红绿眼镜

图8-26　沃茨四点灯试验视标

2. 红绿眼镜

红绿眼镜（图8-27）是沃茨试验检查的必备工具。按惯例，右眼使用红色滤光镜片，左眼使用绿色滤光镜片。检测中，被测者右眼看到的是视标中的红色菱形和白色圆形，其左眼看到的是视标中的绿色十字和白色圆形。

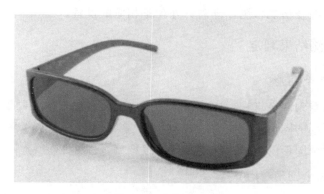

图 8-27 红绿眼镜

（二）检测

1. 检测条件

① 沃茨四点试验的检测应在相对较暗的环境下进行，最基本的条件：环境亮度应低于图像亮度。

② 被测者屈光条件：目前，国内有三种说法。a. 裸眼或屈光检测获得的镜度；b. 佩戴习惯屈光矫正眼镜；c. 佩戴远用屈光矫正眼镜。但从眼睛生理状态和屈光矫正状态讲，对双眼融合功能的检测，还是根据眼镜的实际使用情况来确定更为合理（表 8-4）。

表 8-4　沃茨四点试验屈光条件的设定

眼镜与眼睛		眼镜戴用情况	沃茨四点试验的屈光条件	
	主要用途	看近	远距离融合	近距离融合
新配	远用眼镜	兼用	新配远用眼镜	新配远用眼镜
		另配近用眼镜	新配远用眼镜	另配近用眼镜
习惯戴用	远用眼镜	兼用	原戴远用眼镜	原戴远用眼镜
		专用近用眼镜	原戴远用眼镜	专用近用眼镜
老花眼	无须矫正	专用近用眼镜	裸眼	专用近用眼镜
	远用眼镜	兼用	按"眼镜与眼睛"习惯戴用情况设定	
		专用近用眼镜		
无须戴眼镜矫正者			裸眼	裸眼

2. 检测注意事项

使用投影视力表中的四点灯视标，只能对远距离双眼融合状况进行检测。如需进行近距离融合功能检测，则需另外配备相应的设备。

（三）检测结果判定

1. 看到 2 个图形

被测者能看到四点灯视标中的两个图形，说明被测者的左眼没有看到响应图形。被测者看到的图形一定是右眼看到的："◆""●"，其中"●"颜色会略浅。

对看到两个图形的，可以判定为：左眼抑制 [图 8-28①]。

2. 看到 3 个图形

被测者能看到四点灯视标中的三个图形，说明被测者的右眼没有看到响应图形。被测者看到的图形一定是左眼看到的：两个"十"和 1 个"●"，其中"●"颜色会略浅。

对看到三个图形的，可以判定为：右眼抑制 [图 8-28③]。

3. 看到 4 个图形

在实际检测中，被测者单眼看到的圆形颜色要比其他颜色略浅一些。双眼看到四个图形，有以下两种情况：

① 双眼融合功能正常 [图 8-28②]。

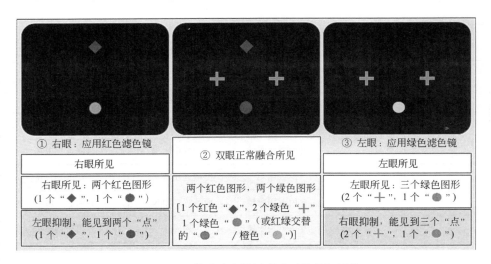

图 8-28　沃茨试验中被测者看到的视标图像

② 检测中也会发现：有的被测者虽然能看到沃茨视标的四个图形，但"◆""○"却不在同一垂直线上（图 8-29）。

这应当是由一种相对比较轻的斜向融合异常所致。目前人们尚未形成对这种融合异常的认识。

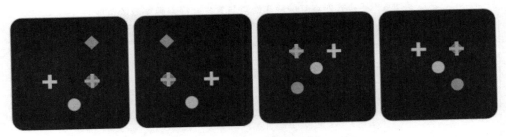

图 8-29　轻度双眼斜向融合异常

4. 看到 5 个图形

被测者在沃茨试验中看到五个图形，说明被测者存在比较明显的双眼融合异常。五个图形分布的位置不同，说明被测者不同的斜视情况，具体情况可以根据图 8-30 进行判定。

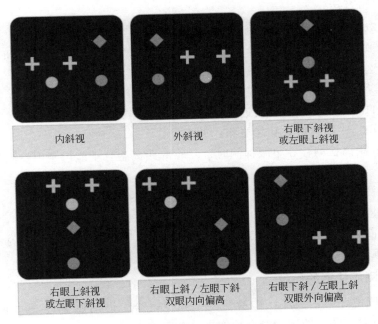

图 8-30　比较明显的双眼融合异常

（四）沃茨试验更进一步的应用

1. 双眼中心融合功能的检测

应用手执式四点灯手电，可以对不同视距进行双眼融合功能的检测，因此可以对中心融合功能进行检测。在不同的视距时，四点灯对视网膜刺激的角度见表 8-5。

表 8-5　手执式四点灯的检测距离与意义及视网膜刺激的角度

手执式四点灯检测距离		视网膜刺激角度/°	检测意义
距离归属	注视距离/m		
近距离	0.167	12	
	0.333	6	周边融合①
中距离	0.5	4	
	1.0	2	
远距离（视同）	2.0	1	中心凹融合②
	3.0	0.667	

① 可用于周边融合功能检测。

② 用于中心凹融合功能的检测。

2. 检测方法

（1）2m 距离融合功能检测：见下文。

① 被测者可看到 4 个图形，表示被测者具有双眼中心融合功能和双眼单视能力。在这种情况下，不必再进行近距离融合功能的检测。

② 倘若被测者只能看到 2 个图形或 3 个图形，说明被测者存在单眼中心融合被抑制的问题。此时就应当进行近距离融合功能的检测。

（2）0.33m 距离融合功能检测：见下文。

在 2m 距离检测存在单眼抑制时，0.33m 距离融合功能检测中检测到的情况如下。

① 被测者看到 4 个图形：为周边融合，说明存在异常视网膜对应的问题。

② 被测者看到 5 个图形：说明仍旧处于正常视网膜对应状态。

③ 被测者 2m 距离和 0.33m 距离都表现为单眼抑制，则说明被测者存在比较大的抑制性暗点。

3. 检测应注意的问题

① 一般情况下，沃茨试验检测的是知觉融合，增加遮盖-去遮盖的检测方法，还可以对被测者的运动融合功能进行考察。

② 红、绿镜片的色相差值分别是：+0.24D、-0.21D。这种差异有时也会对沃茨试验产生影响。因此，当调换双眼前的镜片颜色后，有可能会出现不同的检测结果。

二、马氏杆检查

马氏杆，是马氏杆镜片的通俗叫法，马氏杆镜片有两种：红色马氏杆镜片、白色马氏杆镜片（实际上是无色透明的，白色是习惯上的称谓），见图 8-31。

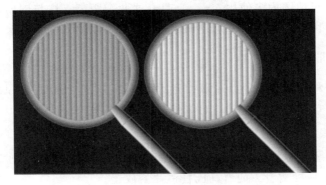

图 8-31　红色马氏杆镜片和白色马氏杆镜片

这种镜片实际上是由一排并列的柱镜所构成的，其光学成像原理见图 8-32。

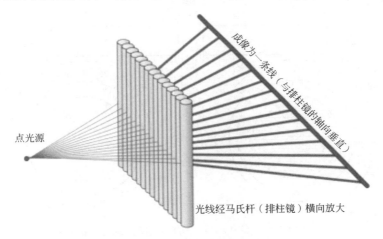

图 8-32　马氏杆光学成像原理

（一）马氏杆检查的意义

1. 马氏杆检查的目的

马氏杆镜片检测分为单眼马氏杆镜片检测和双眼马氏杆镜片检测。

（1）单眼马氏杆镜片：习惯上使用白色，用于检测水平方向和垂直方向的隐斜视。

（2）双眼马氏杆镜片：用于旋转隐斜的检测。需要分别在两眼使用红色、白色马氏杆镜片。

2. 马氏杆检查的方法

① 马氏杆镜片检测，需要投照点状视标。

② 检测需在暗室中，对远距离（5m 或 6m）和近距离（0.33m 或 0.4m）分别进行检测。目前国内多使用 5m、0.33m 这两个距离，这与国内视标设计的检测距离有关。国外多使用 6m、0.4m。

（二）单眼马氏杆检查

进行马氏杆镜片检查时既可以使用综合验光仪，也可以使用试戴眼镜架。在这里以试戴眼镜架为检测工具，对单眼马氏杆检查进行介绍。

1. 水平隐斜视的检测

（1）马氏杆镜片放置：检测中，马氏杆镜片要横向放置，通常是放置右眼前，图 8-33 是从检测者方向看马氏杆镜片的放置。

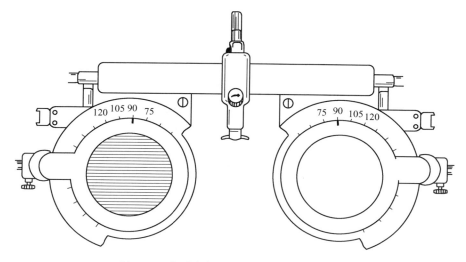

图 8-33　水平隐斜视检测，马氏杆横向放置

目前，国内有个别学者建议：检测中，将马氏杆镜片放置在主导眼或非斜视眼侧。这种放置是否有意义，值得商榷、探讨。

（2）定性检测：被测者双眼注视点状视标，此时被测者右眼看到的是一条竖线，左眼看到的是一个点。根据被测者报告的点和线的位置状况，即可作出判定。

① 被测者报告：点、线重合。说明被测者为水平正眼位，无水平隐斜视［图 8-34①］。

② 被测者报告：点、线分离，且线在右、点在左。说明被测者为内隐斜［图 8-34②］。

③ 被测者报告：点、线分离，且点在右、线在左。说明被测者为外隐斜［图 8-34③］。

（3）定量检测：使用三棱镜度对被测者的隐斜量进行测定。定量检测时需要使用三棱镜，三棱镜以水平方向放置在左眼前，即没有放置马氏杆镜片侧。

　　① 内隐斜，加置基底朝外的三棱镜［图8-34④］。

　　② 外隐斜，加置基底朝内的三棱镜［图8-34⑤］。

　　③ 检测时逐渐加大三棱镜的镜度，直至"点"与"线"重合。此时所使用的三棱镜度即被测者相应隐斜视的隐斜量。

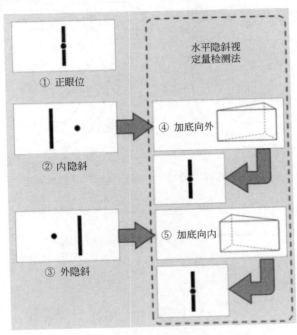

图8-34　水平隐斜视的定性与定量检测示意图
（从检测者方向看"点"与"线"的位置）

2. 垂直隐斜视的检测

　　（1）马氏杆镜片放置：检测中，马氏杆镜片要纵向放置，通常是放置右眼前，图8-35是从检测者方向看马氏杆镜片的放置。

　　（2）定性检测：被测者双眼注视点状视标，此时被测者右眼看到的是一条横线，左眼看到的是一个点。根据被测者报告的点和线的位置状况，即可作出判定。

　　① 被测者报告：点、线重合。说明被测者为水平正眼位，无垂直隐斜视［图8-36①］。

　　② 被测者报告：点、线分离，且线在上、点在下。说明被测者为左眼上隐斜或右眼下隐斜［图8-36②］。

　　③ 被测者报告：点、线分离，且点在上、线在下。说明被测者为右眼上隐斜或左眼下隐斜［图8-36③］。

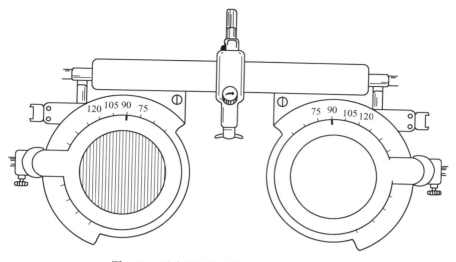

图 8-35　垂直隐斜视检测，马氏杆纵向放置

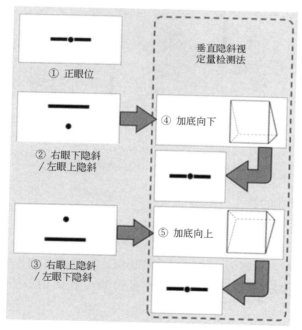

图 8-36　垂直隐斜视的定性与定量检测示意图

　　这里需要说明的是，一眼为上隐斜，另一眼必然表现为下隐斜。但在记录眼位时，习惯上是以上隐斜作为常规记录。

　　（3）定量检测：使用三棱镜度对被测者的隐斜量进行测定。定量检测时需要使用三棱镜，三棱镜呈垂直方向放置在左眼前，即没有放置马氏杆镜片侧。

为了避免因长时间检测造成的视觉疲劳，使检测更加快捷、方便，除使用综合验光仪的外置旋转三棱镜外，也可以使用三棱镜排镜（也有人叫三棱镜串镜，图 8-37）。

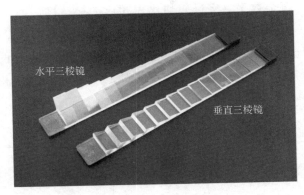

图 8-37　三棱镜排镜

用于远、近聚散检查时，有水平棱镜、垂直棱镜两条组合。

水平三棱镜度：1、2、4、6、8、10、12、14、16、18、20、25、30、35、40、45。

垂直三棱镜度：1、2、3、4、5、6、8、10、12、14、16、18、20、25、30。

① 右眼上隐斜，加置基底朝上的三棱镜［图 8-36④］。

② 左眼上隐斜，加置基底朝下的三棱镜［图 8-36⑤］。

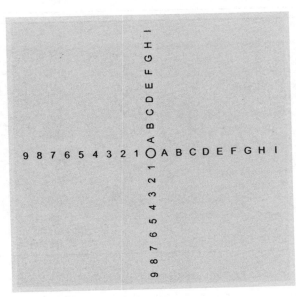

图 8-38　马氏杆检查正切尺

③ 检测时逐渐加大三棱镜的镜度，直至"点"与"线"重合。此时所使用的三棱镜度即被测者相应隐斜视的隐斜量。

（4）马氏杆检查正切尺的应用：通常，教科书上将这种正切尺叫做托灵顿测试尺（图 8-38），每个数字（字母）均代表相应的棱镜度，如 1、2、3、4……（或 A、B、C、D……）分别代表 $1^\triangle$、$2^\triangle$、$3^\triangle$、$4^\triangle$……。

检测中，请被测者左眼注视正切尺的中心（O 点处，亦有设定为灯光的），根据被测者报告"线"所在的数字及字母（图 8-39），即可判定相应距离隐斜视的三棱镜度。

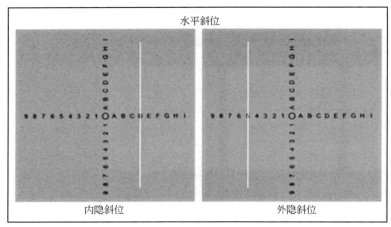

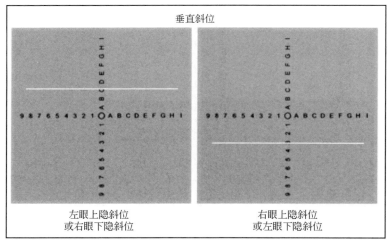

图 8-39　马氏杆检查正切尺的应用

内隐斜为 $4^\triangle$；外隐斜为 $5^\triangle$；左眼上隐斜为 $3^\triangle$；右眼上隐斜为 $3^\triangle$

(三) 双眼马氏杆检查

1. 双眼马氏杆检查的意义

双眼马氏杆检查是针对旋转斜视的一种主观定性、定量检测方法。

2. 马氏杆镜片及分离棱镜的设置

（1）综合验光仪：使用综合验光仪进行检测，内置辅镜、外置辅镜设置如下。

① 见图 8-40，将内置红色马氏杆辅镜置于右窥孔中，将白色马氏杆辅镜置于左窥孔中。

② 见图 8-41，将外置旋转棱镜置于窥孔前：右眼设为基底朝上 3△；左眼设为基底朝下 3△。两眼的分离棱镜度为 6△。

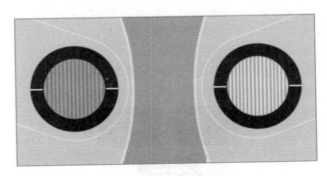

图 8-40　内置辅镜设置

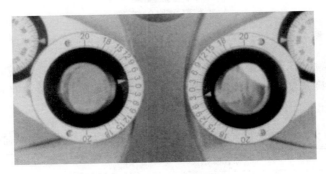

图 8-41　外置辅镜设置

（2）试戴眼镜架：三棱镜排镜。

使用试戴眼镜架进行检测时，内置辅镜、外置辅镜设置如下。

① 马氏杆放置：检测时，要将红色马氏杆镜片、白色马氏杆镜片以垂直方式分别置于被测者右眼和左眼前，放置时要注意看到的两个马氏杆线条一定要处于平行状态。

② 分离棱镜设置：为避免水平融合，还要在被测者一只眼前加入一枚 6△（也有主张 10～15△）的三棱镜。三棱镜放置时基底朝上、朝下均可，通常情况下多采用基底朝下的方式（图 8-42）。被测者右眼看到的是一条红线，左眼看到的是一条白线，双眼看到的合成图像为：红线在下、白线在上（图 8-43）。

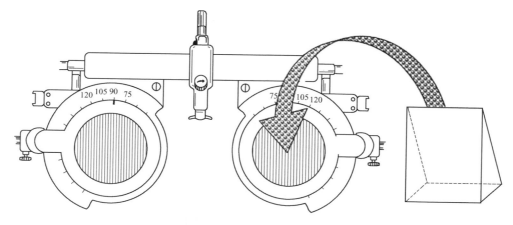

图 8-42　双眼马氏杆检测镜片与棱镜设置示意图

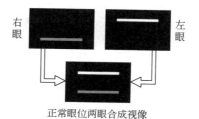

正常眼位两眼合成视像

图 8-43　马氏杆试验中被测者右眼、左眼和双眼看到的视像

（3）综合验光仪与试戴眼镜架检测的优劣：进行双眼马氏杆镜片检测时，到底是使用综合验光仪，还是使用试戴眼镜架，要根据具体眼光条件确定，但要注意表 8-6 中的相关问题。

表 8-6　综合验光仪与试戴眼镜架在双眼马氏杆检测中应注意的问题

	综合验光仪	试戴眼镜架
卡位	卡位精准,容易控制	没有卡位,控制相对难一些
头位干扰	检测位置稳定,头位干扰较小	头位自由,干扰相对较大
适合人群	幼儿应用相对困难	所有人

3. 马氏杆检测

（1）定性检测：请被测者注视点状视标，根据被测者看到的双眼合成视像

（图 8-44），即可作出是否存在旋转隐斜的判断。

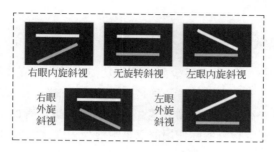

图 8-44　双眼马氏杆定性检测

（2）定量检测：就是将呈现线条倾斜侧的单眼侧马氏杆进行旋转，使红、白两条线趋向于平行。当两条线达到平行时，单侧眼马氏杆所旋转的角度，就是被测者旋转隐斜的程度。

（3）记录：关于检测记录有两种做法。①不分左右；②区分左右。目前在旋转隐斜的诊断上，绝大多数采用不分左右的办法。但就旋转隐斜的矫正而言，分左右还是必要的，毕竟左眼、右眼的旋转眼位在空间位置上是不同（图 8-45）的。

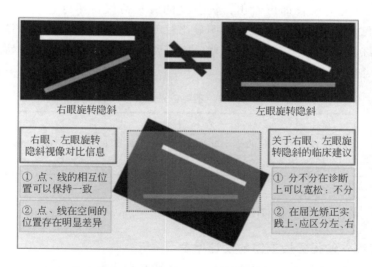

图 8-45　右眼、左眼旋转隐斜的点、线位置及空间关系

在矫正旋转眼位时，倘若不分左右而又采用双眼均分的方式，这样矫正后，被测者往往会去寻找趋于自己日常习惯的"水平"方向，就会导致一定程度的头位倾斜。因此，在考虑头位的情况下，在诊断旋转眼位时，还是区分左、右眼更为妥当。

三、立体视觉检查

（一）立体视觉检查简述

立体视觉，是斜-弱视经常要检测的视觉功能。目前对立体视觉的检测有两种模式，一种是二维模式检查图，另一种是三维模式检查图。二维模式检查图，又可分为偏振光检测方式和双色光检测方式。其中双色眼镜，有的书上讲是红绿眼镜。在目前，国内立体视觉检查实际使用的双色眼镜均为红蓝眼镜（图8-46），并无红绿眼镜。

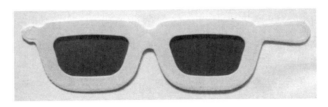

图 8-46　红蓝双色眼镜

立体视觉检查，为什么要设计、使用红蓝眼镜，而不是用红绿眼镜？通过表8-7不同色光的波长即可看出：黄色光的波长恰好位于红色光与蓝色光的中间，而绿色光与黄色光的光波距离明显比红色光与黄色光的光波距离短得多。因此，使用红、蓝两种色光更合理一些。应当说，这也是屈光检测将绿背景部分略清晰视为合理的原因。

表 8-7　不同色光的波长

光的颜色	紫	蓝	青	绿	黄	橙	红
波长/nm	400～435	480～490	450～500	500～560	560～595	595～605	605～700
波长中位值			475	530	578		652

（二）立体视觉检查图的设计原理

1. 二维立体视觉检查图的设计原理

Titmus 检查图、TNO 检查图等，其检测均属于二维检测模式，检测中需要使用辅助眼镜。如：使用 Titmus 检查图检查时，需要使用偏振眼镜，其设计原理如图 8-47 所示。

被测者右眼使用的是水平方向的偏振镜，只能看到垂直方向的光偏振信息，因此只能看到图 8-47②。而其左眼使用的是垂直方向的偏振镜，只能看到水平方向的光偏振信息，因此只能看到图 8-47①。两眼的视差通过视觉神经系统对

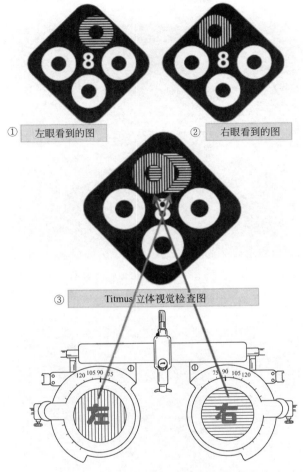

① 左眼看到的图 ② 右眼看到的图

③ Titmus 立体视觉检查图

图 8-47　二维 Titmus 立体视觉检查图设计原理（偏振光）

特征察觉的信息加工形成立体视觉，被测者就会发现最上面的圆会浮在下面三个圆水平位置的上方。倘若将左、右眼所使用的偏振镜进行对换，最上面的圆就会呈现下凹的视觉图像。

　　TNO 检查图是一种由随机点构成的立体视觉检查图，使用这种图检测时需使用红蓝双色眼镜（图 8-46），常规检测是：将蓝色镜片放置在右眼，看到的是图中红色的随机点；同时将红色镜片放置在左眼，看到的是图中蓝色的随机点；两眼即可以看到图中突出于画面的图形。图 8-48 是金贵昌等著《双眼立体视觉检查插图》第四部分第 16 图，图中的图形是一条鱼。

2. 三维立体视觉检查图的设计原理

　　立体视觉还可以使用三维图像模式（图 8-49）的立体图片进行检测，接受这种图片检测对被测者并无很大困难，只要略加提示、训练，即可顺利接受这种

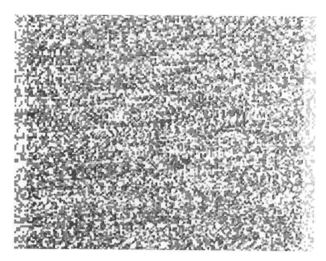

图 8-48　TNO立体视觉检查图

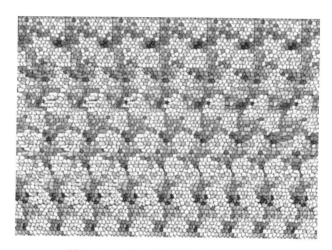

图 8-49　三维立体视觉检查图 "2002"

图片的检测。

　　但在屈光矫正的验、配镜中,采用这种图片检测的极少。目前眼-视光学界普遍的共识是:接受这种图片检测的被测者在注视时双眼不是平视,会额外增加眼的负担,对眼睛造成伤害。像高度近视,眼球本身已经变形,为看立体图还得交叉双眼焦点,造成眼球过分牵拉,有可能导致视网膜脱离等严重后果。

　　应当说,三维立体图虽好,但双眼高度近视、斜视等有眼疾的朋友还是不看这种图片为好。处在生理发育期的儿童更应当慎用。

（三）儿童立体视觉检查

1. 儿童立体视觉检查方式的选择

儿童立体视觉的检查首先是选择适宜的检测用品。目前国内使用最多的是红蓝双色眼镜的红蓝二维图像，个别部门则使用偏振眼镜的偏振二维图像进行检测。这两种二维图像都适合于儿童、少年立体视觉的检查。Titmus 立体视觉检查图见图 8-50，其立体视锐在图中的分布见表 8-8。

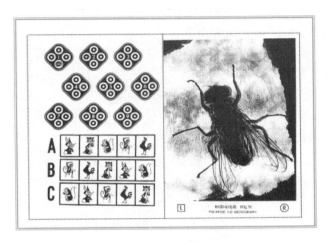

图 8-50　Titmus 立体视觉检查图

表 8-8　Titmus 立体视觉检查图的立体视锐度

Titmus 立体视图		立体视锐度/″①	应用
图形	排		
苍蝇		3000	定性
圆圈	第一排	依次为：800、400、200	定量
	第二排	依次为：140、100、80	
	第三排	依次为：60、50、40	
动物	A	400（第 2 个图——猫）	
	B	200（第 4 个图——兔子）	
	C	100（第 3 个图——猴子）	

① 即秒。

2. 儿童立体视觉检查方法

Titmus 立体视觉检查方法查出的是部分立体视，TNO 检查图（随机点立体视，如颜氏或者金氏立体图）查出的是整体立体视。国内外很多文献对部分立体视和整体立体视的检查结果做过对比，但观点并不一致。有学者认为整体立体视的结果更可信，有学者认为两种方法查出的结果没有明显差别。

进行二维图像立体视觉的检查时，首先要教会孩子正确使用辅助眼镜和看的方法。

检查方法：受检者取座位，戴偏振眼镜，分离双眼视线，观察正前方 40cm 处检查图片，保持视线与图片垂直。先用 A 组图片检查，若不正确则结束检查，若能正确识别，则继续根据受检者的年龄和认识能力选用 B、C 组图片。对于 4 岁以下儿童和不能识别 C 组图片者，一般选用 B 组图片，要求受检者辨认每排凸起的一个小动物，记录相应图片对应的视差值。对于 4 岁以上儿童和能识别 C 组图片者，选用 C 组图片，让受检者依次辨认 9 幅图中的凸起圆圈，直至能正确辨认到最后一幅，得出相对应的立体视锐度值。检查一遍后，把图案倒转，原来的交叉视差变为非交叉视差，突起的图案变成凹陷的图案。若把图案旋转 90°，水平视差消失，则立体感消失。若受检者的答案随以上变化而变化，则说明其有立体视，记录其相应数值，否则可判断为无立体视。

3. 正常值范围

正常值≤100″，部分正常 4 岁儿童的立体视锐度可达 40″，该方法主要用于近距离立体视功能的定量检测。

四、屏幕检查

Hess（希氏）屏是进行非共同形斜视检查最常用的方法。Hess 屏用以协助检查两眼球运动时神经兴奋的相对状态，可以查出功能不足及功能过强的肌肉。

Hess 屏（图 8-51）上有 9 个红色灯光标记的图形，其每边长 7.5cm，红色灯光可分别点、灭。被测者坐于距 Hess 屏 50cm 处，眼与中心红点同高。戴红绿眼镜做检查，因红绿互为补色。戴红色镜片眼只能看到红色灯光目标，而绿色指示灯或绿色指标棒只由戴绿色镜片的另一眼所看到。令被测者手持绿色指示灯或绿色指示棒，指出 Hess 屏上红色标记或红色指示灯的位置，对 15°及 30°范围的红色标记处均进行检查，并记录其所指的位置。

一眼检查完毕后，将红绿眼镜两眼颜色交换，再检查另一只眼，记录其图形。有眼球运动障碍时，其图形表现为向麻痹肌作用方向变小。图形小的眼为麻痹眼，也就是原发性偏斜（指麻痹性斜视者，当非麻痹眼注视时所显示的偏斜度），图形大的眼为继发性偏斜（指当麻痹眼注视时所显示的偏斜度）。由于麻痹眼注视时，所需要的神经中枢超越正常，导致麻痹肌的配偶肌过度收缩（根据 Hering 法则）。因此，继发性偏斜大于原发性偏斜，表现在 Hess 屏图形上为：麻痹眼图形变小，健眼图形变大。

Hess 屏图形缩小情况亦与苯环相似，如将麻痹肌位置按苯环图形部位排列，

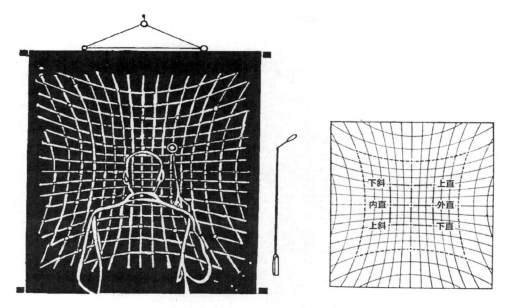

图 8-51　希氏屏检测及记录用图纸

加以比较自然清楚。因为 Hess 屏显示麻痹肌的缩小、扩张与苯环上所标记的肌肉部位及形象一模一样。因此，检查者将检查结果与图 8-52（这里仅选择了右眼的例图。倘若是左眼，只需右眼的图水平翻转即可）进行对照，即可做出是哪一条眼外肌发生了麻痹。

五、集簇视力检查

存在斜视的儿童，常常会伴发弱视。凡并发弱视的儿童在视觉上一般均会存在"拥挤现象"。"拥挤现象"是指：对成列成行密集字体的识别能力比对同样大小单个字体的识别能力明显要差。对弱视患儿而言，对单个字体的视力可能正常或接近正常，用集簇视力表（图 8-53）检测，是发现弱视的一种最常用的方法。什么样的视力表叫做集簇视力表呢？简言之，就是把以密集方式编制的不同大小的视标用于集簇视力检测、鉴别用的图表。目前，对于"拥挤现象"的检测，也有使用两用视力表（如温州医学院眼视光学院监制的图 8-54）的，这种视力表的下部具有一定的集簇视力表特征，但从实际使用的效果而言，集簇视力表检测的可信度更高。

1. 发生时间

发生在看远物需要持久维持双眼视线平行时，如看电影、球赛、观察风景时症状较明显。

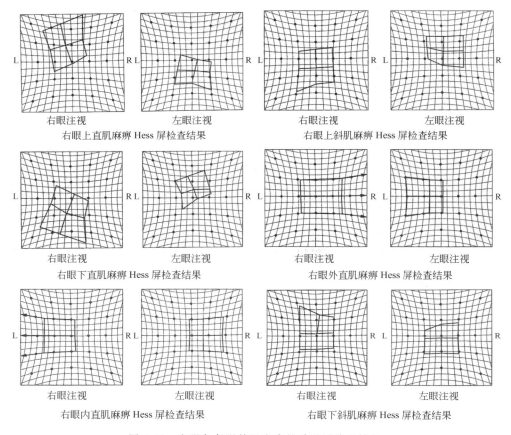

右眼注视 | 左眼注视
右眼上直肌麻痹 Hess 屏检查结果

右眼注视 | 左眼注视
右眼上斜肌麻痹 Hess 屏检查结果

右眼注视 | 左眼注视
右眼下直肌麻痹 Hess 屏检查结果

右眼注视 | 左眼注视
右眼外直肌麻痹 Hess 屏检查结果

右眼注视 | 左眼注视
右眼内直肌麻痹 Hess 屏检查结果

右眼注视 | 左眼注视
右眼下斜肌麻痹 Hess 屏检查结果

图 8-52　右眼各条眼外肌麻痹的希氏屏检查结果

2. 视觉症状

（1）非特异症状：可出现头痛、眼疼、视物模糊及全身不适等。其表现特征则为全身性、持久性，休息、睡眠可使症状减轻，很容易复发。

（2）定位机能：内隐斜定位和立体视功能较差。特别是在做球类运动时会表现的比较突出。内隐斜患者平时喜欢向上看以减轻症状，因向上看时眼位可分开克服部分内隐斜。

六、同视机检查

笔者所见到的国内所出版的书籍中，赫雨时编著的《临床眼肌学》为最早详细介绍这种设备临床应用的书籍。吕帆主编的《眼视光器械学》，谢培英、迟蕙主编的《眼视光医学检查和验配程序》是近年来介绍这种设备临床实际应用的书籍。同视机，是诊断双眼视觉功能异常、视觉和眼球运动生理状态，以及进行双

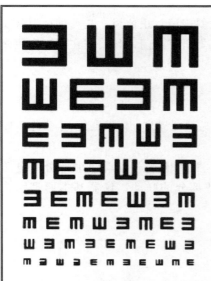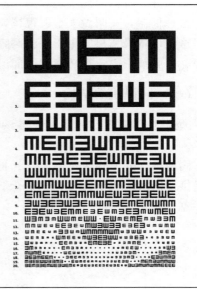

图 8-53 集簇视力表

两用对数视力表

视 力		视 力
小数/5分/LogMAR		小数/5分/LogMAR

视力			视力
0.2/4.3/0.7	Ш E Ш Ε		0.1/4.0/1.0
0.25/4.4/0.6	Ε E M E Ш		0.12/4.1/0.9
0.3/4.5/0.5	Ш Ε Ε M		0.15/4.2/0.8
0.4/4.6/0.4	Ε M Ε Ш Ε		0.2/4.3/0.7
0.5/4.7/0.3	Ε Ш Ε Ε M		0.25/4.4/0.6
0.6/4.8/0.2	M Ε Ш M Ε		0.3/4.5/0.5
0.8/4.9/0.1	Ε Ш Ε M Ε		0.4/4.6/0.4
1.0/5.0/0	Ε M Ε Ш		0.5/4.7/0.3
1.2/5.1/−0.1	Ε Ш Ε Ε		0.6/4.8/0.2
1.5/5.2/−0.2	Ε M Ε Ш Ε		0.8/4.9/0.1
2.0/5.3/−0.3	M Ε Ш M		1.0/5.0/0
			1.2/5.1/−0.1
			1.5/5.2/−0.2
			2.0/5.3/−0.3

图 8-54 两用视力表

眼视觉训练、矫治的比较理想的仪器。

这种仪器，又叫做大型弱视镜，或叫做斜视镜、正位镜，是一种反射式实体镜。这种设备最初只应用于眼科医院以及视觉研究部门，目前正在逐渐向更多的医院、验配镜中心、视功能训练部门扩展。

（一）同视机的结构

阅读这几本书后，笔者特将该设备在临床上的应用要点综述于此，以供参考。

同视机，外形构造见图 8-55。同视机主要有电源、传动两个部分。电源部分提供仪器内的照明，传动部分保证仪器各部分的联动。仪器基本原理结构如图 8-56所示。

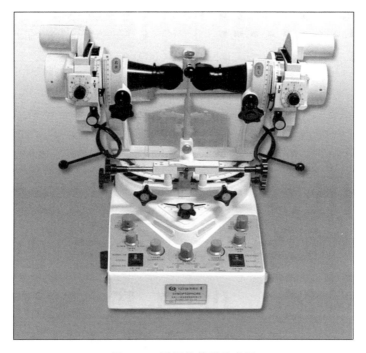

图 8-55 同视机外形示意图

（二）同视机的用途及画片

1. 同视机的用途

同视机的用途大致有三种：

① 双眼视功能的检测、视觉训练与治疗；

② 用于从事特殊职业人员的常规检测，如飞行员以及航天员的体检；

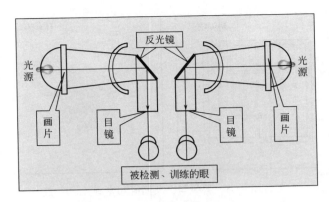

图 8-56 同视机基本原理结构图

（本图显示的只是镜筒部分）

③ 作为进行双眼视觉研究的工具。

2.同视机使用的画片

同视机使用的附属画片有三类。

（1）同时知觉画片：在赫雨时先生编著的书籍中，共选用了三种图案，足球运动员和球门（图 8-57）、兽笼与大象（图 8-58）、兽笼与狮子（图 8-59）。其中图 8-57 和图 8-59 为观察到的双眼合成后的图像。在检测同时知觉时，另一种经常被使用的画片是鸟笼与小鸟。

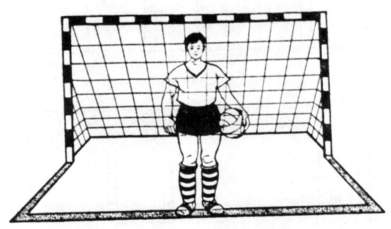

图 8-57 足球运动员和球门同时知觉画片

图 8-60 中左图是一条狗，右图是一个狗舍。双眼观察到的融合像，则是狗在狗舍里。图中的数字为图形具体部分呈现给人眼的视角。

双眼同时知觉画片有大小之分，即便是相同的画片，只要图的大小不同，检测的范围也是不同的，如图 8-61 中有三幅狮子与笼子的图，自上而下的对应视

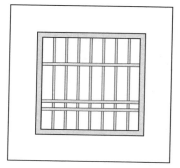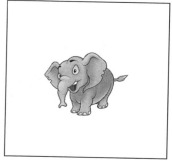

图 8-58　兽笼与大象同时知觉画片

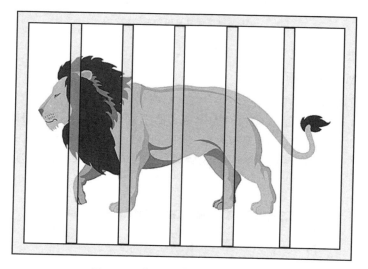

图 8-59　兽笼与狮子同时知觉画片

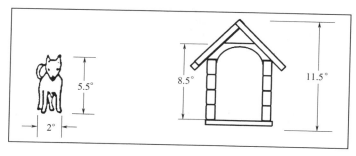

图 8-60　小狗与狗舍同时知觉画片

角分别为：10°、3°、1°，这三幅图分别需要近黄斑周围区域内、黄斑部、黄斑中心凹的视觉功能来辨认。

画片大小的设计与准备检测的视网膜范围大小有关。所使用的画片共有五

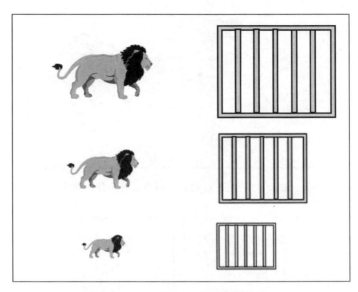

图 8-61　同样的图也有大小之分

种：≥10°者，适用于检测黄斑周围区及以内的区域；3°仅适用于检测黄斑部区域；5°、7°检测范围则稍大于黄斑区（图 8-62）。1°仅适于检测中心凹区域。此类画片是检测双眼同视状况，判断是否存在单眼抑制及其抑制级别用的画片。

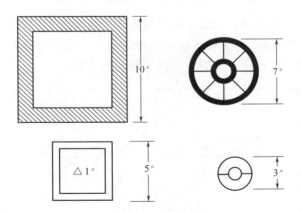

图 8-62　双眼同视画片的规格示意图

（2）双眼融合画片：由一对稍有差异的相同画面平行排列组成。

图 8-63 中左侧图是一只拿着花的小兔但没有尾巴，右侧图则是有尾巴却没有花，双眼观察到的融合像为：一只有尾巴的小兔拿着花。图中的数字为图形呈现给人眼的视角。

图 8-64 中左侧图小孩的后方有蒲扇，而右侧图中小孩的前方有蒲扇。这两幅图中的蒲扇呈水平并列方式排列，其检测的控制点就叫做水平检测控制点。又

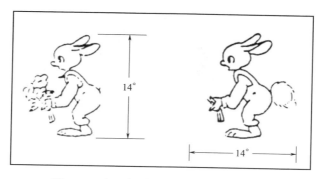

图 8-63　左、右周边控制点融合检测画片

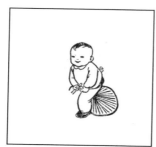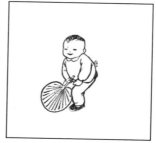

图 8-64　左、右周边控制点融合检测画片

因为其控制点位于周边部,因此又叫做周边检测控制点。

图 8-65 中楼阁的检测控制点位于中央门洞处,因此这种控制点就叫做中央检测控制点,这种图形适于检测中心凹区域的视功能。

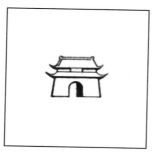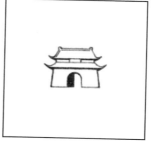

图 8-65　中央控制点融合检测画片

图 8-66 中左侧图的检测控制点位于上方,右侧图的检测控制点位于下方,这种方法设置的控制点称为上下检测控制点,又叫做垂直检测控制点。这样设置的控制点画片是为了检测周边部视网膜的融合情况。

使用周边检测控制点画片、中央检测控制点画片、垂直检测控制点画片进行检测,就可以对双眼视网膜的融合情况有一个较为全面的了解。

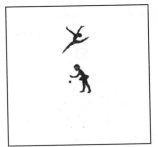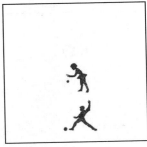

图 8-66　上下控制点融合检测画片

（3）双眼立体画片：为了引导双眼视线产生双眼立体视知觉所设计的画片。此画片种类很多，繁简不同，在实际使用中以选择简单、边界清晰者为佳。过于复杂、凌乱的图形反而会影响被测者固视。立体知觉画片的规格见图 8-67。图 8-68 为立体视知觉检测画片中的一种。其立体层次从远至近依次为：大环、中环、上点、小环、中间点。图 8-69 是一种比较常见的立体视知觉图片。

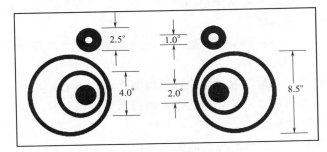

图 8-67　立体视知觉检测画片规格示意图

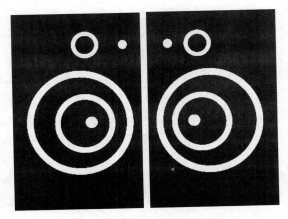

图 8-68　立体视知觉检测画片示意图

这类画片的作用是检测双眼同时知觉功能、双眼立体视知觉。假如被测者单

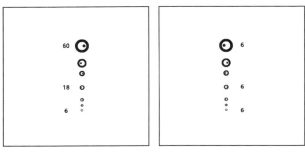

图 8-69　常见的立体视知觉检测画片

眼抑制、没有双眼立体视知觉能力，就无法分辨各个图形相互间的层次。

（三）同视机检查程序

1. 同视机检查的准备

使用同视机进行双眼视功能检测之前，首先要做好相关的准备工作，这些准备工作包括以下三项内容。

（1）常规检测：最起码应当注意对外眼的常规检测，如角膜反光点的检测以及是否存在眼球震颤等。

（2）屈光检测：在被测者进行同视机检测之前，必须对其进行远用屈光矫正镜度检查、远用瞳孔距离测量。在进行双眼视功能检测之时，应当应用远用屈光矫正镜度、远用瞳孔距离。

（3）检测姿势调整：调整患者的座位及台子的高度，以便使被测者能在舒适的姿态下接受检测、训练。

2. 测定斜视角

使用同视机可以对 Kappa 角、主觉斜视角和他觉斜视角进行检测。

（1）Kappa 角测定：使用同视机可以对被测者进行 Alpha 角和他觉角的检测，需要说明的是 Alpha 角很不容易测量精确，大多以 Kappa 角代替（图 8-70）。图中 AB 为被测眼的主光轴，F 为被测者的注视点，D 为角膜前顶点，N 为节点，C 为眼的旋转中心。∠ACF 为 Gamma 角，∠ANF 为 Alpha 角，∠ADF 为 Kappa 角。从图中不难看出，Kappa 角是可以直接观察到的和斜视有关的角度。

测量 Kappa 角必须使用特殊的画片（图 8-71），被测者注视点，倘若观察到被测者角膜上的反光点偏向鼻侧，其 Kappa 角的性质为正性，亦称为阳性 Kappa 角；被测者角膜上的反光点偏向颞侧，其 Kappa 角的性质为负性，常称为阴性 Kappa 角。对被测者存在角膜反光点偏移者须检测其 Kappa 角的角度。检测方法是：请被测者注视 Kappa 角专用检测画片，先后从中心注视点向内、

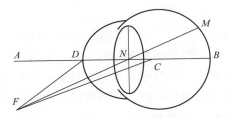

图 8-70　Gamma 角、Alpha 角、Kappa 角

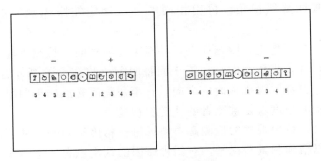

图 8-71　测量 Kappa 角的画片

向外进行逐格移动。当注视到某一幅小图恰好其反光点位于角膜中心时，与该幅小图相对应的数字就是该被测者的 Kappa 角数值。

（2）主觉斜视角测定：图 8-72 所显示的图形则是检测被测者水平方向与垂直方向上主觉斜视角的画片，检测方法与检测 Kappa 角的方法相同。根据偏向方向（内、外；上、下），可以分别记作：向上（H＋）、向下（H－）；向内（V＋）、向外（V－）。如，向内偏斜 $3^{\triangle}$，记作：$V＋3^{\triangle}$。

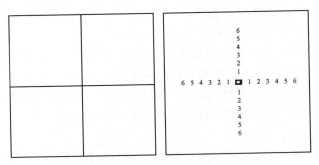

图 8-72　测量主觉斜视角画片

（3）他觉斜视角测定：被测者的双眼都具有良好的固视能力，检测者就应当在其左、右眼分别固视时进行分别测定。检测时所使用的画片应达到两个要求：被测者恰好能够看清；保证被测者能够固视画片注视中心点。

检测中，引导被测者注视被照亮画片中的注视点，检测者调整同视机镜筒的方向，直至两眼的角膜反光点达到一致。此时镜筒上所显示的角度就是被测者的他觉斜视角。

检测时检测者也可以采用以下方法：先将左侧照明关闭，待右眼已经精确固视后再打开左侧眼照明，同时关闭右侧照明。在由右眼注视转向左眼注视时，被测者的左眼必然会发生转动。后打开照明时，被测眼发生由内向外转动，检测者就需要将镜筒向集合的方向调整；倘若被测眼发生由外向内转动，检测者就需要将镜筒向散开的方向调整。如此反复开、闭左右眼的照明，不断调整镜筒的方位，直至交替开、闭照明眼球不再转动，此时镜筒上所显示的角度就是被测者右眼固视时的左眼他觉斜视角。再用相同的办法测定左眼固视时的右眼他觉斜视角。

如斜视眼固视不稳定、眼球摆动，甚至不能固视时，检测者应先选择两幅图形大小不同的画片，将较小的画片置于固视眼前，将较大的画片置于斜视眼前。根据斜视性质，调整同视机镜筒的方向，直至角膜反光点居于两眼角膜中心。此时镜筒上所显示的角度就是被测者的他觉斜视角。

使用同视机进行斜视角的检测是对斜视进行精确检测的一种手段，这种检测方法，不但可以精确测量斜视量，对斜视原因的认定也有一定的作用。

3. 双眼视功能检测

（1）双眼同时视知觉的检测：检测者对被测者进行双眼同时视知觉的检测之时，应选用图形较大的画片，如足球运动员与球门（图 8-57）。检测中，同视机镜筒的调整应由被测者自行操作。调整至足球运动员站到球门中央为止，此时镜筒所指示的刻度就是被测者的主觉斜视角。倘若主觉斜视角与他觉斜视角相等，说明被测者具有同时视知觉功能（双眼视网膜对应正常）。倘若主觉斜视角与他觉斜视角不等，说明被测者的同时视知觉功能存在异常视网膜对应，主觉斜视角与他觉斜视角之差就是异常对应角。

假如被测者有下列表述的行为也应视为异常。

① 看不到球门或看不到足球运动员。说明被测者只有单眼视觉，应判定被测者为单眼抑制，该被测者没有双眼同时视知觉功能。

② 球门或足球运动员瞬间消失，又重新出现。说明被测者某一侧眼存在间歇性抑制现象，应判定为单眼间歇性抑制。从双眼视功能上看，该被测者存在同时视知觉间歇性丧失的症状。

③ 球门与足球运动员交替消失、出现。此为交替注视。

④ 足球运动员一会儿站在球门的左侧，一会儿站在球门的右侧：当出现这种情况时，就会出现不断来回调整同视机镜筒方向，力图使足球运动员站在球门中央的现象。这说明被测者双眼的同时视功能是不稳定的，存在视网膜对应的游走现象。

检测者在对被测者进行检测时，倘若存在两个视像刚一接近就立即向对侧分开的现象，说明被测者在融合点处存在抑制。在视像发生交叉换位时，将同视机镜筒所显示的角度与他觉斜视角进行比较：两者相等者，为交叉性视网膜对应；两者不等者，为交叉性视网膜异常对应。

在检测中被测者在任何角度上，都不能使双眼的视像重合，说明没有双眼的视网膜对应。

（2）双眼融合功能的检测：涉及同视机检测的基本概念和方法。

双眼融合功能是在双眼同视功能基础上的一种视觉功能。因此，检测完双眼同视功能以后，就应当继续检测双眼的融合功能。即便双眼同时视功能存在障碍，只要被测者存在主觉斜视角，都应当进行双眼融合功能的检测。

双眼融合功能的检测，必须使用检测融合功能的专用画片。如前文所述的图 8-64（小孩）、图 8-65（楼阁）、图 8-66（运动员）三组图形，这三组图中，小孩图形画片是检测水平方向外围视野的，楼阁图形画片所检测的是视野的中央区域，运动员图形画片检测的是垂直方向外围视野。通常情况下，这三种图形的画片都要进行检测，以便全面了解双眼融合功能的状况。当然，单独使用其中一种也是可以的。

双眼融合功能的检测方法有两种。一种方法是同视机检测法；另一种则是三棱镜检测法。实际屈光检测工作中，使用更多的是后一种方法。

① 同视机检测法：使用同视机进行双眼融合功能的检测，一般可以分成以下 4 步。

a. 将双眼的画片置于被测者可以清晰判定为两幅图的分散状态。

b. 令被测者调整镜筒的位置，直至两图重合。检测者将镜筒锁定在融合档位，使镜筒只能做相向同步运动。

这里需要强调的是：两图重合是指图中所有控制点的重合。

c. 请被测者做镜筒的集合（辏）调整，直至重合图像再次一分为二，记住此时镜筒所显示的角度。角度一般为：$25°\sim30°$。

d. 请被测者做镜筒的散开（辐）调整，直至重合图像再次一分为二，记住此时镜筒所显示的角度。散开的角度一般为：$4°\sim6°$。

垂直方向上散开的角度较上述水平散开的角度要小，一般为：$2°\sim4°$。

② 三棱镜检测法：使用三棱镜检测双眼融合有两种选择。一种是旋转棱镜，另一种为单片三棱镜。用综合验光仪检测屈光矫正镜度者，因仪器本身设置有旋转棱镜，故更习惯于用旋转棱镜进行检测。使用验光镜片进行检测者则习惯于用单片三棱镜。具体检测程序可以分为 7 步。

a. 令被测者用双眼注视 5m 远处的远用视力表 0.1 的视标或点状视标。

b. 在被测眼前加入基底向外（BO）的三棱镜，逐渐加大三棱镜度直至单一视像分为两个。此时所使用的三棱镜度就是被测者视远时所具有的集合储备力。远距离的集合储备力通常为 $25^{\triangle}$。

c. 取消基底向外的三棱镜，再次加入基底向内（BI）的三棱镜，逐渐加大三棱镜度直至单一视像再次分为两个。此时所使用的三棱镜度就是被测者视远时所具有的负向集合储备力。远距离的负向集合储备力通常为 4～8$^\triangle$。

d. 令被测者用双眼注视 0.3m 远处的近用视力表 0.1 的视标或点状视标。

e. 在被测眼前加入基底向外的三棱镜，逐渐加大三棱镜度直至单一视像分为两个。此时所使用的三棱镜度就是被测者视近时所具有的集合储备力。近距离的集合储备力通常为 25～35$^\triangle$。

f. 取消基底向外的三棱镜，再次加入基底向内的三棱镜，逐渐加大三棱镜度直至单一视像再次分为两个。此时所使用的三棱镜度就是被测者视近时所具有的负向集合储备力。近距离的负向集合储备力通常为 16～18$^\triangle$。

g. 依上述方法，检测远距离与近距离的垂直融合储备力。垂直方向上的融合储备力通常为 3～4$^\triangle$。

应用同视机还可以对被测者非正视方向的注视进行融合力的检测。其方法是：将镜筒锁定在融合档位，操纵双侧镜筒向同一方向的侧方移动。此时，被测者倘若不能继续保持双眼的融合状态，就说明被测者存在双眼融合无力。

（3）双眼立体视功能的检测：双眼视功能检测中最高级别视功能的检测。立体视功能与双眼融合功能有什么区别呢？表 8-9 从 6 个方面进行了对比。从这 6 个方面的对比中，可以得到某些警示。在此笔者仅举一点：存在立体视觉的人，在其近点距离时的立体视觉能力最强。因此，在进行屈光学检测时，可以不拘泥于立体视觉检查图谱所规定的检测距离。只要检测出被测者具有裸眼立体视功能，被测者在获得屈光矫正后也同样应当具有立体视功能。这显然与验光师工作有着极其重要的联系。

表 8-9　双眼融合功能和立体视功能的区别

视功能	基础	功能质量	运动	方向	定位类别	注视距离
双眼融合功能	以融合双眼视差为基础	双眼视像差异越小，融合越充分	与眼的运动有关（力图减小双眼差异）	各个方向的物像刺激都会诱发融合	两维（平面）定位	在任何注视距离都可以发生
立体视功能	以两眼视差为基础	双眼视差越小，立体视产生越困难	与眼的运动无关	主要反映在水平方向	三维（空间）定位	随注视距离加大而逐渐减弱①

① 一般认为，当视距＞150～200m 时立体视觉会完全消失。但据笔者的观察立体视觉消失点的距离要比 200m 远得多。

进行立体视觉的检测时，必须使用立体检测画片。在检测中，一般大多使用较为简单的图形作为画片，如图 8-67、图 8-68。成年人亦可以使用较为复杂一些的画片。

使用同视机进行检测时，应注意将镜筒略呈集合状态放置，这样更便于立体视觉的检测。

（四）同视机在双眼视功能矫治训练的十六种方法

在使用同视机进行双眼视功能的训练中，多年以来诸多前辈积累了大量的经验，设计了众多的方法。在这方面，赫雨时先生介绍了黄斑部刺激法、两眼视网膜动力刺激法、本体感觉定位法、交替刺激法、闪烁刺激法五种方法。孟祥成先生又从闪烁刺激法中心新离出了单侧闪烁刺激法、双侧同步闪烁刺激法这两种方法，同时还介绍了交替视训练法。从各种文献上看，可以查阅到的用于视网膜异常对应性训练的方法共计16种。在此，特将这17种方法简要介绍如下。

1. 黄斑部刺激法

通过同视机实施黄斑部刺激法对被测者进行视网膜异常的矫治训练，所使用的画片为双眼融合画片及双眼同时知觉画片。具体矫治方法如下：

① 将同视机的镜筒固定在他觉斜视角的位置。

② 令被测者以某一只眼注视同侧镜筒内的画片，并保持此镜筒处于固定位置。

③ 检测者使另一侧镜筒在 6°范围之内做水平方向的快速移动。

视网膜对应正常者看到：由检测者控制的画片在固定位置的图形上做快速的往复性掠过运动。对视网膜对应异常者，赫雨时先生、孟祥成先生一致认为：所看到的两幅画片是呈分离状态的。赫雨时先生还特别强调：分离的图像会逐渐接近，然后又转为向对侧分开。

此阶段中，可以令被测者注视侧镜筒做追随运动。

④ 检测者逐渐减小镜筒的运动幅度并停留在他觉斜视角的位置上。当镜筒停留在他觉斜视角的位置上，被测者能发现两幅画片呈现瞬间重合时，检测者应使镜筒迅速稍稍移转一些，以免发生抑制。训练中抑制发生的表现是：当两幅画片接近时，一侧画片会突然消失。抑制发生时的处理方法是：将两幅画片稍稍上下错开。使用具有上下控制点的画片可以避免训练中抑制现象的出现。在使用这种方法进行训练时，应记住赫雨时先生的话：令被测者以较多抑制的眼做固视，而刺激正常固视眼，这样做视功能的进步较快。

⑤ 使用追随捕捉训练、追逐捕捉训练继续进行相关的训练。

使用这种方法的不足就是：视像快速通过黄斑，有时不易引起被测者的注意。

2. 两眼视网膜动力刺激法

进行这项训练时，同时知觉画片、双眼融合画片都可以使用，但以具有中心控制点的融合画片（图 8-65）为佳。此种方法只适用于能够合作、两眼可以正视前方、斜视角恒定不变、抑制较深的被测者。在实际训练中，一般主张选择图形较小的同时知觉画片或有中心控制点的融合画片，以保证对视网膜黄斑的刺激。具体训练方法如下。

① 将同视机的镜筒固定在他觉斜视角，令被测者通过镜筒注视正前方。

② 检测者操作双侧镜筒在水平方向做快速往复性运动，对双眼视网膜对应点进行刺激。镜筒的运动幅度应根据抑制范围的大小而定：抑制范围大，镜筒的移动幅度就应当大；抑制范围小，镜筒的移动幅度就应当小。

③ 逐渐减小镜筒的运动幅度，以直至停止后画片仍能重合为准。

3. 本体感觉定位法

本体感觉定位法是一种对视网膜异常对应进行矫治、训练的方法，适用于头脑较为灵活、注意力比较集中、动作较为协调的被测者。所使用的画片大多为同时知觉画片。本体感觉定位法的具体操作是由三个步骤组成的。

（1）设定镜筒位置：将镜筒固定于他觉斜视角与主觉斜视角的平均值处。如被测者被诊断为：完全性异常视网膜对应、左眼内斜 30°。将镜筒置于 15°位置，在此位置上，被测者左眼的视像将出现于右眼视像的右侧（倘若被测者为正常视网膜对应，其左眼的视像则将出现于右眼视像的左侧）。

（2）教会被测者正确看：具体方法如下。

① 令被测者先看其中一个画片，然后再注视另一画片。反复几次。

② 告知并引导：左眼注视时，左眼是从右向左转；右眼注视时，左眼是从左向右转。重复几次至体验到注视时眼转动的方向为止。

③ 告知讲解：眼球转回注视位时，该眼的视像在同侧。被测者反复体验至能正确判断画片的位置，此时被测者的操作性反射已经建立，可以进入矫治、训练。

（3）调整设备训练融合：被测者通过自己对镜筒的控制操作进行训练。

此种训练法对已经建立起牢固的视网膜异常对应者无效。

4. 交替刺激法

对共同性内斜视被测者，为了刺激被测者鼻侧视网膜；对共同性外斜视被测者，为了刺激被测者颞侧视网膜，都须将同视机的镜筒置于略小于他觉斜视角的位置。

让被测者用左、右眼交替注视画片，力争使两幅画片重合。

5. 闪烁刺激法

进行闪烁刺激法训练时可以选用同时知觉画片或双眼融合画片。选用画片时亦可以一只眼选用黄斑型画片，另一只眼用包含有黄斑型的画片。训练时须将两镜筒置于他觉斜视角。交替开关左、右眼的照明灯光，开关速度由慢逐渐加快，诱导双眼同时注视画片并重合。

6. 单侧闪烁刺激法

在单侧闪烁刺激法中，健眼所使用的画片为黄斑知觉画片，抑制眼所使用的为旁黄斑知觉画片。训练时须将两镜筒置于他觉斜视角。使抑制眼侧的灯光进入闪烁状态或使该侧图片震动，闪烁或震动的速度由慢逐渐加快，反复训练，直至黄斑知觉画片的图形进入旁黄斑知觉画片中。

7. 双侧同步闪烁刺激法

双侧同步闪烁刺激法可以选用同时知觉画片或双眼融合画片。

① 训练时须将两镜筒置于他觉斜视角，并令受训者通过镜筒注视前方。

② 打开双侧照明。最初的照明设置为：患眼的光强应高于健眼，以便激发患眼兴奋性和提高患眼对视标的分辨力。

③ 双眼同时闪烁照明。

a. 对闪烁的控制，应采取闭灯时间长、开灯时间短的方式进行。被测者反复接受闪烁训练，直至抑制被消除。

b. 抑制消除后，逐渐延长开灯时间。

c. 直至能同时视为止。

8. 交替视训练法

交替视训练法是：在交替刺激法的基础上，在不断达到双眼同时知觉的条件下，逐渐将镜筒位置向他觉斜视角接近，直到达到在他觉斜视角的位置上实现双眼同时知觉的目的。

9. 排除抑制法

当受训练者在使用同时知觉画片已经能够产生知觉视像的重叠时，接下去的训练应为主觉训练。下面以狮子与兽笼画片为例介绍出入笼训练法、追随捕捉训练法和同向移动训练法 3 种克服抑制的方法。

10. 出入笼训练法

将同视机的镜筒置于他觉斜视角位置。将一侧镜筒位置固定；令受训者手扶另一侧镜筒的手柄操作镜筒移动。假如训练用的画片是狮子与兽笼的话，就会看到狮子进、出兽笼的现象：狮子在兽笼的右侧……狮子在兽笼之中……狮子在兽笼之左……狮子在兽笼之中……狮子在兽笼的右侧……，如此反复。这种动物出入兽笼的训练，可以实现良好的双眼刺激。这种训练方法的作用就是预防抑制的发生。

11. 追随捕捉训练法

在追随捕捉训练法中由检测者控制一侧的镜筒，由受训者控制另一侧的镜筒。当狮子入笼后，检测者将镜筒向左方或右方移动几度，受训练者亦应向同侧方向转动镜筒，力争使狮子处于兽笼之中。这种训练不但对刺激视细胞、克服抑制现象是有利的，而且对训练眼外肌的力量有一定作用。

在以上两种训练方法中，应注意以下两个问题：

① 狮子进笼的时间不宜过于拖沓、延迟，否则就会重新出现抑制；

② 受训练者操作一侧镜筒时，宜操作放置兽笼画片侧镜筒，这种将狮子放进兽笼的方法更能集中其对操作的兴趣与注意力。

12. 同向移行训练法

令受训练者通过镜筒观察狮子与兽笼，并将狮子置于兽笼中。检测者锁定两镜筒的角度，使两侧镜筒向左侧或右侧同步转动（转动时须使狮子始终处于兽笼内）。训练中，应逐渐缩小两镜筒的夹角，直至两镜筒均处于 0°；或最小角度时，狮子仍居于兽笼之中。此时，去掉屈光矫正眼镜，继续训练，再次达到两镜筒均处于 0°；或最小角度时，狮子仍居于兽笼之中时，这就说明被测者已经能够在放松调节的情况下保持双眼的融像能力。应用这种同向移行训练法进行训练，能够防止任意一只眼被抑制。

13. 融合功能训练法

对融合功能进行训练可以试用下面介绍的方法。进行融合功能的训练时，必须选用合适的画片，选择的依据是：

① 必须选择融合画片（如图 8-60、图 8-61、图 8-63、图 8-64）；

② 受训者融合比较弱时，应选择图形简单、色彩艳丽的画片；

③ 训练集合力时，应选用较为精细的画片，以便通过调动调节达到强化集合的目的；

④ 根据训练范围的需求选择适宜的画片。

14. 分、合训练法

将融合画片置于双侧镜筒之内，由受训练者操作镜筒使两个图像重叠为一个完整的图像，分离，再重叠，再分离，反复进行。

15. 追逐重合训练法

在追逐重合训练法中，由检测者控制一侧镜筒，受训练者控制另一镜筒。当两侧的画片重合时，检测者转动镜筒 5°使视像分离。受训者转动镜筒，使自己操控的图像追逐始动图像并与之重合，反复操作 20 次，稍事休息后再重复。此训练法，可以在有效促进融合、克服抑制的同时，还可以使眼外肌的肌力得到有效改善。

16. 侧视运动训练法

侧视运动训练法与追逐重合训练法大致相近，其不同点则是：侧视运动训练法对镜筒向侧方转动时双眼的融合功能的训练较为关注。这种训练法对轻度非共同性融合障碍的矫治是有一定作用的。

17. 聚散共同运动训练法

应用聚散共同运动训练法时仍要使用融合画片。使用立体知觉画片，也可以取得比较好的训练效果。具体训练步骤如下。

① 将融合画片置于同视机中。

② 请受训练者注视镜筒，并将立体画片的视像重合，锁定镜筒的角度。

③ 使镜筒做集合与散开的同步运动。

a. 增加散开角度时，应引导受训练者放松调节，亦可加入适当的凸透镜。可以采用让受训练者在注视远目标后，立即注视画片的方法，也可以采取集合后渐渐散开的训练予以解决；

b. 增加集合角度时，可以采用让受训练者在注视极近目标后，立即注视画片的方法。也可以引导受训练者加强调节，亦可加入适当的凹透镜。

应用这种方法进行训练，可以使受训练者调节与集合的不协调关系得到适当的改善。

随着现代化眼科器械与屈光检测、矫治设备的不断更新与普及，同视机有可能在5～10年间成为一种相对较为普及的设备。眼科医务工作者、从事眼屈光学的工作者、从事实际工作的验光师及青少年眼保健矫治的人员了解这方面的知识是非常必要的。这就是笔者特别将赫雨时先生关于同视机应用的知识介绍给各位读者的初衷。

当然，同视机在实际工作中，不仅可以应用于弱视眼，而且可以应用于斜视眼；既可以用其进行检测，也可以应用这种设备进行视觉功能以及眼外肌的训练。这一设备在我国的眼镜零售行业并非没有出现过，从相关的历史资料不难确定，同视机在精益眼镜公司、北京大明眼镜公司都曾经出现过，什么原因使其遭到弃用，不得而知。

目前生产的同视机，大多采用彩色画片，但画片的像质相对较差。客观讲，彩色画片远没有黑白画片清晰，从道理上讲，不清晰的画片，其辨识的难度就会增加，会不会影响检测、训练的效能，目前尚无相关的报道。但是，提高画片的像质显然是一个生产厂家应当尽快完善的、不能忽视的环节。这一设备什么时候再次进入眼镜零售行业、青少年眼保健矫治领域，确切的时间较难预测，但是，在隐斜视、斜视及弱视矫治中，同视机是一种既可以用于诊断又可以治疗的较大型设备，也是进行眼外肌功能训练的一种设备，重新进入上述领域是必然的趋势。

内、外、上隐斜的屈光矫正处理

人的眼位是由解剖和神经反射两种因素维系的，前者被称为静态因素，后者被称为动态因素。仅由静态因素维系的眼位称为静态眼位（绝对休息眼位），一般认为这种眼位是由人左、右眼眶轴向所呈的开角，面部与颅底所呈的倾斜角所决定的，其角度大致为：$15°\sim20°$ 外斜（略呈上转）。其在临床工作中无法被检测到，眼外肌全麻痹或全身麻醉也仅可以获得近似眼位。清醒状态下，在神经反射控制下才能保持两眼视线处于大致平行的状态，这种眼位就被称为功能性休息眼位（简称功能性眼位）。为了保证两眼的物像准确地落在两眼的黄斑部，还需要经过大脑知觉中枢参与的视觉心理反射（矫正性融合反射）才能完成。矫正性融合反射减弱或消失时，在视觉上就会出现复视，眼位就会出现偏斜。隐斜视是一种潜在的眼位临界失正常状态，尽管在融合反射作用下能保持双眼单视状态，但因其存在特定情况下出现的非特异性视觉症状却是客观存在的。

目前，就视光学行业工作惯例而言，对隐斜视大多采取相对忽略的态度。这种忽略可能是验光、配镜中某些"司空见惯"问题发生不可忽视的原因，可以确认的、与之有关的三个问题是：①新眼镜戴用存在较长的适应时期；②戴用新眼镜发生视觉疲劳的并不少见；③戴新眼镜感觉"不聚光"的并不少见。另一方面，青少年近视控制效果的不理想，也可能与青少年验光、配镜中普遍忽视隐斜视的检测与矫正有关。

就目前屈光矫正的现状而言，提高对少年儿童隐斜视的认识，在屈光检测中强调对隐斜视的考察和合理矫正的意识还是十分必要的，这有可能是解决前述问题、提高近视控制实际效果的一条途径。

一、内隐斜

内隐斜是一种持续看远时出现周身性、持续性症状的潜在性眼位内斜倾向。

（一）内隐斜的病因

1. 神经因素

过强的辐辏兴奋是引起内隐斜的主要原因。在日常情况下，人必须依靠辐辏兴奋来保持双眼视线的平衡，而且总是处于过强的状态。一般认为内隐斜的发生与下列因素有关：

① 遗传的敏感性，内分泌失调和过量饮茶、咖啡、吸烟；

② 过分紧张的工作环境造成神经系统功能失衡；

③ 持久的近距离读写工作，内隐斜倾向会有所增加。

2. 解剖因素

神经因素包括内、外直肌肌力异常和节制韧带、肌鞘、肌间膜及肌肉附着点异常。如内直肌较强或附着点靠前，外直肌较弱或附着点靠后，节制韧带、肌间膜异常。

3. 调节因素

远视眼过度使用调节，可诱发过度辐辏而引起内隐斜。内隐斜在隐斜中占的比例最高。戴用完全矫正镜度眼镜，隐斜完全消失者就归属于完全性调节性；戴用完全矫正镜度眼镜，隐斜未能完全消失者即为部分调节性，未能矫正部分则可能是由解剖、神经因素所引起的。

（二）内隐斜的症状

内隐斜的临床症状表现有以下 3 个特征。

1. 发生时间

发生在看远物需要持久维持双眼视线平行时，如看电影、球赛、观察风景时症状较明显。

2. 视觉症状

（1）非特异症状：可出现头疼、眼疼、视物模糊及全身不适等。其表现特征则为全身性、持久性，休息、睡眠可使症状减轻，很容易复发。

（2）定位机能：内隐斜定位和立体视功能较差。特别是在做球类运动时会表现得比较突出。内隐斜患者平时喜欢向上看以减轻症状，因向上看时眼位可分开克服部分内隐斜。

3. 习惯视觉动作

① 偏好把读物拿得过近进行阅读。有的人喜欢用俯卧姿势在过近距离阅读。

② 在正常坐姿、保持正常视近距离情况下阅读很容易发生困倦。

③ 习惯使用探头姿势看正前方物体。这种姿势使前方物体处于比视线略高的位置，这就可以利用向上看使视线略分开的生理机制来克服、缓解内斜视的症状。

（三）内隐斜的不良影响

患了斜视，患者很痛苦，因为很多患了斜视的人给人的感觉总是贼眉鼠眼，得不到人们的好印象，性格孤僻，内向，不敢或故意避开直视对方，相对少语寡言，这给患者的生活和工作带来了莫大的麻烦。

斜视除了会给人带来外观上的不良影响外，还会影响人的视力，特别是儿童。长期斜视会导致患者视力低下，形成弱视，丧失立体视觉。由于斜视患者长期一只眼注视，将造成另一只眼废用性视力下降或停止发育，日后即便戴用合适的眼镜，视力也不能达到正常水平。

（四）内隐斜的处置

1. 一般性处理

内隐斜者，大多与心理情绪紧张和生活、工作没有规律有一定关联。因此，嘱咐其适当放松神经紧张情绪，适当调整生活、工作节奏使之更有规律往往会有一定的助益。

2. 矫正配镜

对于存在屈光不正的内隐斜儿童、少年而言，进行屈光矫正是首选措施，包括以下两项内容。

（1）屈光矫正：原则上应给予最高正镜效度的矫正方案。即远视屈光不正给予获得最佳矫正视力的最高正镜度（近视屈光不正给予获得最佳矫正视力的最低负镜度）的矫正方案。

矫正内隐斜屈光不正时要注意一个问题：戴镜 1 个月后，被测者的调节与集合会建立起新的平衡状态。此时（一般认为是 1～3 个月），应对被测者进行复查，对新平衡状态下的调节与集合进行重新评估，对通过屈光度调整能活得更好的矫正效果者，应予以及时调整。

（2）尝试应用三棱镜：在充分屈光矫正的基础上，可以考虑应用基底向外的三棱镜。这种方法是否有效，目前尚无统一认识，可在检测时进行测试。

3. 尝试视觉训练

目前认为，内隐斜的视觉训练，对少数人有使隐斜度有所减少的作用，大多数人的隐斜度没有改变，但是症状会有明显的改善。

4. 手术治疗

长期保持内隐斜状态是极为罕见的，大多数内隐斜在未成年时就转化为共同性内斜视。因此，在上述措施无效的情况下，就应考虑通过手术来矫正。手术后，症状一般不会立刻消失，获得舒适的双眼视觉大约需要 1～3 个月的时间。

二、外隐斜

外隐斜是一种持续阅读时发生字迹模糊、复视症状的潜在性眼位外斜倾向。

（一）外隐斜的病因

1. 解剖因素

解剖因素是外隐斜度较大的外隐斜的重要原因。其中，外直肌节制韧带过强、外直肌肥厚、外直肌与下直肌肌间膜联系异常都是比较常见的原因。

2. 调节因素

近视眼，特别是中、高度近视眼，在不矫正的情况下，看近距离目标不需要使用调节力，调节与集合的联动就无法协调，这就使得双眼的视线处于一种散开的倾向，在视近时这种倾向性就会呈现外隐斜的症状。

3. 神经因素

辐辏兴奋不足可以引起外隐斜。

（二）外隐斜的症状

外隐斜的临床症状表现有以下 3 个特征。

1. 发生时间

外隐斜都发生在视近物时，特别是在阅读时。

2. 视觉症状

视近模糊、复视，常伴有头疼、眼球痛。

3. 习惯视觉动作

① 阅读时间不一定长，但症状即可出现。

② 症状一旦出现，大多会主动闭眼休息，否则无法继续阅读。

③ 有的人会有只要阅读，就会抬不起眼皮、昏昏欲睡，一看书就头疼的感觉。

（三）外隐斜的不良影响

在阅读书案工作的人发生外隐斜的相对较少，未经矫治者极易转变为间歇性外斜视。

倘若外隐斜者，症状突然减少而且可以较长时间阅读时，大多是非注视眼出现了视觉抑制的问题。

（四）外隐斜的处置

1. 一般性处理

外隐斜比内隐斜更适于保守性矫治。在对外隐斜进行处理时要注意以下 2 个问题：

① 强调通过启动、增加自主辐辏功能缓解症状；

② 对体质衰弱的慢性病患者，应强调营养及全身健康的恢复，随身体状况的改善，其自觉症状也会得到明显的改善。

2. 矫正配镜

（1）屈光矫正：原则上应给予最低正镜效度的矫正方案。

对远视性屈光不正合并外隐斜的儿童、少年应给予获得最佳矫正视力的最低正镜度或不予矫正的处理方案。那么什么情况下可以不予矫正，什么情况下应当给予最低正镜度矫正呢？应当说，尺度只有一个：裸眼视力的状况。裸眼视力正常就无须矫正；经过屈光矫正可以将不良视力提高到正常时，就应当予以最低正镜度矫正。

对于近视性屈光不正合并外隐斜的儿童、少年给予获得最佳矫正视力的最高负镜度矫正方案。

对于儿童、少年外隐斜，也可以选择近用处方和基底向内三棱镜度的处置方案。这种方案虽然可以消除自觉症状，但却存在一个难以解决的问题：短时间就会出现对三棱镜度的需求增大，而且会反复出现，最终发展为显性外斜视。因此，实际工作中对外隐斜度较大的儿童、少年都不会采取这种方案，一般会建议采用手术办法予以矫正。对于存在三棱镜度需求不断增大的案例，应当建议接受手术矫治方案。

（2）老年人的特殊处理：上述处理办法不适于存在外隐斜的老年人。老年人老视眼最突出的症状是视近困难。而上述方案，无法解决视近困难的问题。从解决视近困难这个根本问题讲，在存在外隐斜的老视眼的处置上，镜度还是给够。配镜可以选择单光近用眼镜、双光镜、渐进眼镜。

对于外隐斜，可以考虑应用基底向内的三棱镜。

应用原则：给予能消除症状的基底向内的最小三棱镜度。常规掌握在其外隐斜度的 1/3～1/4。

3. 尝试视觉训练

针对外隐斜视觉训练的办法很多，其主要的训练原理就是：双眼注视由远及近的目标，使辐辏近点向近眼侧移动，逐渐提高双眼的辐辏力量从而缓解自觉症状。在这里仅介绍一种最简单、有效的办法。具体训练方法如下。

① 让受训练者竖直地手执一支铅笔，将手臂伸直，用双眼注视铅笔（图 8-73）。

② 在双眼注视铅笔的情况下，将铅笔逐渐移近。在逐渐移近（图 8-74）的过程中，双眼逐渐会聚。

③ 当训练者看到铅笔一分为二时，训练返回①，重新开始。

这种训练，以每次 5～15min、每日 2～3 次为宜。训练时要注意以下三点：

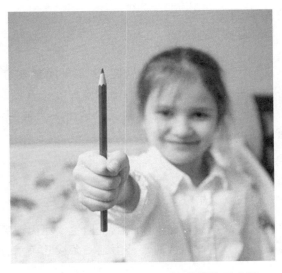

图 8-73　由远及近（远方）辐辏训练示意图

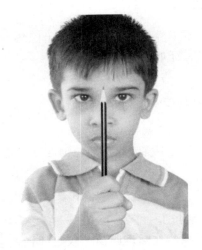

图 8-74　由远及近（近方）辐辏训练示意图

① 铅笔开始移动时的速度不宜过快，随着训练深入，移动速度可以适当加快；

② 这种训练不宜在吃得过饱的情况下进行，以免造成恶心或呕吐；

③ 症状减轻、消失时，训练即可停止，症状再出现时可以重新开始。

三、上隐斜

上隐斜是一种潜在性一眼视线比另一眼视线向上偏斜的倾向。

（一）上隐斜的病因

1. 解剖因素

从道理上讲，眼眶不对称会导致上隐斜。现实中面部发育不对称是很常见的，但发生上隐斜的并不多见。垂直眼外肌附着点异常也有可能导致上隐斜。

即便存在这些原因也不一定会发生上隐斜，这取决于被测者双眼的融合力，只要融合力足够强，也不会发生上隐斜。

2. 调节因素

上隐斜与屈光不正、调节因素无明显关系。

3. 神经因素

目前认为，神经肌肉兴奋异常是上隐斜发生的主要原因，哪怕是轻度功能异常都会导致上隐斜的发生。这种异常通常是由某一条或几条垂直眼外肌轻度麻痹所引起的。

（二）上隐斜的症状

上隐斜的自觉症状比水平隐斜要明显得多，上隐斜一旦出现自觉症状往往会难以忍受。上隐斜的症状特征如下。

1. 非特异性症状

非特异性症状包括：视物模糊、头痛、眼痛、恶心等，与水平隐斜基本相同。

2. 症状的出现

在视远、视近时均有视觉干扰症状出现，但在阅读情况下，主观感觉会最为明显。

3. 主诉症状

（1）轻度上隐斜：一般指 $1\sim2^{\triangle}$ 的上隐斜。在视觉生理上，垂直融合的储备力十分有限，例如，$2^{\triangle}$ 上隐斜在阅读距离，双眼的视像会有 6mm 的垂直差异，要想通过单眼抑制机制消除这样的字迹重叠现象是很困难的，这时的主诉症状往往是字迹模糊而不是复视。

（2）中度以上程度的上隐斜：通常指 $\geqslant3^{\triangle}$ 的上隐斜。这种程度的上隐斜都存在垂直复视症状。复视出现，视觉中枢就会启动单眼抑制机制，被抑制眼就会发生弱视。

（3）较严重的上隐斜：还会伴有立体视觉功能的丧失。

4. 可能有的特异症状

（1）头部的轻度上扬：会使注视目标的视线呈现一定俯视状态，这样就可以在一定程度上克服上隐斜，从而达到缓解自觉症状的目的。

少年儿童屈光矫正学

（2）特殊面容：上隐斜侧眉毛呈现下抑状态，该侧面部的张力也会相对略高。

（三）上隐斜检测需要注意的事项

临床实践证明用隐斜计检查上隐斜是最好的方法，即使 $0.5^\triangle$ 也可测出。没有隐斜计，也可以使用马氏杆检查法，这种检测方法也是比较可靠的检测方法。在上隐斜度测定要注意两个问题。

1. 要分别测定出远距离注视和近距离注视的隐斜度

根据两种注视距离隐斜度的比较，可以大致推定受累的眼外肌。倘若远距离注视隐斜度大于近距离注视隐斜度，可以推测是一条直肌受累；反之，受累的则可能是一条斜肌。

但是，在眼外肌有继发性挛缩和麻痹肌不止一条的情况下，则需要根据各诊断眼位斜度进行分析。

2. 还应当测出分别以左、右眼为注视眼时的隐斜度

如一眼固视时的上隐斜度数大于另一眼固视时的隐斜度数，可以肯定上隐斜度数大的固视眼是受累眼。

临床上，绝大多数上隐斜视都是非共同性的。判定标准：左、右眼分别注视时隐斜度差 $\geqslant 3^\triangle$。倘若左、右眼分别注视时隐斜度差 $\leqslant 2^\triangle$，应视为共同性上隐斜视。

（四）上隐斜的处置

对于上隐斜的矫治，目前只有三棱镜矫正和手术矫治两种方法。关于上隐斜是否可以通过视觉功能训练使之得到缓解，目前还缺乏令人可信的证据。

1. 三棱镜的矫正

上隐斜应用三棱镜矫正不存在削弱辐辏功能的问题，因此目前认为其是矫正上隐斜比较好的一种方法。但在应用中要注意以下几个方面的问题。

（1）三棱镜矫正的局限性：包括以下几个方面。

① 三棱镜光学特性：三棱镜客观上存在着视物变形、色散的现象，棱镜度较大的镜片还存在着厚、重的问题，这些因素都有可能会影响被测者接受矫正时的心态。镜片的厚、重可以使用膜状压贴三棱镜予以解决，但三棱镜在光学上的视物变形、色散是不可避免的。

② 隐斜程度的限制：目前认为，$10^\triangle$ 以内的上隐斜使用三棱镜矫正的方案是最可靠的。

③ 不同视野隐斜度的差异：部分被测者不同视野的隐斜度存在相对较大的差异。这样的被测者在使用三棱镜矫正后会感到：在不同视野的物像移动速度会

存在差异。这会令被测者很难适应。

（2）三棱镜的矫正应用：三棱镜矫正上隐斜时最基本的法则为使用上隐斜度2/3的棱镜度。但在矫正中还要参考以下几个方面。

① 注视眼：被测者两眼分别注视时存在斜视度的差异，处方三棱镜度的给予应以习惯注视眼侧的隐斜度为依据。

② 眼外肌别：对上隐斜的矫正，要考虑麻痹的眼外肌是上转肌还是下转肌，上转肌麻痹、下转肌麻痹对视觉的影响、自我症状感觉和方案是不同的，见表8-10。

表8-10　上隐斜不同麻痹肌对视觉的影响及三棱镜矫正方案

眼外肌别		上转肌	下转肌
对视觉的影响	距离影响	远距离注视	近距离注视
	方位影响	向上方注视（仰视）	向下方注视（阅读）
	被测者自我感觉影响	相对较小	相对较大
三棱镜矫正方案		以较小棱镜矫正度为宜	以完全棱镜矫正度为宜

③ 距离隐斜差异：倘若被测者远、近距离注视均存在明显的隐斜症状，而且均需要矫正，通常情况下需要分别配制远用、近用两副矫正眼镜。

（3）矫正三棱镜的定制：矫正三棱镜，可以专门定制来制作。对于屈光矫正镜度较高者，也可以采用光学中心移位的办法来完成。

2. 手术矫治

大于10△上隐斜，或患者不适应戴三棱镜则可用手术治疗。手术一般选择在非注视眼。

第四节
旋转隐斜

一眼或两眼存在潜在内旋或外旋倾向性，但又可以通过眼外肌的作用实现双眼视觉的眼位状态就叫做旋转隐斜。临床上根据潜在的旋转形式，将旋转隐斜分成两种类型。

① 潜在的旋转形式倾向于鼻侧的，就叫做内旋转隐斜或正向旋转隐斜[图8-75①]；

② 潜在的旋转形式倾向于颞侧的，就叫做外旋转隐斜或负向旋转隐斜[图8-75②]。

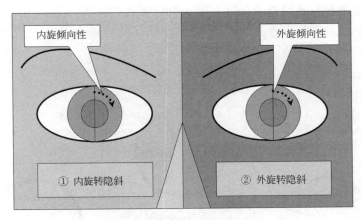

图 8-75　旋转隐斜的两种类型

一、旋转隐斜的原因

要想比较清楚地了解旋转隐斜的情况，首先就要了解发生旋转隐斜的原因。一般来说，旋转隐斜的发生原因有以下四个方面。

1. 解剖因素

两眼上、下斜肌以及上、下直肌起止点存在差异、走行径路不对称等，均会导致两眼眼外肌机能的失衡。明显的机能失衡均成为先天性眼外肌筋膜某种综合征的表现。临床上对轻微失衡诊断方面又难以有所作为。因此，临床上将这种由疑似轻微失衡所致的旋转隐斜，均诊断为特发性旋转隐斜。

2. 光学因素

散光形式为斜轴散光而且未得到正确矫正的被测者也会产生旋转隐斜。由这种因素引起的旋转隐斜就叫做光学性旋转隐斜。这种旋转隐斜，只能发生在具有较好双眼视觉的状况下。这种隐斜视的发生，既可以发生在未经矫正的斜轴散光被测者中，也可以发生在散光被错误地矫正为"人工斜轴散光"的情况下。

图 8-76 是以正圆柱面镜为例，右眼轴位在 45°，左眼轴位在 135°时的视像状况。图中所显示的是斜轴散光所见的视像。当被测者对前方互相垂直的十字线进行观察时，十字线均会发生偏转，右眼所看到的视像如图 8-76①所示，而左眼所看到的视像如图 8-76③所示。

当使用双眼进行观察时，所看到的视像将是双眼的合成视像，这一视像既不同于右眼所见到的视像，也不同于左眼所见到的视像。当将注意力集中在水平方向时，双眼的融合力就会集中在水平方向，被测者看到的视像，就会与图 8-76③上面的图形一致。倘若将注意力集中在垂直方向，双眼的融合力就会集中在垂直方向，被测者看到的视像就会与图 8-76③下面的图形一致。不论是以水平方向为融合基础，还是以垂直方向为融合基础，被测者都将出现隐斜视的相关症状。

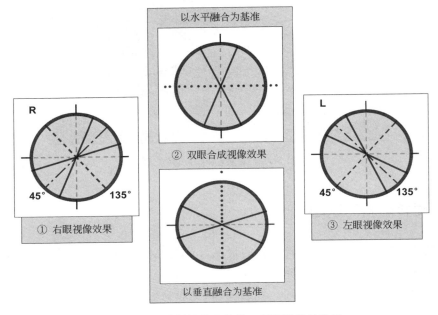

图 8-76　双眼斜轴散光的单、双眼视像示意图

3. 调节因素

这里说的调节因素是指注视近距离目标时，伴随调节而发生的眼外肌的张力作用。在阅读书籍时，双眼会下看，在向下看的同时也会发生双眼的会聚，当下直肌收缩所产生的外旋力量不能被上斜肌内旋力量抵消时，就会发生外旋转隐斜。可以说外旋转隐斜是双眼下直肌张力过强的结果。图书管理员在高高的书架上，向上注视时，则会表现有内旋斜位的倾向性，这正是双眼上直肌收缩所产生的内旋力量不能被下斜肌外旋力量抵消的结果。因此，调节性旋转隐斜的被测者一般都会尽可能避免眼球的上下转动，从事近距离工作时，大多会将阅读材料置于较高的位置或通过较大幅度的低头来进行阅读。

4. 神经因素

神经因素也会导致旋转隐斜的发生。这里所说的神经因素是指眼外肌麻痹。这种因素引起的旋转隐斜通过保守疗法一般很难取得满意的效果，大多需要进行手术治疗。

综合以上四种原因的情况，应当说，旋转隐斜的发生都会涉及上、下斜肌的功能异常。当上斜肌机能过强和下斜肌机能不足时，就会发生内旋转隐斜；而当下斜肌机能过强和上斜肌机能不足时，就会导致外旋转隐斜。

二、症状表现

通过斜肌的高张力作用来对抗旋转斜位，这是旋转隐斜被测者出现极不舒适症状的根本原因。这些症状包括头痛、恶心、呕吐，以及精神失调等神经官能症。在视觉上的症状表现为视像倾斜，经常会通过代偿头位来修正视像倾斜的现象。

旋转隐斜的临床症状还可以表现为：眼镜难以克服视觉疲劳。这种情况最常见的表现形式有 2 种。

（1）双眼单视的舒适程度不佳：经过精心、细致的屈光检测配制的眼镜，被测者还会找回来，主诉内容为单眼矫正效果满意，但双眼单视状态下仍有视觉疲劳发生。

（2）主诉多年矫正经历不佳：有些被测者会拿来多副眼镜，请验光师帮助寻找这些眼镜戴用不舒适的原因。而这些眼镜屈光矫正数据的差异性并不大。

对以上两种情况，通过常规检查不会发现太多的问题。对这一部分被测者提供的服务大多是对镜度的微调和对眼镜的调整，但这样的处置并不能解决问题。在这种情况下，一定要询问视觉疲劳发生的情景，倘若视觉疲劳的发生与双眼近距离工作有关，而单眼注视时症状又会有所减轻，就应当对被测者进行旋转隐斜的检查。

三、基本检查

对旋转隐斜进行检测，应当注意两个问题：旋转隐斜的确认、散光性屈光不正的特殊表现形式。

（一）双三棱镜的检测

对旋转隐斜眼位进行检查，最简洁、方便的方法还是双三棱镜检查法。双三棱镜试镜片是指：将 2 个 $4^{\triangle}$ 的三棱镜底相对装配而成的测试镜片。检测时，令双三棱镜底线呈水平方向通过瞳孔中心（图 8-77）。此时，这只放置了双三棱镜的眼在观察一条水平线时，就会观察到人为的复视现象：看到上下分开的两条平行线。

此时，未放置双三棱镜的眼看到的仍旧是一条线。因此，双眼所看到的就是三条线。根据被测者报告的三条线的状况，就可以判断出被测者旋转隐斜的状况。以双三棱镜放在右眼前为例，被测者右眼看到的将是两条平行线，左眼看到的只能是一条水平线，左眼看到的线恰好在右眼看到的两条线中间。被测者报告看到的是图 8-78②，说明被测者没有旋转隐斜；若看到的是图 8-78③，说明被

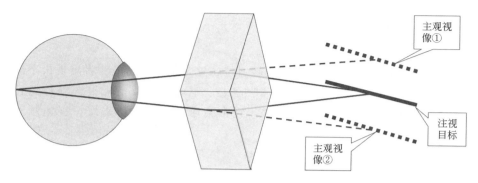

图 8-77　双三棱镜检查原理示意图

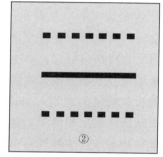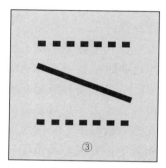

图 8-78　双三棱镜检查的三种结果示意图

测者存在外旋转隐斜；若看到的是图 8-78①，说明被测者存在内旋转隐斜。

　　使用双三棱镜法进行检测时，还可以结合马氏杆镜片的应用。这里需要说明的是，在单纯使用双三棱镜时，使用的注视目标是一条线。而使用马氏杆-双三棱镜法时，使用的注视目标是一个点。

（二）散光轴位的偏转

　　在检测中，倘若发现被测者的旋转隐斜程度在近距离注视与远距离注视时存在明显的差异，就说明被测者为调节性旋转隐斜。这在含有散光成分的屈光不正被测者中就会出现以下两种现象：

　　① 单眼注视与双眼注视的散光轴位不一致；

　　② 双眼注视时，阅读屈光矫正镜度的散光轴位会向颞侧偏转，偏转程度可以达到10°。

　　上述变化还有三个特征：

　　① 只要有散光成分，就有可能发生散光轴位的偏转；

　　② 散光度数越大，轴位的变化越明显，甚至还出现散光度的变化；

　　③ 两眼轴位的偏转可以是不对称的（这种情况可能与双眼屈光度的不均衡

有关）。

当然，发生这种轴位偏转现象也并非是调节性旋转隐斜的专利，单眼的视觉兴奋不足、晶状体散光等都有可能导致这种现象的发生。

四、配镜原则与临床处置

对旋转隐斜的处置，验光师主要把握两个方面：远用屈光不正的矫正和近用屈光不正的矫正中的散光轴位调整问题。

（一）远用屈光不正的矫正

对屈光不正的矫正应遵循对斜向散光完全矫正的原则。当斜向散光完全矫正后，被测者的临床症状就会明显减轻。此时，倘若近距离作业较少、年龄相对较轻的被测者不再有明显的临床症状，可以不再配制近用眼镜。

（二）散光轴位的调整

在旋转隐斜被测者中，因为年龄的原因、散光矫正镜度问题，会有相当大的一部分人需要使用专门的近用眼镜。这种专用近用眼镜的特点就是：要对散光轴位进行相应的调整。这种调整共分为 3 种类型 8 种方案（表 8-11）。

表 8-11 旋转隐斜的散光矫正方案一览表

序号	旋转隐斜类型	屈光矫正镜度	轴位修正 右眼	轴位修正 左眼	配镜方案
	远用散光轴位		110°	70°	
1-1	光学性旋转隐斜		110°	70°	远用矫正
1-2			120°	60°	近用矫正
2-1	调节性旋转隐斜	≤0.75DC	120°	60°	以近用矫正为准
2-2		1.00～1.50DC	115°	65°	可以选用这种方案做远、近兼用
2-3-1		>1.50DC	110°	70°	远用矫正 （远用、近用眼镜各 1 副）
2-3-2			120°	60°	近用矫正 （远用、近用眼镜各 1 副）
3-1	内旋转隐斜	无散光	90°→45°	90°→135°	使用圆柱面镜度+0.50DC
3-2	外旋转隐斜		90°→135°	90°→45°	使用圆柱面镜度-0.50DC

这些矫正方案，可以概括为以下几句话。

（1）近用矫正——轴外转：为被测者配制近用阅读眼镜矫治光学性旋转隐斜

时，要将近用轴位向外旋转10°。

（2）散光修轴——辨大小：对旋转隐斜进行轴位修正时，要注意以下两点。

① 小则近用为准；中则远、近两兼；大则远、近两分。

② 对有散光的调节性旋转隐斜者，要根据散光的大小确定轴位调整方案。具体方法是：散光度较小（≤0.75DC）时，以近用时的轴位（较远用轴位外旋10°）为准；散光度中等（1.00～1.50DC）时，可以选择折中方案（较远用轴位外旋5°）；散光度较大（＞1.50DC）时，远距离、近距离都需要配用专用眼镜。

（3）无散——加低度柱镜：内旋要加正；外旋则加负；正负零点五。

对没有散光或散光极小的旋转隐斜者，可以给予一定的低度圆柱面镜度，以起到缓解症状的作用。

加用圆柱面透镜的镜度一般为±0.50DC（内旋转隐斜，应给予＋0.50DC；外旋转隐斜，应给予－0.50DC）。这种加用低度散光镜片的方法，是将加用的圆柱面透镜的轴放置在90°，然后根据旋转方向要求向内或向外慢慢旋转（图8-79），直至获得最佳矫正效果。但是，旋转的最大角度为45°。

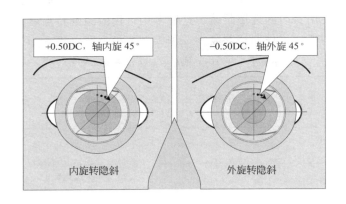

图 8-79 加用±0.50DC确认最佳效果的轴位调准范围

对旋转隐斜还可以采用手术矫治的方法。适用于旋转隐斜的手术方式很多。主要是对上斜肌、下斜肌的功能状况，做适宜的斜肌附着点的徙前、推后。也可以通过改变上、下直肌或内直肌附着点位置的方法矫治旋转隐斜。倘若，斜肌与直肌都需要手术，按常规习惯都会选择先做斜肌的手术，经过一段时间的观察，结合被测者的自觉症状，再考虑是否继续实施对直肌的手术问题。

对于旋转隐斜，也可以尝试正位视的训练方法，有的学者主张使用同视机进行正位视训练。即便使用同视机，也只能对轻度旋转隐斜有效。绝大部分旋转隐斜，都不能通过正位视的训练获得明显的矫治结果。

第五节
隐斜视与近视眼的预防和控制

预防、控制近视已经成为有待解决的全社会的问题。各种各样的理念层出不穷，相关的预防和控制措施、方法更是比比皆是。同一种方法、同一种镜片会有几种至几十种名称更是司空见惯的事情。但在人们不断的观察中，也有值得去思索、探究、尝试的问题，应当说近年来关于隐斜视与近视眼的观察就是这样一个问题。

一、相关研究

相关研究报告中观察到两种情况：①高度近视与内隐斜有关联；②内隐斜度越高，近视的发展速度越快。

在相关的渐进眼镜验、配研究观察中也发现：①视近为外隐斜时，其近视的发展相对比较缓慢；②在渐进眼镜的配制中观察到，视近为内隐斜者更为有效地控制近视发展。

在近用附加正镜的验配实践中观察到：近用附加正镜不但解决了合理减少视近调节的问题，而且使视近的内隐斜倾向得到了比较好的控制。

二、近视眼预防、控制的新课题

就目前少年儿童验、配镜的现实而言，人们对隐斜视的关注程度还是相对比较低的。在现实中，人们会发现：同样的配镜方案，有的孩子戴镜后近视的发展相对缓慢，而有一些孩子戴镜后近视度数的增长依然很快。出现这种情况和孩子戴镜是否合理是有一定关联的，但是也不能排除在验光、配镜中对隐斜视忽视的可能性。这就是近视眼预防、控制的一个新课题。在对这一课题进行研究与探讨时，应当注意以下几个问题。

（一）隐斜视对近视发生、发展影响的作用机制

目前隐斜视与近视眼的相关研究，还局限在观察性的报告和个别的验、配镜实践，而对观察到现象的作用机制研究目前还没有见到。没有清晰的作用机制，观察到的关联关系，就摆脱不了个案的特质。

那么，隐斜视与近视眼的关联关系机制到底是什么呢？凭个人推测，最有可

能成为其作用机制的应当是：在视近双眼注视作业中，某型隐斜视会发生视觉疲劳，从而促进了近视的发生和发展。

（二）少年儿童近视眼的屈光检测有待进一步完善

目前，不管是成人还是少年儿童在验光中执行的检测程序是相同的，这种检测程序被视为标准验光程序。应当说，叫做标准验光程序其本身并无不当，毕竟这样的验光程序为广大的戴镜者提供了科学、合理的基本保障。

但是，对于特殊情况下，还需要补充哪些项目的检查与检测，目前还不明确。这就造成某些验光师认为，在验光中只要遵照标准验光程序进行验光就万事大吉了，从而忽视了特殊情况要个别分析、个别处理的问题。因此，制订某些特殊情况下的补充检测规范则是一件很必要的事情。基于隐斜视与近视眼的关联关系，建立对少年儿童近视眼验光中补充眼位检测就是极需要做的。

三、相关信息的警示

哪些信息可以提醒人们有可能发生了隐斜视对近视眼的不良作用呢？这样的信息应当包括症状、体征和近视矫正的经历等因素。

（一）被测者处于近视发展速度过快的趋势中

对于处于生长发育中的少年儿童近视眼来说，一旦发生近视，要想使近视度不增长是不现实的。那么怎样的近视度数增长速度才是符合生长发育的呢？什么样的增长速度是异常的呢？表 8-12 就是评估少年儿童近视发展状态的参考数据。

表 8-12　少年儿童近视发展状态评估一览表

近视增长度数/(D/a)	近视发展状态评估
-0.25	正常发育状态
$-0.25\sim0.50$	存在近视发展超速的可能性
-0.75	可以确认近视发展处于低速超速状态
$\geqslant1.00$	近视已呈高速发展状态

当被测者处于近视高速发展状态时，验光师在进行科学合理用眼、戴镜矫正考察的同时，也应当对被测者隐斜视的状况进行相关的检查和测定。

（二）被测者有明确的视近作业疲劳

成年人近视眼的近视发展会相对较慢，而对于常年从事 IT 程序设计的人来说，即便年龄已经超过 30 岁，其近视发展速度也会达到或超过 $-0.75D/a$，个别人个别年的近视增长仍旧有 $\geqslant-1.00D$ 的情况出现。临床验光、配镜中所遇到的这种个案大多属于使用远用眼镜从事长时间、持续性近距离注视性工作的人。

　　这部分人，经过规范验光确认远用屈光矫正镜度，并在模拟工作环境状态检测出与其相适应的近用工作镜度。通过分别戴用远用眼镜和近用工作眼镜，这部分人的视近疲劳都会得到有效的控制，近视发展速度也会得到非常满意的控制。

　　经上述处理后，视近疲劳、近视发展得到控制，但还有极个别的人在远用眼镜与近用工作眼镜换戴时会有一种说不清的异样感觉，这种现象通过调整相应眼镜的镜面角均可得到有效的解决。这种现象，能否说明存在隐斜视的影响，还有待获取更多的相关证据。

（三）被测者在验光中，试戴所用时间过长或不能适应

　　在现实的验光中，只要验光准确，对于镜度的试戴都不会遇到太大的问题，除存在一定的视像大小差异外，一般都会很快适应，静态注视中这种适应会更快。这样的试戴结果说明隐斜视的干扰作用可以忽略不计。

　　在验光中也会偶然遇到，随试戴时间的延长戴用不舒适的感觉虽然有所减轻，但是却始终挥之不去的问题。这就需要通过遮挡一只眼进行单眼矫正试戴考察。倘若单眼矫正试戴适应良好，则说明隐斜视影响的可能性极大，对这样的被测者，隐斜视的定量检测就应当是必选项。

四、隐斜视的检测与少年儿童近视眼的验光

　　隐斜视检测目前还不是常规验光的项目，因此将这项检测普遍应用于所有少年儿童的验光显得不现实。延长验光的检测时间，对于较小年龄的孩子而言，也会带来验光中不配合的问题，这可能也会带来不必要的新问题。

　　但是，对于发现"相关信息的警示"中的问题，就应当将隐斜视检测作为补充检测项目，并对被测者进行检测。当然，对孩子进行这项检测要比成年人难，而取得孩子良好的配合则是检测到位最为关键的要素。

第六节
其他斜视

一、内斜视

　　内斜视临床特点与症状、屈光矫正与矫治见表 8-13。

表 8-13　各类内斜视临床特点与症状、屈光矫正与矫治一览表

内斜视类别		临床特点与症状	屈光矫正与矫治	
			屈光矫正	矫治
调节性内斜视	屈光调节性内斜视	2~3 岁发生,斜视角不稳定 视近、注视小目标:易斜视 中度远视(+3.00~+6.00DS) 完全屈光矫正──→斜视消失 AC/A:正常	完全屈光矫正	注意同时矫治弱视
	高 AC/A 内斜视	发生时间较晚 视近时出现 看远:正位~内隐斜 AC/A:高于 5	配双光、渐进眼镜 看远:完全矫正 看近:使用近用镜度	缩瞳治疗:减少中枢调节,减少集合 严重者:考虑手术治疗(应慎重)
部分调节性内斜视		戴完全矫正眼镜,仍有内斜视残留	戴矫正镜观察半年	兼顾弱视矫治训练 半年后仍有残留:手术
非调节性内斜视	婴幼儿内斜视	出生后 6 个月内发生 无~轻度远视 斜视角较大:>40△ 完全屈光矫正──→斜视不消失 ①单眼注视:多伴有弱视 ②交替注视:双眼视力均等 ③侧方注视:外转受限 可伴有下斜肌亢进、V 征、DVD 征、眼球震颤		早期:手术矫正眼位 手术越早,视功能恢复越好 双眼视功能恢复困难
	后天性内斜视	出生后 6 个月内发生 无~轻度屈光不正 完全屈光矫正──→斜视不减轻 斜视角: ①近>远 15△:集合过强型 ②近<远 15△:分开不足型 ③近与远<10△:基本型		早期:手术矫正眼位 预后较差
	与近视相关内斜视	成年人发生 高度近视 逐渐发展的内斜,外转受限 具有正常的双眼视功能		内直肌后徙(效果差) 联合外直肌 Johnson 联结术 眶壁骨膜固定术
	急性共同性内斜视	发生突然,复视、内斜视 无~轻度远视 眼球运动不受限 有双眼视功能		全身检查 稳定后,手术治疗

内斜视类别		临床特点与症状	屈光矫正与矫治	
			屈光矫正	矫治
微小内斜视		内斜<10△,伴弱视 有屈光参差 抑制性暗点、旁中心抑制 有周边融合,有初步立体视		同弱视矫治
继发性内斜视	知觉性内斜视	发育中,眼器质病变(如先天性白内障等)引起		积极治疗原发病 手术治疗(美容效果)
	斜视手术后内斜视	外斜手术过矫所致(6%～20%) 内斜视手术后残余(40%～50%) 复发性内斜视(少见) ——眼球运动无限制～明显受限		轻度内斜:运动限制,观察几周,多可恢复正常 内斜明显:运动受限,再行手术,术后内斜＞15△,应进行外直肌复位
周期性内斜视		正位、内斜视交替出现(周期:48～72h),可变为恒定性		斜视稳定,实施手术
与垂直斜视相关性内斜视		50%恒定内斜视伴小角度(3△)垂直斜视 可继发于垂直肌麻痹、斜肌过强 婴幼儿:多合并斜肌功能异常		保护双眼视功能 分清原发、继发;先解决主要斜视角 可采取分次手术

二、外斜视

外斜视临床特点与症状、屈光矫正与矫治见表8-14。

表8-14　各类外斜视临床特点与症状、屈光矫正与矫治一览表

外斜视类别	临床特点与症状	屈光矫正与矫治	
		屈光矫正	矫治
婴幼儿外斜视	生后6个月内发生 大多斜视角较大:可达40△以上 少数:斜视角小、间歇性 外斜多呈交替性、眼球运动正常 双眼视功能大多不良 可合并斜肌功能亢进、DVD征、A-V征 可伴有眼及全身症状	屈光矫正:矫正屈光不正、矫治弱视	早期(12～18个月)手术治疗;2岁后手术,很难建立双眼视功能

外斜视类别		临床特点与症状	屈光矫正与矫治	
			屈光矫正	矫治
间歇性外斜视	总体情况	发生年龄相对较早(2岁前) 斜视度不稳定 强光下,倾向闭一只眼(10岁↓) 交替视力,单眼视力正常 常合并斜肌功能亢进、DVD征、A-V征 大多呈现向恒定外斜视发展的趋势	屈光矫正:①近视全矫正或过矫2～4D;②远视有效低矫 三棱镜:促进融合(用于婴儿延缓手术、成人轻度外斜视) 注意:雾视＋3D做法,可用单眼遮盖1h的办法代替	弱视矫治(遮盖、正位视训练) 手术治疗(双眼视功能出现恶化、视远立体功能出现丧失、视远出现抑制暗点,应及时手术)
	基本型外斜视	视远、视近:斜视度大致相等 AC/A:正常		
	集合不足型外斜视	视近斜视度比视远大15△以上 低AC/A;或融合性集合幅度过小		
	分开过强型外斜视	视远斜视度比视近大15△以上 双眼应用＋3D,视远斜视度仍比视近大 AC/A值高于正常参照值		
	假性分开过强型外斜视	初检:视远斜视度比视近大 双眼应用＋3D,视远、视近的斜视度大致相等		
恒定性外斜视	总体情况	幼儿、成年均可发生 婴幼儿:无正常双眼视功能(预后差) 成人:多为间歇性外斜视失代偿所致 视力大多正常 双眼交替外斜:双眼视力接近 单眼恒定外斜:弱视、屈光参差 斜视度比较恒定 常合并垂直斜视、斜肌功能亢进、A-V征及DVD征	屈光矫正:提高视网膜成像质量,达到增加对双眼融合的刺激	屈光矫正─→矫治弱视 遮盖主导眼─→改善融合控制─→减少外斜度:为手术做准备 手术治疗
	基本型外斜视	视近、视远斜视角相等		
	外展过强型外斜视	视远比视近斜视角大(15△以上)		
	集合不足型外斜视	视近斜视度比视远大15△以上		
	假性分开过强型外斜视	初检:视远斜视度比视近大 双眼应用＋3D,视远、视近的斜视度大致相等 AC/A:正常		

外斜视类别		临床特点与症状	屈光矫正与矫治	
			屈光矫正	矫治
继发性外斜视	知觉性外斜视	由眼疾患(先天白内障、重度弱视等)引发 单眼视力差:≤0.1 外斜度较大		手术治疗:改善外观形象(双眼视功能无法重建)
	续发性外斜视	续发于内斜视矫正术后(内斜过矫)	观察30~45天,可以使用三棱镜消除复视、视觉疲劳	①恢复正位,无须处理 ②外斜度>15△(伴复视):手术
	残余外斜视	续发于外斜视矫正术后(外斜欠矫)	观察30~45天	外斜度>15△:手术 成年:影响外观形象
与垂直斜视相关性外斜视		外斜视伴小角度(3△)垂直斜视 可继发于垂直肌麻痹、斜肌过强 婴幼儿:多合并斜肌功能异常		保护双眼视功能 分清原发、继发;先解决主要斜视角,可采取分次手术

三、垂直斜视

垂直斜视临床特点与症状、屈光矫正与矫治见表8-15。

表8-15 各类垂直斜视临床特点与症状、屈光矫正与矫治一览表

垂直斜视类别	临床特点与症状	屈光矫正与矫治
先天性上斜肌麻痹	1.体征 (1)代偿头位:头歪向健眼侧或低位眼侧,下颌内收,面向健眼侧——消除、减小复像。长期——斜颈、脊柱侧屈;面部不对称 (2)眼位: 轻度单侧麻痹:①第一眼位,无明显上斜;②内转、内上转,向内上偏斜明显 重度单侧麻痹:①第一眼位,可有垂直斜视度;②头正位健眼注视,麻痹眼处于明显高位 双眼上斜肌不对称麻痹:第一眼位即可有垂直斜视度	手术治疗为主 确诊后,应尽早手术;防止颜面、脊柱发育畸形

垂直斜视类别	临床特点与症状	屈光矫正与矫治
先天性上斜肌麻痹	(3)歪头试验： ①头向麻痹眼侧倾斜：麻痹眼（高位眼）位置更高，垂直斜视、复视增强 ②头向健眼侧倾斜，垂直斜视、复视减轻或消失 ③双眼上斜肌不对称麻痹：向左、右倾侧头位，会呈现交替上斜视，即头向右倾斜右眼上斜视，向左倾斜左眼上斜视 (4)V征：有 2. 视功能 (1)复视：可有突然发生复视的经历 (2)视功能状态：无明显屈光不正，双眼视力正常；可有单眼抑制、弱视 3. 旋转斜视 无主观旋转斜视，但眼底照相可发现外旋转影像改变	第一眼位垂直斜视不明显，续发下斜肌功能亢进，内上转明显上斜影响外观：可以考虑手术矫正治疗 垂直斜视＜12°、年龄较小、家长有顾虑：可考虑用三棱镜帮助纠正头位
后天性上斜肌麻痹	1. 体征 (1)代偿头位：头向麻痹较轻侧眼或健眼侧低位眼侧倾斜，下颌内收 (2)V征：多数有，常见为内斜V征，即向下方注视时出现内斜 2. 视功能 (1)复视、混淆视； (2)视功能状态：物像倾斜（这是确认后天性上斜肌麻痹的关键） 3. 旋转斜视 (1)检测：双马氏杆、眼底照相，均可发现外旋转影像改变 (2)判定：原在位明显外旋斜视（10°～20°），向下注视眼位外旋显著增加	病因治疗：扩张血管、神经营养制剂、激素等对症治疗 三棱镜：矫正、克服复视 病因清楚，情况稳定6个月后仍有旋转垂直斜视：考虑手术矫正治疗
下斜肌麻痹	1. 体征 (1)代偿头位：头向麻痹侧倾斜，面部向对侧转 (2)眼位：原在位表现为垂直斜视（健眼注视，麻痹眼为下斜视；反之，麻痹眼为上斜视） (3)A征：常因伴有上斜肌功能亢进，表现为A型斜视 2. 视功能 (1)复视、混淆视； (2)视功能状态：同上 3. 旋转斜视 可用三步法来检测	原在位垂直斜视度较大，并伴有垂直复视、代偿头位：应予以手术治疗

垂直斜视类别	临床特点与症状	屈光矫正与矫治
上斜肌功能亢进	1. 体征 (1)眼球内转时伴下转(内下方注视更为明显) (2)单侧或双侧上斜肌功能亢进不对称:第一眼位可观察到垂直斜视 (3)有 Helvestong 综合征[常伴发水平斜视(特别是外斜视),也可伴有 DVD 征、A 型斜视、隐性眼球震颤] 2. 头位 如果第一眼位存在垂直斜视,头向健眼(低位眼)倾斜 3. 旋转斜视 一般无主观旋转斜视,但眼底可发现内旋转斜视	手术治疗: (1)同期不超过两条直肌 (2)必要时分次进行
下斜肌功能亢进	1. 体征 (1)眼球内转时,眼位发生上转(内上方注视更为明显) (2)双下斜肌功能亢进:水平左、右注视时可发生交替性上斜视;内转眼呈高位 (3)双侧下斜肌功能亢进不对称:第一眼位可观察到垂直斜视 2. 头位 如果第一眼位存在垂直斜视,头向健眼(低位眼)倾斜 3. 旋转斜视 倘若属于继发性下斜肌功能亢进:患眼内下转时落后于健眼	不影响第一眼位和下方视野的双眼视功能:不需要手术 垂直斜视影响融合时:应采取手术予以治疗
分离性垂直斜视	1. 体征 (1)眼位: 显性分离:疲劳、精力分散,一只眼出现分离性慢速上转外旋 隐性分离:遮盖一只眼,被遮盖眼也有这种情况。去遮盖或交替遮盖另一只眼,上转下转内旋,缓慢恢复到原在位 特点:分离斜视度不稳定,非注视眼总处于高位 (2)头位:发生率为 1/4～1/3,大多学者倾向于偏向更低角度垂直斜视侧方向 (3)合并其他类型斜视:婴幼儿发生率高,内斜视(不易被发现,但 3 岁后发病则症状明显)、调节性内斜视、外斜视等(多在水平斜视矫正后被发现) (4)A 征:可能有 2. 视功能 眼眼上转时:可存在单眼抑制、视网膜异常对应,无明显复视 倘若不伴有其他斜视:在可控正位时有一定双眼视功能,可伴有弱视 3. 旋转斜视 眼向上分离时发生外旋转;分离恢复时,伴有内旋转 4. 眼球震颤 近一半的案例伴有隐性眼球震颤(眼球发生外旋、内旋时出现)	儿童:不主张早期手术 影响外观、视功能:则需手术;不愿接受手术,可采用保守疗法予以改善 保守疗法:光学、药物压抑法,控制上转,改善外观;轻者,可采用视功能训练增强融合 斜视度不稳定给手术带来难度

垂直斜视类别	临床特点与症状	屈光矫正与矫治
分离性斜视	1. 体征 (1)垂直斜视与分离性斜视:可独立存在,或与分离性垂直斜视并存(普遍认为:分离性垂直斜视,就应考虑分离性斜视存在的可能) 分离性斜视与分离性垂直斜视并存时,分离性垂直斜视常常会被掩盖 (2)特征:眼球水平运动正常,斜视度不稳定 2. 视功能 双眼视功能不良 3. 常合并外旋转斜视、眼球震颤,也可能合并中度上斜视	分离幅度明显:应手术治疗
单眼上转不足	1. 体征 (1)眼位:第一眼位时患眼下斜视(双眼上转时更为明显);患眼做注视眼,健眼表现为上斜视 部分案例:第一眼位时,双眼正位;双眼上转时,患眼下斜视 特点:患眼上转(包括:正上方、颞上方、鼻上方)受限 (2)代偿头位:具有一定双眼功能者下颏上举 无代偿头位:有单眼抑制、弱视存在 (3)眼睑:上睑下垂,下睑缘轻度后退	手术治疗

四、A-V、X-Y 综合征

A-V、X-Y 综合征临床特点与症状、屈光矫正与矫治见表 8-16。

表 8-16　A-V、X-Y 综合征临床特点与症状、屈光矫正与矫治一览表

外斜视类别		临床特点与症状	屈光矫正与矫治
A-V 征	外斜 V 征	上转时外斜度加大,下转减小,两者偏差≥15△	充分矫正屈光不正 存在弱视:先矫治弱视 手术治疗
	外斜 A 征	上转时内斜度加大,下转减小,两者偏差≥10△	
	内斜 V 征	下转时内斜度加大,上转减小,两者偏差≥15△	
	内斜 A 征	下转时外斜度加大,下转减小,两者偏差≥10△	
X-Y 征	Y 型斜视	第一眼位时眼球下转呈眼位正常,眼球上转呈现外斜视	充分矫正屈光不正 手术治疗
	X 型斜视	第一眼位时眼位正常,眼球下转、上转均呈现外斜视	
		第一眼位时眼位大角度外斜视,眼球下转、上转时外斜度增加	

五、脑神经麻痹性斜视

脑神经麻痹性斜视临床特点与症状、屈光矫正与矫治见表 8-17。

表 8-17　脑神经麻痹性斜视临床特点与症状、屈光矫正与矫治一览表

麻痹性斜视类别		临床特点与症状	屈光矫正与矫治
先、后天	先天性麻痹	发生时间早,无自觉症状 代偿头位典型,有一定双眼视功能 失代偿:视功能异常、单眼抑制,复视、视觉疲劳 无明显屈光不正,很少发生弱视	正前方无斜度,代偿头位不明显:不必治疗 斜度<10△:可用三棱镜矫正 斜度>10△:手术矫正 正眼位有斜度:也应考虑手术治疗
	后天性麻痹	突然发生,自觉症状明显、持久、典型 复视:定位错误、步态不稳,单眼遮盖症状消失 眼位偏斜,向麻痹肌作用方向运动受限	首选:保守治疗(药物、功能训练) 保守治疗无效,情况稳定 6 个月后,应根据斜度情况选择三棱镜矫正或手术治疗
动眼神经麻痹	内直肌麻痹	多由后天性外伤所致 外斜视,眼球内转严重受限 代偿头位:面转向麻痹肌运动方向	手术治疗
	上直肌麻痹	多为先天性,常伴有上睑下垂 第一眼位,患眼下斜视,外上转受限 代偿头位:下颌上抬,头向低位眼倾斜	斜度<10△:可用三棱镜矫正 斜度>10△:手术矫正
	下直肌麻痹	少见,偶见先天性下直肌缺如 第一眼位用麻痹眼注视时,健眼下斜视 第一眼位用健眼注视时,麻痹眼上斜视 眼球外下转受限 代偿头位:下颌内收,头向健眼侧倾斜	
	下斜肌麻痹	单独先天性案例罕见,后天外伤较多见 第一眼位用麻痹眼注视时,健眼上斜视 第一眼位用健眼注视时,麻痹眼下斜视 眼球外下转受限 代偿头位:下颌上举,头向健眼侧倾斜	手术治疗
	动眼神经全麻痹	复杂,需逐一检查各眼位,综合分析 第一眼位外下斜视,伴上睑下垂,内转、上转、下转受限 完全性麻痹:瞳孔开大,内转不超过中线 不全麻痹:瞳孔大小正常,内转可超过中线	先天性:手术治疗以改善外观 后天性:保守治疗 6 个月后无效可考虑手术治疗,手术目的以改善第一眼位正位为主,手术不能恢复眼球运动

麻痹性斜视类别		临床特点与症状	屈光矫正与矫治
滑车神经麻痹	先天性单侧上斜肌麻痹	无明显症状 面部发育不对称:患侧相对丰满 以代偿头位为主:头向对侧肩头倾斜,面转向对侧、下颌内收 只要代偿头位存在,大多保留双眼视功能 检影镜、眼底照相:能发现客观旋转斜视度	后天性:要强调病因学调查;对垂直斜视度较小的案例,可配戴三棱镜进行矫正 滑车神经麻痹,一般都需要接受手术治疗
	先天性双侧上斜肌麻痹	无明显症状 侧向注视:可呈现交替上斜式,向左注视,右眼上斜视;向右注视,左眼上斜视 头向左、右肩头倾斜,上斜视方向颠倒:头向右肩倾斜,右眼上斜视;头向左肩倾斜,左眼上斜视 第一眼位垂直斜视不明显,仅表现为下颌内收 只要代偿头位存在,大多保留双眼视功能	
	后天性上斜肌麻痹	一般均有外伤后昏迷史,多以复视、眩晕为主 多数没有代偿头位 存在旋转性复视:上方视野复视程度轻,下方视野复视程度较重 常有下颌内收	
外展神经麻痹		第一眼位:内斜,内斜度在向患眼侧注视时增大 患眼外转功能减弱 视远的斜视度>视近的斜视度 面朝向患眼侧方向	后天性:要强调病因学调查;进行系统内科治疗;对垂直斜视度较小的案例,可配戴三棱镜进行矫正 外展神经麻痹,一般都需要接受手术治疗

六、中枢神经麻痹性斜视

中枢神经麻痹性斜视临床特点与症状、屈光矫正与矫治见表8-18。

表 8-18 中枢神经麻痹性斜视临床特点与症状、屈光矫正与矫治一览表

麻痹性斜视类别		临床特点与症状	屈光矫正与矫治
垂直转动共同麻痹	单眼双上转肌麻痹	健眼注视,麻痹眼下斜视;麻痹眼注视,健眼上斜视 患眼常为注视眼,可伴有水平斜视 患眼向颞上方、鼻上方运动受限(可转变为共同性) 代偿头位:下颌上举	手术治疗
	单眼双下转肌麻痹	健眼注视,麻痹眼上斜视;麻痹眼注视,健眼下斜视 假性上睑下垂 患眼向内下方、外下方运动受限,严重时下转不能超过中线	
核上、核间麻痹	同向偏斜	水平注视麻痹 向水平方向某一侧转动时,双眼共同运动不足或不能 根据注视方向分为:①右侧水平注视麻痹;②左侧水平注视麻痹;③双侧水平注视麻痹 集合运动正常(集合时右眼可以左转,左眼可以右转)	
		垂直注视麻痹 一般无自觉症状 双眼运动障碍、困难: ①不能共同向上或向下转动 ②下转障碍,存在娃娃头征 可伴有:眼睑后退(Collier 征)非对称性眼位偏斜 通常会存在:瞳孔散大、瞳孔反射强直,可有瞳孔偏位	
	异向偏斜	集合麻痹 突然发生复视: ①视近时,复视加重;1m 距离内最为明显 ②视远时,复视减轻或消失 眼位:正或轻度外斜视 眼球运动异常: ①双眼不能进行会聚 ②双眼水平侧视时单眼内转功能正常 调节、集合、缩瞳三联动障碍甚至完全消失 瞳孔对光反应正常	病因治疗为主 有明显斜视且情况稳定,可考虑手术治疗
		分开麻痹 复视: ①视近时,复视减轻或消失 ②视远时,复视明显 眼位:视远时,双眼轻度内斜视、水平同侧复视 眼球运动异常: ①双眼分开功能障碍 ②双眼水平侧视时单眼外转功能正常	

麻痹性斜视类别		临床特点与症状	屈光矫正与矫治
异常神经联合	下颌瞬目综合征	上睑随下颌咀嚼而上、下运动： ①开口、下颌向健眼侧运动：上睑上举、睑裂开大 ②闭口、下颌向患眼侧运动：上睑下垂、睑裂缩小	目前尚无有效的治疗方法
	鳄鱼泪	进食时诱发流泪，单纯咀嚼运动时不流泪	
	假性 Graefe 征	眼球向下方注视时，上睑上举，睑裂开大	
	眼睑注视拉锯征	眼位： ①健眼注视：患眼外斜视、上睑下垂 ②患眼注视：健眼外斜视、上睑上举	
周期性动眼神经麻痹	麻痹期	上睑下垂 除眼球外转、内下转之外均受限 瞳孔散大，对光反射消失 调节、集合减弱或消失（肌电图明显减弱或无反应）	
	痉挛期	瞳孔缩小，小于健眼 痉挛：上睑先出现搐搦，进而逐渐上提并明显高于健眼 向下注视：上睑迟落 肌电图明显减弱或无反应	

七、特殊类型斜视

特殊类型斜视临床特点与症状、屈光矫正与矫治见表 8-19。

表 8-19　特殊类型斜视临床特点与症状、屈光矫正与矫治一览表

特殊类型斜视类别		临床特点与症状	屈光矫正与矫治
先天性脑神经异常支配	先天性眼外肌纤维化	多双眼受累，对称或不对称；眼位固定：通常为内下斜视 双眼向上及侧方注视时，产生异常集合运动 代偿头位：下颌极度上举 牵拉试验：阳性	手术：改善第一眼位和代偿头位；对眼球运动无改善作用

特殊类型斜视类别		临床特点与症状	屈光矫正与矫治
先天性脑神经异常支配	Duane眼球后退综合征	眼球运动异常： ①外转、内转或内、外转均受限 ②外转时，睑裂开大 ③内转时，眼球后退、睑裂缩小，并可伴有眼球的快速上、下弹射眼动 可伴有：斜视、代偿头位（特别是斜视者） 可伴有：屈光不正、弱视 可合并：眼及全身先天异常	内转并发的弹射眼动，可以被利多卡因外直肌注射后所抵消 存在双眼视差、头位改变不明显：不宜采用手术治疗 手术：仅限于改善第一眼位、头位的外观
	Möbius综合征	因第Ⅵ、Ⅶ、Ⅷ、Ⅻ脑神经，即外展神经、面神经、听神经、舌下神经，不全麻痹而出现的异常症状 眼部体征：内斜视、双眼水平运动受限 面部症状、体征： ①面神经麻痹面容，吞咽困难，舌尖肌肉萎缩 ②可伴有胸廓畸形、指（趾）畸形、智力低下等	手术： ①提倡早期手术 ②改善第一眼位和代偿头位，对眼球运动无改善作用
Brown上斜肌鞘综合征		罕见（先天或后天） 第一眼位正位或仅有轻度下斜视，内转表现为下斜视 不能向内和内上方转动 代偿头位：下颌上举 可有 V 征 患眼牵拉试验：阳性	体征与下斜肌麻痹类似，但下斜肌麻痹牵拉试验呈阴性 无明显代偿头位，一般无须治疗 有代偿头位，应手术治疗
甲状腺机能亢进眼病		两大突出表现：①上睑迟落、眼睑退缩；②眼球突出，呈凝视状 球结膜改变：①水肿；②眼睑水肿；③角膜炎 眼外肌异常的症状、体征：复视、斜视、眼球运动受限 视力下降（水肿组织压迫视神经） 牵拉试验：阳性（肌肉僵硬） 球外肌病理改变：水肿、浸润、肥厚、纤维化 眼外肌受累顺序：下直肌──→内直肌──→上直肌──→外直肌	内科对症治疗：①单眼遮盖、应用三棱镜减轻复视；②保护角膜 内科全身治疗：①皮质激素；②免疫抑制剂 手术治疗：①眶壁减压术；②斜视稳定半年时可进行眼肌手术
爆裂性眼眶骨折		明确：暴力外伤，眶底骨折及软组织、肌组织嵌顿、疝 症状、体征：①复视、眼球运动障碍；②眼睑、眼眶的组织肿胀、充血；③眼球内陷 牵拉试验：阳性（肌肉僵硬）	无明显症状：保守治疗 症状明显：3 周进行眶壁修复 水平斜视度<15△，垂直斜视度<10△，使用三棱镜进行矫治改善 超过上述限度，手术治疗

特殊类型斜视类别	临床特点与症状	屈光矫正与矫治
眼外肌炎	青壮年多见,急性发病者多为单眼,慢性者多为双眼 主要体征:眼外肌麻痹、眼球突出 症状、体征: ①上睑下垂、眼睑水肿、充血、运动障碍 ②眼痛、复视,累及视神经则导致视力下降	全身、局部激素治疗
固定性斜视	斜视角较大且稳定,各方向均几乎看不见眼球运动 向偏位相反方向牵拉:有阻力、疼痛 可有上睑下垂、代偿头位	手术治疗,效果差,易复发
重症肌无力	上睑下垂、斜视、复视 特点:"晨轻午重",休息可减轻 眼球会聚功能减退;瞳孔对光、调节反应正常	应用:新斯的明 斜视稳定:可考虑手术
进行性肌营养不良	常在儿童时发生,缓慢渐进发展为其特征 发病顺序:双侧眼睑下垂—→上转肌—→内直肌—→下转肌—→直至所有眼外肌均受累 没有缓解期,一般没有复视	无特异性疗法 手术:只针对外观形象

第九章
少年儿童弱视 ▶▶▶

第一节
少年儿童弱视眼的概念

　　弱视是比较常见的儿童视觉功能性疾患，在视觉发育期间均可发生，学龄前及学龄期儿童弱视的发生率为 $1.3\%\sim3\%$。弱视仅发生在处于视觉发育期的儿童中，其年龄大多在 $1\sim8$ 岁（$0\sim3$ 岁为弱视的易发期）。弱视有 3 个值得注意的倾向：①弱视发病越早，其程度就越重，对视觉功能的损害越大；②矫治效果与年龄密切相关，接受矫治年龄越小，矫治效果越好；③矫治时间延宕，与矫治方法实施不到位密切相关。

一、弱视的定义、标准

（一）弱视的传统定义

　　弱视的传统定义为：眼球没有器质性病变，以功能性因素为主所引起的远视力低下而矫正视力又达不到 0.9 者。传统定义将弱视按程度分为轻度、中度、重度三种（表 9-1）。

　　以上弱视的定义，忽视了人眼视觉的生理发育规律，存在明显的缺陷。例如，3 岁儿童原来诊断弱视的视力和成年人是一样的，也是＜0.9，而 3 岁儿童的生理视力为 0.6，这样的话，所有的儿童将会无一例外被诊断为弱视，这显然

表 9-1 弱视按程度分类

弱视程度	最佳矫正视力标准
轻度弱视	0.8～0.6
中度弱视	0.5～0.2
重度弱视	≤0.1

是没有道理的。而这种"被弱视"的情况，在目前是非常普遍的。

（二）中国医学会眼科分会 2010 年修订的定义

根据 2010 年中国医学会眼科分会最新修订的定义，弱视主要指：在眼球、视通路没有明显器质性病变情况下，最佳矫正视力达不到和发育期相符的视力值（表 9-2）的功能性疾病。

表 9-2 不同年龄幼儿的生理视力

年龄/月	生理视力	年龄/岁	生理视力
1	光感～手动	1.5	0.4
3	0.01～0.02	2	0.5
6	0.06～0.08	3	0.6
8	0.08～0.1	4	0.8
10	0.1～0.15	5	1.0
12	0.2	6	1.2

根据这一新的定义，不同年龄弱视判定的视力值是不同的，这就避免了原定义不考虑生理发育期的诊断标准的弊病。目前中国医学会眼科学分会公布了新修订的儿童弱视诊断标准（表 9-3）。但新修订的儿童弱视诊断标准适用年龄划定在 7 岁以下。因此，需要补充 8～10 岁的相关数据，10 岁以后可以参照成人矫正视力<0.9 的标准。只有这样才能构成一个完整的诊断标准体系。

表 9-3 弱视诊断的矫正视力标准

诊断标准来源	年龄/岁	矫正视力诊断标准
中国医学会眼科学分会 2010 年修订	≤3	<0.5
	4～5	<0.6
	6～7	<0.7
笔者建议补充	8～10	<0.8
	>10	<0.9

二、弱视眼的发生机制

（一）视觉剥夺

Wiesel 等 1962 年报告：通过缝合未成熟小猫造成"视觉剥夺"则会导致视皮层、外侧膝状体发生生理与组织改变。其至今已历时 50 多年，这一成果目前已经为广大眼科学、视光学界所接受。目前已经明确：任何原因造成的视网膜黄斑被剥夺自然光形觉的刺激，都会破坏其正常发育的机会，从而导致弱视的发生，而各种弱视都与视觉（主要指的是形觉）剥夺有关。

（二）双眼失衡

在发生视觉剥夺后，两眼不同质量的视像，就会发生视觉竞争。在视觉竞争中，被剥夺视觉侧眼在两眼协调中就会明显处于劣势，被剥夺视觉侧眼也就因此逐渐丧失发育的机会。"用则进、废则退"，最终该眼就会因"废"而逐渐成为弱视。

（三）脑皮层主动抑制

在双眼视觉竞争中，视觉中枢对被剥夺视觉侧眼也会启动主动抑制作用。Kratz 在 1976 年曾经报道：视觉被剥夺 5 个月后摘除主眼，被剥夺视觉侧眼从可驱动视皮层 6％的细胞立刻提高至 31％，这就反证了皮层对被剥夺视觉侧眼的主动抑制，但被剥夺视觉侧眼不能恢复到应有的水平。动物实验中，在静脉注射荷包牡丹碱后，可以恢复与脑皮层联系的 60％，但这种药物能引起抽搐。这类实验都证实了：脑皮层参与了弱视的形成过程。

三、少年儿童弱视眼的分类

（一）按弱视程度分类

按传统弱视定义，人们习惯上将弱视分为轻度、中度和重度（表 9-1）三个层次类型。尽管这种方法被人们所接受，却掩盖了不同发育阶段存在的生理视力差异问题，因此也就存在着，幼小儿童只要就医，就一定会被"人为弱视"的情况。

根据中国医学会眼科分会修订的定义，不同年龄的儿童该怎样从弱视的程度进行定义分类，仍是一个没有得到解决的问题，使用目前通用的办法进行弱视严重程度的判断必然会存在过度诊断的问题。因此，笔者认为：对弱视程度的划分方法完全否定也是不恰当的，应按修订的定义制定新的数据体系。例如可以用生理视力值作为标准尺度，用矫正视力与生理视力的视力值偏差作为衡量弱视轻重程度的指标。

（二）按发病机理分类

1. 斜视性弱视

患者有斜视或曾有过斜视，由于眼位偏斜而发生复视。为了克服斜视所造成的复视，大脑视皮质中枢就会抑制由斜视眼传入的视觉冲动反应，斜视眼的黄斑功能就会长期被抑制从而导致弱视。这种弱视属于继发性的、功能性的，通过早期合理的矫治措施，绝大多数弱视眼的视力可以提高。

2. 屈光性弱视

（1）屈光参差性弱视：由于两眼屈光参差较大，在两眼黄斑形成的物像清晰度不同或大小差别太大，视像融合困难，此时脑皮质中枢只能抑制来自屈光不正较高侧眼的物像，久而久之就会发生弱视。这种弱视是功能性的，经过矫治有可能恢复正常的视力，如果早期矫正屈光不正，有可能防止弱视发生。

（2）屈光不正性弱视：屈光不正大多是高度屈光不正，多为左、右眼同时发生。这种弱视，通过戴用完全屈光矫正眼镜、视觉训练是能够逐渐提高视力的，但时间相对较长，一般为 2～3 年。

3. 形觉剥夺性弱视

在婴幼儿期，如有角膜混浊、上睑下垂、先天性白内障，或因不恰当地遮盖一眼，使视网膜得不到适宜清晰物像的刺激，就导致了视觉功能无法正常发育。这种弱视不仅视力低下，而且预后也差。

4. 先天性弱视

先天性弱视的发病机理目前尚不十分清楚，可能由于出生后视网膜或视路发生小出血，而影响视功能的正常发育，有些继发于眼球震颤、全色盲等。这种弱视预后不佳。

5. 矫治压抑性弱视

在矫治弱视的过程中，常常会因长期长时间（一般指≥6 时/天）的健眼遮盖，或持续应用睫状肌麻痹剂（1％阿托品）进行健眼视觉压抑发生健眼弱视。

（三）按注视部位分类

除了上述两种最常见的分类之外，还有一种经常被忽视的分类方法，这种方法在矫治方案的制订、实施中具有非常重要的意义，这是一种按双眼注视对应关系进行分类的方法。按这种方法可以将弱视分为两种。

1. 中心注视性弱视

中心注视性弱视是弱视中最常见的类型，也是弱视眼中矫治预后比较乐观的一种。中心注视性弱视的矫治方法是弱视矫治的最基本方法，在弱视矫治中具有极为重要的作用。

2. 旁中心注视性弱视

旁中心注视性弱视，患眼用"旁中心"取代了"中心"，即黄斑中心被抑制，由"旁中心"取代了黄斑中心的作用。"旁中心"的组织结构与黄斑中心迥然不同，不可能具有黄斑中心那样敏锐的视力。因此，旁中心注视性弱视的矫治就比中心注视性弱视的矫治多了一项"回归"中心注视的任务。很显然，旁中心注视性弱视的矫治远比中心注视性弱视的矫治难得多。

第二节
少年儿童弱视眼的危害和症状

一、弱视眼的危害

弱视一旦发生，就会导致对客观事物认识的异常，这种异常既影响孩子现实的生活质量，倘若矫治不及时或矫治不到位，还会给孩子未来的生活、工作带来无以弥补的终生遗憾。弱视眼到底有什么危害呢？概括起来讲有以下三个方面。

（一）不能正确认知事物

由于弱视眼没有双眼视功能（同视功能、融合功能和立体视功能），弱视患者对于看到的事物不能形成正确的判断力，不能精确判断事物间的远近比较距离。这就是说，弱视患者面对三维的现实世界，只能通过二维视觉功能来解释，这对正常严密思维系统的建立、对现实生活中险情的规避都是极为不利的，因此，弱视眼人的环境风险系数比视觉正常人大得多。

（二）影响学习、择业与生活

由于大脑只能得到单侧健眼输入的视觉信号，无法形成立体视觉、知觉能力，就会影响涉及立体思维的构造学、精密距离的能力。但是，弱视眼在未被诊断出来时，绝大多数没有症状，患者自己是无从知道的，并会在长期的现实生活中找到些许弥补的方法。当面对就职、中招、高招这些关键时刻时，弱视眼就会面临极大的限制，毕竟弱视眼是不允许报考建筑工程、工程设计、医学、机械、美工等专业的。

（三）影响行为和心理

一般来说，弱视眼很容易被监护人所忽视，矫治机会也会在不知不觉中流失。这种情况会给生活、工作带来极大的不便利。例如，手眼的不协调、距离感差，陌生的环境里表现出的相对位置感比较差、动作的不协调等。这些情况不但影响动作的精确，而且也会使工作效率或多或少地受到影响，也容易在心理上造成阴影。

二、弱视眼的症状

弱视眼最主要的症状就是视力差，而且难以用屈光矫正的方法达到明显提高视力的目的，其最佳矫正视力无法达到和发育期相符的视力值。

（一）视力和屈光异常

弱视眼视力低下但无器质性改变，使用屈光矫正镜度后矫正视力也没有明显的提高。

当弱视眼视力在 0.01～0.2 时，多伴有固视异常。弱视与屈光异常的关系：远视眼发生弱视的明显多于近视眼，远视眼发生弱视者的症状大多比较重，近视眼一般多比较轻。可以说，弱视与远视程度高者有密切关系。斜视性弱视的重度弱视内斜视比外斜视多见。这可能是内斜视较外斜视发病要早的缘故。

视力减退的表现，在不同类型的弱视眼中并不完全一致。例如不同的人使用中密滤光片（ND 镜）减低的视力行数是不相同的（表 9-4）。这说明，使用 ND 镜可以鉴别是否是斜视性弱视。但是，对器质性弱视和屈光性弱视 ND 镜是没有鉴别作用。

表 9-4　ND 镜对不同被测对象的影响

被测对象	正常人	弱视被测者		
		斜视性弱视	器质性弱视	屈光性弱视
对识读视标的影响	减低 3～4 行	影响很小	高度减退	

（二）对比敏感度

对比敏感度通俗地讲就是人眼看清颜色对比度较弱目标物的能力。视觉系统最重要的功能是形觉，即不仅可以感觉到物体的光，而且能分辨和认识它的形状。Cambell 和 Robson 于 1968 年引入了对比敏感度的概念。对比敏感度

（contrast sensitivity，CS）通过正弦波条纹检查人眼的分辨能力，用来评估患者在低对比度情况下的视觉质量。这种检测比普通视力表多了一个测试指标：对比度。

日常生活中，对比敏感度比视敏度（visual acuity）还重要。例如，为了让视力不好的人看得清楚，通常会将目标物放大，或者把东西拿近一点看。如果对比敏感度够好，则东西放大就看得清楚。但是，若是对比敏感度不好，则当物体和背景的颜色或亮度相近时，图形的放大对于视力改善的效果就不明显。因此，检查视力时，尤其是针对视力受损者，测量视觉对比敏感度就显得格外重要了。对比敏感度测试卡使用亮灰色和暗灰色视标（图9-1）或轮廓图形（图9-2），而且所有图片的轮廓宽度都一样大，只是亮度有所不同。

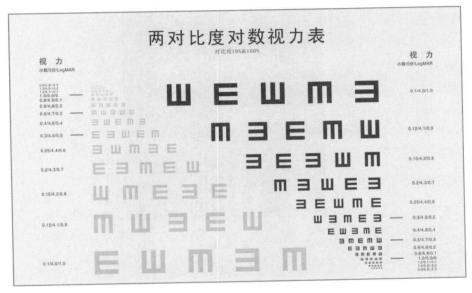

图9-1　对比视力表

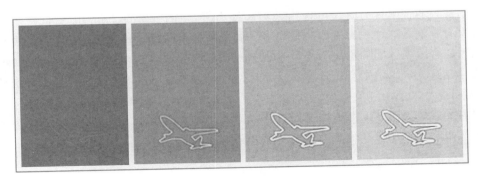

图9-2　对比敏感度测试图片

普通视力表由白色的背景和排列有规律的黑色符号构成。这种视力表，只能检查高对比度情况下视角大小在黄斑中心凹的分辨功能，不能检测对低对比度目标的分辨能力。所以验光中会出现：尽管视力矫正到 1.0 以上，可是视物还是不清。当使用对比敏感度度测试仪渐次地进行对比敏感度检测时，因亮度不同，卡上的图形会越来越淡出。当对比敏感度不佳而无法看到图形时，卡片看起来就像空无一物，而受测者就无法再注视卡上的图形。

检测完毕，测试后把收集的数据制作成对比敏感度函数图（图 9-3），根据图表来进行评估。弱视眼 CSF 曲线显示：保持山形、峰值左移（汪芳润，1985）；全频段或高、中频段明显降低，高频段和高峰频率左移（杨少梅等，1989）。

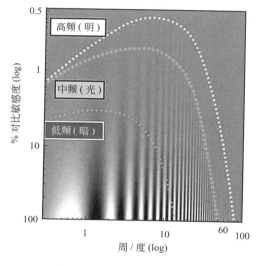

图 9-3　对比敏感度函数图

（三）分读困难

检查弱视眼视力时，可选用"集簇视力表"，图 9-4 的 Tomilla 式低视力对数视力表就是这种视力表的典型代表。弱视眼对相同视标、照明度和距离的视标识别，会因视标间隔距离不同影响视力的测试结果：视标越密集，识读越困难；视标越稀疏，识别则会比较容易；而且两者间的差异还会很明显。习惯上将这种"集簇视力"差的现象称为：分读困难、拥挤现象。这是弱视眼的一个特征。分读困难就是弱视眼识别单独视标的能力比识别密集视标好。即对视力表上单个字体（如 E 字）的分辨力比对成行的字要强。

（四）注视异常

弱视患者中有中心注视、旁中心注视两种时，可用投射镜对弱视眼进行直接检查：让弱视眼注视投射镜中的黑星（图 9-5），检测者从投射镜中可以直接观

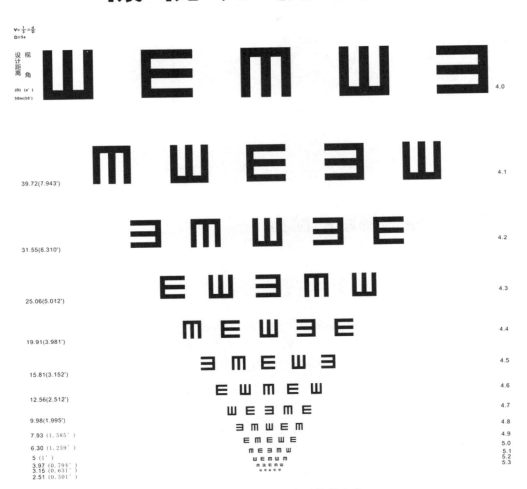

图 9-4 Tomilla 式低视力对数视力表

察到黑星在患眼的位置，投射到视网膜的黑星有以下四种情况。

（1）黄斑中心凹在黑星中央：此为中心注视。

（2）黄斑中心凹在黑星外但在 3°环以内：此为旁中心注视，既可以表现为水平位旁中心注视，也可以表现为垂直位旁中心注视。

（3）黄斑中心凹在 3°~5°环：黄斑注视。

（4）黄斑中心凹在黄斑边缘部与视盘之间：周边注视。

检查弱视眼的注视性质对指导矫治具有重要意义。应当说，保持、恢复中心注视是使旁中心注视性弱视眼重新获得正常视力的基础。

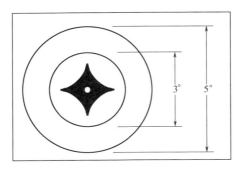

图 9-5　透射镜内的 Linksz 黑星

第三节
少年儿童弱视眼的检查

一、视力检查

视力、矫正视力检查是弱视重要的诊断依据，对于 5 岁以上儿童来说，识别视标是没有问题的，关键是配合。弱视眼儿童都有被一次次没完没了检查的经历，不少儿童会在检查中采取不配合的态度。因此，接待弱视儿童时从一开始就要力求和他建立良好的沟通关系，争取他的积极配合，这是获取被测者准确视觉、屈光信息的基本要求。

对于年龄比较小的儿童，思维、注意力、语言表达等能力都处于发育期，很难明确指出 Snellen 视力表视标的开口方向。在这种情况下，就应当采取对视力估计检查的方法。

（一）估计视力检查法

可将大小不同、颜色鲜艳的玩具作为视力检查的识别对象，通过交替遮挡左、右眼，观察、比较患儿的反应。当遮挡某一只眼时，患儿极力反抗，说明未遮挡眼有视力低下的可能。倘若遮挡任何一只眼，患儿都反抗，则没有意义。

（二）注视形式检查

交替遮挡患儿两眼，观察未遮挡眼的动态，如果患儿倾向或存在单眼注视，则应怀疑患儿有弱视存在的可能。

对于注视形式，也可以采用静态观察法来获得相关信息。倘若患儿在看近时有眼位偏斜加重的现象，则应高度怀疑患儿存在弱视。

（三）视网膜电生理检查

弱视眼的验光，对于验光师来说是一个不小的难题。因为检测的数据没有办法获得被测者眼睛主观信息的证实。对弱视眼应当怎样验光？就当前对弱视眼验光的现实，并根据笔者个人体会，谈点个人的认识：弱视眼是无法通过主观验光

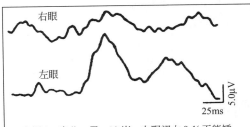

案例1、患儿，男，10岁。右眼视力 0.4（不能矫正）；左眼视力 0.8（矫正视力 1.0）。屈光间质、眼底检查均正常。

右眼 VEP 图像：P₁ 峰时 128ms，振幅 7.8μV，P₂ 峰时 195ms，振幅 3.2μV；

左眼 VEP 图像：P₁ 峰时 120ms，振幅 16.1μV，P₂ 峰时 201ms，振幅 668μV。

——记录条件：空间频率 1.6cpd，翻转频率 078Hz，平均亮度 50cd/m²

①

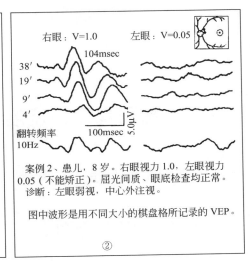

案例2、患儿，8岁。右眼视力 1.0，左眼视力 0.05（不能矫正）。屈光间质、眼底检查均正常。

诊断：左眼弱视，中心外注视。

图中波形是用不同大小的棋盘格所记录的 VEP。

②

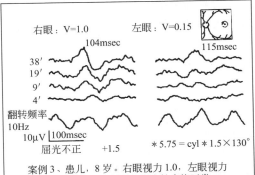

案例3、患儿，8岁。右眼视力 1.0，左眼视力 0.15（不能矫正）。屈光间质、眼底检查均正常。

诊断：左眼弱视，旁中心注视。

图中波形是用不同大小的棋盘格所记录的 VEP。

③

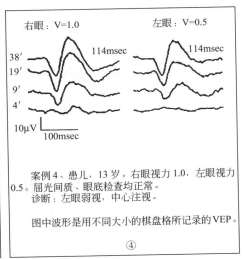

案例4、患儿，13岁。右眼视力 1.0，左眼视力 0.5。屈光间质、眼底检查均正常。

诊断：左眼弱视，中心注视。

图中波形是用不同大小的棋盘格所记录的 VEP。

④

图 9-6　4 例儿童弱视眼的 VEP

①弱视眼与非弱视眼的 VEP 比较；②左眼弱视，黄斑中心外注视；

③左眼弱视，旁中心注视；④左眼弱视，中心注视

法获得、证实客观检测的屈光数据的。目前在弱视诊断上还采用了视网膜电生理的检测项目，但这类检测并非是弱视眼的特异性检查手段，只能作为辅助诊断措施，图9-6就是4例弱视儿童典型的 VEP 的描记图。

二、诊断

根据病史、视力检查、眼位检查的结果，作出的诊断可信度是很高的。目前，在弱视诊断上还应用了电生理等项目检查，但这类检查不属于弱视眼的特异性检查，只能作为辅助诊断措施。

第四节
少年儿童弱视眼的矫治纲要

一、弱视眼矫治的原则和矫治中存在的问题

（一）弱视眼矫治的原则

弱视眼是儿童中经常发生的视觉功能障碍，用医学上的话来说，弱视眼也是一种多发"病"、常见"病"，这里之所以要把病字标上引号，是因为弱视眼这种"病"，同感冒、发烧、咳嗽、腹泻存在着很大的差异性，采取的处置方式也迥然不同。而弱视眼在矫治上有其明显的特征：病程长、矫治措施落实的难度很大。因此，弱视眼的矫治有更多的理由受到关注。

1. 尽早发现、尽早矫治

弱视眼矫治中有一个基本规律：年龄越小，矫治效果越好。这是因为处在视觉生理发育期的儿童视觉功能具有很大的可塑性，其"懒惰"的视觉功能更容易被激发、唤醒。弱视症状是否能尽早发现、尽早矫治，这也就成了弱视眼患儿视觉功能是否能矫治成功的关键，这也是这些患儿将来是否能以正常视觉功能面对人生挑战的稍纵即逝的机会和时机。

2. 综合措施、积极矫治

弱视眼在病理、生理方面有两个机制：

第一，两眼视觉功能不协调，患眼对健眼发挥的是干扰作用；

第二，中枢神经对患眼的主动抑制，保证了视像的协调，又强化了患眼机能的低下。

就目前而言，弱视眼的矫治中还没有一种能够同时逆转这两种机制的矫治措施，因此对于弱视眼的矫治必须采取综合措施，充分发挥矫治方和被矫治方的积极态度、相互配合的作用，才可能取得较理想的矫正效果。

（二）弱视眼矫治中存在的问题

近年来，弱视眼的矫治越来越引起人们的关注，各类弱视矫治、视觉训练、"治疗"中心等机构和部门也正在如雨后春笋般兴起。但是，弱视眼的矫治还远未达到应当达到的规模和水平，目前存在的问题有以下几个方面。

① 亟待建立一支视觉康复训练的队伍。就目前而言，我国医学、视光院校，均没有视觉康复训练的专业，即便是眼科学专业、视光学专业，其教学方案中视觉康复训练也是很缺乏的。目前，国家职业中也没有与"视觉康复训练"相关的设置。面对 2‰～4‰ 发生率的弱视眼的矫治，不发生捉襟见肘的事情几乎是不可能的。

② 从矫治方法的档次来说，矫治单位和部门普遍存在过分抬升高档设备作用的倾向。

③ 就视觉训练而言，训练的质量控制还有很大的差距。往往是，受训者虽然接受训练了，但对做到什么样的程度，并不十分清楚。

④ 监护人"讳疾怕医"的心态。年幼的孩子歪着头看东西、存在明显的斜视（内斜视为主）现象，这样的孩子往往就是已经或是潜在发生弱视的对象，但在这种情况下，孩子的监护人很怕人提到这样的问题。这应该是那么多中国弱视儿童不能"尽早发现、尽早矫治"的最重要原因，这也是中国成年人中弱视眼比例相对偏大的根本原因。

弱视眼配镜时，只要按照验光处方单上的相关数据和矫正方案进行，就没有什么问题。但就目前所见到的弱视眼儿童戴用矫正眼镜的状况，还有必要对配镜中的问题给予关注。

二、屈光矫正在弱视眼矫治中的作用

临床上遇到的弱视眼大多都有屈光不正和斜视的问题，表 9-5 就是临床上弱视患者各种屈光不正及内、外斜视状况的统计表。

表 9-5　临床弱视眼屈光不正、眼位偏斜状况统计表

屈光不正类型	屈光性弱视			斜视性弱视	
	远视	近视	混合散光	内斜视	外斜视
弱视眼中所占比例/%	81.33	4.33	14.34	75.76	24.24

从上表可以看出：屈光不正、眼位异常是弱视眼存在的普遍问题，而远视、内斜视分别占弱视眼的 4/5、3/4。这就是弱视眼矫治工作的重中之重。

（一）屈光矫正在弱视眼矫治中的价值

目前认为，弱视眼的发生或多或少都与视觉剥夺有关。这就是说，解决视觉剥夺问题是矫治弱视的突破口。弱视眼视力低下的因素属于"熟视无睹"性质，也就是：看见跟没看见一样。解决看见跟没看见一样的途径包括两个方面。

1. 治眼睛的懒惰

治眼睛的懒，就是要让它去干活：去看，去精细地看。这显然就是要对视觉功能进行训练。当然，训练要做到质量到位，训练质量不能做到位，也不会获得应当获得的矫治效果。这种训练不但对确诊为弱视的孩子要实施，对于因不能很好配合检查而暂时不能确诊的疑似弱视的孩子，也要进行这种训练，以防患于未然，以免耽误弱视的矫治时机。

2. 让视网膜获得清晰的视像

眼睛由"懒"变"勤"，也得有最基本的条件：视网膜上必须能获得清晰的视像。否则，"勤"就成了瞎勤，就会招人烦，眼睛也不会获得真正"勤"的效果。而准确验光、合理配镜正是获得"清晰视像"的唯一办法。应当说，准确、合理的屈光矫正就是弱视眼矫治成功的起点。

（二）弱视眼的验光

1. 睫状肌麻痹下的检影镜验光

当前只要谈到弱视眼的验光，一定是睫状肌麻痹后的验光。这里有两个问题至今没有明确答案。

（1）瞳孔散大时检测镜度应用

只要使用睫状肌麻痹剂散瞳，检测到的屈光矫正镜度就应当向正镜度方向偏移，偏移的幅度有差异，但大致在：+1.00±0.25DS。这是人们所共知的事实。倘若没有偏移，只能说明检测错误。那么，这个偏移的镜度是否可以用于弱视眼的配镜，目前没有人给出明确结论，一律采取绕过不说的回避办法。

当然，目前也有个别部门使用瞳孔散大时检测的屈光矫正镜度予以直接配镜，这种做法显然是不正确的。配镜的少年儿童在瞳孔复原以后的矫正效果为：过度矫正+1.00±0.25DS，这个结果只适用于将视觉距离限制在 1m 以内，看远距离目标时仍旧无法获得清晰图像的被测者，这可能就是弱视眼矫治被延宕不可忽视的原因之一。

（2）瞳孔散大，对检测者是否有影响？

这个问题目前也没人说起过。瞳孔在光学上起到一个通光孔的作用，不论是对被测者还是检测者来说，瞳孔都是通光孔，检影验光是否能做到没有偏差呢？应当说，既然"通光孔"的瞳孔大小明显不同，两者不存在偏差恐怕是不可能的。只不过被测者、检测者对这个通光孔形成的物距、像距有比较大的差异，这就导致了散大的瞳孔对被测者的影响较大，而对检测者来说相对较小。常态瞳孔和散大瞳孔，对检影检测数据的影响到底有多大？目前还缺乏有关的数据和研究。因此，目前有些部门采取的"散瞳-检影、配镜≠不复检、不试戴"矫治弱视的工作流程是很不严谨的。

2. 电脑验光仪验光

电脑验光仪验光，是经常被人说三道四的验光方法，但又是几乎无法拒绝的检测方法。电脑验光仪检测精度可以达到：±0.125DS（DC）；±1°。这样的精度是其他验光方法无法达到的。

那么，电脑验光仪为什么会验错呢？原因只有一个，就是没有使检测者、仪器、被测者处在最佳的相对检测状态，其中最主要的因素就是检测者在以下三个方面做得不到位。

第一，检测者对被测者调节的控制。当被测者过于紧张，或产生了仪器性的视近调节时，就会影响仪器检测的准确性，这是由被测者自身因素导致的验光检测发生的偏差。

避免这种现象发生的能力是验光师的基本素质，这种素质只有在实践中才能被磨炼出来。

第二，被测者不配合或配合不协调都会导致情绪的紧张，这种情况在儿童中尤为多见。

这就需要验光师凭借自身对被测者心理的调节、控制能力来调节被测者的情绪，力争被测者在自然放松状态中完成屈光检测。

第三，检测者操作的熟练度和精准度。检测是否准确，还要看操作者对焦的精准度。电脑验光仪的视屏中央都会有一个对焦点和一个对焦框（图9-7）。检测者只有在将这个中心点对准被测眼的瞳孔中心并使之达到锐利的情况下，检测出来的镜度才是准确的。问题是：目前的电脑验光仪在检测中，一般是只要将对焦点置于方框里（并未到达方框中心），就可以按下测量键并检测出相应的镜度。这就是电脑验光仪检测出现偏差的仪器因素。

电脑验光仪检测的结果到底准不准？客观地讲，电脑验光仪是屈光检测中非常有用的仪器，检测的结果还是非常准的。之所以会发生偏差，只能说是：人对仪器控制不熟练。

尽管有人强调睫状肌麻痹下的检影镜验光，但是同样离不开电脑验光仪的"初检"，试想一下：当前如果没有"初检"的结果，怎么可能得到给弱视眼配镜的精准屈光矫正数据呢？

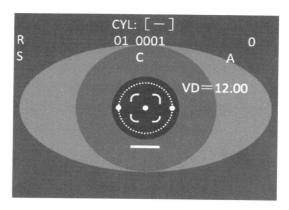

图 9-7　电脑验光仪观察视屏

三、少年儿童弱视的配镜

（一）眼镜框大小适宜

目前弱视眼儿童使用的眼镜框普遍偏大，这样就产生了视线与光线不能重合的问题［图 9-8(B)］。一般配镜时这个偏差可以忽略不计，但弱视眼的配镜要讲究成像的质量，因此这一问题不可以忽略。图 9-8（A）则是视线与光学中心入眼光线完全重合的配镜状况。

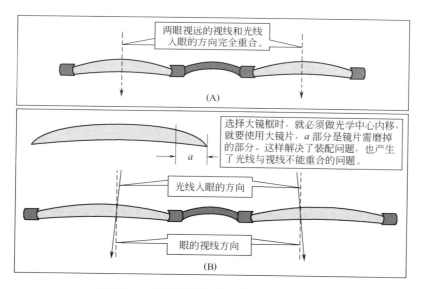

图 9-8　大镜框对视线与光线的影响示意图

（二）眼镜的前倾角大小适宜

弱视眼儿童所戴用的眼镜大多是非金属眼镜架，绝大多数这种眼镜架的前倾角均不太合理，不少儿童戴用眼镜的前倾角甚至呈负角度，这样的眼镜架是极不适宜弱视眼使用的。

（三）镜-眼距（镜片与眼睛的距离）应避免过小

弱视眼儿童普遍使用的非金属鼻托眼镜，这种眼镜普遍存在的问题是：鼻托低、梁距宽。这就导致了眼镜片与眼睛距离过近的问题（现实中不乏仅有 5mm 的情况）。一般而言，镜片从设计理念和戴用效果来说，戴在眼前 12mm 处是最合理的（欧洲人眼窝比较深则是在 13.75mm 处）。显然，镜-眼距太小从最佳矫正效果来讲也是不妥当的。

在给弱视眼配镜中，也存在竞推高价格镜片的不良倾向。明确地说，目前的镜片在镜度上是没有问题的，膜层功能差异极小。弱视眼的矫治效果与镜片价格的高低没有关系，仅与验光是否准、配镜质量是否高这两个方面存在直接关系。在弱视眼矫治中，经常会遇到一年、两年没有明显效果的现象，是否与上述三个问题被人为忽略有关，截至目前还没有其他人提到过。

四、矫治过程中要注意的两个问题

1. 迁延不愈

在对少年儿童弱视眼的矫治过程中经常会遇到的问题是：虽经矫治，但迁延不愈。对于这种情况，制订的矫治方案、实施者一般都会将被矫治儿童归入"难治型弱视"的类别。难治型弱视到底存不存在？应当说其还是客观存在的，这是不可否认的。但是，难治型弱视并没有人们想象得那么多，现实中的难治型弱视，大多是由正确的矫正方案没有实施到位所致。这里仅以视觉训练中的"捡豆子"为例来说明这个问题。

"捡豆子"是视觉训练中比较简单、方便的方法，随时随地都可以进行。目前，绝大部分采用蚕豆、黄豆。训练中一般都是选用同一种豆子让孩子捡拾，这在开始让其学习训练方法是可以的，但在孩子已经掌握捡拾技巧以后问题就出现了，在同一种豆子中捡拾 1 粒豆子无须过多的注视，甚至不用看也会很容易捡起来，这就没有起到强化弱视儿童视觉刺激的作用。既然不能强化刺激，视觉功能的唤醒不可避免地会被延搁。这就是当前"难治型弱视"多不可忽视的原因：视觉强化训练不到位。

在"捡豆子"的视觉训练中，如何预防上述情况呢？方法很简单，这就是：将几粒青豆放在一碗黄豆中，让接受训练的儿童只捡出其中的青豆。不注意的看，青豆是捡不出来的。只有这样的"捡豆子"才能起到强化视觉训练的目的，才能使"捡豆子"的弱视训练发挥最大的效能。

通过上述"捡豆子"视觉训练的情况，在这里需要强调的是：在弱视儿童矫治中，视觉训练不在于做没做，关键是要做到位。

2. 复发

弱视儿童矫治中存在的另一个问题是：复发。之所以会复发，有两方面的原因。

① 视力正常了，家长认为已经"痊愈"，就不再接受视觉功能的监护了。弱视和感冒不同，感冒治好了，病毒、病菌没了，人自然就健康了。但是弱视"痊愈"了，造成弱视的条件是不是还存在呢？倘若条件还存在，弱视自然就会复发。

② 矫治者，对视力已经正常的儿童，大多会给出 1～3 个月延后矫治时间。延后矫治时间，有什么依据呢？经典的说法就是：巩固矫治疗效。"1～3 个月延后矫治时间"有什么生理、病理依据吗？目前还是很模糊的。当然，延后矫治后，也存在弱视复发的问题。那么，已经延后矫治了为什么还会复发呢？

不管是家长的"痊愈"观念，还是矫治者的延后矫治观念，都共同存在着一个被忽视的问题：弱视儿童的视觉习惯。对于弱视已经治好的儿童，在未来仍旧存在与弱视有关的不良视觉习惯，弱视的复发概率自然就会很大。因此，对视力已经正常的"弱视痊愈"儿童，是否需要延后矫治、延后矫治时间多长，都取决于与弱视有关的不良视觉习惯的改善状况。因此，对于弱视已经"痊愈"儿童的延后矫治重点应放在指导"痊愈"儿童建立良好的视觉习惯上，这才是防止弱视复发的关键所在。

第五节
少年儿童弱视眼矫治实务

少年儿童弱视眼的矫治，首先需要对其注视性质进行鉴别。弱视儿童的注视性质有两种，即中心注视及旁中心注视。其可用投射镜检查，遮盖健眼，令儿童用弱视眼直接注视投射镜中的黑星，检测者观看投射镜中的黑星是否正好位于患眼的黄斑中心凹上，用黄斑中心凹注视者称中心注视，用中心凹周边处视网膜注视则称旁中心注视。

关于旁中心注视的分类法，各家主张不一，Malik 用投射镜将各家的分类法综合成为一个极为详细和全面的分类法，但这个分类法太繁琐复杂，不切合临床应用，我们同意用投射镜将注视性质分为 4 型：

① 中心注视——黄斑中心凹恰好在黑星中央，如果中心凹在黑星上轻微移动但不出黑星范围，则为不稳定中心注视；

② 旁中心凹注视——中心凹在黑星外但在 3°环内；

③ 黄斑注视——中心凹在 3°环与 5°环之间；

④ 周边注视——中心凹在黄斑边缘部与视盘之间，偶有在视盘鼻侧者。

旁中心注视可以是水平位也可以是垂直位的，可以是稳定性的也可以是游走性的。离黄斑中心凹越远，游走性越大，游走性旁中心注视的预后比稳定性旁中心注视优越，一般趋势是：注视点离中心凹越远，该弱视眼的视力越差。

没有投射镜者可用手电筒比较两眼的 Kappa 角，估计弱视眼为中心注视抑或旁中心注视，如为中心注视，则角膜光反射必位于两眼的相同位置，说明两眼 Kappa 角的大小和"正""负"完全相同；如为旁中心注视，则两眼的 Kappa 角有显著差异。用手电筒估计注视性质，简便、易行，不用特殊器械，但结果并非绝对准确，极轻度的旁中心注视不易被察觉。

检查注视性质对估计预后及指导治疗有重要临床意义，如果患眼不能转变为中心注视则视力进步的可能性很小，这并不意味着注视点转为中心后视力就可以恢复正常和持久，但也不能否认中心注视是获得标准视力的基础。

一、中心注视性弱视的矫治

中心注视性弱视是弱视中最常见的类型，也是弱视眼中矫治预后比较乐观的一种。即便是旁中心注视性弱视，也需要将存在异常注视的旁中心这个"伪中心"加以抑制，重新唤醒、恢复到正常"中心"的注视功能，才会获得比较好的矫治效果。而中心注视性弱视的方法是弱视矫治的最基本方法，在弱视矫治中具有极为重要的作用。

中心注视性弱视矫治的经典方法有三种：①精细视觉训练法；②视觉遮盖矫治法；③视觉压抑矫治法。其中①、②是弱视矫治中两种被公认的最有效的方法，而视觉压抑矫治法则是视觉遮盖矫治法的一种替代或补充。两种方法在矫治中的作用难分伯仲。前一种方法激发、唤醒患眼的功能，属于落实"帮扶后进"的性质；后一种方法则是让健眼暂时休息，给患眼恢复提供机会，属于等待"比翼齐飞"的性质。只有这两种方法共同发挥作用，才能让矫治过程落到实处。

（一）精细视觉训练法

精细视觉训练法是弱视矫治方法中最简单、易行，最有效的方法之一。这种方法一听就会，没有特殊仪器、环境的限制。但是，做到位却并不容易。

1. 目的

唤醒、激发视功能低下的眼回到其正常发育的状态。

2. 基本概念

强制性加大弱视眼的视觉工作强度，通过类似"人勤地不懒""熟能生巧"的道理，处在生理发育时期的眼睛在"经风雨见世面"过程中重新获得"能见到彩虹"的状态。这对眼睛来说，就是强化形觉刺激、唤醒视觉功能；而眼睛的应答则是：生理顺应自然、功能适应现实。

3. 训练基本要点

（1）难度，先易后难。做任何事情，都需要先易后难，弱视眼的训练也不例外。例如，对于弱视眼来说，判断图9-9中立方体两个点位的关系，要比判断垂直平面上两个点位的关系难得多。这是因为弱视眼的立体视功能相对比较低下，立体视觉识别能力要比平面视觉识别能力明显差。这就要求在训练中，要先开始平面视觉的训练，再到立体视觉的训练，而立体视觉的训练也应当在弱视眼视力有所提高的基础上进行，只有这样才能使训练起到事半功倍的作用。

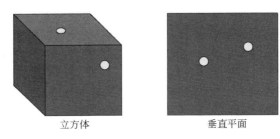

立方体　　　　　　　　　垂直平面

图 9-9　立方体与垂直平面上的点位

（2）道具，先大后小。弱视眼训练中经常使用的一种方法就是"捡豆子"。在弱视眼矫治中，不但材料易得，而且训练效果也是很不错的。但是，这种训练一定要遵循先大后小的规律。图 9-10 中的几种材料分别是蚕豆、黄豆、薏米仁

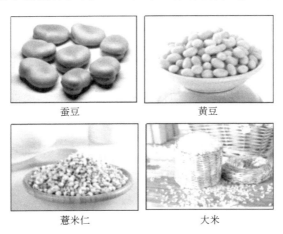

蚕豆　　　　　　　　　　黄豆

薏米仁　　　　　　　　　大米

图 9-10　蚕豆、黄豆、薏米仁和大米

和大米。训练时当然应当从大的蚕豆开始，随着视力的提高，逐渐换用较小颗粒的黄豆，再换用薏米仁和大米。一开始就选择大米显然是不妥的，因为弱视眼儿童的患眼也许根本分不清大米的颗粒。

这里还有一个疑问：一开始到底选择哪一种豆子呢？这就要根据弱视的程度来确定，弱视程度重的应当选择较大的豆子，弱视程度轻的宜选择较小的豆子。在进行捡豆子的训练时，也需要讲究策略。例如根据情况，选择的训练材料是黄豆，不妨可以先捡1、2天黄豆，以熟悉训练操作的程序，然后再进入捡黄豆的训练程序。再如，孩子仅是轻度弱视，可以直接进入薏米仁或大米的捡拾训练。

（3）强度，循序渐进。从大到小是一种从易到难的循序渐进训练，而同样一种材料，加大操作难度也是一种名副其实的循序渐进的训练。例如，开始的时候可以用手指捡拾，熟练后可以用筷子夹拾，而后还可以通过计量单位时间内捡拾成功率提高训练强度。

（4）操作，治防相济。所有使用精细视觉训练法训练的孩子无一例外的都是视觉遮盖矫治法的应用者。因此，在矫治弱视眼的同时，一定要严密观察健眼的视力状况，以防健眼因遮盖而发生新的弱视。这种情况一旦发生，会极大影响孩子以及家长的情绪。

4. 注意事项

（1）预防健眼偷看。进行训练时，孩子因患眼无法看清楚目标，常常会通过调整头位、用手调整眼镜的机会，力图达到用健眼看的目的，这种情况在半遮盖时更容易发生。目的一旦实现，训练就白做了，而且还可能将以前做的训练荒废了，这是视觉训练很长时间却见不到效果最常见的原因。因此，在进行视觉训练时，一定要注意不能让孩子用健眼偷看。而预防偷看的最好办法就是：训练前和孩子沟通清楚，争取发挥孩子自己的主动控制。

（2）预防偷工减料。视觉训练中往往还会遇到"孩子并没有偷看，但就是不见效"的情况。这种大多是由于训练中发生了"偷工减料"的情况。什么叫"偷工减料"？例如，图9-11的一碗黄豆和碗外零星的黄豆，在使用筷子夹拾黄豆时，夹拾碗外的黄豆要比夹碗内黄豆的难度高，这是因为夹碗内的黄豆时可以存在侥幸心理，只要将筷子伸到碗里，不管夹哪颗，总有更多机会夹起来。这种存在侥幸心理的视觉训练就叫做"偷工减料"。这样进行训练的话，根本无须用心看，这等于完全丧失了"精确"视觉训练的意义，当然就不会起到应有的效果。

（二）视觉遮盖矫治法

早在1743年de Buffon就倡议用遮盖法（occlusion）治疗儿童弱视，尽管也曾有过争议，但270多年以来，这种方法一直被沿用。随科学技术的进步，涌现出了不少新的方法，但遮盖矫治法仍旧是众多方法中最经济、最简单和最有效的

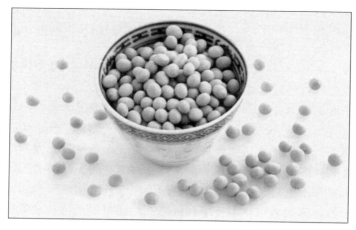

图 9-11　一碗黄豆和碗外零星黄豆

一种。遮盖法可以分成：单眼遮盖、双眼交替遮盖、半遮盖、短小遮盖。在矫治弱视时到底使用哪一种方法，这要根据弱视的程度、健眼的视力状况和双眼视功能的状况来决定。

1. 单眼遮盖

单眼遮盖，又称单眼严格遮盖，这种方法适宜一只眼视力较好，另一只眼抑制较重的弱视情况，多用于屈光参差性弱视、斜视性弱视。

（1）基本方法：用黑色不透光眼罩严密遮挡健眼，强迫患眼进行视觉工作，通过良好的形觉刺激，激发、唤醒患眼的视觉反应能力，以达到逐渐消除抑制、提高视力的目的。

（2）遮盖控制：3 岁以下，可采取"3∶1"的遮盖方式，即连续遮盖 3 天，休息 1 天；3 岁以上，可采取"（3～5）∶1"的遮盖方式，即连续遮盖 3～5 天，休息 1 天。

（3）注意事项：①应配合视觉精确分辨力的训练；②注意观察健眼的视力，谨防视力减退；③遮盖期间应避免"偷看"。

2. 双眼交替遮盖

双眼交替遮盖适用于双眼弱视、斜视性弱视。这种方法同样适宜单眼遮盖的情况，也适用于双眼弱视且视力不等的情况。

（1）基本方法：用黑色不透光眼罩交替遮挡双眼。

（2）遮盖控制：对双眼视力均衡者，采用等量交替遮盖（如"3∶3"，即每只眼遮盖 3 天，交替进行）；对双眼视力不均衡者，采用不等量交替遮盖（如"4∶1"，即视力较好的眼遮盖 4 天，视力较差的眼遮盖 1 天，交替进行，根据情况也可以采用"5∶1"）。

（3）注意事项：①应配合视觉精确分辨力的训练；②注意观察双眼的视力

变化。

3. 半遮盖

半遮盖又称为不完全遮盖。适用于患眼视力已提升到 0.7，尚需继续治疗的弱视儿童。

（1）基本方法：与单眼遮盖、交替遮盖比较，这种遮盖有两个方面的"不完全"。

① 时间：一天只遮盖几小时。

② 程度：使用半透明物（半透明薄膜、磨砂眼镜片）。

（2）遮盖控制：只对优势眼进行遮盖，遮盖时间根据具体情况确定。

（3）注意事项：① 应配合视觉精确分辨力的训练；② 遮盖期间应避免"偷看"。

4. 短小遮盖

短小遮盖适用于患眼视力已经恢复正常，但仍低于健眼的儿童，需要进一步巩固疗效者。

（1）基本方法、控制：只在近距离视觉作业时遮盖优势眼。

（2）注意事项：视近遮盖时，应避免"偷看"。

实施遮盖法矫治弱视眼时，应注意以下几个问题。

第一，每天遮盖的时间。每天遮盖时间必须超过 1h。① 全日遮盖：8～12h。② 不全遮盖：2～7h。③ 短小遮盖：每天不少于 1h。

第二，理想的总遮盖时间。目前认为，最理想的总遮盖时间为 400h，延长总遮盖时间，疗效一般不再提高。

第三，遮盖矫治的终止时间。遮盖法应用的终止时间，可从三个方面进行考量：① 经 3 个疗程视力没有提高，应终止遮盖矫治；② 健眼（主导眼）视力值下降两行时，应停止单眼遮盖，是否改为遮盖弱视眼应视具体情况而定；③ 不再进行遮盖矫治的时间如表 9-6 所示，目前国内终止时间是以刘家琦教授建议的时间为准。

表 9-6　遮盖法终止时间的建议

建议者			英国	德国	中国（刘家琦）
对象	中度	斜视性弱视	6.8 岁	10.0 岁	9 岁
	重度		6.5 岁	8.9 岁	
	中度	屈光参差性弱视	8.4 岁	10.1 岁	
	重度		8.4 岁	9.5 岁	

第四，使用遮盖法时一定要配合视觉精细分辨力的训练，才能起到事半功倍的作用。

（三）视觉压抑矫治法

视觉压抑矫治法，就是利用"正镜度"过度矫正或"正镜度"矫正不足的镜片，或用阿托品点眼抑制主视眼功能，并对弱视眼使用正常"正镜度"矫正镜片看远，或使用"正镜度"过度矫正镜片以利于看近。

1. 压抑健眼看近

压抑健眼看近适用于矫治视力低于 0.3 的弱视眼。

健眼每天滴用 1‰ 阿托品溶液，使之处于视近困难的状态。弱视眼戴用"正镜度"过度矫正 2.00～3.00DS 的镜片，使之处于视近状态。从而强迫患者只用健眼看远，只用弱视眼看近。

注意事项：当矫正视力达到 0.4 时，应过渡到下述压抑法继续接受矫治

2. 压抑主眼看远

压抑主眼看远适用于矫治视力低于 0.3 的弱视眼，或用于弱视眼复发的预防及异常视网膜对应。

健眼戴用"正镜度"过度矫正 3.00DS 的镜片，使之处于视近困难的状态。弱视眼则戴用"正镜度"完全矫正的镜片，使之处于可以兼顾视远、视近的状态。从而强迫患者只能用弱视眼看远、看近，而健眼则处于既不能看清楚远又绝对不能看清楚近的状态。

3. 完全压抑

完全压抑适用于矫治视力低于 0.3 的弱视眼，或用于弱视眼复发的预防及异常视网膜对应。

健眼每天滴用 1‰ 阿托品溶液或戴用"正镜度"矫正不足 5.00DS（增加 -4.00～-5.00DS）的镜片，弱视眼戴用"正镜度"完全矫正的镜片。此时，健眼看远、看近都不清楚，只能用弱视眼看远、看近。

4. 交替压抑

交替压抑适用于健眼和患眼视力已经相等者。

应配用两副眼镜，一副为右眼"正镜度"过度矫正 3.00～4.00DS，另一副为左眼"正镜度"过度矫正 3.00～4.00DS。两副眼镜交替使用，每副戴用一天。

5. 选择性压抑

选择性压抑适合于集合过强、存在潜在内斜视的被测者。

健眼戴用完全矫正眼镜，并每天滴用阿托品滴眼液，使之处于视近困难的状态。弱视眼戴用"正镜度"完全矫正的镜片看远，戴用"正镜度"过度矫正 2.00DS 的镜片看近。

配镜方案有两种。

① 一副眼镜方案，在弱视眼侧使用双光镜片或渐进镜片。

② 两副眼镜方案，使用单光镜片，分别配用"正镜度"完全矫正镜片和"正镜度"过度矫正 2.00DS 镜片的眼镜各一副。

两种方案的比较如下。

① 一副眼镜矫正方案，比较简洁、使用方便。

② 两副眼镜矫正方案，戴用舒适度较好、比较经济。

6. 微量压抑

微量压抑适用于维持和强化双眼视功能以及防止弱视眼复发。

健眼戴用"正镜度"过度矫正 1.50DS 的镜片，弱视眼戴完全矫正眼镜，这种方法的目标就是保持双眼的良好视力。

压抑矫治法在欧洲较为盛行，但也有三个方面的质疑。

① 阿托品使物像模糊，不能消除由刺激主眼引起的对弱视眼的抑制。

② 除轻度弱视，不能克服患儿不愿用弱视眼注视的意识，以致经常发生摘除眼镜的问题。但压抑看近和完全压抑（为高度远视）仍为学者们所乐用。

③ 长期使用阿托品而引起遮盖性弱视。因此，视觉尚未成熟的婴幼儿，长期单侧使用阿托品应慎重。Frank 等报道用屈光性压抑疗法矫治弱视，即主眼不滴阿托品，仅在原有矫正镜片上加 3.00 球镜，也可取得较好结果。本法对学龄弱视儿童（可用主眼完成学校作业）及为巩固维持疗效、防止复发者尤为适宜。

Stark 总结了大量临床资料，认为压抑疗法不如传统遮盖法有效。压抑矫治法的优点是：无须盖眼，患儿及家长容易接受，可防止遮盖性弱视。戴镜后弱视眼视力能有所提高，斜视度可以减少或消失，也适用于潜伏性眼球震颤。不足之处是疗程长、费用高。这种方法为延误了治疗时机的学龄儿童弱视眼（原始视力大于 0.1、不能坚持遮盖或应用遮盖法失败者）可以进行尝试性的矫治方法。

（四）视刺激疗法

视刺激法见本节"三、现代仪器视觉训练方法"。

二、旁中心注视性弱视的矫治

旁中心注视性弱视，与中心注视性弱视在病理、生理上的不同就是：患眼用"旁中心"取代了"中心"，即黄斑中心被抑制，由"旁中心"取代了黄斑中心的作用。而"旁中心"的组织结构与黄斑中心迥然不同，因此不可能具有黄斑中心那样敏锐的视力。因此，旁中心注视性弱视的矫治就比中心注视性弱视的矫治多了一项任务，就是要让眼的注视性质由旁中心注视重新回归黄斑中心的中心注视。这个回归是非常重要的，倘若不能回归的话，旁中心注视性弱视也就不可能有被矫治的可能性。因此，旁中心注视性弱视矫治的第一步就是要解决注视中心的回归问题，当这一问题得到解决以后，才能进入第二步弱视的矫治。假如，旁中心注视性弱视的矫治不经第一步而直接进入第二步，不但矫治不好，恐怕是越矫治弱视就越会根深蒂固。

（一）后像疗法

20世纪40年代Bangerter系统地研究主动提高旁中心注视性弱视的疗法，设计了一种用强光炫耀旁中心弱视眼周边部视网膜的方法，包括旁中心注视区，使之产生抑制；同时用黑色圆盘遮挡保护黄斑，使它不受到强光的炫耀，然后在室内闪烁灯下训练、提高弱视眼黄斑功能。这种疗法称为增视疗法。其后Cupper又加以改进，用一个能发射强光的改良检影镜-后像镜操作。治疗前先进行散瞳检影验光，矫正屈光不正。在治疗期间，平日要遮盖弱视眼，防止巩固旁中心注视。治疗时遮盖主眼。每次治疗完毕仍遮盖旁中心注视眼，待弱视眼转变为中心注视后，改用传统遮盖法继续治疗。

治疗开始时，医生用后像镜观察弱视眼的眼底，把保护黄斑的黑色圆盘正好盖在黄斑中心凹上，但注意避免把旁中心注视点一起盖起来。位置摆好后，加大后像镜的亮度，炫耀包括旁中心注视点在内的视网膜。一般炫耀20～30s后关闭电源。令患者注视墙上白屏上的后像。起初为正后像（中心有黑圆盘的亮圈），之后转变为负后像（中心为白色，周边为暗黑色圈），为了加强后像，室内有自动控制的交替开启、关闭的灯光照明。在负后像出现后，令患者以负后像中心光亮区对准重叠屏上的视标并令其用小棍去指点，通过手、眼合作加强正常定位功能。视标可以为十字或Snellen E字（图9-12）。

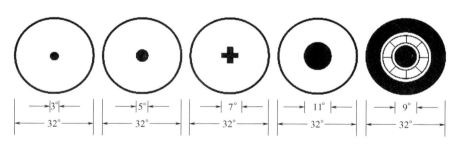

图9-12　传统后像镜附带的各种图形

弱视眼必然用其黄斑（未炫耀区）注视，因为炫耀过的旁中心注视点的负后像是个黑暗区，而被保护的黄斑是个能看得见的白色光亮区。后像消失后可如法再炫耀1～2次，最好每天治疗2～3次，每次炫耀2～3遍，持续15～20min。

视力进步后将保护黄斑的小黑盘由5°改为3°，使弱视眼的注视点逐渐向黄斑中心凹移位。继续治疗直到旁中心注视变为中心注视，然后再继续用传统遮盖法治疗。

在1950年左右后像疗法极为盛行，并有人推荐使用自制的后像灯

（图 9-13），但目前已很少使用。该法费人力，耗时间，购置设备昂贵，又不适用于学龄前儿童，他们不能合作，大多数病例视力提高不显著也不持久。但年龄较大、原始视力较差、经用其他疗法无效的旁中心注视者可以试用。

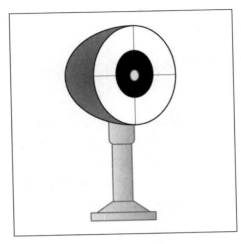

图 9-13　自制后像灯

当前，比较流行的是：利用虚拟场景，将弱视治疗与电脑动画融为一体，可使眼底黄斑区的抑制得到不同程度的消除而使视力提高，纠正偏心固视、提高视力。

（二）矫治旁中心弱视的其他方法

1. 红色滤光片训练法

红色滤光片训练法见本节"三、现代仪器视觉训练方法"。

2. 海丁格尔光刷训练法

海丁格尔光刷训练法见本节"三、现代仪器视觉训练方法"。

3. 传统遮盖法

传统遮盖法见本节"一、中心注视性弱视的矫治"。

三、现代仪器视觉训练方法

（一）红色滤光片训练法

红色滤光片训练法是 Brin 根据视网膜生理解剖特点设计的一种矫治旁中心注视的新方法。这种方法是在戴用屈光矫正眼镜的基础上和遮盖健眼的情况下，将红色滤光片（600～640nm）置于弱视眼前。此时，旁中心注视者的弱视眼就会自发地改用黄斑中心凹注视（如果此时用对红光不敏感的区域看东西就会不清楚）。结合写字、画图等精细工作进行功能训练。

应用这种方法应当注意：①一旦视力恢复中心凹注视，可改用其他方法；②应用这种方法矫治儿童弱视，健眼完全遮盖、患眼视力差，会给受训儿童的行动带来不便，矫治期间应加强照料其生活。

（二）海丁格尔光刷训练法

1. 矫治原理

光刷治疗仪（图9-14）是眼科矫治弱视的一种新仪器，其矫治原理为：光刷治疗仪基于瞬间海丁格尔光刷效应，当接受矫治者通过一块旋转的蓝色偏光玻璃板注视强光时，就可以持续看到旋转的光刷状效应，光刷效应只出现在视觉最敏感区黄斑中心凹上。光刷矫治实际上就是一种强化黄斑中心凹固视能力的视觉训练方法。这种训练法适用于旁中心注视性弱视眼及异常视网膜对应的治疗，临床有效率为50％～70％。

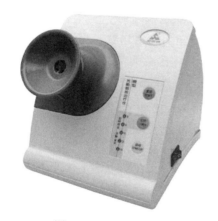

图9-14　光刷治疗仪

2. 训练程序

第一步，教会受训者观看到"光刷"［图9-15①］的旋转刷动现象。受训者首先看到的是蓝色背景，只要其注意力集中，就会发现颜色较深的"光刷"在慢慢旋转。

第二步，插入同心圆画片［图9-15②］。逐渐缩小光阑，直至缩小到30中心圆圈内仍可看到"光刷"现象时，进入第三步训练程序。

第三步，换用飞机画片［图9-15③］。此时受训者可以看到"光刷"像螺旋桨一样在机头位置旋转。使用飞机画片目的是提高兴趣，以强化固视的效果。

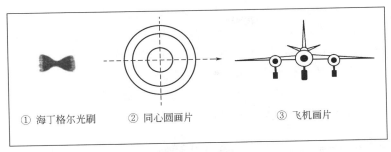

① 海丁格尔光刷　　② 同心圆画片　　③ 飞机画片

图 9-15　海丁格尔氏光刷和画片

3. 疗程

每次单眼注视 10～15min，每周 2～3 次，10 次为一疗程。绝大多数受训者经 3 个月训练均可获得比较满意的效果。

（三）光栅训练

光栅训练，又称为视刺激疗法（CAM）。Blakemore 和 Campbell 发现动物和人的脑皮质感光细胞对不同的空间频率有很好的反应，神经元对空间频率能作灵敏的调整。英国剑桥大学的学者们根据这个机制设计了一种新的弱视治疗仪，命名为 CAM 刺激仪（视刺激仪，图 9-16）；利用反差强、空间频率不同的条栅作为刺激源来刺激弱视眼以提高视力。条栅越细，空间频率越高。为了让大多数感光细胞都得到训练，这个刺激仪的条栅可以转动，这样就能使弱视眼的感光细胞在各个方位上都能接受不同空间频率条栅的刺激。

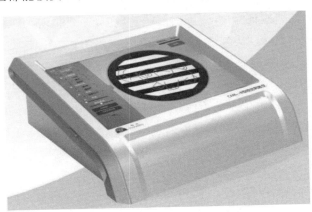

图 9-16　CAM 刺激仪

治疗仪中央有一个能旋转的轴心。把一个对比度强的黑白条栅圆盘（图 9-17）放在轴心上。该圆盘旋转时在各条子午线上都可以引起刺激反应。再在条栅转盘上面放一个画有图案的透明塑料圆盘。用患儿能识别的最高空间频率的条栅作为他的阈值。平日无须盖眼，治疗时遮盖主眼。接通电源使条栅盘旋转，令患儿用弱视眼在有图案的塑料圆盘上描画，每次 7min，每天 1 次或每周 2～3 次。开始治疗时可以频繁些，随着视力的提高逐渐延长治疗间隔时间，直至每周 1 次。间隔期间也无须盖眼。一般做过 2～3 次后，视力都能有所提高。本疗法简便，疗程短，又因平日无须盖眼，患儿及家长均能积极配合，治疗时的描画尤为儿童所欣赏，故多能完成弱视疗程。

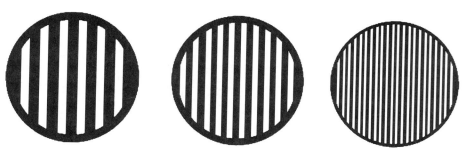

图 9-17　黑白条栅圆盘

　　Campbell 首先做关于用 CAM 刺激仪治疗弱视的报道，经过 3 次，每次 7min 治疗后，73％获得 6/12，而其中 75％曾接受过传统或微小遮盖疗法。这个方法是治疗斜视性弱视和屈光参差性弱视的突破性进展，视力可以提高得更迅速、更完善。Watson 也报道用 CAM 治疗仪取得令人鼓舞的疗效。但以后的作者们都未能证实他们的结果。国内郭静秋等报道的治愈率为 28.79％，有效率仅为 50.26％。

　　本疗法最好的适应证为中心注视性弱视及屈光不正性弱视，疗程可以大为缩短。中心注视者的原始视力在 0.1～0.2 时，一般经过 10～15 次治疗，视力可以提升到 1.0（以往则需遮盖 3～6 个月）。

　　在治疗屈光不正性弱视时，虽然两眼原始视力相等，但主眼总是很快升高到 1.0，而居劣势的一只眼则需继续治疗数周，有时因劣势眼进步太慢或停滞不前而酌情改用压抑疗法或交替遮盖。但当主眼已治愈，视力尚未巩固时，任何长期遮盖主眼的办法（传统遮盖法或红色滤光片训练法）都有可能引起主眼视力的下降，应当予以警惕。

　　本疗法不能治疗各种类型的弱视，总的疗效也远不及传统遮盖法或综合疗法。旁中心注视者效果较差。

　　在治疗过程中有可能引起难以克服的复视。在发现复视可疑时，立即停止治疗。本疗法的作用机制目前尚属推论，还有待进一步研究。

　　这种方法，也可采用电脑多媒体形式，对视功能进行精细目力训练，有逐步提高孩子视力和视功能的作用。与 CAM 刺激仪矫治疗效大体一致。

（四）超声治疗

利用弱视超声治疗仪，改善眼部局部血液供应，缓解视力疲劳，可控制青少年近视发展，缩短弱视治愈时间。

四、药物疗法

药物治疗，历来是弱视眼治疗探索的一个方向，目前比较推崇的是左旋多巴。这是一种有效治疗弱视眼的药物，但并非是理想的药物。下面仅就左旋多巴和胞二磷胆碱在弱视矫治中的情况进行介绍。

（一）左旋多巴

左旋多巴是一种治疗帕金森病的最常用药物。20多年前，弱视药物治疗探索触及了一个叫"儿茶酚胺"的神经物质领域，科学家发现，去甲肾上腺素可以使本已处于发育停滞和发育迟钝状态的视觉中枢重新被激活起来，去甲肾上腺素是"多巴胺"经过人体代谢产生的一种物质。多巴胺是一种不能直接进入视觉中枢脑细胞的物质。而多巴胺的前体（左旋多巴，图9-18）可以穿过"血脑屏障"，进入脑细胞后转化成多巴胺发挥作用。

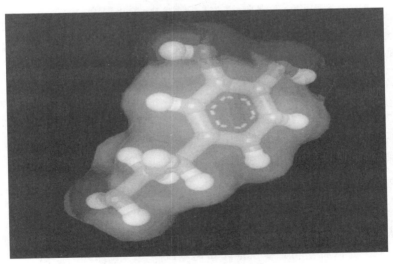

图9-18 左旋多巴在人体内的分子表达结构图

1. 左旋多巴在弱视治疗的作用

（1）提升弱视眼视力。临床上大多数患者在单纯服用左旋多巴（无弱视训练）一周后，视力会出现不同程度的提高。在服用左旋多巴组与对照组（不服用左旋多巴或者服用无作用的安慰剂）的对比治疗试验中，服用左旋多巴的患者，视力提升效果更明显。据相关报告，左旋多巴制剂除了明显提升视力，也可使双眼视觉和固视视野暗点得到改善。目前，对多巴胺可以"唤醒""激活"视觉发育的深层机理并不十分清楚。目前有两种说法：延长视觉发育敏感期；多巴胺使人体视觉发育体系的兴奋阈值降低了（更容易被活跃）。国内有关左旋多巴治疗弱视的报告很多，表 9-7 列举了三个有代表性的报告进行对比。

表 9-7　国内三个关于左旋多巴治疗弱视的报告

报告者		胡聪	马丽卿	艾立坤
对象	年龄/岁	5～15	5～12	5～12
	人数	32	128(240 只眼)	18(24 只眼)
用法	药物	息宁 (左旋多巴/卡比多巴)	思利巴 (左旋多巴)	思利巴 (左旋多巴)
	剂量	(1mg/kg) /(0.25mg/kg)	5～6 岁：每次 125mg 7～12 岁：每次 250mg	5～6 岁：每次 125mg 7～12 岁：每次 250mg
	每天次数		每天 2 次	每天 2 次
	服用天数	60 天	3×4 周(每疗程 4 周)	2 个月
观察		第 3、6、9、30、60 天 单字 E 视力变化	随访 3 个月	2 个月 3 个月
结论		服药后第 3 天，明显改善	视力平均上升 0.23(188 只眼)	2 个月：20 只眼视力提高
		继续服药，无进一步改善	PVEP(图形视觉诱发电位)： P_{100} 峰潜时缩短， 波幅值明显上升	3 个月：未见视力回退

（2）停用左旋多巴后的视力回退问题。停止服用后，孩子的视力提升开始变慢，甚至有所下降。有文献表明，长期服用左旋多巴的试验组弱视患者，与对照组的总视力提升幅度没有明显差别。国内多数斜-弱视专家仍然认为 6～17 岁的大龄弱视儿童服用左旋多巴制剂更有利于弱视康复和缩短疗程。

2. 左旋多巴适应证

一般认为：提倡大龄患者使用左旋多巴，低龄患者慎用。

3. 左旋多巴的副作用

左旋多巴在肝脏、胃肠道里被转化成多巴胺后，早期会引起厌食、恶心、呕吐、胀气、腹泻或便秘等消化道症状，后期会出现心动过速、直立性低血压等循环系统症状和情绪失常、多梦等精神症状，也有报道指出左旋多巴引起溶血性贫血等血液问题，眼科偶尔会遇到服用左旋多巴后出现的频繁眨眼、复视等症状，这些症状都是左旋多巴的外周副作用。

为降低左旋多巴的外周副作用，临床上将左旋多巴与外周多巴胺脱羧酶抑制剂"卡比多巴"同时使用，可以减少左旋多巴在外周组织中的代谢，进而减少副作用。国内弱视治疗中最常用的"思利巴片（国内研制产品，主要成分左旋多巴）"，在临床上应用中也经常与卡比多巴配合使用。

左旋多巴还有一个不太常规的副作用，即增加遮盖性弱视的风险。原理还不是很清楚，只知道常见的斜视性、屈光参差性单眼弱视患者，在遮盖疗法搭配左旋多巴制剂治疗后，试验组的健眼视力下降更明显。所以，建议服用思利巴并使用遮盖疗法的患者家长，注意增加健眼视力的检查频率，降低遮盖性弱视风险。

4. 左旋多巴用法与用量

以国产的"思利巴"为例：

5～6 岁，每次 125mg（一片），开始三天每天 50mg（小半片），每日两次；

7～12 岁，每次 250mg（两片），开始三天每天用 125mg（一片），每日两次。

早、晚饭后口服，四周为一疗程，一般用 1～3 个月或遵医嘱。特别需要明确的是："思利巴"不宜私自使用，具体用药、调整和停药时间等应遵医嘱。

（二）胞二磷胆碱

胞二磷胆碱是目前治疗弱视的第二种常用药物。胞二磷胆碱是细胞膜结构磷脂（特别是卵磷脂）生物合成的重要介质，有激活神经细胞结构磷脂合成、增强细胞膜稳定和修复神经细胞的作用，还可以提高能量在脑中的代谢水平和调节不同神经介质的水平。胞二磷胆碱作为一种神经营养剂，用于治疗：急性颅脑外伤和脑手术后意识障碍、各种认知障碍疾病、震颤麻痹、神经性耳聋、耳鸣和安眠药中毒等。

1. 在弱视治疗的作用

胞二磷胆碱可能有使视觉系统功能阈值降低、促使其功能启动并运行的作用。目前认为，胞二磷胆碱可以增强视网膜内多巴胺能神经传导的作用，促进视细胞 RNA、二磷酸胞啶-二酰甘油的合成，从而提高大脑对视觉刺激、光刺激的反应能力。值得注意的是，胞二磷胆碱对弱视眼、主导眼均有提高视力的作用，目前认为，这可能是由于视觉系统功能阈值降低减少了中枢对弱视眼的抑制。

2. 适应证

目前我国以大龄儿童、成年人为治疗对象。

3. 用法用量

（1）国外：1000mg，每天一次，15 天为一疗程。

（2）国内：成人为 500～1000mg；儿童为 150～250mg；均以 15 天为一

疗程。

4. 不良反应

偶尔出现休克，应仔细观察；如有血压下降、胸闷、呼吸困难等症状，应立即停药并采取适当的处理措施。有时出现失眠、皮疹，偶尔出现头痛、兴奋、痉挛等症状。用于脑卒中偏瘫病人时，有时瘫痪肢可能出现麻木感。少见恶心、肝功能异常、热感。罕见食欲不振、一过性复视、一过性血压波动及倦怠。普遍的共识是：不宜用大剂量，小儿慎用。

（三）药物治疗综述

临床报告中，既有这两种药物治疗有效的例证，也有效果不明显的例证，更多的是应用早期有效，随着疗程的延长这种效果明显减弱。严宏主编《弱视》：左旋多巴或者胞二磷胆碱的治疗具有双重性，它们能略微提高多数临床试验中较好眼的视力，但这种提高有加重弱视所伴随的抑制效应的风险。研究中发现，这类药物在每周1天非遮盖的治疗中没有效果。

综上所述，左旋多巴和胞二磷胆碱在药理学上的作用仍有待进一步深化，在临床上只能尝试性使用，大面积普及的条件仍不成熟。从各种研究报告纷繁复杂的结果看，左旋多巴和胞二磷胆碱还不是人们对弱视矫治的理想药物，这也向眼科学、药学界提示了：在继续探索左旋多巴和胞二磷胆碱药物作用、治疗的同时，不应当放弃寻找新药的探索脚步。

第六节
眼球震颤

一、眼球震颤概述

眼球震颤是一种以眼球节律性往复运动为特征的不稳定眼位疾病。

（一）原因

小儿眼球震颤的病因主要是大脑的缺氧损伤，以及某些先天性异常等。特别是在母亲怀孕和生产期间，子宫内缺氧，造成胎儿大脑缺氧，在生产时产程延长，难产或者产伤等因素，都会造成患儿眼球震颤。

1. 前庭因素

耳部疾患累及半规管、前庭神经受损。

2. 眼性因素

眼部不能维持注视反射，这也是最常见的小儿眼球震颤的病因，通常与眼部其他疾病（如先天性内斜视、高度散光、各种视网膜疾病）并发或者全身白化病等有关。

3. 遗传性因素

先天性及家族性眼球震颤：病因不明。通常出生后不久即发生，以后持续终生。遗传形式为常染色体显性或隐性遗传。

（二）儿童眼球震颤的预后

这种疾病涉及视神经、前庭神经、中枢神经神经协调机能的病变。因此，单一眼外肌的麻痹与切断，并不能终止眼球的震颤。这种疾病大多于眼外肌学、斜视与隐斜视学中予以讲述。

二、眼球震颤的观察与计量

一般而言，眼球震颤是一种能够用肉眼直接观察到的眼球往复性运动。这种运动从方向上看有四种水平、垂直、斜向和旋转。从双眼比较看，一般来说，震颤是双眼同向、同步的，有时也可以看到异向的情况。在弱视发生时，还可能见到单侧眼球震颤。

（一）视觉肉眼观察计量

对眼球震颤观察后，验光师应对眼球震颤的情况进行记录。记录方法，至今尚无统一标准或模式。在此，特将我国著名眼肌病学专家赫雨时先生推荐的方法介绍如下。

1. 震颤方向

根据眼球震颤方向，可以将震颤分成两类，即摆动性震颤和冲动性震颤。摆动性震颤有 4 种（图 9-19），即水平震颤、垂直震颤、斜向震颤和旋转震颤。冲动性震颤有 10 种（图 9-20）。图中向上左震颤与向下右震颤应是同一种震颤，一

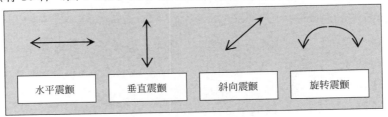

水平震颤　垂直震颤　斜向震颤　旋转震颤

图 9-19　摆动性震颤的种类

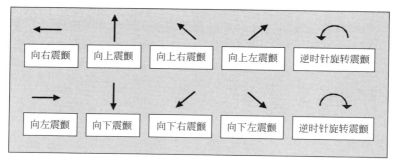

图 9-20　冲动性震颤的种类

般习惯上统称为：向下右震颤。同理，向上右震颤与向下左震颤也是同一种震颤，习惯上统称为：向上右震颤。

2. 震颤程度

眼球的震颤程度依据埃勒克萨德（Alexander）分类法，可以分为三级。Ⅰ级：只在快相运动时才可以见到的震颤。Ⅱ级：在向正前方注视时也可以看到的震颤。Ⅲ级：在所有注视方向上都可以看到的震颤。

3. 震颤幅度

震颤幅度可以分为三种：<5°为轻度震颤，可以用——→予以表示；5°～15°为中度震颤，用两个平行——→予以表示；>15°为重度震颤，可以用三个平行——→予以表示。

4. 震颤速度

一般多采取对每分钟的震颤次数予以直接记录的办法。也有人以快、中、慢的形式予以记录。

（二）眼震电图（ENG）

对于眼球的细微震颤，人们是无法用肉眼观察到的，需要眼震电图仪（图 9-21）对眼球细微的震颤进行更精确的检测和分析。

对于眼球的震颤，可以根据摆动性质，将这些细微的震颤分为三种。

1. 震颤波的种类

（1）纤细震颤：一种由眼外肌搐搦引起的、幅度小、速度快的眼球细微震颤。其振幅约为1′，频率为50～100Hz。

（2）缓慢震颤：一种缓慢的、平稳的眼球震颤运动，其中间被扫视性震颤所间隔。其振幅约为5～6′，时间为30～5000ms。

（3）扫视震颤：一种快速的眼球震颤运动。其振幅约为5～6′，时间为10～

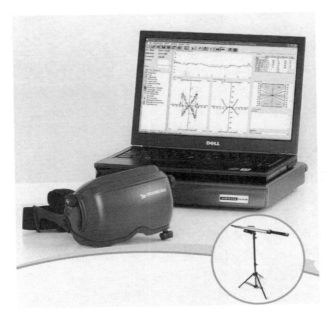

图 9-21　眼震电图仪

20ms。两眼的时相差≤10ms。

2. 眼震电图的检测

（1）扫视试验：又称定标试验，为测试小脑和脑干功能，同时为眼震慢相速度定标。检查时眼要从一个注视点快速移到另一个注视点，使运动的物象准确地落于黄斑部，眼动幅度定标一般是眼动 10°描笔偏移 10mm，即眼动 1°描笔偏移 1mm。小脑病变时，眼球动作过度或欠冲，称视辨距不良；脑干病变时，扫视潜伏期延长，眼速减慢；正常人和前庭周围性病变者，为规则方形波，脑干、小脑病变可出现视测距障碍。

（2）自发性眼震：受试者取座位平视前方，睁眼及闭眼各记录 30s，若有眼震则再向左、右方各凝视想象中目标 30s，观察自发眼震增强或减弱。闭眼后眼震增强为周围性病变，减弱为中枢病变。

（3）凝视试验：受试者端坐，先正视前方，后凝视右、左、上、下各 30°视标，注视 15～20s，正常及周围性病变无凝视眼震；桥小脑角肿瘤可出现凝视眼震。当眼球向外凝视超过 45°时，约 50%正常人出现生理性眼震；服用巴比妥类药物可引起凝视眼震。

（4）平稳跟踪试验：令受试者固视 0.5Hz 左右移动的视标，移动幅度约为 20°，速度不超过 40°～50°/s，描记下眼球运动的轨迹，可分为四种图形，Ⅰ、Ⅱ型为正常或周围性病变，Ⅲ、Ⅳ型为中枢病变。

（5）视动性试验：检查视动系统功能状态而诱发视动性眼震的装置，大致可分转鼓、转笼和光条投影三类，诱发的视动性眼震分为水平性和垂直性两种，为生理性眼反射，其慢相由跟踪系统完成，其快相为大脑皮层的矫正反射，由扫视系统完成。如出现不对称，表示中枢病变；周围性病变一般不影响视动性眼震。

（6）位置性眼震：在不同体位下诱发的眼震称位置性眼震。常规采用 5 种头位进行检查，每个头位记录 30s，注意头与躯体一起变位，避免加速度及颈性眼震的出现。凡数个头位出现方向一致或不一致大于 3°/s 的眼震均为病理性眼震，可由前庭周围或中枢疾患引起。

（7）旋转试验：头前倾 30°，以 1°~4°/s 角加速度旋转，记录旋转中眼震，其方向与旋转方向相同，至 90°/s 恒速转动到眼震消失后立即停转，眼震方向与旋转方向相反，测定慢相角速度（SPV），计算左右不对称比值，即优势方向（DP），>15% 者判为异常。

（8）摆动旋转试验：用摆动椅检查，最大摆动幅度为 90° 周期 4~20s，正常人眼震方向与转椅方向一致，DP 不超过 15%，DP 向 SPV 较大侧，其结果与旋转试验一样为双耳前庭功能的综合反应。

（9）冷热试验：此法可分别评定一侧半规管功能，Hallpike 法为公认的基本方法，受试者平卧，头抬高 30°，按一定顺序向外耳道内注入 44℃ 或 30℃ 水200mL，记录每一次眼震的潜伏期、方向、频率、幅度和 SPV，取眼震高潮期的波形计算 SPV。按 Jongkee 公式进行半规管麻痹（CP）值及优势方向（DP）值的计算。CP>25%，DP>30% 时判为异常。

（10）固视抑制失败试验：与冷热试验同时进行，在冷热试验反应高潮期令受试者注视前方红灯，正常人及周围性病变者眼震减弱或消失；中枢病变者眼震不被视觉抑制或反而增强，称固视失败，是鉴别中枢或周围性病变的重要方法。

三、眼球震颤分类

（一）眼性-眼球震颤

1. 生理注视性眼球震颤

属于生理注视性的眼球震颤有以下 3 种。

（1）注视偏斜性眼球震颤：一般情况下，人的眼动在达到周边视野的极限位时，因眼外肌在维持眼位时的高张力状态就会引起冲动性眼球震颤。这种震颤突出地表现在水平方向周边视野的极限位。垂直位虽然也可以见到，但程度较轻。

（2）视觉动力性眼球震颤：视觉系统对大幅度连续性运动刺激所产生的一种双眼的非随意性震颤运动。视觉动力性眼球震颤异常，一般被视为视觉系统出现异常的客观依据。正常人，双侧眼均能引起眼球震颤，震颤速度相近。

两侧震颤速度不同时称为不对称性震颤。不对称性震颤属于病理性震颤。这种情况与双眼视觉功能差异有着密切的关系。不对称性震颤常见于严重的内或外斜视、屈光参差性弱视等。

（3）隐性眼球震颤：两眼同视时并无震颤现象，但当遮盖一只眼时，另一只眼出现眼球震颤的现象。在遮盖视力较好的眼时，视力不好眼的震颤尤其明显。可见于屈光参差，单眼眼底病变、角膜云翳，尤其是合并内斜或外斜时。如摘除一只眼时，保留下的眼则转为恒定性眼球震颤。

2. 病理注视性眼球震颤

属于病理注视性眼球震颤的有以下 4 种。

（1）黑朦性眼球震颤：长期单侧失明的眼可出现摆动性或冲动性的持续性眼球震颤，有些被测者则仅表现于注意力集中之时。先天性盲者，则会表现为主观不自觉的、双眼的大幅度不规则性震颤。

（2）弱视性眼球震颤：一般发生在注视反射发育的婴儿期。常见病因为白化病、色素缺乏症，先天性白内障，先天性屈光间质、视网膜发育异常和脉络膜缺损等。注视反射建立困难最终导致摆动性或冲动性的持续性眼球震颤。震颤性质既可以是细微的，也可能是粗放的。对这类眼球震颤，目前尚无有效的治疗手段。

已经形成较稳定注视反射的被测者，在出现弱视时一般不再发生眼球震颤。

（3）婴儿点头-眼球震颤：多发生在 1 岁以内，患儿大多营养不良。眼球震颤发生的时间多集中在 6～7 月间夜晚和黑暗时。临床表现为：眼球震颤（水平方向较为多见）、点头或旋转摆动。震颤的幅度较小。两种症状的发生顺序为：点头、眼震，相隔时间约为 0.5～2 个月。症状消失的顺序为：眼震停止、点头消失。这种震颤预后良好，多在 1～2 年内消失。

（4）职业性眼球震颤：又叫做矿工性眼球震颤。这种震颤是由长时间在黑暗环境下工作所致。其发生原因是：长期视网膜照度不足，使视锥细胞处于抑制状态，中心视力减退，黄斑失去固视功能。典型的症状为：振幅 0.5mm，300 次/min，暗环境下震颤加重；阵发性眼睑痉挛，角膜知觉减退、羞明，视野变小。

在增加被测者明视时间长度，充分改善工作照明条件时，这种眼球震颤会自行消失。

（二）神经性眼球震颤

1. 中枢性眼球震颤

这里所说的中枢，泛指四叠体、前庭神经核、动眼神经核、小脑脊髓束、纹状区与前庭器官的联系部位，当这些部位存在炎症、退行性病变、中毒影响、血管疾患、肿瘤及创伤性损伤时，就会引起冲动性眼球震颤。

2. 前庭周围性眼球震颤

前庭周围性组织是指内耳和前庭神经支，以及前庭神经联络通道。这些部位受损（如内耳炎症）时，就可以引起眼球震颤。

中枢性眼球震颤的特征为：眩晕症状较轻，持续时间较长，改变头位不影响眩晕程度。周围性眼球震颤的特征恰好与前者形成鲜明的对照。

四、眼球震颤的症状与诊断

（一）眼球震颤的症状

被测者对眼球震颤症状知觉的轻重程度是有很大区别的。注视反射建立之前发生眼球震颤者，基本上没有太多的主觉症状，但是原发病所造成的视力不良则是具有共性的特征。倘若眼球震颤发生在注视反射建立之后，则将有明显的主觉症状，这些症状有以下两类。

1. 视觉症状

（1）视力减退：远视力不良，是眼球震颤的一个必然症状。远视力不良有两种形式。一种形式是：震颤引起视像混淆所导致的视力减退，这种形式下的视力减退是震颤导致的结果。另一种形式则是：注视发展障碍引起的视力减退，这种形式的视力减退是引发震颤的原因。

有一些先天性眼球震颤，在视近时会产生双眼的集合。这种视近集合会消除或在一定程度上减少眼球震颤，这就使被测者具有较好的视近视力。

（2）视像震颤：被测者注视外界物体时，会有视像震颤的主观知觉。这种视像震颤客观上是物像在视网膜上的移位。这种移位产生的主觉结果有以下两个。主观反应：知觉为外界物体的漂移或动荡。主诉症状：眩晕、恶心、呕吐。耳源性眩晕常使被测者不敢睁眼、不能站立。

（3）复视：存在明确复视现象的只有中枢性眼球震颤。眼源性眼球震颤和耳源性眼球震颤，一般没有复视的主观感觉。

2. 其他症状

（1）代偿头位：对于冲动性眼球震颤者来说，被测者常常会通过转动头部达到使震颤最清晰的视野摆在注视正前方的目的，以便实现在一定程度上增进视力的目标。

（2）头部震摇：多见于先天性婴儿点头-眼球震颤、职业性眼球震颤等。

（二）不同病因引起眼球震颤的特征

1. 前庭因素影响的震颤症状表现

耳部疾患累及半规管、前庭神经受损之所以会引起眼球震颤，是由于前庭系统的病理改变，可出现急跳性眼球震颤，常伴耳鸣、眩晕、恶心、呕吐、听力衰失、步态蹒跚等症状。

其震颤可细分为 1 至 3 度：向左第 1 度震颤指向左看时发生眼球向左震颤；向左第 2 度震颤指向左方或正前方注视时发生向左震颤；向左第 3 度震颤则无论向左、右或正前方注视时，均可出现眼球的向左震颤。

内耳急性迷路病变可引起眼球向对侧的震颤；向快相的震颤方向侧视或转头，会导致震颤增加。

亚急性或慢性迷路病变，左侧视可能发生朝向病变侧的细微震颤，但可由于中枢代偿现象，而无震颤发生。周围病变（迷路、第八神经）一般出现水平或旋转震颤。

2. 眼性因素影响的震颤症状表现

对于婴儿特发性眼球震颤的病史，3 个月时有范围较大的眼球摆动运动，8 个月到 1 岁出现小幅钟摆式运动，18 个月到 2 岁，发展成为成年人的冲动性眼球震颤，并有了无眼震区。眼球震颤往往同时伴发先天性内斜，高度散光。

3. 遗传性因素影响的震颤症状表现

病人眼球静止时即有轻微摆摇震颤，无论朝何方向运动其震颤均增加，尚可伴有头部振动或点动，但病人本身并无自觉症状，镜中观察也不知有眼球震颤现象，却可发现其他先天性眼球震颤病患眼球的跳动（由于两者的频率不同）。病人常罹患其他眼球缺陷，如白化病、散光或弱视等，故视力不佳。点头痉挛见于婴儿，可有眼球摆摇震颤、点头、斜颈等表现。通常始于 4～12 个月大，而于3～4 岁时痊愈，其点头为垂直方向而非左右摆动，且点头频率与眼球震颤频率无关，因此可与先天性震颤作一鉴别。

（三）眼球震颤的诊断

对成年人眼球震颤进行诊断并非难事。一般来说，被测者都能提供准确的发病时间、伴随症状等信息，再通过相关检查，就可以作出相应的诊断。但是，对于年龄较小的被测者，就必须掌握其完整病史调查，并对其进行相应的体格检查和眼部检查。眼部检查应包括：双眼视力检查、眼动的检查、双眼协调功能的检查。有时还应当使用检影镜、裂隙灯和眼震电图进行检测。

五、眼球震颤的矫治

对眼球震颤进行治疗的方法有三类，即原发病治疗、保守矫治、手术疗法。验光师对于眼球震颤的治疗，重点在于掌握保守矫治方法，其次才是了解原发病治疗知识和手术矫治的概念。

（一）原发病治疗

对于任何疾病进行治疗或矫正时，去除病因的治疗总是比较重要的。对眼球震颤的矫治同样是这样的，治疗原发病、清除病因是必须要进行的治疗手段。例如，由内耳炎症引起的眼球震颤，内耳的炎症治疗自然是不可或缺的。又如，职业性眼球震颤，只要改善工作条件，就可以治愈或改善眼球震颤。

（二）保守矫治

眼球震颤的保守疗法应当说有两种。一种是光学矫正，另一种则是医学保守治疗。

1. 光学矫正

对于存在屈光不正的眼球震颤者，进行屈光不正的矫正，是对眼球震颤进行有效矫治的前提。不能给予被测者清晰的双眼视觉，就不可能使其获得双眼注视的稳定条件。这就是说，对每一位眼球震颤者，都应当在有效控制其条件下进行屈光检测，并力争对其进行完全性光学矫正。这都必须应用三棱镜对被测者的集合予以适当的控制。光学矫正包括两个方面：屈光矫正和三棱镜矫正。

（1）屈光矫正：既可以使用普通眼镜，也可以使用角膜接触镜。两者的目的，都是要充分矫正被测者的屈光不正，为被测者双眼都获得清晰的视像创造必要的条件。通过实践、观察，角膜接触镜不但有矫正屈光不正、提高视力的作用，而且还能够使眼球震颤得到减轻。但是，眼球震颤者往往视力不良，眼球稳定性较差，戴用角膜接触镜时稳定性较差，容易引起角膜、结膜的擦伤，因此不少被测者很难接受角膜接触镜的应用。

（2）三棱镜矫正：对眼球震颤者，应用三棱镜进行矫治，可消除被测者的代偿头位，增进视力，从而达到矫治眼球震颤的目的。从双眼三棱镜应用中的基底朝向来考察，三棱镜的应用有两种方式，一种是三棱镜基底的异向使用；另一种是三棱镜基底的同向使用。这两种方法被统称为组合-三棱镜。

① 异向-三棱镜。加强双眼的集合可以减轻眼球震颤。在实际矫治中，双眼均使用基底向外三棱镜［图9-22①］，可以诱发被测者的集合，从而起到抑制眼球震颤的作用。

此种方法只适合于集合功能尚未被抑制和无面部偏位的眼球震颤者。

② 同向-三棱镜。对于跃动性（亦称为急动性或称为跳动性）眼球震颤。三棱镜的使用方法是：基底朝向同一方向。其规律为：三棱镜的顶指向静止眼位。即对于有头位代偿的被测者，三棱镜的尖端应指向眼所转向的方向，其基底应朝向眼转向的背侧方向。

a. 代偿头位右转，静止眼位朝向左侧：右眼——BO三棱镜；左眼——BI三棱镜，见图9-22②。

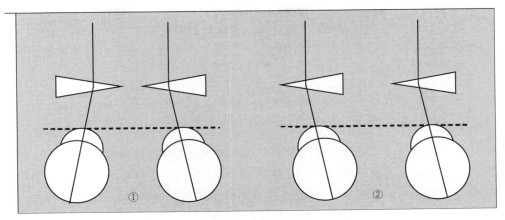

图 9-22　三棱镜矫治眼球震颤方法示意图

b. 代偿头位左转，静止眼位朝向右侧：右眼——BI 三棱镜；左眼——BO 三棱镜。

据报道，三棱镜对<15°代偿头位，可以起到微调眼位的作用。三棱镜应用的棱镜度，一般应控制在<10$^\triangle$。倘若采用压贴三棱镜，所使用的三棱镜可以适当加大，单侧应用的极限值为 30$^\triangle$。

③ 茶色-三棱镜：对于先天性特发性眼球震颤的被测者，应用有色三棱镜降低被测者视网膜照度可以起到较好的减轻眼球震颤的作用。

2. 医学保守治疗

对医学保守治疗方法，一般认为有三种，即药物疗法、生物疗法、物理疗法。

（1）药物疗法：常见药物如下。

① 肉毒杆菌毒素 A：医学界对眼球震颤用的治疗药物，曾经进行了积极地寻找，在当前比较引人注目的治疗药物是肉毒杆菌毒素 A（botulinus toxin A）

肉毒杆菌毒素 A：是革兰氏阳性厌氧芽孢杆菌所产生的一种嗜神经性的外毒素。这种药物通过抑制神经末梢中乙酰胆碱的释放，达到麻痹肌肉的目的，从而起到改善眼位的作用。这种药物在减弱眼外肌功能的同时，可以使眼球的运动发生永久性的调整与改变。这种药物，已应用于后天性获得性眼球震颤、先天性眼球震颤的治疗。关于这种药物的详细应用知识请参阅李凤鸣主编《中华眼科学》第八卷第十一章《化学去神经疗法——A 型肉毒毒素的应用》（吴晓）。

② 其他药物：应用于眼球震颤的药物还有以下几种。

a. 东莨菪碱：静脉注射，降低获得性钟摆样眼球震颤；

b. 氯苯氨丁酸：消除周期转换型眼球震颤；

c. 利多卡因：静脉缓慢注射，抑制先天性眼球震颤；

d. 氯硝西泮：可治疗上、下跳性眼球震颤；

e. 酒精：可提高往复型眼球震颤者的视力。

（2）生物疗法：利用听觉反馈技术，使眼球震颤运动声音化，通过训练，被测者根据声音信号对眼球震颤进行控制，以便延长视像在视中心凹的停留时间，以达到促进视力提高的目的。

（3）物理疗法：还可以试用针灸疗法。

（三）手术疗法

手术疗法是治疗眼球震颤的主要方法，特别是先天性眼球震颤。方法也是相当多的。了解这方面的相关内容请参阅李凤鸣主编的《中华眼科学》第八卷第十二章《斜视手术》（郭静秋）和麦光焕主编的《现代斜视治疗学》。

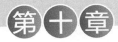

第十章
少年儿童矫正眼镜的定制与装配 >>>

第一节
眼镜架的结构、分类与选择

一、眼镜架的结构、材料与分类

（一）眼镜架的结构

眼镜架的结构（图 10-1）可以分为两个基本部分，一个为镜身，另一个为镜腿。镜身，由镜圈、镜梁、屈板（或框突）和鼻托构成。镜腿，则由镜腿本身和镜靴构成。

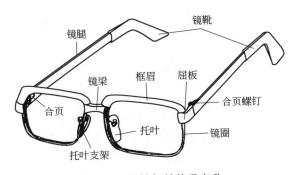

图 10-1　眼镜架结构及名称

1. 镜身

（1）镜圈：用于装配镜片的框架性部件。有的眼镜架会在镜圈上缘附加一条塑料材料，这一附加装置就叫做框眉。

（2）镜梁：连接、固定联结两侧镜圈的部件，其作用是保持镜片空间状态的稳定性。金属眼镜架的镜梁有单梁、双梁两种形式。两个梁分别称为主梁和加强梁。

（3）框突或屈板：镜身与镜腿的连接部分。非金属眼镜架的这一结构，是以镜身的外凸形式予以表现的，因此叫做框突。金属眼镜架则是由焊接在镜圈前外侧的屈板来担当的，因此就叫做屈板。

（4）鼻托：作用就是支持镜身，并与镜腿共同起到保持眼镜与眼在空间位置稳定性的作用。鼻托有两种形式，一种是固定型，另一种为活动型。非金属眼镜架多使用粘接的固定型鼻托。金属眼镜架、混合型眼镜架使用的是活动型鼻托。活动型鼻托，由托叶（叶片、托鼻）和鼻托（托叶、托叶支架）用螺钉连接而成。活动型鼻托最大的优势就是：①可以使叶片更平稳地支撑在鼻梁上；②调整方便。

2. 镜腿

（1）镜腿：是由框突或屈板后部向后伸展，拐过耳上点并贴附于戴用者枕部的部件。镜腿的作用就是使眼镜保持在眼前的稳定状态。

（2）镜靴：应用于金属镜腿的一种附加装置。其作用就是防止压伤耳部与枕部，并借助于垂角起到防止滑动的作用。

镜身与镜腿通过合页与螺钉连接在一起。

（二）眼镜架的材料与分类

1. 眼镜架的材料

眼镜架的材料有两大类，一类为金属材料，另一类为非金属材料，后一类又分为人工材料和天然材料两种。

（1）金属材料：制造眼镜架的材料很多，钛、铜、铝、不锈钢、铁是主要材料，金、银、锌、镍、锰、铬、锡多作为添加、价值材料来使用。在这些材料中，当前使用最多的是钛。这种材料质量轻、强度高、耐腐蚀、无磁性。目前尚未发现对钛过敏的案例。应用这种材料制作的眼镜架可以分为两类，一类为纯钛眼镜架，另一类为合金钛眼镜架。钛的应用方式有三种：全框、镜身、镜腿。与眼镜架有关的钛材料的信息如表 10-1 所示。

表 10-1　关于钛材料眼镜架的相关信息一览表

材料	应用部位	英文标记全称	英文标记缩写	其他
纯钛	全框	Titan-P	Ti-P	PURE TITANIUM，亦称为全纯钛
	镜身	Front-Titan-P	F-Ti-P	
	镜腿	Temple-Titan-P	T-Ti-P	
合金钛	全框	Titan-C	Ti-C	
	镜身	Front-Titan-C	F-Ti-C	
	镜腿	Temple-Titan-C	T-Ti-C	
β-钛		Titanium-100	Ti-100	含 ASTM[①] 认可的钛 90％以上[②]
		β-Titanium[③]-100	β-Ti-100	含 ASTM 认可的 β-钛 70％[④]
钛基形状记忆合金				简称记忆钛，记忆形变量 8％

① ASTM（American Society for Testing and Materials），即美国材料与试验协会。

② 眼镜架的镜圈、镜腿、镜梁等主要部件必须用钛制作，而且不能含有镍成分。

③ β-Ti 是一种比 α-Ti 强度更高，更具有良好冷加工性能的钛合金材料。

④ 还有 1％～25％的钛、1％～10％的铝或其他钛合金，钛的质量必须占眼镜架总质量的 70％（不包括镜靴、合页螺丝、垫圈及托叶），镜圈、镜腿、镜梁等主要部件必须用钛制作，而且不能含有镍成分。

当前眼镜架所使用的形状记忆合金有三种，除钛基形状记忆合金外，还有铜基形状记忆合金和铁基形状记忆合金。铁基形状记忆合金尽管恢复效应相对较差、耐腐蚀性能极低，但加工性能最佳、价格低廉，应当是一种应用前景良好的形状记忆合金。

（2）非金属材料：主要有以下几种。

① 天然材料：通常是指特殊木材、动物角和甲壳。在我国，使用木材和动物角制作的眼镜架极为少见。玳瑁甲曾被视为有较高消费品味的镜架材料，近年因玳瑁被列入保护禁捕动物，这种材料的眼镜架已经在公开销售的领域里消失了。

② 塑料材料：主要有醋酸纤维、丙烯酸酯（有机玻璃）、碳素纤维、聚酰胺（尼龙）和环氧树脂。前四种材料属于热塑性材料；最后一种材料为热固性材料，这种材料在加热到一定程度的又具有热塑性特征。用环氧树脂制造的眼镜架光泽性好、强度高，但形态稳定性较强，收缩性较差。高档及名牌眼镜架是环氧树脂的相对较多。

目前比较流行的还有一种材质为 TR-90 的眼镜架，全称是：Grilamid TR90。这种材料原本是瑞士 EMS 公司研发的一种透明尼龙材料。TR-90，即 EMS 公司的尼龙 12（PA12，化学俗称聚十二内酰胺），具有质量轻（为尼龙材料质量的 85％）、色彩鲜艳（不易褪色）、耐撞击性强（在 −20℃ 和 −40℃ 下按标准进行试验，均无断裂现象）、耐高温（可长期使用温度达 80℃，经热处理后可达 90℃）、无化学残留物释放的特点。应当说这是一种比较适合少年儿童使用的眼镜架。

2. 眼镜架的分类

眼镜架最常用的分类有以下三种。

（1）按材质进行分类：一种最通俗的分类方法。眼镜架是以所使用的材料及加工方式来命名的。例如使用金属材料制造的眼镜架，就叫做金属眼镜架；倘若使用的金属为钛，就可以叫做钛金属眼镜架（简称钛金镜架）。假如眼镜架是使用混合材料制成的，就可以叫做混合眼镜架，如图 10-1 中的眼镜架就是一种由混合材料制成的眼镜架，眼镜行业又通常将图中的镜架叫做秀郎架。图 10-2（B）也是一种特殊形式的由混合材料制成的眼镜架，这种眼镜架需要使用一根尼龙丝对镜片下部进行固定，因此常被叫做拉丝架或尼龙索架。

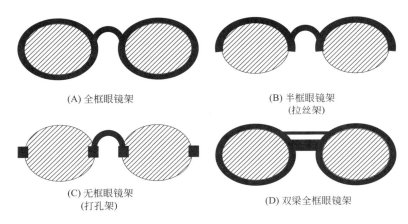

(A) 全框眼镜架

(B) 半框眼镜架
(拉丝架)

(C) 无框眼镜架
(打孔架)

(D) 双梁全框眼镜架

图 10-2　按款式分类时眼架的常见类型

（2）按镜圈形状分类：一种按镜片平面边形来命名的分类方法。这种命名方法中，多使用"框""镜框"来代替眼镜架这一称谓。镜圈形状趋于方形的叫做方镜框，趋于圆形的叫做圆镜框，趋于椭圆的叫做椭圆镜框，上部圆阔、下部稍显尖的叫做桃形框。

（3）按款式进行分类：最常被应用的一种分类方法。这种分类中使用频率最高的三种样式为：全框眼镜架、半框眼镜架、无框眼镜架。

① 全框眼镜架：结构牢固，可起到遮掩镜片厚度的作用，对磨边与装配的要求较高。见图 10-2（A）。

② 无框眼镜架：质量轻，结构轻盈、别致，对打孔与装配的要求较高，不足就是强度较差。见图 10-2（C）。

③ 半框眼镜架：特点和性能介于全框与无框眼镜架之间［图 10-2（B）］。

这种根据款式进行的分类，命名时还可以加上镜梁、镜腿的特点。图 10-2（B）就可以命名为双梁全框眼镜架，倘若有的是弹簧镜腿，又可以称为双梁弹簧腿全框眼镜架。

二、眼镜架的选择

（一）少年儿童用眼镜架的基本要求

为少年儿童选择的眼镜架，应满足两种要求。第一种是戴用者对眼镜的普遍要求，第二种是少年儿童特殊的生理需求。

1. 戴用者的普遍要求

所有人戴用的眼镜都必须能满足以下几个最基本的要求。

（1）保证矫正的光学性能：眼镜架应能充分发挥眼镜片的光学性能，否则就失去眼镜架根本的性能。这就要求眼镜架应有一定的物理强度和结构稳定性。

（2）保证人身安全、健康：眼镜架表面应当光滑，不能存在潜在的物理伤害条件，同时要求眼镜架不能含有致敏材质。在帮助被测者选择眼镜架时，应委婉地询问被测者的过敏史，力争推荐对其不具有致敏原的眼镜架。

（3）材质要轻：以减少鼻梁与耳部的承重。例如钛金属眼镜架通常只有12～15g，但较低档的金属眼镜架质量可达钛金属眼镜架的3～4倍。

（4）具有装饰美感：眼镜架戴在自己的眼前终究是要被人看的，从社会交往角度看，眼镜架戴用后给人美感则是必须要考虑的。

2. 少年儿童特殊的生理需求

（1）不影响发育：少年儿童正处于身体的发育期，过重的眼镜架压在鼻梁上，可能就会影响其发育，因此选择较轻的眼镜架还是十分必要的。

（2）价格低廉：少年儿童的矫正眼镜，通常情况下换用是比较频繁的。因此，家长对价格过高的眼镜架都会觉得不值得，价格低廉、款式时尚的眼镜架将会是首选。

（3）坚实耐用：少年儿童活泼好动、大多喜欢运动。因此，就要求眼镜坚实耐用。对于从事竞技运动的少年儿童，还需要考虑眼镜架的防滑性能和必要的矫正视野问题。

从以上叙述看，为少年儿童屈光矫正选一副适宜的眼镜架，是要充分考虑多方面的因素后才能办好的一件事。

（二）眼镜架的选择

在为具有屈光矫正需求的少年儿童选择眼镜架时，除了考虑上述两种基本要求外，还必须考虑到镜框的类型、眼镜架的颜色、眼镜架的款式和眼镜架的规格尺寸等。否则，还是无法落实到具体应使用什么样的眼镜架这件实事上。

1. 脸型与镜框类型

根据脸型来选择眼镜架是最常用的一种方法。图 10-3 就是这种方法应用的示意图，图中选择了四种眼镜框形分别与方形脸、圆形脸进行配用对比。

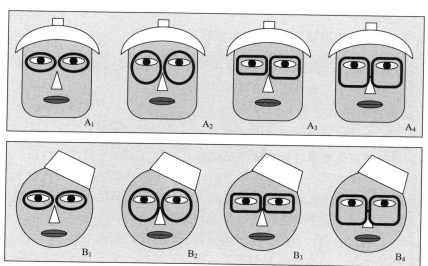

图 10-3　脸型与眼镜架的选择示意图

首先来看图 10-3 中的上排图，A_1、A_2 圆形镜框显然与戴用者方形脸不符。A_4 尽管是方框配方脸，但因镜框立线过长而显得脸过短了；同样的情况见 B_4，戴用者的脸就被遮蔽掉了。A_3 是两种立线长度镜框戴用情景的对比，从感觉上，立线稍长的框要比立线稍短的看起来更舒服，立线稍短的显得脸有些长。

再来看图 10-3 的下排图，只要一看这几幅图，所有人都会感觉 B_1 应当是最合适的，B_2、B_4 都有脸被遮蔽的感觉。而 B_3 给人的感觉则为生硬、刻板，用北京话中的"愣"来表述应当是最为贴切的。

通过以上对图 10-3 两排图的分析，可以得出根据脸型选配眼镜架的基本规律。

（1）方者方之、圆者圆之：方形脸宜使用趋于方形的眼镜架，圆形脸宜使用趋于圆形的眼镜架。

（2）长者长之、短者短之：长脸宜使用立线较长的眼镜架，短脸宜使用立线较短的眼镜架。

（3）镜圈形制应与脸型轮廓趋于一致：最简捷的表述形式。例如，上部窄、下部宽而且偏短的脸型，最适合戴用的眼镜架是什么样的呢？读者首先会想到蛤蟆镜，这种形制的眼镜架应当是上述脸型的最佳选择。

从以上叙述，大家就会明白：选择眼镜架时，未必一定要将脸型分为数十种并找到一一对应的眼镜架类型，只要记住"镜圈形制应与脸型轮廓趋于一致"这一句话就已经足够用了。

2. 肤色与眼镜架颜色

一般而言，肤色较深的人宜选用深色眼镜架，肤色白皙的人宜选用浅色眼镜架。比较健硕的人宜选用较粗犷、豪放的眼镜架，瘦弱娇小者以选用纤细、精巧的眼镜架为宜。

3. 瞳距与眼镜架规格尺寸

选择眼镜架时最好做到瞳距与眼镜架规格尺寸吻合。怎么才算两者吻合呢？这就需要先了解眼镜架的规格尺寸。

（1）眼镜架的规格尺寸：是怎样规定的呢？例如，眼镜架标注的"52□18-125"是什么意思呢？这就是眼镜架的规格尺寸，三个数据分别代表什么意思呢？结合图10-4分别对其进行解释。

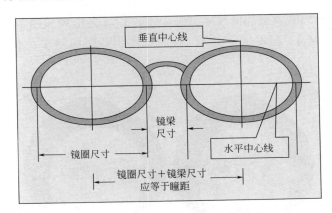

图 10-4　眼镜架的规格尺寸与瞳距的关系

① 52：镜圈尺寸，眼镜架单侧镜圈凹槽底部或镜片边缘垂直外切线间的距离。

② □：采用的是方框法。倘若使用基准线法标记为"—"。

③ 18：镜梁尺寸，过眼镜架左、右镜圈内侧凹槽底部或左、右镜片的内缘外切垂直线间的距离。

④ -：用于表示分割的符号。

⑤ 125：镜腿尺寸，指眼镜腿的总长度。

眼镜架还有几种尺寸是不进行标记的，与眼镜架挑选、定制有关的尺寸有以下两种。①镜圈高度：多用"h"表示，指双侧镜圈凹槽底部或镜片边缘水平外切线间的距离。②镜圈几何中心距：多用"M"表示，指双侧镜圈垂直中心线间的距离，这一距离等于镜圈尺寸与镜梁尺寸之和。

选用眼镜架时还有一项所有戴眼镜的人都有必要遵循的规律，这就是：眼镜架的规格尺寸应当与戴用者瞳距的大小相符合。

目前市场上眼镜架可选择的规格尺寸见表 10-2。为少年儿童，特别是儿童，选择眼镜架时一定要选择与其瞳距适宜或最接近的规格尺寸，这是达到最佳矫正效果的必备条件。

表 10-2　国产眼镜架的规格尺寸

测量部位	镜圈	镜梁	镜腿
规格/mm	33～60	13～22	125～156

（2）被测瞳距与眼镜架规格尺寸的关系：在被测者左、右单侧瞳距均等的情况下，被测者的双眼瞳距（PD）应等于镜圈尺寸与镜梁尺寸之和，即与镜圈几何中心距一致。使用这样的眼镜架，被测者在注视远距离目标时，其瞳孔中心就会与镜圈的垂直中心线相吻合。这是戴用眼镜时，瞳孔中心应当在的位置。

倘若所选择的眼镜架规格尺寸与瞳距不符，就会出现如图 10-5 所显示的外观效果。图 10-5（A）显示的是 $PD<$ 镜圈几何中心距的效果：有类似于内斜视的视觉效果。

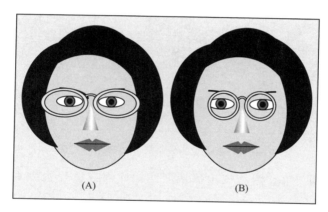

图 10-5　眼镜架尺寸与瞳距不符戴用效果图

图 10-5（B）显示的是 $PD>$ 镜圈几何中心距的效果：有五官过于局促的视觉效果。

显然，这两种情况都不够美观，都对被测者外部形象有一定的丑化作用。

（3）眼镜架垂直位的选择：在眼镜架选择时，要注意的另一个有可能影响外观形象的重要方面是眼镜架在面部的垂直位置。图 10-6 所显示的就是眼镜架规格尺寸与瞳距相符时的戴用效果图，此时，眼镜架镜圈的上部与眉毛基本处于同一水平，眼镜架镜圈的下缘恰好位于面部 1/3 处。这是眼镜架在垂直方向上的最佳位置。

图 10-7 是两种垂直方位不正确的戴用效果图。图中被测者右眼与眼镜架表

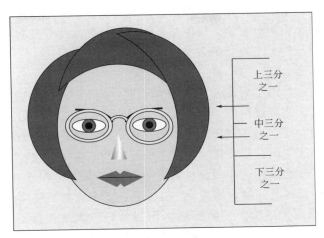

图 10-6　适宜眼镜架的戴用效果图

现的是镜圈位置过高，眉毛进入镜圈之内有一种眼睛上吊的感觉。图中被测者左眼与眼镜架表现的是镜圈位置过低，有一种眼镜够不着眼睛的感觉。在实际戴用中，上吊的配适现象极为少见，但够不着眼睛的现象却是司空见惯。另外，上下够不着的戴用现象也是比较普遍的，图 10-7 中被测左眼与虚线镜圈的关系，是由眼镜架的立线过短所致，这种眼镜架的矫正视野过窄，不适合少年儿童戴用，因为过窄的眼镜架有可能会因视野注意范围缩小而对心理、生理产生不适宜的影响。

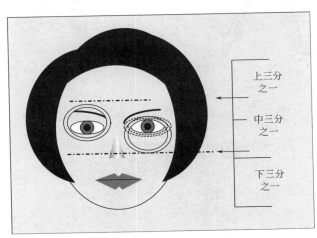

图 10-7　两种不适宜眼镜架戴用的效果图

4. 鼻托的形制

（1）儿童鼻部的结构特征：鼻梁在眼镜戴用中具有极为重要的支撑作用，鼻梁的高度与眼镜合理戴用具有非常密切的关系。亚洲人鼻梁的高度、宽度一般要比欧洲人低一些、窄一些。儿童鼻部的表现更为明显，这是由于面部颅骨发育不全，儿童的鼻和鼻腔相对短小。新生儿及初生数月婴儿几乎没有下鼻道。随着年龄的增长，面部颅骨、上颌骨的发育以及出牙，鼻道逐渐加长、加宽。到 4 岁时，下鼻道才完全形成。

给少年儿童选择用于屈光矫正的眼镜架时一定要考虑到儿童鼻部的两个特征：①鼻梁较低；②鼻道短。

（2）鼻托的选择：为儿童选择适用的眼镜架时，在鼻托方面的基本要求是配制眼镜后镜片不能贴面。按常规，镜片与角膜的距离应保持在 12mm。但市场上儿童眼镜架戴用时能保持这样距离的相对比较少，尤其是在选择 TR-90 材质眼镜架时，更要注意这个问题，倘若确实存在鼻托低的问题，就应当使用黏附鼻托以满足标准镜-眼距的需要。倘若预估到配制的眼镜无法保持这一标准距离时，配镜的度数应进行必要的修正（近视可降低 $-0.25DS$，远视可增加 $+0.25DS$）。

不论是家长还是眼镜店验、配人员，给比较小儿童选择的眼镜架都倾向于非金属材质的。但这种眼镜架的镜梁尺寸偏大、鼻托相对较低。因此在挑选时，一定要选择镜梁尺寸较小（表 10-2）、鼻托相对较高的眼镜架。

① 固定性鼻托（又叫做非金属性鼻托）：为儿童配屈光矫正眼镜时应选择加高鼻托类型的眼镜架 ［图 10-8(A)］，不宜选用普通类型的眼镜架 ［图 10-8(B)］。

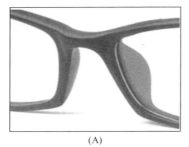 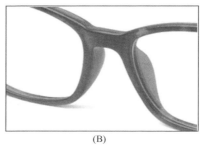

| (A) | (B) |

图 10-8　加高鼻托眼镜架（a）和普通类型眼镜架（b）

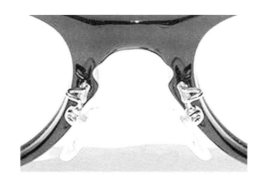

图 10-9　混合型活动性鼻托

②活动性鼻托：这种鼻托又分为混合型和全金属型两种。对于较大儿童、少年，也可以建议选择图 10-9 这种屈曲状金属托梗的混合型鼻托的眼镜架。不论从调整的难易还是从屈光矫正效果讲，这种类型的鼻托则是更为理想的类型。

③黏附型附加鼻托（图 10-10）：倘若没有加高鼻托的眼镜架供选择，可以使用附加黏附鼻托予以补救。这种附加鼻托一般还具有防滑功能。普通类型眼镜架黏附附加鼻托的效果如图 10-11。

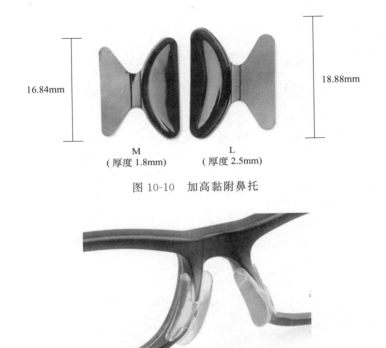

16.84mm

18.88mm

M
（厚度 1.8mm）

L
（厚度 2.5mm）

图 10-10　加高黏附鼻托

图 10-11　加用加高黏附鼻托的眼镜架

眼镜架的选择，还会因个人嗜好、价格因素、个性和特殊需求有着相当大的变数。但是，只要按照前面介绍的方法进行选择，帮助青少年屈光矫正者选择一款既能适合屈光矫正需求又大方美观的眼镜架是没有问题的。

第二节
眼镜片的选择

眼镜架在没有镜片的情况下，充其量只能当作照相的道具。既然要解决屈光矫正问题，还需要对眼镜片进行选择。从屈光矫正意义上讲，眼镜片的选择要比眼镜架的选择更为重要，因为眼镜片所能起到的光学作用，才是屈光不正矫正者需要戴用眼镜的最直接原因。质量状况不佳的眼镜片必然要影响到屈光矫正效果。这一节将对眼镜片的材质及其应用性能进行介绍。

一、镜片的种类

常用的眼镜片有两类，一类是光学玻璃镜片，一类是光学树脂镜片。

（一）光学玻璃镜片

光学玻璃镜片是一种比较理想的镜片，玻璃镜片的分类及光学性能见表 10-3。

表 10-3　玻璃镜片分类及光学性能一览表

镜片种类	主要成分	色泽	折射率	色散系数	透光率/%	吸收紫外线/nm
光白片	钠、钙、硅酸盐	无色	1.523	58.7～60.5①	91	330
光蓝片②	光白材料＋氧化铈	淡蓝	1.523	≥56	84	340
光粉片③	光白材料＋氧化硒	淡粉	1.523	≥56	84	350
高折镜片	光白材料＋铅	无色	1.7～1.9	41.6		
有色镜片	光白材料＋致色元素					
光致变片	光白或有色材料＋卤化银	变色	1.523	57		335

① 光学白片的色散系数为 60.5，光学 UV 白片的色散系数为 58.7。

② 又称为光学克罗克斯镜片，在白炽灯下呈浅紫红色。

③ 又称为光学克罗克塞镜片。

这种镜片化学性能稳定，光学性能良好，色散程度小，镜片强度较高，眼镜架所产生的内应力对眼镜片光学性能影响极小。冕牌玻璃的透光率可以达到91%，色散系数可达到57～58.5。

目前我国眼-视光学界在屈光矫正时，已经极少使用玻璃镜片了。这可能与玻璃镜片易碎、较重等多种因素有关。

（二）光学树脂镜片

树脂是一种遇热变软、具有可塑性的高分子化合物的总称。制作镜片的树脂材料均为人工合成树脂。以树脂作为原材料制成的产品就是塑料。但是，在光学领域里一般将这种镜片称为光学树脂镜片。光学树脂镜片，最常用的有三种（表 10-4）。

表 10-4　常用光学树脂镜片材料的物理特性比较及戴用选择参考表

特性	单位	CR-39①	PMMA②	PC③	根据性能选择排序	
					性能排序顺序	选择戴用排序参考
透光率	％	92	92	87～89	从高→低	CR-39＝PMMA＞PC
折射率		1.50	1.49	1.59	从低→高	CR-39＞PMMA＞PC
阿贝数	V_D	58～59	57～58	31	从高→低	CR-39＞PMMA＞PC
6.5mm 落球冲击强度	kg·cm	49	34	244④	从强→弱	PC＞CR-39＞PMMA
洛氏硬度	M	100	80～100	70	从硬→软	CR-39＞PMMA＞PC
热变形温度	℃	140	100	138～142	从小→大	PMMA＞PCCR＝－39
饱和吸水率	％	0.2	2.0	0.4	从弱→强	CR-39＞PC＞PMMA
热膨胀系数(α)	1/℃	1.17×10^{-4}	0.7×10^{-4}	0.7×10^{-4}	从小→大	PC＝PMMA＞CR-39
密度	g/cm³	1.32	1.19	1.20	从高→低	CR-39＞PC＞PMMA

① 化学名称为丙烯基二甘醇碳酸酯。

② 化学名称为聚甲基丙烯酸甲酯。

③ 化学名称为聚碳酸酯。

④ 指未加膜的 PC 镜片，加膜 PC 镜片为 152m/s。

关于 CR-39、PMMA、PC 三种树脂材料的物理性能情况，请参阅表 10-4。从表中可以得出这三种材料在眼镜配制中的各自优势：PMMA 的透光率较高，CR-39 的色散程度较低、饱和吸水率低，PC 的抗冲击性能最好。三种材料在眼镜配制中的各自劣势是：PMMA 的热膨胀系数较低、饱和吸水率较高，PC 的色散程度较高、片基较软。厂商基本上是根据树脂材料的性能来制造相应镜片的，三种材料制造的镜片基本情况如下。

1. CR-39 树脂镜片

CR-39 树脂镜片常用于制作各类屈光矫正镜片（近视镜片、远视镜片、双光镜片和渐进镜片等）、遮阳镜片、白内障用镜片等。

2. PMMA 树脂镜片

PMMA 树脂镜片常用于制造太阳镜、老花镜、菲涅尔棱镜等。

3. PC 镜片

PC 镜片通常用于制作防护眼镜、偏光眼镜，也用于各类屈光矫正镜片（近视镜片、远视镜片、双光镜片和渐进镜片等）的制造。

PC 镜片最大的特点是抗冲击性能强大，因此这种镜片常常被推荐作为运动员和儿童、青少年屈光矫正的首选镜片。

（三）常用镜片的比较

表 10-5 中所列的玻璃镜片与树脂镜片，是比较常用的几种不同折射率的镜片。从表中可以发现：随着折射率的提高，镜片的阿贝数也在减小，色散程度就会加大。而且折射率越高，阿贝数也就越小，色散程度也就会越大。

表 10-5　常用镜片折射率、阿贝数、密度及色散程度情况对照表

玻璃镜片				树脂镜片			
镜片名称	折射率	阿贝数	密度	色散程度	镜片名称	折射率	阿贝数	密度	色散程度
冕牌玻璃	1.523	59	2.61	320	普树镜片	1.502	58	1.32	355
1.5 变色	1.523	57	2.41	335	普树变色	1.502	58	1.28	390
1.7 光白	1.705	41	3.21	335	超薄片	1.56	37	1.23	370
1.8 光白	1.807	34	3.65	330	特薄片	1.6	36	1.36	380
1.9 光白	1.89	30	3.99	350	超超薄片	1.67	32	1.36	375

在使用高折射率镜片时，戴用者必须接受在矫正视觉上较大的色分离现象。这种获得性色分离现象会不会对视觉的发育和观察产生影响，目前还不是十分清楚，但对视像的清晰度显然是有影响的：可以在一定程度上降低分辨力。这种现象在镜片周边部尤为明显。

二、镜片有关术语

对眼镜片进行选择，除需要了解镜片材料有哪些特性以外，还必须了解与屈光矫正有关的镜片术语，这是有效选择镜片并使之发挥最大优势的基本知识。这些术语可以分成两类。一类是有关透镜的术语，一类是光学性能术语。

（一）透镜术语

1. 顶焦度

顶焦度可分为前顶焦度与后顶焦度。前顶焦度是指镜片前顶点与镜片第二主焦点距离的倒数；后顶焦度是指镜片后顶点与第一主焦点距离的倒数。这里所讲的距离是以 m 为单位的。当前应用眼镜片的前顶焦度与后顶焦度，在表现上是不相等的。在屈光矫正中应用的顶焦度为后顶焦度。顶焦度的计量单位为屈光度，代表符号为：D（diopter）。

2. 球镜度与柱镜度

在各子午线上具有同一屈光力的透镜，叫做球面镜，这种透镜的屈光度被称为球面镜度，简称球镜度，其代表符号为 DS（diopter spherical）。

在各子午线存在屈光力差异时，这种镜片就是含有柱面镜成分的镜片，这种屈光力的差异一般呈正交状态。屈光力绝对值较小的子午线上的屈光度，就是镜片的球面镜度。屈光力绝对值较大的子午线上与屈光力绝对值较小的子午线上的屈光度之差就是柱面镜度，柱面镜度的数值与屈光力绝对值较大的子午线上的屈光度一致。柱面镜度简称柱镜度，其代表符号为 DC（diopter cylinder）。柱面镜的轴向位于屈光力绝对值较小的子午线上。球面镜度为 0.00 的镜片称为单纯柱镜；球面镜度≠0.00 的镜片称为球柱联合透镜。

3. 棱镜度

三棱镜是指对光线只具有偏移而不具有聚散力的镜片。镜片所具有的对光的偏移力就叫做棱镜度。棱镜度的表示方法是：cm/m。其标准计量单位为：在 1m 距离使光偏移 1cm 的记为 $1^{\triangle}$。

4. 单光镜、复光镜

只具有单一视距注视功能的镜片就叫做单光镜。而具有两个及以上视距注视功能的镜片就叫做复光镜，如双光镜、三光镜等。倘若视距呈连续无级递进变化，这种镜片就是渐进镜片。

5. 光学中心

主光轴与镜片的交点就是镜片的光学中心，简称光心。主光轴通过光心后方向不变。副光轴通过光心后，出射光线将会发生平行侧移。人们所使用的眼镜片均为薄透镜，当忽略镜片的中心厚度时，可这样予以表述：通过光心的光线方向不变。

6. 子午面、子午线和主子午面、主子午线

通过光学中心的镜片垂直截面就是镜片的子午面，表示子午面所在方位线性位置的线就是子午线。透镜的主子午面是指镜片上具有最大屈光力及最小屈光力的垂直截面，两个主子午面所在的线性方向就是镜片的主子午线。这里需要特别说明的是，主子午线是一条曲线，但在眼镜矫正中，主子午线往往会被理解为一条直线。

7. 毛坯、毛片

未进行表面光学加工的镜片，就叫做毛坯镜片。已经进行过表面光学加工的、尚未进行磨边加工的镜片就叫做毛边镜片，简称毛片。

（二）光学性能术语

1. 透光率

透光率又叫做光透过比，为透过光通量与入射光通量之比。

2. 折射率、折射率/温度比

光线通过介质时所发生的偏离程度就叫做折射率，其代表符号为 n。

折射率/温度比是指：光学材料折射率随温度增加的增加幅度。即每增加 $1℃$，折射率 n_C、n_D、n_F 的增长值为 B_C、B_D、B_F。

3. 阿贝数

阿贝数为色散程度的倒数。阿贝数越大，色散程度越小，反之，则会越大。

4. 抗冲击强度

抗冲击强度的测试可以分为动态试验和静态试验两种，镜片性能标注的抗冲击强度一般是指落球试验冲击与弹道试验冲击，大多是以 6.5mm 小球接触镜片时的运动速度来标记抗冲击能力的。

5. 洛氏硬度

硬度是指材料对另一物体压入而不产生离散与变形的能力。洛氏硬度是由美国冶金学家洛克威尔提出的，以一定荷重将淬硬的钢球或顶角为 $120°$ 的圆锥形金刚石压入试样表面，以表面凹坑深度来计算硬度大小的指标。

6. 热变形温度

将样品放在一种等速升温的适宜传热介质中，在静弯曲负荷作用下测出样品达到规定值的温度。这个温度就叫做热变形温度。

7. 饱和吸水率

在一定温度下，将样品在水中浸泡一定时间所增加的最大质量比，就是饱和吸水率。

8. 线膨胀系数

物体温度升高 $1℃$ 时，其相对伸长率就称为线膨胀系数，以 α 表示。线膨胀系数和耐热性能的关系是：线膨胀系数越小，耐热性能越好。

9. 密度

单位体积试验材料的质量就是密度。

三、镜片选择

眼镜配制中，除了要对眼镜架进行选择外，还要对镜片进行必要的选择。镜片选择的基本要求是什么呢？青少年屈光矫正中选择镜片应当注意什么呢？

（一）基本要求

在镜片选择方面主要包括：透光率、折射率、阿贝数、抗冲击性能、耐磨性、质量和抗紫外线性能等多方面的因素。

在镜片的选择中，当然也会有一定的利、弊（表 10-6）。如选择高折射率镜片，阿贝数就会较低，显然镜片周边部的边缘彩虹现象就不可避免地要更明显。这是在选择镜片时必须予以考虑的。当选择了这样的镜片，如何减少边缘彩虹现象呢？应当说只有一个办法，就是选择镜圈较小的眼镜架，减小镜片的直径。当然片径的缩小又会减小屈光矫正的视野。这也就是说，当进行某一种选择时，在可以得到其某一种优势的同时，也将带来其附属的、不可避免的劣势。在帮助被测者进行镜片选择时，应当以科学的态度帮助其保持理性选择的心态，不可以功利心太重。例如，对 $-1.00D$ 近视眼所使用的镜片，就不应当建议戴用者使用高折眼镜片。这两种折射率的镜片，在这样的镜度上是很难显示出明显的厚度差异的。因此，这一屈光矫正度使用高折镜片，不但减不了薄，还获得较大的色散视觉效应，这显然是让人多花了钱，又得到了本不应当得到的不良结果。

表 10-6　镜片性能选择的利与弊

镜片性能	参数高	参数低	提高性能的方法	可能产生的影响
透光率	视物清晰如洗	感觉不太亮	应用增透膜	
折射率	可能会较薄	相对较后	*	高折:色散较大 高折镜片周边在视觉上 会呈现边缘彩虹效应
阿贝数	视物清晰	视物清晰度下降		
抗冲击性能	对眼越安全	对眼相对不安全		高抗冲:减小眼风险
耐磨性	不易出现划痕	易出现划痕	应用加硬膜	
重量	造成鼻梁压迫	鼻梁压迫相对较轻	*	重:影响戴用舒适度

（二）少年儿童戴用镜片的选择

青少年在选择镜片时，应尽可能选择：高透光率、低折射率、高阿贝数，并具有较强抗冲击性能、耐磨性，质量较小和抗紫外线性能较好的镜片。那么，在具体做法上应当注意哪些问题呢？专业人士普遍认为应当注意以下问题。

1. 尽可能以普通折射率镜片为选择对象

少年儿童屈光不正的矫正应以保证获得尽可能完美的视像为基本条件。因此，在选择镜片时，少年儿童以选择 CR-39、PMMA 这两种材料的树脂镜片为宜，折射率为 1.5 的 CR-39、PMMA 眼镜片应列为首选。从镜片材料而言，屈光矫正镜度高于 $\pm 6.00D$ 的被测者可以考虑选择高折射率镜片，以便减少镜片的厚度与镜片的质量。少年儿童选择低折射率镜片的原因有两个。

（1）保护少年儿童视觉功能健康发育的质量。少年儿童正处于生长发育时期，视觉功能也向更完善的程度发育、发展，而视觉功能的发育只有在获得高质量视像的条件下才能得到健康的结果。相比较而言，镜片的折射率越高，阿贝数就会越小，其色散程度也就会越大（表 10-5）。色散程度越大的镜片，镜片周边的成像质量也就会越差。镜片周边成像质量差的高折射率镜片会不会造成"周边视野"在一定程度上的被剥夺，目前没有相关研究资料（高折镜片毕竟价格相对较高）。但可以肯定，这种影响一定是客观存在的。

（2）少年儿童屈光不正程度相对较低。绝大多数少年儿童屈光不正程度相对较低，从屈光矫正效果和观瞻效果而言，没有使用高折射率镜片的必要性。

当然，对于较大儿童，其屈光度较高者，可以考虑使用高折镜片，但验光、配镜人员不宜采取积极推荐的办法。尽管高折镜片产生的经济效益会相对较高，但从儿童视觉发育而言还是以慎重为宜：屈光度不超过 4.00D，最好不推荐使用高折镜片。

2. PC 镜片最适宜的应用方法

选择 PC 镜片制作的眼镜，最大的优势就是其抗冲击强度较大，对抗剪切的强度较大。但是，这种镜片的色散程度相对较大。这种镜片最适宜在对抗强度较高的运动中予以使用。这种镜片在保养与使用中要注意以下问题。

① 加工时不能接触丙酮、乙醚、胶水等。

② 避免使用香水、杀虫剂。

③ 清洁镜片宜冲洗、不宜擦。

在平时生活与学习中，为了少年儿童能够更准确地把握物象的精确信息，还是以使用 CR-39、PMMA 材料的镜片为宜。

3. 最重要的选择

镜片选择方面有三件事必须给予足够的关注。

第一，镜片的屈光镜度准确。屈光矫正镜度的些许偏差，尽管不一定会造成严重的问题。但是，往往会给眼镜的适应性调整带来一定的问题。因此，给眼镜戴用者提供具有高精度的镜片是一件首先应注意的事情。高精度的镜片除要求屈光矫正镜度精确以外，镜片还必须没有表面疵病（螺旋或条状纹、霍光、橘皮、麻点、划伤等）及材料缺陷（不均匀、气泡等）。

第二，要向使用者明示镜片使用中的注意事项。例如使用加膜的树脂镜片，就不适宜在高温下作业，尽管镜片本身产生的变化可能不大，但膜层的变化是显而易见的。桑拿浴后镜片发生的条状纹、霍光改变就属于这种情况。类似这些问题，是有必要向被测者予以说明的，这会起到避免消费者发生不必要损失的作用。

第三，少年儿童屈光矫正眼镜，不宜选择有色镜片与变色镜片。长期使用有色镜片与变色镜片，可能会使视觉反应能力降低，还可能会因视锥细胞长期处在较暗的环境下而使明视适应功能下降和视力下降。

第三节
眼镜的配发

任何眼镜的最终目的都是要让定配者进行舒适的戴用，提高其在生活与工作中的视觉质量，并为被测眼之后的正常生理发育和发展创造条件。那么，眼镜的定制、装配、配发与指导在屈光矫正中的意义何在呢？这就是这一章要讨论的问题。

是不是有了验光师、营销师、定配师精益求精的工作，就可以使戴镜者获得最佳的屈光矫正效果了呢？这样的认识是有缺陷的。这是因为验光师、营销师、定配师工作的结果是产生了一副眼镜，即有了进行屈光矫正的客观实物。但是，这个实物必须交付到被测者手中，只有在实际戴用中才会发挥矫正作用。而在这之前，眼镜架与眼镜片的选择，眼镜的定制与装配等，都与眼镜的质量息息相关。而眼镜交付被测者时的针对性调整，则又是实现矫正目标最为关键的一项工作。

眼镜的交付与调整称为：眼镜的配发。这是眼镜行业将自己的服务性工作落实到实际戴用的最后一项工作。这项工作，是使定配的眼镜进入实际戴用的一条纽带，是眼镜店服务水平与验、配镜水平的窗口。

一、眼镜的配发工作

通常情况下，眼镜店中从事装配好眼镜配发工作的部门，叫做取镜处（部）。一般而言，较大的眼镜店、验配中心，都有自己独立的取镜处。而较小的眼镜店，这项工作大都由验光、销售人员兼管。

（一）眼镜配发的主要工作

取镜处的工作人员，一般都是 3～5 人。大多由 1～2 名资格较老的师傅负责这项工作相关技术的把关工作。眼镜配发工作大致上讲有以下几项。

1. 眼镜店内的工作流程

取镜处的工作中，把好该部门装配眼镜的进口关，是一项不可忽视的工作。这项工作的内容就是：和磨边装配部进行有关装配眼镜的验收、交接工作。

① 按眼镜定配单，对交来的装配眼镜逐一点数，核对；

② 对眼镜的镜度、装配质量进行检查、评定；

③ 对符合装配质量要求的装配眼镜进行签收。

2. 装配眼镜的配发

取镜部最重要的一项工作就是：将装配好的眼镜，准确地发放到取镜人手中。

① 按取镜单相关项目，查找已经装配好的眼镜，并请取镜者确认已装配好的眼镜；

② 请眼镜的戴用者进行试戴，并给予相应的指导；

③ 根据戴用效果进行实际戴用调整。

3. 眼镜修理、调整工作

取镜部的工作还包括：对发生问题和损坏的眼镜进行修理和修配。这项工作，大多设置为免费服务项目，工作内容包括以下几项。

（1）对眼镜进行超声波清洗。这是眼镜店近年新开展的项目，这项工作大多是为了密切与戴镜者的关系，以便提高眼镜店的服务信誉。

（2）对戴用中发生轻微变形的眼镜进行调整。

（3）眼镜维修。对因使用不当造成变形、损伤、断裂的眼镜，进行整形、修理；更换眼镜架、相关部件。眼镜维修给人的感觉是一项很普通的工作。从事眼镜行业工作的人都清楚，这又是一项非常吃功夫的工作。

4. 取镜后的服务工作

取镜处最后一项工作就是：眼镜发放后对眼镜戴用情况的随访工作。这项工作应当至少包括以下两项内容。

（1）在取镜后的15～30天对新眼镜的戴用者进行第一次随访。随访内容：戴用效果、舒适程度；有问题请及时联系解决等。

（2）新眼镜戴用6～12个月后，应进行第二次随访。随访内容：询问戴用状况，建议其进行屈光健康状况的复查。

（二）眼镜配发工作的重点

眼镜的配发工作应当注意哪些问题呢？怎样保证使用眼镜者获得既清晰又舒适的矫正效果呢？笔者认为，取镜处的工作人员应当注意做好以下几项工作。

1. 一般项目的核对

认真核对姓名、性别、年龄等一般项目。

眼镜的戴用者最好能自己来取镜。这是因为眼镜的戴用效果与戴用状况有关。倘若取镜者不是戴用者本人，就无法对眼镜进行针对性的调整。但是，眼镜店又无权不给持有取镜单者配发眼镜。遇到这种情况，应向取镜者特别说明：请戴镜者尽早到眼镜店进行眼镜的调试，以免影响戴用效果。

2. 眼镜屈光矫正数据的核对

在配发眼镜时，应注意对眼镜屈光矫正数据进行核对，可以从以下两个方面进行相关项目的核对。

（1）单侧镜片：以核对屈光矫正镜度——球镜度、柱镜度和轴向数据为主。

（2）双侧对比核对：以核对光学中心位置为主要内容。

3. 装配质量的检查

装配质量的检查，应以眼镜前倾角、镜面角的检查为主要内容。

4. 眼镜的戴用调整

经以上相关项目的核对，没有发现问题时，就应当进入对眼镜的戴用调整程序。对眼镜的戴用调整，主要是要保证渐进眼镜在戴用中能与双眼保持较稳定的空间状态，这就要求在调整中一定要注意以下三个方面的调整。

（1）鼻托的空间位置：鼻托是保证眼镜稳定的支撑点，鼻托与眼镜角度在空间的状况如图 10-12 所示：图 10-12（A）为从眼镜的前面观察所看到的鼻托与眼镜架的关系。鼻托的长轴与垂直线的夹角叫做正面角，又叫做前角，其参考值为（27.5±7.5）°。图 10-12（B）为从眼镜的侧面观察所看到的鼻托与眼镜架镜圈的关系。鼻托的长轴与镜圈方向的夹角叫做侧面角，又叫做垂角、侧角，其参考值为（12.5±2.5）°。图 10-12（C）为从眼镜的上方观察所看到的鼻托与眼镜架的关系。鼻托的横轴与镜平面的夹角叫做俯角，又叫做斜角，其参考值为（27.5±7.5）°。

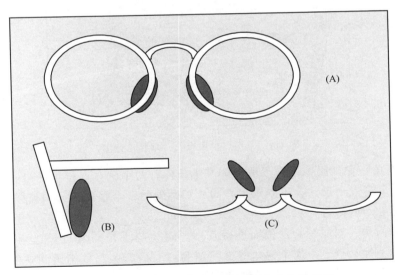

图 10-12　鼻托在眼镜架各视面所成角度的示意图

鼻托在三个视面上的视角尽管有相应的参考值。但是，这些参考值并非是硬性规定值，调整的关键是要使鼻托能够平稳伏贴在鼻梁两侧，以便使鼻托起到良好的支撑作用。调整的标准是：保持镜片与眼的距离为 12mm；眼镜的下框缘与戴用者面颊至少保持 5mm 的距离。

（2）镜面角：对眼镜调整的第二个方面就是镜面角，这是戴用者在视远时其视线垂直通过镜片平面的保证。而这一保证是戴用者有良好双眼同视功能的重要条件。

通常情况下，镜面角（图 10-13）的角度为 170°～180°，当选择的眼镜架规格尺寸过大时，这个角度就会相应减小。

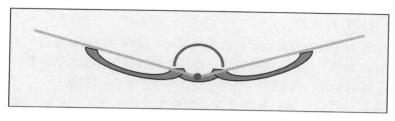

图 10-13　镜面角示意图

（3）弯点的位置：要想保持眼镜与眼在空间位置上的稳定，还需要对眼镜弯点位置和垂内角进行必要的调整。

① 弯点长：见图 10-14。弯点，是眼镜腿折曲的点。弯点长，是眼镜腿弯点前的镜腿长度；垂长，是弯点后的长度。

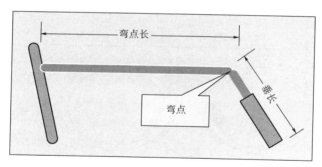

图 10-14　弯点、弯点长、垂长示意图

② 垂角：保证眼镜不向下滑动的基本条件有两个，弯点位置是第一个条件，而垂角则是第二个条件。不同观察方向所观察到的三个垂角，分别被称为：垂俯角、垂内角、垂侧角。

a. 垂俯角：对眼镜架从侧面进行观察，眼镜腿垂长与弯点长这两个部分所夹的锐角（图 10-15）。这个锐角的参照值为：（50±5）°。垂俯角调整的要求是：眼镜架垂长部分与耳背偏上的基部微有接触。

在眼镜调整方面，关键是要调整弯点长的长度。调整的要求是：经调整后的弯点应位于耳根部的最高点，这是保证眼镜不向下滑动的基本条件之一。

b. 垂内角：倘若从眼镜架的前方进行观察，就会观察到眼镜腿垂长的部分向内偏转的角度［图 10-16（A）］。

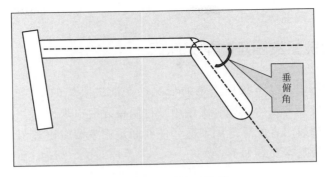

图 10-15　垂俯角示意图

c. 垂侧角：对眼镜架进行俯视观察时，眼镜腿垂长内收的角度［图 10-16（B）］。这里要说明的一点是：为了能够更清楚地显示这一角度，笔者特将图中的左侧镜腿进行了适当的横向增宽处理。

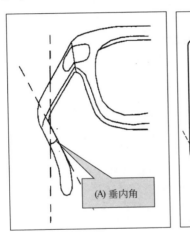
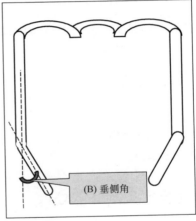

图 10-16　垂内角和垂侧角示意图

垂内角与垂侧角的值相等。调整垂角（垂俯角、垂内角、垂侧角）的目的是保持矫正镜片在眼前稳定的屈光矫正位置。调整的要求可以概括为以下两个词：

轻触——垂长的前缘与耳背偏上的基部微有接触。

抱头——垂长的内面与头的后侧部舒适贴附。

对鼻托的空间位置、弯点的位置、镜面角、垂角的戴用调整，应当说是对屈光矫正眼镜进行调整的重点。对于渐进眼镜而言，这种调整的作用显得尤为重要。倘若这种调整不到位，戴用适应期就会相应延长。而对于使用不能保持与眼具有稳定关系的渐进眼镜，在正确使用渐进眼镜的不同光区上就会增加一定的难度。应当说，当前配制渐进眼镜中，戴用不适的问题常有发生，有相当一部分戴用不适是由渐进眼镜的调整不到位造成的。这是应当引起注意的一个问题。

二、导致眼镜配发困难的常见原因

对于戴用不适，甚至戴用困难的情况，在渐进眼镜的配制中也是时有发生的。这种情况最容易发生在第一次戴用渐进眼镜之时。那么，什么原因能够导致渐进眼镜配发时戴用者发生戴用不适，使在渐进眼发放时出现困难呢？大致上讲有三个方面，其基本要点如下。

（一）验光环节的问题

☆ 选择戴用适应对象出现偏差：如屈光参差过大、瞳高偏差过大等；
◇ 瞳距测量不正确。

（二）开单环节的问题

☆ 未经验光师核实，开单者误写配镜数据；
◇ 应当作光心移动者，未作光学中心移动处理。

（三）磨边与装配的问题

☆ 加工时左、右镜片颠倒；
◇ 磨边中心定位出现偏差；
◇ 装配出现偏差。

三、眼镜配发常见问题的处理

对在眼镜配发中出现的问题，眼镜的配发人员应对具体情况进行分析，根据分析结果进行解决。解决的方法又有两种。

（一）进行调整

对上文中标有"◇"符号的项目，倘若偏差相对较小，可以通过对眼镜架进行适当调整予以解决。

（二）请求复检核实

对标有"☆"的项目和经过调整无法解决的"◇"问题，则必须与有关部门进行交涉，请求予以复查、审核。应当说明的一点是：眼镜配发人员在处理定配眼镜问题上，只有建议权，没有决定权。

第四节
眼镜调整与戴用指导

对于一副已经装配好的眼镜，一般都需要眼镜的戴用者亲自来取。之所以要亲自来取，是因为要想取得良好的戴用效果，还需要做好两项工作。第一，根据被测者头部的解剖特点进行必要的戴用性调整。第二，应做好戴用知识的介绍和戴用的指导工作。这是在最短时间获得眼镜最佳使用效果不可缺少的两项工作。

一、眼镜戴用调整

当被测者来取眼镜时，验光师或取镜部的修理师应根据被测者的头部状态调整眼镜的戴用状态。调整的要点如下。

（一）镜腿调整

根据耳朵前后的位置，调整镜腿弯点的长度。

根据两只耳朵的高低及高度对比，调整身腿倾斜角及左、右身腿倾斜角偏差角。

根据枕部特点，调整垂内角。

（二）鼻托调整

根据鼻梁的高低，调整鼻托的高低。

根据鼻梁的端正程度，调整左右鼻托的高度，以保证鼻梁两侧受力均匀。

根据鼻梁的倾斜角度，调整鼻托的角度。

（三）镜面角调整

对于使用规格尺寸过大、已进行适当光学中心内移眼镜的戴用者，应调整镜面角使视远的视线垂直通过光学中心。

二、眼镜戴用指导

下面以青少年渐进眼镜的戴用指导为例，来说明眼镜的戴用指导问题。只要掌握了渐进眼镜的指导方法，普通眼镜的戴用指导也就会迎刃而解。

（一）渐进镜片各光学区域使用的心理视觉感受

渐进镜片有不同的光学区域，正确、合理地使用这些区域是提高渐进眼镜使用效率、尽快适应的关键。

渐进镜片最佳的视域是宽大的远用区、相对狭窄的过渡区和相对较小的近用区，这三个区域是获得清晰视觉的区域。清晰视觉的获得显然与视距有关：其关系可以用表10-7来说明。

表 10-7 渐进镜片屈光分区使用视觉主观感觉一览表

项目		分区	远用区	过渡区	近用区	周边区
远距离	静态		★★★	★	No	No
	动态	水平	★★	No	No	No
		垂直	★★★	No	No	No
中距离	静态		★★	★★	No	★
	动态	水平	★★★	No	No	★
		垂直	★★	★	No	★
近距离	静态		★★★#	★	★★★	★
	动态	水平	★★#	No	★★	★
		垂直	★★★#	No	★★★	★

注：1. 这一表格是由作者根据自己的体验推论出来的，为更为清晰地说明表格内容所显示的意义，特作说明如下。

2. 带有"★"的说明清晰程度状况和戴用的晕动觉。★的数量代表清晰程度高低或晕动觉的程度。具体说明有以下三种情况：★★★，视觉清晰、没有或基本没有晕动觉；★★，视觉清晰、又可以觉察到的晕动觉；★，视觉不清晰、可能有或有晕动觉。

3. No：表示此项中没有清晰的视觉。

4. #：表示可能会有注视不能持久或明显的视觉疲劳。当戴用者非老视眼时，也可能没有视觉疲劳。

从上表，可以看到渐进镜片各个屈光区域的合理使用范围。这是渐进眼镜戴用者正确使用的基本要求。

（二）渐进眼镜戴用的指导

对戴用渐进眼镜者进行指导，说的是第一次戴用渐进眼镜的人需要指导，使他们熟悉渐进镜片的各光区的位置，并能够在屈光矫正中正确、合理使用渐进眼镜，以便获得比较满意的戴用效果。指导的主要内容，包括以下四个方面。

1. 教会使用中央视区

图 10-17 是渐进眼镜试戴室侧视图。试戴室的长度规格应≥5m。试戴者的眼睛与桌面的距离应为 0.30～0.33m。具体指导与训练的办法如下。

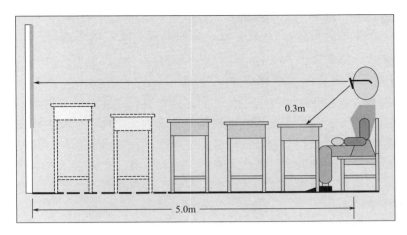

图 10-17　渐进眼镜试戴室侧视图

（1）引导戴用者对远、中、近注视点的注视：是对注视点进行点的注视训练。其目的是：使戴用者熟悉渐进镜片的光区分布，掌握戴用渐进眼镜基本的技巧。具体做法如下：

① 在被测者头保持正位时，注视≥5m 远的目标；

② 在保持头正位的情况下，双眼缓慢小幅度下转，对中距离目标进行注视；

③ 在头稍稍前倾的情况下，注视 0.30～0.33m 的近距离目标。

（2）指导戴用者对远←→近注视点的动态注视观察：目标是要使渐进眼镜的戴用者进一步熟悉渐进镜片光区的注视技巧，并达到在动态注视中正确、合理使用渐进眼镜的目的。这一单元的指导与训练可以按以下顺序进行：

① 远——中、中——远的单方向训练；

　远←→中、中←→远的往复方向训练。

② 中——近、近——中的单方向训练；

　中←→近、近←→中的往复方向训练。

③ 远——近、近——远的单方向训练；

　远←→近、近←→远的往复方向训练。

这一单元指导与训练的基本规律是：先远——中；后中——近。先单向；后往复。

以上两个单元指导与训练的目的是：使渐进眼镜戴用者在"远←→中←→近"各距离间的动态注视中，正确掌握使用渐进镜片中央视区的方法和技巧。这种方法与技巧是高效度戴用渐进眼镜的基础。

2. 近用区只宜在看近时使用

从屈光方面看，近用区的镜度是远用屈光矫正镜度与近用附加正镜度的代数和。从视觉效能方面看，近用区是远用区的雾视镜度区——正镜效度增大一定程度的光度区。在一定意义上说，这一区域相对于远用屈光矫正镜度，是正镜度的过矫区（负镜度的欠矫区）。因此，这一区域只能看近，既不能用来看远距离目标，也不宜用来看中距离目标。

3. 过渡区不宜作长时间注视用

过渡区是渐进镜片中央视区正镜度的渐进递进区，这一区域相对狭窄。这一区域在使用中，尤其在首次戴用渐进眼镜时，不宜使用这一区域进行长时间注视用。否则，戴用者的头就会频繁地做横向运动以寻找清晰的视像。这种现象在不戴眼镜与戴用单光镜的人中是不会出现的。因此，有一些人对这种新增加的视觉运动现象会不适应，过于敏感的人还会以视物不清晰的名义反复要求修理，甚至会要求退掉眼镜。

通过以上介绍，不难得出这样的结论：要在指导与训练中引导渐进眼镜戴用者学会正确使用过渡区的方法。

4. 初戴时，周边区尽可能不用

对于初次戴用渐进眼镜者，要指导、训练其一定要尽量少用周边区。因为使用这一区域视物时，不管是注视什么距离的目标，所获得视像的清晰程度都不会很高。

当然，戴用一段时间渐进眼镜之后，戴用者会自然而然地学会使用这一区域视物——作为发现视觉目标的一种手段。在这一区域发现感兴趣的目标后，戴用者会自动将中央区对准目标。这就是说，周边区的使用只是对引起视觉兴奋的目标，准备进一步获得清晰视觉的先导。

三、眼镜戴用须知

（一）正确使用

只有在眼镜与眼处于良好状态关系的条件下，戴用眼镜才会取得最佳的效果。关于这方面的内容在前面的章节中已经进行过介绍，故在此不再赘述。这里要提到的是如何保持好这一空间关系。

1. 眼镜应当常戴

屈光矫正眼镜是一种需要常戴的眼镜。这是因为这种镜片已经设定远用与近用的光度区，只有在常戴的情况下，才能保证戴用者在看远时不使用调节，而在看近时又能适当减少调节力的使用。这样也就保证了戴镜者在进行近距离工作时，可以使用相对较远所使用的调节力，也就保证了近距离工作时的调节负荷得到缓解。调节负荷的减小就会使戴用者的屈光发展有可能被控制在生理的发展状态。

2. 眼镜应当正确摘戴

眼镜与眼处于良好的状态是戴用屈光矫正眼镜获得舒适视觉以及缓解近距工作时调节作用的重要保证。因此，保持眼镜良好的装成状态是重要的。因此，使用屈光矫正眼镜者一定要双手摘戴眼镜，以免眼镜变形。

3. 眼镜应当妥善放置

在睡眠前、洗脸前，肯定是要摘眼镜的。摘下的眼镜一定要放置在比较安全的地方（如眼镜盒中），以免眼镜被压变形。戴用屈光矫正眼镜之所以要特别注意这个问题，是因为渐进眼镜配制的周期相对较长，特别是定制镜。为了保持持续、良好的戴用效果，最好不要发生中断戴用的事情。

（二）继续做好眼的保健

屈光矫正眼镜的戴用者对这种眼镜必须有正确的认识：戴用屈光矫正眼镜只是为获得良好矫正视力提供了一个有效的工具，绝不是解决了所有的问题。屈光矫正眼镜戴用者，仍旧需要注意眼的保健和视觉的维护，否则也会出现视力下降和不稳定的问题。因此，戴用屈光矫正眼镜后，仍旧要严格掌握阅读、写字的距离（不得小于 0.3m），仍旧要注意端正读写的姿势，只有这样才会使戴用屈光矫正眼镜青少年既提高了学习效率，又达到了尽可能保持屈光发展处于正常生理发育速度状态的目的。

（三）定期复查

戴用屈光矫正眼镜后，屈光度还会发生变化吗？应当说是肯定的。但是，对于绝大部分青少年来说，变化的速度会减慢进而维持在生理发展的限度内，这也是肯定的。从了解、掌握戴用屈光矫正眼镜后屈光度变化规律这一角度考虑，戴用屈光矫正眼镜者同样需要接受屈光学方面的检查。这种检查应当每年至少一次，当戴用者屈光度增长幅度≤0.50D/a 时，可以暂不处理；当戴用者屈光度增长幅度≥0.75D/a 时，应了解戴用状况，给予相应的指导，并应及时换用新的远用屈光矫正镜度眼镜。

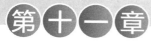

第十一章
少年儿童的科学用眼与少年儿童近视眼矫正须知 >>>

第一节
少年儿童科学用眼

当前只要谈到少年儿童用眼的问题，一定是注意这、注意那，应当这那样做、不应当那样做。关于为什么要这样做，为什么不能那样做没有人讲，讲也是一片大道理，说完也就说完了。尽管"方法"不错，但落实却成了虚无缥缈的事情。为什么不能落实呢？应当说有两个问题没有讲清楚，这两个问题就是：①少年儿童是怎样用眼的？②少年儿童的视觉需求是什么？这一节首先对这两个问题进行分析。

一、儿童、少年用眼的自身条件

1. 眼睛的视线高度对少年儿童用眼的影响

在日常生活中成人与少年儿童经常看到的视野范围是不一样的。造成这种差异的原因是身高。图 11-1 是成人与儿童在站立、行走中主要的视觉方向。成人站立行走中注视的"近"大约是 5～10m，儿童大约是成人的 1/3～1/2。因此，儿童用眼区域比成年人小而且更近。这就是儿童用眼的第一个特征。

2. 骨骼、肌肉发育状况对少年儿童用眼的影响

少年儿童正处在发育中，在骨骼发育的条件下，必然存在以下两个问题。

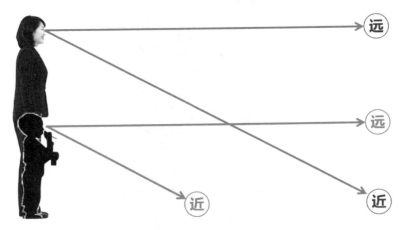

图 11-1　成人与儿童站立、行走中的视线

（1）头前倾。婴幼儿肌肉、骨骼系统还在发育中，脊柱的生理弯曲尚没有达到最佳的状态，不管是直立还是坐姿，婴幼儿的头都会更加前倾、低垂（图 11-2），这又使得视野进一步减小、变近。

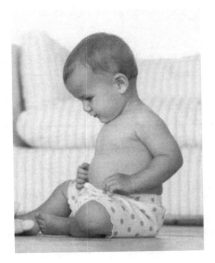

图 11-2　婴幼儿头前倾

（2）近用视距短。幼儿四肢相对较短，这就导致了幼儿手执读物时，注视近距目标，就不可能达到目前公认的科学、合理的 0.33m 的视距（图 11-3）。

以上两种情况都说明，处在生理发育期的儿童由于生长发育的客观限制，处于更趋向于看近的条件之下。处在这种情况下时，只要家长、监护人不注意儿童的健康、合理用眼，就会导致儿童眼睛去正镜度化（负镜度化）的加速，最终导致近视的发生。

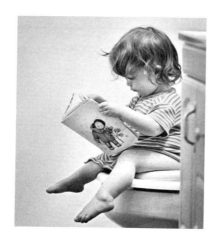

图 11-3　幼儿阅读的视距

3. 视光生理特征对少年儿童用眼的影响

（1）生理视力低下。幼小儿童视觉功能处于发育时期，因此视力比较低下（表 11-1），其裸眼视力在 5 岁时才会达到正常的 1.0，也有 3～4 岁儿童裸眼视力达到 1.0 的报道。

表 11-1　婴幼儿不同年龄裸眼视力（国际标准小数视力）参照值

年（月）龄	1 月	4 月	6 月	9 月	1 岁	2 岁	3 岁	4 岁	5 岁	6 岁
裸眼视力	0.02	0.02	0.05	0.1	0.2	0.5	0.6	0.8	1.0	1.2

儿童在裸眼视力达不到 0.8～1.0 时就无法看清楚远、中距离的视觉目标。这时儿童就会主动或被动地缩短视距使视网膜得到较大的视像，从而提高对视觉目标的分辨能力。这种情况尽管可以在一定程度上提高儿童的视觉分辨力，但是视距的缩短也不可避免地成为眼睛去正镜度化加速的一个条件。

（2）生理性远视。除先天性屈光异常外，儿童出生时的眼睛均为远视眼，这样的远视就被称为生理性远视（表 11-2）。随年龄的逐渐增大，生理性远视的程度会逐渐降低，降低的幅度为：0.25DS/a。儿童眼的屈光以这一速率正常发育的话，将在 14 岁自然发育为正视眼。

假如儿童屈光发育加速，发育为正视眼的时间将会提前，最终将会发展为近视眼。倘若发育速率加快 1 倍（0.50DS/a），将在 7 岁时提前发育为正视眼，7.5 岁即可出现近视，成人后将维持在中度近视眼的范围。当儿童的屈光发育加速 2 倍、3 倍，其发育为近视眼的年龄分别是 5 岁和 3 岁半，14 岁时将发展为高度近视眼、超高度近视眼。

表 11-2　不同年龄儿童生理性远视及发育状况变化的参照值

年龄/岁	正常发育屈光度/D	发育加速后的屈光度/D		
		年加速 1 倍(即 0.50)	年加速 2 倍(即 0.75)	年加速 3 倍(即 1.00)
出生	+3.50	—	—	—
1	+3.25	+3.00	+2.75	+2.50
2	+3.00	+2.50	+2.00	+1.50
3	+2.75	+2.00	+1.25	+0.50
4	+2.50	+1.50	+0.50	-0.50
5	+2.25	+1.00	−0.25	−1.50
6	+2.00	+0.50	−1.00	−2.50
7	+1.75	+0.00	−1.75	−3.50
8	+1.50	−0.50	−2.50	−4.50
9	+1.25	−1.00	−3.25	−5.50
10	+1.00	−1.50	−4.00	−6.50
11	+0.75	−2.00	−4.75	−7.50
12	+0.50	−2.50	−5.50	−8.50
13	+0.25	−3.00	−6.25	−9.50
14	+0.00	−3.50	−7.00	−10.50

客观上讲，远视眼比正视眼、近视眼更适于看远，而不太适于看近，只要看近就要使用更大的调节。儿童过强、过多地注视近距离目标，就会过多地使用调节力，这显然是加速儿童去正镜度化进程不可忽视的重要因素。

（3）调节潜力强大。儿童在 5 岁时睫状肌已经基本发育成熟，但调节与集合的稳定性还不太协调。6～7 岁时睫状肌已经发育完善，调节与集合也达到了基本稳定的状态。这时儿童的调节潜力非常强大（表 11-3）。以 7 岁为例，其调节力的平均值为 14.0D。这也就是说，儿童在正常发育生理性远视＋1.75D 的情况下，使用最大调节力，能看清楚的最近视距约为 0.08m。

表 11-3　不同年龄儿童调节力的参照值

年龄/岁		6	7	8	9	10	11	12	13	14
调节力/D	最小值	11.8	11.6	11.6	11.4	11.1	10.9	10.7	10.5	10.3
	平均值	14.2	14.0	13.8	13.6	13.4	13.2	12.9	12.7	12.5
	最大值	16.5	16.3	16.1	15.9	15.7	15.5	15.2	15.0	14.8

注：1. 本表节选自徐广第《眼科屈光学》表 10-1。

2. 表中 6、7 岁的调节力数值系由 8～12 岁调节的变化规律推算而成。

儿童调节潜力特别强大这一生理特征，既保证了获取近距离目标信息的精确性，也保证了这种信息的快速、及时，也为去正镜度化（负镜度化）生理进程的加速提供了基本的生理基础。

综上所述，处在发育时期儿童眼的屈光是趋向于看远的，其客观条件却都是看近的。5 岁时，其调节与集合生理发育才趋于完善状态，而其屈光状态仍旧保持在＋2.25D，直到 14 岁其生理性屈光度才会减退到 0.00D。因此，少年儿童自身眼睛更适合看远，各种条件却是不适合看远的。在儿童的养育过程中，只要不对视近的行为予以控制，儿童眼睛就会对近距离注视进行适应，其去正镜度化（负镜度化）过程必然会加快，近视的发生、增长是必然要发生的事情。要想做好近视眼的预防、控制，最重要的就是做好大众化少年儿童科学用眼的指导、家长教育的工作，只有把千万家庭教育中的视觉关护与管理工作做好、做扎实，才能遏制近视低龄化趋势发展的势头。

二、儿童、少年怎样看世界？

当了解了少年儿童的自身条件后，还需要了解少年儿童怎样才能满足自身的视觉需求。

1. 视野范围

视野范围说的是少年儿童眼睛能看到的范围，这个视野范围又根据是否伴有头的转动分为静态范围与动态范围。要想比较精确地了解视野范围，首先需要确认现实中人眼注视点的位置，图 11-4 就是人在行走中的注视方向，比水平线大约低 15°。人的视野就是在这样的视线方向下展开的。对于尚未完成脊柱生理弯曲建立的年幼儿童，视觉方向会低于 15°。

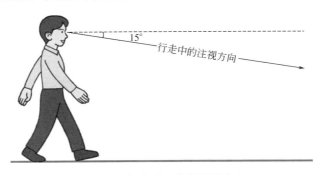

图 11-4　行走时，人的注视方向

这种注视点偏低的情况对横向视野范围的影响很小，图 11-5 显示的就是人眼视野的横向范围，其中深色范围显示的是通过单纯动眼即可看到的范围（正视方位）。其中稍浅的区域，则是在保持身体姿势不变的情况下需要通过转头来实现的视野范围（侧视方位）。

但是视线注视方向低于水平 15°的情况，对于人眼视野纵向范围的影响是很

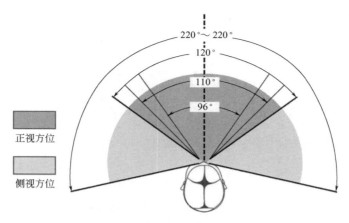

正视方位

侧视方位

图 11-5　人眼视野范围的横剖面

明显的。图 11-6 显示的就是人眼视野的纵向范围，其中横向条纹范围显示的是看正前方时即可看清楚的范围（不动眼可注视的范围）；纵向条纹显示的区域，则是需要通过动眼方可完成视觉作业的范围；灰色区域所显示的范围，仅通过动眼是不能实现视觉作业的，必须辅以头的俯、仰动作，才能顺利完成眼的视觉作业。

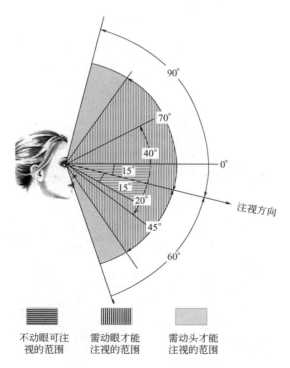

注视方向

不动眼可注视的范围

需动眼才能注视的范围

需动头才能注视的范围

图 11-6　人眼视野范围的纵剖面

2. 多彩世界

儿童从睁开眼睛面对的就是一个多彩的世界。但是，儿童并不是一睁开眼就能感知、分辨颜色的，5个月时具有初步感知颜色的能力；2岁时具有可以接受辨别颜色检查的能力；4岁时色觉功能发育完善，且视觉精细分辨力（视力）的发育也同时达到正常水平。

三、验光、配镜与儿童、少年的需求

儿童"看世界"是有一个发展过程的，对于怎样给儿童选择玩具，如何给儿童布置生活环境，怎样养成、调整儿童的用眼习惯都有重要的提醒、警示作用。在这里着重说明与验光、配镜相关的问题。

1. 验光年龄

对于多大的儿童可以接受验光这个问题，历来没有一个明确的说法。但要说清这个问题，就要从客观验光法、主观验光法来说明。

（1）客观验光法：一种由检测者借助相关仪器对被测眼进行屈光矫正镜度检测的方法。两种方法最常见：电脑验光仪检测法、检影镜检测法。

① 座式电脑验光仪：相关内容见第二章。这种设备安放位置稳定、体积相对较大，因此不太适宜对低龄儿童进行屈光检测。

② 手持式电脑屈光检测仪：对于儿童的屈光检测目前多使用"视力筛查仪"（应当说，这种习惯称谓并不正确），这种仪器是检查不了视力的，这是一种携带方便、使用简单、检测快捷的手持式电脑屈光检测仪（图11-7）。

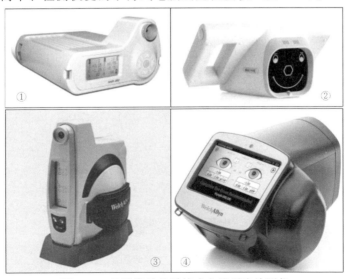

图11-7　几种常见的手持式电脑屈光检测仪

目前，这种设备不但在我国大、中城市儿童健康体检中得到普遍应用，在屈光普查工作中也得到了广泛应用。图 11-8 是这种设备在 1m 距离进行检测的情景。

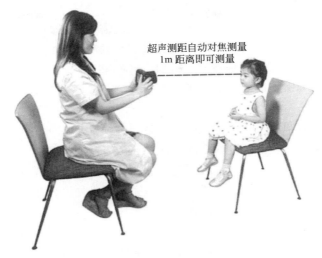

超声测距自动对焦测量
1m 距离即可测量

图 11-8 手持式电脑屈光检测仪实际检测情景

③ 检影镜屈光检测：检影验光最常见的两种模式如图 11-9 所示，其中①是使用试戴眼镜架进行检影验光的情景，②是使用综合验光仪进行检测的情景。

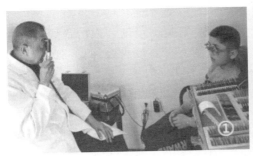
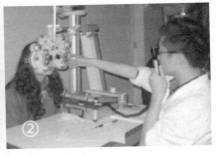

图 11-9 检影验光最常见的两种模式

从以上两幅图可以看出，对于成人与年长儿进行检影验光是没有问题的。但对低龄幼小儿童来说，试戴眼镜架和综合验光仪都是难以克服的障碍。

综上所述，对于低龄幼小儿童的屈光检测、监控唯一可以使用的检测仪器就是手持式电脑屈光检测仪。

（2）主观验光法：检测者凭借被测者对视标进行分辨并准确陈述的信息进行判定的屈光检测方法。这种方法对成年人、青少年、年长儿是不存在任何问题的。但对于儿童（特别是幼小儿童，尤其是第一次接受屈光检测的儿童）来说，虽然可以准确分辨，但很难能准确表述看到的视觉信息。不管是从视觉健康而言，还是从预防、控制近视眼的严峻现实而言，都有必要正视这个问题。在这里，仅提供以下两点建议。

① 行为配合训练。验光是一个过程，检测总是需要一段时间。对于活泼、爱动的幼小儿童来说，坚持住是有难度的。这就需要注意两点。

第一，在孩子养育中，要训练、培养孩子在共同活动中主动、被动配合的行为习惯。这种行为模式的训练还没有得到应有的重视。

第二，一旦遇上不能配合的儿童，强行检测是没有太多意义的。不配合也有两种情况。

完全拒绝：哭闹就是不接受检查。遇到这种情况，只能停止屈光检测，让家长对孩子进行劝说、训练，争取让孩子达到能配合验光的状态后，再进行验光。

断断续续：这就是人们常说的"没长性"。遇到这种情况，检测者就要调整自己的心态，在顺应孩子行为习惯的情况下完成屈光检测任务，只有这样才能获得儿童最放松状态下的屈光矫正数据。

② 视力检查模拟训练。主观验光贯彻始终的操作就是：视力检查和核对。表现在被测者行为就是对视标的精确辨识与准确表述。对幼小儿童来说，这是需要有一个认知、熟悉过程的，这个过程完成得越早对儿童视觉健康和预防、控制近视的监控工作就会越有利。

2. 精确球镜度

对儿童进行验光可以获得精确的球面屈光矫正数据吗？对于这个问题，不能一概而论，而是要从两个方面来看。

（1）孩子是否具备相应的视觉功能。目前精确球镜度使用的最经典的方法是：红绿双色对比试验。那么，多大的孩子能够有效接受这种检测呢？一般说来，孩子在 2 岁时可以接受颜色的分辨检查，4 岁时色觉发育完善，这就是孩子所具备的视觉、色觉的生理功能基础。这也就是说，孩子在 4 岁时就应当可以有效接受红绿双色对比试验的检测。

（2）检测者是否调动了被测儿童的视觉功能。较小孩子不但比较好动，而且理解能力还相对较差，在验光中就会表现为接受指令后主动与被动配合的协调能力较差。这就是给孩子验光、配镜容易出现偏差的原因。给孩子验光需要注意两点。

① 调整好孩子的情绪，精确检测。给比较小孩子验光时不能着急，一定要在和孩子的互动中将其调整至最佳的状态，只有这样才能最大限度地发挥孩子的形觉能力和色觉能力，只有这样才能检测出准确的屈光矫正镜度。

② 屈光矫正镜度不能猜。当前有一种不良的做法就是：在无法精确检测到孩子的屈光矫正镜度时，就凭"经验"给出一个"合理"的屈光矫正镜度作为配镜的处方。应当说，在这一操作中"经验"的可靠性是极为有限的，此时给出的

"合理"屈光矫正镜度也不太可能是合理的。这种"猜"度数的做法是不可取的，必须禁用。

3. 精确柱镜度

给孩子验光，散光可以检测出准确的柱镜度吗？下面以验光中的"散光表"为例来说明这个问题。

散光表检测的被测者视觉条件为 0.6～0.8，而 0.6 被公认为最佳视觉条件。那么孩子在什么时候具有 0.6 的视觉分辨力呢？根据表 11-1 可知孩子在 3 岁时具备 0.6 的视力，4 岁时视力为 0.8，5 岁时视力达到 1.0。

这也就是说孩子在 3 岁时已经具备初步分辨散光表信息的视觉能力，4 岁时应当可以掌握通过散光表接受精确柱镜度检测的技能和能力。

综合"精确球镜度"和"精确柱镜度"内容，应当说，4～5 岁是接受规范屈光检测最初的年龄。

4. 瞳孔散大时检测是"准"的，但不能用于配镜

（1）散瞳验光：验光师对被使用"散瞳药"放大瞳孔的眼睛进行屈光检测的过程。目前普遍使用的散瞳药、作用时间与验光复检时间如表 11-4 所示。

表 11-4　散瞳药的散瞳、调节麻痹作用时间和验光复检时间的对比表

| 药物 | 浓度① /% | 作用时间 | | | | | 验光复检时间 |
| | | 散瞳作用 | | 调节麻痹作用 | | | |
		高峰/min	恢复②/d	高峰/min	恢复③/d	完全消失	
硫酸阿托品	1.0	30～40	7～10	60～180	7～10	15d	2～3 周
后马托品	1.0	40～60	1～3	30～60	1～3	24～48h	2 日后
东莨菪碱	0.5	20～30	3～7	30～60	5～7		1 周后
乙酰环戊苯	0.5～1.0	30～60	1	30～60	1	6～24h	2 日后
托品酰胺	0.5～1.0	20～35	0.25④	30～45	0.25	2～6h	6h 后
新福林	1～4	15～20					
美多林⑤	—	15～20					

① 药物溶液一次点眼后的反应；

② 恢复至较原瞳孔大 1mm；

③ 恢复至 2 个屈光度之内的原调节强度。阿托品和东莨菪碱滴眼后三天，后马托品第眼后 6h 有可能阅读较小字符的印刷品；

④ 托品酰胺可以维持 2～6h；

⑤ 托品酰胺 0.5%、新福林 0.1% 混合液。

（2）散瞳验光的"准"：目前众口一词的说法：散瞳验光是应用药物使眼睛的睫状肌完全麻痹，失去调节作用的情况下进行的验光。散瞳验光的实质就是：放松由眼肌长时间过度紧张而产生的疲劳，从而得到眼睛真正的屈光状态。散瞳后检测到的屈光矫正镜度到底准不准呢？

① 睫状肌完全麻痹是什么状态？不管是成年人还是儿童，其睫状肌在正常生理条件下都不会处于完全麻痹的状态。人在面对外部世界时，调节的静止点位于眼前 0.7～2m，有人将这一点称为：暗焦点。这也就是说，人们在静止调节时实际上使用了 0.5～1.5D 的调节力，这就是人们在生理状态下眼睛所处的现实状态。那么，睫状肌完全麻痹的状态会在什么时候出现呢？瞳孔是生命机能的灵敏指示器。当光线强时瞳孔就会自动缩小，光线暗时就会散大，这就叫做瞳孔的对光反应。假如瞳孔的这种对光反应迟钝或者消失，就意味着死亡即将来临。而昏迷病人，随着意识丧失程度的加重，瞳孔也会逐渐散大，完全散大就是生命终结的标志。

② 瞳孔散大时检测的屈光度准不准？通过以上叙述可知，瞳孔散大是一种不正常的状态，因此也不可能是人正常时的生理状态，在这种状态下检测出来的屈光矫正镜度不可能反映人眼的正常生理数据。这就涉及两个问题。

第一，散瞳验的光准不准呢？仅就数值而言，瞳孔散大时验的光应当是准的。但是，这只是针对"瞳孔散大"这一条件而言。对生理状态下的眼睛而言这个数值显然是不准的。瞳孔散大时的屈光矫正镜度要比常态瞳孔时的向远视侧增加 0.5～1.5D。

第二，散瞳验的光适于什么样的人用？按散瞳后检测度数配镜，戴镜者就会存在 0.5～1.5D 的远视矫正过度或近视矫正不足。这样的眼镜对生活在常态生理状态的人来说，要想看清楚远距离的目标是不可能的。

那么，瞳孔散大时检测出来的屈光矫正镜度到底是一种什么样的数据呢？概括起来说，这种数据是在非生理状态下检测到的准确的非生理状态下的屈光矫正镜度，这样的镜度不符合人正常生理下看清楚远距离目标的需求，因此不适于现实生活中的人用于清晰看远时戴用。

（3）散瞳后处方的处置。

① 处方镜度不能靠"猜"。目前在儿童验光、配镜中流行着一种估算配镜度数的做法，这种情况大多发生在快速散瞳验光后，检测出来的屈光矫正镜度进行 0.50D 修正后就作为配镜处方的镜度。散瞳前后，被测眼屈光矫正镜度的偏差值不是一个常数，而且也因人而异，因此这种"经验"值并不可靠。这种处置方法是不符合眼-视光学原理的，也是打着"经验"旗号的一种很不负责任的处置方法。

② 既然散了瞳，就必须复检。既然散了瞳，瞳孔就散大了，眼的屈光系统也会出现球面像散和斜射像散的干扰问题，此时不会检测到正常生理的屈光矫正

镜度。因此只要散了瞳，就应当在药物麻痹作用完全消失后再进行复检，复检的时间见表11-4。

复检，是在药物麻痹作用消失后眼睛恢复到正常生理状态时进行的检测，因此复检的屈光矫正镜度是配镜处方最根本的依据。

四、儿童、少年的科学用眼

1. 少年儿童的视觉环境

（1）自然环境。每一个孩子出生后所面对的世界都是现实的、客观的，例如草原上的孩子面对的就是宽广的草原（图11-10）等，这样的视觉环境是最适宜孩子视觉发育的条件。虽然城市的孩子比草原上的孩子见到的环境空间相对比较狭小，但只要让孩子回归大自然，也同样可以获得良好的视野空间（图11-11）。

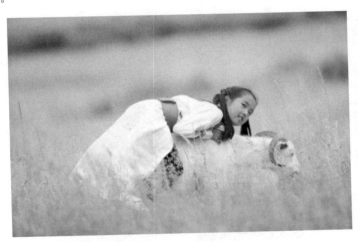

图11-10　草原孩子的视觉空间：宽广的草原

（2）学习空间。天然的自然环境，是现成的，只要回归自然就可以了。最值得注意的应当是人们为自己、为孩子建造的视近视野空间的状况。图11-12的两幅书桌设计图，在视觉上存在同样一个问题：近距离工作的视觉空间非常有限。如果长期在这样的视近空间进行长时间的视觉作业，视觉疲劳问题的发生是在所难免的，对近视的预防与控制就会产生一定的困难。当然，图11-12②的采光方向对右利手的人来说也是不合理的。

图11-13的两幅书桌位置设计图，给近距离视觉作业提供的视野空间要明显比图11-12大得多，其中图11-13①左侧的落地窗给近距离视觉作业提供了基本接近自然状态的视野空间，这样的视野空间更接近于视野空间的现实情境，这样的近距工作视野空间对眼的健康显然是有益的。

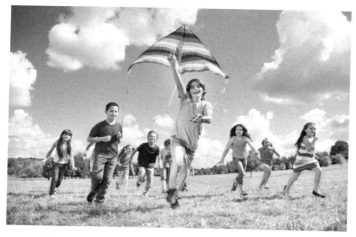

图 11-11　回归大自然，还给孩子最理想的视野空间

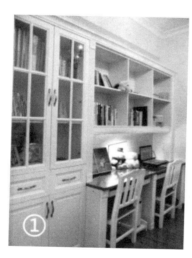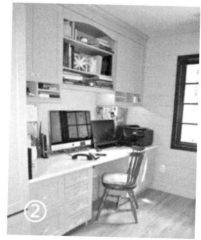

图 11-12　设计不太理想的近用视觉空间

2. 戴用眼镜获得的视觉环境

（1）人为环境。不管是戴用哪一种眼镜，戴镜者通过眼睛所获得的都是一种人造的环境空间。通过镜片看到的东西与裸眼看到的是不一样的。先通过图11-14来了解通过不同性质的球面镜片所看到的同一张图片在镜片边缘的视像情况，其中图11-14①是通过凸透镜（远视镜片）所看到的被放大、却存在视野缺损的视像；图11-14②是通过凹透镜（近视镜片）看到的被缩小、但又存在视野重叠的视像。这种与裸眼看到的不同视像，是接受屈光矫正者必须要面对的人为环境。

不论是视野缺损还是视野重叠，都会对接受屈光不正矫正者产生或多或少的

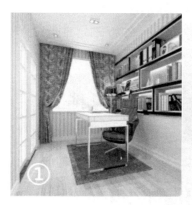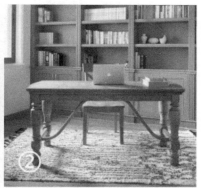

图 11-13　设计比较理想的近用视觉空间

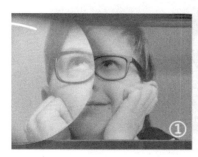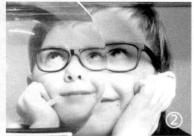

图 11-14　凸透镜、凹透镜的视觉效果

影响，这种影响对初戴者尤为明显，对于儿童（尤其是高度远视的儿童）的影响则会更加显著。

图 11-14①因局部视野的缺失，容易造成规避风险的困难；图 11-14②则会导致定位上的识别偏差，给儿童配镜时要向家长解释清楚，让儿童尽可能使用镜片的中心区域，在与外界客观进行定位时应避免使用镜片的边缘区。

（2）视野空间。人的视觉是在大自然的环境下长期进化适应发展起来的功能，应当说大自然所提供的空间是最理想的视野空间。戴上眼镜后看到的视野空间与裸眼看到的是一样的吗？到底能看到的什么样的视野空间才是最佳的呢？

显然，与自然环境完全相同的视野空间是最理想的。但是只要戴上屈光矫正眼镜就会有视像放大或缩小的问题，获得的视野空间总会与裸眼看到的存在或多或少的差异。这种差异因镜片的种类不同而不同。这种差异除上面讲到的视野缺损、视野重叠问题外，还会因镜片在镜度设计上的分布状况，使镜片视野内所见到的视像发生相应的变化，这种情况在双光镜片、渐进镜片上表现得尤为突出。

在这里，以渐进镜片为例来说明戴眼镜后镜片区域内视野的空间变化。图 11-15是一只渐进镜片的光学分区示意图，渐进镜片在光学上分为：视远区域、视近区域、像散区域（两侧的中下部），和镜度过渡区（图 11-15 三个五星所在的位置，远用区与近用区间存在的纵向狭长区域）。在这里只讨论视远区域、视近区域、像散区域的视像问题。戴用渐进眼镜者可以获得以下视野空间：

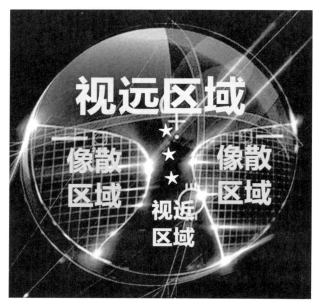

图 11-15　渐进镜片的光学分区

① 通过镜片的"视远区域"获得接近理想的视远视野空间；

② 通过镜片的"视近区域"获得较为狭小的视近视野空间（不同类型渐进镜片的视近区域大小存在明显的差异）；

③ 通过像散区域无法得到理想的视像，只能获得重叠、境界模糊（有人会表述为视像模糊）的视像。

将通过渐进镜片所看到的视像状况用表 11-5 来表述的话，就可以清楚地看出裸眼状态、戴用单光眼镜、戴用渐进眼镜所获得的视野空间是不相同的。其中，戴用单光眼镜可见到视野空间基本接近自然视野空间，而戴用渐进眼镜所见到视野空间与自然视野空间存在明显的差异。

表 11-5　裸眼、戴用渐进眼镜、戴用单光眼镜的视野空间对比

渐进镜片光学分区	戴用渐进眼镜的视野效果	裸眼、戴球面镜的视野空间	
		裸眼状态	戴用单光眼镜
视远区域	基本接近自然视野空间	远距离自然视野空间 近距离自然视野空间	基本接近远距离自然视野空间
视近区域	比较狭小的视近视野空间 （视近时有明显的放大效果）		基本接近近距离自然视野空间 （视近时,没有放大效果）
像散区域	存在明显的模糊像散区域	自然视野没有这一空间	

综上所述，少年儿童在生活、学习中面对的是客观的自然环境空间，让他们在自然环境空间中成长、生活、学习一定是最理想的。对于需要戴用屈光矫正眼镜的少年儿童来说，也有一个需要教会他们如何最大程度上利用这一环境空间的方法和要领，这是从事眼-视光临床工作人员责无旁贷的义务。

五、合理戴用眼镜

戴用眼镜的人都存在着如何合理戴用的问题，这个问题在少年儿童中显得尤为重要。在这里，仅就屈光矫正镜度眼镜的合理戴用问题讲几点个人意见。

1. 需要戴用具有镜度眼镜的情况

青少年戴用具有镜度（屈光力）镜片眼镜的基本目的如表 11-6 所示。

表 11-6　青少年戴用具有镜度眼镜目的一览表

透镜			戴用对象	戴用者			
用途	性质	镜度/D		屈光矫正	抗视觉疲劳	预防近视	控制近视
远用	凸透镜	＝屈光不正度	远视眼	★	☆		
	凹透镜	＝屈光不正度	近视眼	★			
	柱透镜	＝屈光不正度	散光眼	★	☆		
近用	近用附加低度凸透镜	近用附加＋0.75	正视眼	▲	△		
		近用附加＋1.50～＋2.00	远视眼近视眼	▲	△	△	△
		近用附加＞＋2.00	近视眼	▲	△		

注：★——视远矫正作用。☆——视远矫正的辅助作用。▲——视近矫正作用。△——视近矫正的辅助作用。

概括起来讲，戴用屈光矫正镜度眼镜可以分为视远和视近 2 种情况。

（1）视远屈光矫正。通过改变入眼光线方向对眼进行针对性屈光修正，以提高视觉分辨力的办法就叫做屈光矫正。戴用眼镜是最常见、最有效的屈光矫正方法。而视远的屈光矫正则是眼-视光领域验光、配镜的首要任务，其目的就是让接受屈光矫正者获得理想的最佳矫正视力。

① 视远的屈光矫正：因屈光不正的因素远视力低于正常值时，都应当接受屈光矫正镜度的矫正。特别是少年儿童，在裸眼视力低于正常生理视力时更应接受屈光矫正，只有这样才能保证孩子在机体、生理发育时期获得足够的视觉信息，这是孩子思维、意识正常发育和发展的基本条件。

② 弱视儿童的屈光矫正：视远的屈光矫正还是视功能重建、恢复的必备条件。对于儿童弱视的对策，经常会听到"弱视治疗"说法，用这个词来描述针对弱视的措施很容易产生误导，使人们永无休止地去追逐"治"的仪器、药物。可以确切地讲，对弱视的措施是"矫治"，即矫正（准确的屈光矫正）和治疗（主

要是精细分辨的训练），而仪器、按摩、保健品都属于辅助措施。第一位的显然是屈光矫正，没有准确的屈光矫正做基础，其他措施很难发挥有效的作用。

（2）视近的屈光矫正。从历史角度讲，视近的屈光矫正基本上是与老视眼的近用阅读矫正紧密联系的。但近年来，视近的屈光矫正在保持对老视眼近用阅读矫正理念的同时，更注重对抗视觉疲劳和预防、控制近视这两个方面的应用与拓展。在此仅就对抗视觉疲劳和预防、控制近视两个方面的情况进行简单介绍。

对抗视觉疲劳和预防、控制近视，都属于近用屈光矫正范畴，两者有什么不同呢？两者在屈光矫正方面的共同点就是：减少戴用者在近距离工作时的调节力使用。两者的不同在于：所面对的对象不同，采用的措施有一定的差异。这种差异在形式上表现为近用附加正镜度的控制。

① 抗视觉疲劳：视觉疲劳是由过度使用调节力所导致的一种以眼部症状为主的综合征。只要使用近用"正镜度"使"镜-眼系统"的远点向近眼侧移近，就可以起到对抗视觉疲劳的作用。目前国内眼-视光验光、配镜领域所讲的"抗疲劳镜片"专指"近用附加正镜度+0.75DS"的渐进镜片（表11-7）。

表 11-7 渐进镜片与抗疲劳镜片应用方面的差异

镜片类型	渐进镜片		抗疲劳镜片
对象	老年人	老视视觉困难	中年人 持续近距工作
	青少年学生	近视预防、控制	
像散区·异常视觉感受	明显		可以察觉到
近用附加镜度（ADD）检测要求	需要精确测定		无须测定
ADD 值	+1.00～+3.50DS （青少年：+1.50～+2.00DS）		典型镜片：+0.75DS （镜度范围：+0.40～+0.80DS）
戴用指导	必须		一般不需要

抗疲劳眼镜，目前主要应用于30～45岁中年人，这一年龄段从事公务性视近工作者一般都或多或少存在视觉疲劳的问题，戴用抗疲劳眼镜就可以起到缓解、避免视觉疲劳发生的作用。在这里必须说明：对于从事程序设计需要几个小时盯住屏幕工作的人来说，选用"抗疲劳"眼镜能获得的效果是十分有限的，很难达到预期效果。

② 预防、控制近视：用于预防、控制近视的镜片很多，但最核心的内容就是：近用附加一定的正镜度。所应用的镜片可以分为两类：单光（近用附加正镜度）镜、多光镜（双光镜、渐进镜）。

应用于预防、控制近视的单光眼镜的近用附加镜度一般控制在+1.00～+2.00DS这一范围。渐进眼镜的近用附加镜度一般控制在+1.50DS、+1.75DS、+2.00DS（表11-8）。

表 11-8　单光近用眼镜与渐进眼镜在近视预防应用情况概览

种类		单光近用眼镜	渐进眼镜
ADD		$+1.00 \sim +2.00$DS	$+1.50$DS、$+1.75$DS、$+2.00$DS
适用范围		单纯近用	远用、兼用看近
		不能清晰看远	
应用	镜片近用视野	清晰(在有限视距)	两侧存在明显像散区域(图 11-16) (看近可能存在周边视野剥夺问题)
	戴用建议	专用于看近 (看远需使用远用屈光矫正眼镜)	远、近兼用 (慎重;用于长时间持续看近)
	摘戴眼镜	频繁、不方便	相对稳定
价格		经济实惠	价格昂贵

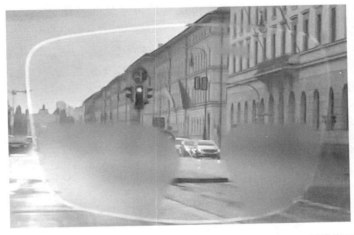

图 11-16　渐进镜片像散区域分布的大致位置 （图中下部两侧模糊区）

2. 眼镜戴用的时间要讲究

在眼镜戴用中，很少有人关注戴用时间上的讲究这个问题。往往是：要么全天候戴用；要么就是不爱戴。眼镜的戴用有什么讲究吗？应当说这是一个关系到眼镜合理使用的问题，也是关系到近视预防与控制成效的问题。从眼镜的戴用效能来说，可以分为专用和兼用两种形式。

（1）屈光矫正眼镜的专用。眼镜的"专用"是指更适合于某种用途，老花镜、电脑镜、太阳镜，都属于专用眼镜范畴。那么，远视眼、近视眼所配的眼镜到底属于"专用眼镜"还是"兼用眼镜"呢？这可以从两个方面说。

① 从光学性能分析看。从验光的检测条件、设置和过程看，不管是远视眼还是近视眼，所配制、戴用的屈光矫正眼镜都是以获得看远最佳视力为基础配制的。就这一点来说，屈光矫正眼镜属于更适宜专用于看远的眼镜。

② 从使用效能方面讲。屈光矫正眼镜尽管是以获得看远最佳视力为基础配制的，但在实际使用中是不会专门用于看远的，而是要兼用于看中距离、近距离。这就是屈光矫正眼镜兼用看近的应用。

屈光矫正眼镜兼用于看近也是可以获得清晰视觉的，这种看近的视觉则是以付出与视距相应的调节力为代价的。

在验光、配镜中，针对某一特定视距或用途配制的眼镜，就叫做近用眼镜。常用的近用眼镜有以下几种：

老花镜：一般以 0.3m 为基准；

电脑专用眼镜（简称电脑眼镜）：一般以 0.4m 为基准；

近视预防、控制眼镜：一般以 0.3m 为基准。

（2）屈光矫正眼镜的兼用。眼镜的兼用是指视远与视近两种用途的兼用。这种兼用有以下 2 个特征。

① 视远的眼镜，可以兼用视近。这是最为常见的使用方法，但这种兼用并不适宜长时间持续从事近距离视觉作业。

近视眼发生的最主要原因就是：进行长时间持续性的近距离视觉作业。这样就使原本以看远为基本对象的眼睛，不得不去适应近距离视觉作业的需求，这必然导致近视眼的发生［图 11-17①］。

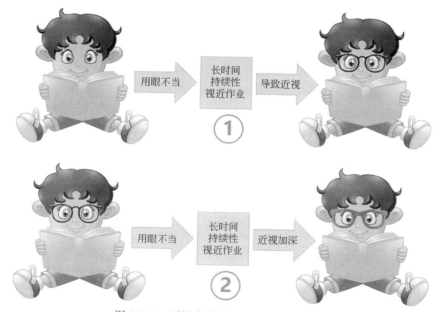

图 11-17　近视度数持续快速增长的原因

近视眼发生后，戴用屈光矫正眼镜后也就获得了理想的远用屈光矫正视力。此时，镜-眼系统也就处在适宜看远的状态，当用这样的状态再从事长时间持续性近距离工作时，就又会发生镜-眼系统对近距离工作的适应，这就必然导致近视度数的再次增长［图 11-17②］。当采用这种方式戴用眼镜时，近视度数就会以较快的速度持续不断地增长。

远用眼镜兼用于近用时必须要注意：要适度。怎样使用远用眼镜看近才叫适度呢？简单讲就是：使用的时间要短，注视的强度要小。这也就是说，对于一般人来说，借助远用眼镜兼用于近用是没有问题的。但是，对于电脑程序设计、文字编辑等工作人员，不太可能做到兼用时间短、注视强度小。从事这样的工作时，近视度数增长就不可避免，这就是从事这类工作的人 30 多岁后近视度数每年还要增长的原因。

对于处在身体发育时期的少年儿童，由于当前躲不过去的繁重的课业负担，每天晚上都需要几个小时连续的近距离作业完成相应的家庭作业，在使用看远的眼镜完成这些家庭作业时就必须持续使用高强度的调节力，长时期处于这种状态中的眼睛必然会通过生理机制不断地对近距离视觉作业进行生物适应。这就是青少年近视眼屈光矫正镜度持续快速增长的最重要的原因。

② 视近的眼镜，不宜兼用视远。用于预防、控制近视的镜片很多，但最核心内容就是：近用附加一定的正镜度。所应用的镜片可以分为两类：单光（近用附加正度）镜、多光镜（双光镜、渐进镜），还有修饰词层出不穷地被定义为具有"近视、防、控"功能的眼镜。表 11-9 所列举的就是目前用于防、控近视的镜片。

表 11-9　经常用于配制近视防、控眼镜的镜片一览表

眼镜片种类			应用		配镜、使用中的问题
			视近	视远	
单光近用镜片			视觉良好	视远模糊	只能用于看近,价格低廉
多光镜片	双光镜片	一线双光	视觉良好（近用区）	视觉良好（远用区）	看近、看远均可,价格中等 近视镜:存在视野重叠 远视镜:存在视野缺失
		无形双光	视觉良好（近用区）	视觉良好（远用区）	近用视野偏窄,价格中等
	渐进镜片		视野狭小	视觉良好（远用区）	近用视野较小,价格较高 近用区两侧存在像散干扰
被定义为防、控近视的镜片	全焦镜片[图 11-18①]		视觉良好（近用区）	视觉良好（远用区）	更适于预防视觉疲劳,价格较高
	周边离焦镜片[图 11-18②]（环焦镜片）		根据所配镜度的性质决定视觉具体状况如配视远眼镜,视近仍需使用相应的调节力		清晰视像限于镜片中心相应区域,价格较高（周边视野存在一定的视觉剥夺）
	棱镜组合镜片		颞侧会略模糊	不能用于看远	价格较高
	带有过多修饰副词的各类防、控近视镜片		在上述各类镜片中都可以找到相应的透镜形式		修饰性副词的华丽程度与镜片效用无关,只与镜片的价格有着较为密切的联系

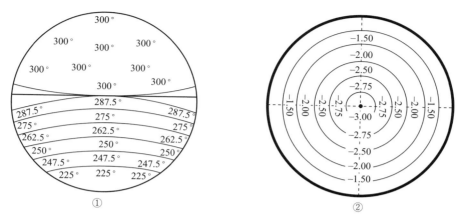

图 11-18　全焦镜片①、环焦镜片②镜度分布示意图

从表 11-9 中提供的这些信息，可了解到的内容如下。

a. 这些镜片预防、控制近视的作用核心原理为：看近视像的良好（保证看近不使用或少使用调节力）。解决的办法都是给予看近适当的近用低度凸透镜（徐广第先生，通常讲的近用附加正镜度）。

b. 只要使用远、近兼用镜片看近，看近的视野、视像总会或多或少存在一些问题。存在的这些问题到底对少年儿童眼的未来产生什么样的影响，是否会干扰近视眼防、控效能，目前均没有相关的报道。不论有没有影响和干扰，存在的这些问题还是应当尽量规避的。

c. 对于使用远、近兼用眼镜进行防、控近视时存在的或多或少问题的对策，只有两个：第一，干脆不用；第二，不宜全天候戴用。

第二节
少年儿童近视眼矫正须知

这里将特别介绍两位眼-视光学巨擘对近视眼预防与控制的核心认识，以便读者能对近视眼的预防、控制工作有较为深入的认识。

近视眼一旦发生，就面临着如何有效控制近视眼过度发展的问题。从生物学角度看，人眼也有一个发展、演进的过程。正常情况下，人在出生时为远视眼。随着年龄的增长，眼的调节力会逐渐降低，眼的屈光表现值会向正镜度减小（负镜度增大）的方向发展，这种发展是人生理发育的必然过程。这一生理发育过程，在青少年中尤为明显。

对于近视眼屈光变化的控制，应当是：以眼的自然生理变化为基础，尽可能将青少年被测者的屈光矫正镜度控制在生理发育的限度之内。那么，青少年在屈光方面的生理变化有多大呢？对于这一数值，众家说法不一，稍有差异。较为普遍的意见是：青少年近视眼屈光矫正镜度每年增长-0.25~0.50D时，应视为正常生理发育值；每年增长的屈光矫正镜度为-0.75D时，应视为可疑；当增长幅度≥-1.00D时，就应当判定为近视屈光矫正镜度增长过快。

这里要说明的一点是，近视屈光矫正镜度永远也不增长才算是对近视眼有效控制的认识是不正确的。这和孩子自然要长大是一个道理。已经是近视眼的青少年，采取一定措施，使其屈光矫正度镜每年的增长被控制在-0.25~0.50D这范围内，就可以肯定地说：措施是有效的。倘若，所采取的措施，使之在两年中只增长了-0.25~0.50D，那就说明措施是卓有成效的。有人会问：能不能让青少年近视眼的屈光矫正镜度一点都不增长呢？应当说，这只是一个美好期待，但在今天还难以做到。

一、通过镜片应当获得什么？

1. 镜片提供的只能是光学信息

镜片能给戴镜者带来的只能是光学信息，这些信息包括：光的方向、光的色彩、光的明暗，和这些信息密切相关的镜片材料的折射率、镜面类型及膜层等（表11-10）。

表 11-10　镜片物理特性及视觉效果简要知识一览表

镜片材料		透光率	镜片厚度	视像与视觉效果	
镜片特征	参数系			光学表述	视觉感觉
折射率	低	强	相对较厚	像散较弱	镜片中央与周边清晰度一致性强
	高	相对弱	相对较薄（≥4.00DS）	像散较强	镜片周边比中央要模糊一些
镜面类型	球面	—	相对较厚		清晰度够用
	非球面	—	相对较薄	像质提高	清晰度略有提高,侧视周边稍差
膜层	抗反射	增强	—	减少镜面反射	初用时,会感觉看东西更清晰
	抗紫外线	阻挡紫外线入眼	—		没感觉,可防紫外线对眼的危害

阅读上表可以了解到镜片给戴用者所能提供的光学信息，除此之外的信息镜片提供不了。

2. 通过镜片，获得客观的信息

通过前述的光学信息，人们就可以获得所注视物体的形态、颜色及运动状况，视觉中枢将这些信息状况进行综合分析，就获得了对注视对象整体客观认识的素材。

　　凭借这些素材是否能得到对客观世界的认识呢？在绝大多数情况下，得出正确的认识是没有问题的。但也有特殊情况（图 11-19），遇到这种情况时就需要人们与自己积累的视觉经验进行比对，才有可能作出正确的判断。在少年儿童验、配镜中，这类情况是经常被忽略的。

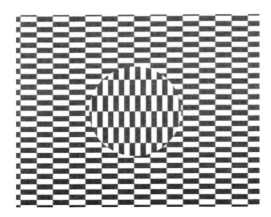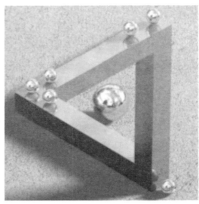

图 11-19　视觉错误图例

（注视左图时会感觉到有动感，右图是现实中不存在的结构）

3. 目前镜片不能提供的信息

　　目前，科学技术的普及和应用得到了极大的发展，人们对镜片的要求也在一定程度上得到了提高，而且经常会提出一些超出镜片自身功能的要求，这类要求大致有以下两种。

　　（1）干预生理机能。在成人验光、配镜中，经常会被问：什么牌子的镜片能让眼睛不累；在老年人验光、配镜中，常常会提出要定制治疗眼底病、白内障的镜片；在少年儿童验光、配镜中，经常会被问：戴什么镜片可以控制近视的不断发展；在斜视、弱视验光中，经常会被问：什么镜片可以治疗斜视、弱视。这些要求都属于干预人体生理、病理机能的范围。

　　应当说，眼用镜片所具有的功能只是物理性的，其核心的功用就是透光性和对光的屈折性。上面戴镜者的各种干扰生理功能的诉求，对于镜片本身而言是不存在的。上述作用，只能是验光师根据被测者的屈光生理状况，制订出相应的合理矫正方案，通过不折不扣地执行矫正方案才能获得。因此，讲镜片有干扰屈光生理机能的作用是片面的，不管多么优异的镜片，验光师给不出合理的矫正方案，镜片本身是发挥不出这种作用的。

　　（2）完美视觉感受。屈光矫正中，配镜者都想得到和裸眼状态下相同的视野范围与视觉感受。但是，任何镜片在光学上都存在一定的像散和色散的问题。以球面镜片、非球面镜片来说明这种现象。

① 球面透镜的像散。透镜的理想成像如图 11-20① 所示，平行光通过透镜后聚焦在一点（焦点）。但在现实中，平行光通过镜片时，经过镜片周边的光线所遇到的折射力总会比中央区域光线更强一些，这就使得所成的焦点要虚一些 ［图 11-20②］，这种现象就叫做球面透镜的像散。

② 非球面透镜的像散。非球面透镜通过适当减小镜片周边的曲率，使平行光透过透镜后实现了趋近于透镜理想成像的目标 ［图 11-21①］。但在改变光线对透镜的入射方向后，非球面透镜也存在一定程度的像散 ［图 11-21②］，这就是初戴非球面镜片眼镜者常常会感到周边视像不实的原因。

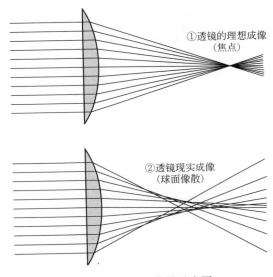

图 11-20　球面像散示意图

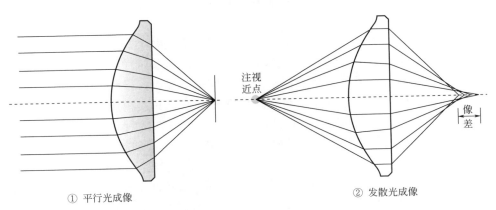

图 11-21　非球面透镜不同距离成像示意图

从以上比较，可以肯定地说，想通过单片透镜形式的眼镜获得全天候、全方位裸眼状态下的视像视觉感受是不现实的。双光镜片、渐进镜片成像要比上述两种镜片更为复杂，因此更难实现与全天候、全方位裸眼状态下相同的视像视觉感受。

4. 镜片与镜片的附加修饰词

镜片表面弧度（俗称面弯）一经确定，对于镜片而言，最有价值的信息就是：镜片材料、表面膜层和镜片所具有的屈光度。

（1）镜片材料：玻璃镜片、树脂镜片、水晶镜片。水晶镜片在少年儿童中罕有使用。在少年儿童屈光中使用最广泛的是树脂镜片，玻璃镜片极少被使用，这两种镜片的光学、物理性能见表11-11。

表 11-11　镜片材料力学、物理特性与特点

光学镜片种类		折射率 (n_d)	阿贝数 (V_d)	透光率/%	冲击韧度 /(kJ/m²)	洛氏硬度 (HR)	饱和吸水率/%	特点
玻璃镜片		1.523	58～59	99	4	7(莫氏)	—	透光率高、色散小、耐磨性好
树脂镜片	CR-39	1.585	57.4	92	2.2～2.8	80～100	0.2	透光率高、耐磨性好、易染色
	PC	1.59	30.3	89	17～24	70～118	0.4	耐冲击强、色散偏大、耐磨性差
	PMMA	1.49	57.2	94	12～14	80～100	2.0	透光率高、耐磨性差、易变形
	PS	1.6	30.8	88	16	65～90	0.1	色散较大、耐冲击强、透光稍差

① 玻璃镜片：主要原料是光学玻璃。首先，玻璃镜片有着较为优越的光学性质，透光率和机械化学性能表现不错，折射率恒定、理化性能稳定；其次，玻璃镜片有着较高的折射率，常用于镜片用途的最高折射率为1.9；最后，玻璃镜片表面硬度高，更耐磨损。

然而玻璃镜片因材料原因质量较大，在一定程度上影响其佩戴舒适性，加上玻璃镜片本身易碎的特点，特别是随着树脂镜片生产技术与工艺的提升，近年来，玻璃镜片的使用越来越少。

② 树脂镜片：树脂是一种来自于植物（特别是松柏类植物）的烃（碳氢化合物）类的分泌物，因其他特殊的化学结构而被重视。树脂可分为天然树脂和合成树脂两种，而树脂镜片就是用树脂为原材料化学合成并经加工打磨形成的镜片。树脂镜片优势明显，首先质量轻，佩戴更舒适；其次树脂镜片抗冲击能力强、不易碎、更安全；同时，树脂镜片也有着不错的透光性；此外，树脂镜片容易进行再加工可以满足特殊需要；最后，加上镀膜工艺的创新与提升，树脂镜片也有着不错的耐磨损性能，因此成为了市面上镜片的主流。

③ PC镜片：也属于树脂镜片，因其具有超强的抗冲击性，业内常将其另做一类处理，这种特性又成为一些城市的相关部门向少年儿童推荐使用的重要因素。这种镜片又叫太空片，化学名称为聚碳酸酯，有韧性，不易破碎，能够有效防止激烈运动时镜片的碎裂，PC镜片质量轻，密度为 $2g/cm^3$，同时有着良好的防紫外线性能，但因为价格高、加工麻烦以及色散控制不够理想等，PC镜片在

应用中受到一定的限。

（2）镜片的膜层：只有三种，即加硬膜、减反射膜（抗反射膜、增透膜，目前多使用多层镀膜）、顶膜（图 11-22）。

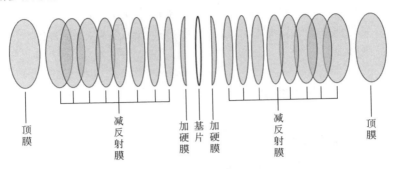

图 11-22　镜片膜层种类示意图

只要是镀膜的镜片，目前基本上都有这三层膜，其中加硬膜、顶膜各 1 层，加硬膜与顶膜之间则是减反射膜层，这层膜一般会采用多层镀膜的形式处理。

（3）镜片的屈光度：光线由一种物质射入另一种光密度不同的物质时，其传播方向产生偏折，这种现象称为屈光现象，表示这种屈光力大小的单位是屈光度，常用 "D" 来表示。某透镜屈光度大小等于该透镜焦距的倒数，即 $D=1/f$，其中焦距（f）单位为 m，若焦距 $f=1$m 时，则 $D=1.00$D；$f=2$m 时，$D=0.50$D（也常用 $\mathrm{m^{-1}}$）表示。凸透镜的屈光力以 "＋" 表示，凹透镜的屈光力以 "－" 表示。1 屈光度或 1D 等于常说的 100 度。镜片的屈光度就是通过将镜片两面加工成不同的弯度实现的。

（4）镜片的修饰词：目前市场上非常流行给镜片加上各种修饰词的做法。这些修饰词大致上讲有三类：高科技（如负离子、量子技术、航天科技等）、治疗功能（如治疗近视、白内障，治疗眼底病等）、修饰副词（如知名、高品质、领先技术、高清、高透、睿视、睿想、全新、优化、舒适、舒缓等）。不管是哪一种修饰词都有不同程度的不实之处。

例如，关于 "量子技术" 的问题，潘建伟院士早在 2017 年接受央视记者采访时就特别提醒过："量子调控技术目前的实用化产品，仅限于量子保密通信相关设备及系统，其他诸如香皂、鞋垫、茶杯等生活用品，均与量子技术毫无关系。" 上海交大物理与天文系特聘研究员金贤敏告诉央视记者，尽管有不少生命现象中可能存在量子效应，比如生物导航、光合作用，但由于这些现象太宏观，因此生命活动中的量子现象试验非常困难，在实验室中尚未能够实现的，怎么就在市场上大行其道了？

再例如 "负离子"，原子失去或获得电子后所形成的带电粒子叫离子，负离子就是带一个或多个负电荷的离子，而其中的人工产生的负离子已达生态级负离子，可产生易于进入人体的小粒径负离子，问题是：眼镜若持续失去或俘获离子，怎么可能长时间保持眼镜良好的屈光矫正效能呢？

在镜片表述时所加的修饰性副词大多属于描述性文字，都具有强烈的宣传性质，也不接受任何法律、法规的限制，到底传递出多少真实的"积极效能"还需认真考量、体验。

二、不靠谱的近视控制办法

1. 已经近视就是不配眼镜

已经近视了，到底该不该戴眼镜？

很多家长固执地认为：戴上眼镜就摘不下来了。往往孩子近视度数增长已经达到或超过$-3.00D$，就是不给孩子配眼镜。应当说，这种做法很不科学，对孩子的成长、学习、知识积累均有极为不良的影响。例如，$-3.00D$的眼睛，其远点距离只有$0.33m$，这也就是说孩子能看清晰目标的最远距离只有$0.33m$。凭这样的视力不要说看远了，孩子坐着都看不清楚自己的脚。显然要想以这样的视力获得更多、更精细的视觉信息是不可能的。长此以往，就会因获得信息少、质量差而影响孩子思维反应的敏锐程度，最终导致遇事慢半拍的问题。

再说，"戴上眼镜就摘不下来了"是很正常的事情，摘下来就看不清！戴上眼镜能看清楚，为什么偏要摘下来看不清楚呢？这没有道理！

为了孩子身心、思维的健康发育，孩子近视了就应当戴眼镜矫正，这关系到孩子未来的成长，也关系到孩子未来事业的发展。

2. 看远不戴眼镜

在社会上不科学观念影响下或家长的要求下，不少戴眼镜少年儿童采用看书、写字戴眼镜，看远不戴的方式。实际上这样的戴用方案是错误的。

例如，$-2.00D$的近视眼，能看清楚的最远距离是$0.5m$，这个距离用于看书、写字是没有问题的。但是当具有这样镜度的孩子看近戴眼镜、看远不戴眼镜是个什么结果呢？看远看不清楚，就会导致身心、思维发展受到影响。看近原本可以看清楚，戴上眼镜就得让眼睛使用调节力，长时间持续使用调节力就会导致近视度数增长。这就是造成孩子近视度数快速增长的重要原因。长此以往，就形成一种近视年年快速增长，年年换眼镜，看不到近视被控制的希望的恶性循环。

那么，对于少年儿童近视眼来说，怎样戴眼镜才合理呢？这要根据孩子屈光矫正镜度的状况和从事的视觉工作来确定。相关情况见表11-12。

表 11-12　少年儿童近视眼屈光矫正镜度和远用、近用眼镜合理使用的关系

镜度范围/D		<-2.00	-2.00~-2.75	-3.00~-3.75	≥-4.00
看远	室外、上课、看电视	戴远用眼镜			
看近	看书、写字	摘掉远用眼镜,裸眼看		使用近用眼镜	
	操作电脑	摘掉远用眼镜,裸眼看		使用近用眼镜	
	看手机	使用近用眼镜			摘掉远用眼镜,裸眼看

注：1. 专用近用眼镜的镜度需要通过验光，根据眼的生理状况、用眼习惯确定。

2. 当近视程度高于-5.00D时，看手机宜戴用近用眼镜。

3. 对于老年人，看近都需戴用与近距工作情况相适宜的近用眼镜。

按表 11-12 的戴用方法，不但可以保证获得良好的视觉信息，而且可以保证在近距视觉工作时最佳的舒适程度，还能取得有效控制近视过快增长的效果。

3. 低度降度配镜

目前在常年戴用近视眼镜的人中，流传着一种低度欠矫（配用比完全屈光矫正度低-0.50D 的眼镜）的做法，配近视镜的人中大约有 10%~20% 会提出这种要求。这种做法有利有弊。

（1）低度降度配镜的利：可以适当减小戴用者视近的调节，这对从事非长时间书案、电脑视屏工作的人来说，可以起到在一定程度上减轻视觉疲劳的作用，但其作用极为有限，无法起到有效预防视觉疲劳的作用。这就是目前防疲劳镜片要使用近用附加+0.75D 的原因。

（2）低度降度配镜的弊：在小幅度减小视近调节的同时，戴用者也需要付出比较明显的"清晰视觉"的代价，近视低配-0.50D，戴镜者的镜-眼明视远点距离为：2m。这也就是说，低配-0.50D 能看清楚的最远距离只有 2m。这样的视距对相对比较粗放的工作还是没问题的，但对要求比较精细的工作还是有一定困难的。

这种方法对少年儿童来说则是不适用的。人所获得的信息中视觉信息要占 80%~90%，这么高的视觉信息比例对少年儿童的重要性是不言而喻的，少年儿童正处于身心成长、发育时期，需要获取更多、更精细的视觉信息，这是他们健康成长并赢得更美好未来的基本保证。显然，低配-0.50D 只凭 2m 的视距是不能满足少年儿童健康成长、赢得美好未来的需求的。

4. 食物、药物控制法

也有不少人，总想通过吃什么东西、用什么药物来治疗近视。可以确切地说，这种想法不错，但目前尚无法预知什么食物、什么药物在保证身心健康的条件下有可能有这种效能。至今人们还没有发现任何一种食物、药物能有将已经变长的眼球再变短的效能。

5. 中医治疗

有人说，中医也可治疗近视，这方面的报告也不少，而且有"确之凿凿"的

统计数据。但是，在医学领域只是人云亦云，只是作为一种方法而存在，并没有权威的科学认证。这些方法大致有以下 6 种。

（1）中药治疗：主要是根据全身情况采用中药整体辨证论治，认为脏腑，尤其是肝肾在视力的调节上具有重要作用。研究发现，中药的疗效不稳定、持续用药的疗效不理想，有效的方剂极少，对此有待进一步研究和提高。

（2）针灸治疗：常被认为是防治近视行之有效的方法之一。目前认为：针灸治疗近视眼方法的机理研究有待进一步深化。存在的问题是：远期疗效还不理想，多有复发现象，对近视的预防、控制可能有一定的积极作用，但是对近视没有确切、肯定的疗效。

（3）耳针疗法：用耳针防治近视是近几年来国内广泛应用的一种方法。用于防治近视眼的方法有：耳穴针刺、耳穴埋针、耳穴贴压、耳穴按摩 4 种。存在的问题仍旧是确切疗效不明确。

（4）点穴治疗：能够缓解肌肉痉挛，促进血液循环，对近视的预防、控制或有一定的作用。但是，疗效仍旧不明确。

（5）穴位按摩方法：选经取穴，采用穴位按摩，力图通过刺激眼部周围神经感受器和末梢血管，获得局部调整。该方法保健效果明显，但是，对近视眼的疗效是否确切，还需要更深入的生理化学的证明。在这种治疗方法中经常会加用麝香，在需经过长期按摩治疗的这种加用是否妥当值得商榷。

（6）电磁疗法：采用传统中医学的观点，通过对眼部穴位的刺激期望对近视产生治疗作用。这种方法确实对眼部的血液循环、睫状肌的放松起到了一定的作用，但却一直没有一个产品能被广泛接受和认可。此方法只是短暂的刺激，没从根本上解决产生近视的诱因。

目前用于治疗、控制近视的中医疗法往往也会用各式各样修饰词予以表述，报告也是层出不穷，重复性的报告更是比比皆是，但有一点是共同的，其结论都必然是：有效。这些报告普遍存在的问题是：a. 都属于短期研究的报告，长期应用是否有效，没有充分的证据；b. 裸眼视力状况提高，无法排除通过视觉训练提高分辨力的心理物理学效应；c. 这些方法推广都后劲不足，是否与效果不满意有关，目前没有明确的说法；d. 有的报告效果太离谱，如 $-5.00D$ 的近视眼经过训练恢复成了正视眼，应当说目前的科学认识和技术对这种现象只能是否定的；e. 报告一般是群体规模，但将这些方法单纯应用于个体现实的防控工作中，往往无法获得预期的效果。

三、怎样控制才有效？

1. 综合措施，持之以恒

也许有人会问，最应该做好哪一项工作呢？谁都不可能告诉你这个问题的明确答案。因为这个答案是没有的。应该说，在近视眼唯一的原因没有被确认之前，不可能会有这个问题的最终答案。

对近视眼的发生，目前比较统一的认识是多因素综合作用的结果。因此，采取综合措施，长期地坚持下去，是当前近视眼预防工作必须采取的工作方式。预防近视眼的综合措施，说到底就是要做到：讲究视觉卫生、科学合理用眼。主要内容有以下 7 个方面。

（1）给予孩子更多亲近大自然的时间。户外活动时阳光为全光谱光源，视线径深较深且清楚，运动时交感神经较活络。阳光可使孩子瞳孔收缩，加大眼睛的聚焦力。同时阳光太强的时候，人们一般不会太多地近距离用眼，而是更多地眺望远方和活动，使眼球得到放松，有利于近视预防与控制。

晒太阳可以促使人体分泌更多的维生素 D。维生素 D 可以增加人体钙的吸收。钙是人体不可缺少的元素，仅对眼睛而言，缺钙易使眼球壁的弹性和表面张力减弱，在近距离用眼或低头状态下，易使眼轴拉长而发生和发展近视。晒太阳促使人体分泌更多的多巴胺。多巴胺可有效地抑制眼球的增长，从而抑制近视的发生和发展。

目前眼-视光学界普遍认为，只要是在户外，哪怕只是静坐，也会比"宅着"对眼睛更有好处，在孩子的成长期内，每天 1～2h 的户外活动是非常必要的，这将有益于预防孩子近视。

（2）改善近距工作照明条件。预防近视眼首先要注意的就是照明问题，而居于照明条件之首的当然是中、近距工作照明问题。特别是室内环境与桌面照明的问题。

① 用于工作的房间的自然照明条件至少要达到：窗户（m^2）：房间（m^2）≥1：6，光线透照方向为左——右。否则，就需要使用人工照明，照度不得低于 75Lux。

② 阅读、书写时，材料表面的照度应≥200Lux。在使用白炽灯的情况下灯光，最常用的设置有以下两种。

　　a. 40W，照明距离为 30cm；

　　b. 60W，照明距离≤50cm。

显然，后一种灯具照明设置的光覆盖面积更大一些。倘若使用荧光灯，可以按白炽灯：荧光灯＝4：1 的比例进行设置。需要注意的是应避免光线对视觉干扰的问题。

（3）坚持用眼卫生。讲究用眼卫生，是用眼行为的合理性问题。阅读强度、持续时间是衡量用眼行为的两个最重要指标。

① 阅读强度：应选用对比度较强、字迹较大的材料。对于字迹过小的材料应适当缩短持续阅读的时间。阅读的距离应控制在 30cm。书写的距离一般会稍小于阅读距离，但亦不宜＜25～28cm。

② 阅读持续时间：裸眼和完全矫正时的阅读持续时间，一般以 1～1.5h 为宜。

（4）规避视像模糊。造成视像模糊的原因大致上有三个：目标本身清晰程度较差；目标位置与视线方向不稳定（目标持续的绝对或相对跳动，如乘车、走路等）；照明条件不良（照度过低、灯光频闪等）。不管是哪一种原因引起的视像持续性模糊、视像跳跃都不适宜从事近距阅读工作。

（5）避免视觉疲劳。上述四个方面，有一方面做不好都会诱发视觉疲劳。引发视觉疲劳的原因还有：身体健康状况下降、长时间注视视屏图像等。引起视觉疲劳的客观原因大致上讲有三个：目标本身清晰程度较差；目标位置与视线方向的不稳定（目标持续的绝对、或相对跳动，如乘车、走路等）；照明条件不良（照度过低、灯光频闪等）。不管是哪一种原因引起的视像的持续性模糊、视像的跳跃都不适宜从事近距阅读工作。

一旦出现视觉疲劳，首先要做的就是暂时停止近距离（特别是对视屏图像的注视）工作；其次是寻找原因；最后也是最重要的：就是一定要克服视觉疲劳的现象。

（6）合理膳食、增进健康。合理膳食是指饮食要适当、均衡、持之以恒。过食某一类或某一种东西都不一定对机体有益。

例如，偏酸性食品（糖类、肉类）和偏碱性食品（杂粮、豆类、蔬菜、菌类、坚果类）是在摄入上应当做到均衡的两种食品。过多食用糖类食品，将可能对视神经细胞、睫状肌、巩膜的发育产生不良的影响，导致近视眼的易发。而拒绝糖类食品又会使视神经细胞的发育缺乏必要的能量供给。现实生活中值得人们注意的一个倾向是：维生素类、微量元素类等药物的摄入成为一种时尚。应当说，这是一种可能会带来一定不良影响的习惯。例如，有的婴幼儿补充鱼肝油后所产生的维生素 A 摄入过量，就是相当常见的药物使用不当。

只要人们在食品摄入上保持兼食并用，就可以保持人最适宜的生命条件。在这种条件下，眼和视觉也就会正常的发育。

（7）适当运动、增强体质。"生命在于运动"是众所周知的道理。当有一个健康的体魄时，人们就会有较强的生命力和良好的心理情绪状态，这显然对保持良好的视觉状态具有重要的意义。但是，运动一定要量力而行。

对于人眼来说，适当运动当然就是指视觉的运动。我国当代眼屈光学的先行者徐广第先生所提倡的双眼合像法，应当是一种预防、控制近视眼不错的方法。

图 11-23 是笔者根据徐老双眼合像原理绘制的示意图：图中左眼注视的是水平绘制的线条，右眼注视的是垂直绘制的线条、分别成像于左、右眼的视中心凹，从而在中央眼形成模拟视远的双眼单视像。徐老正是根据这一原理，特别设计了预防近视眼的手指操训练法。手指操训练法如图 11-24 所示。进行手指操训练法时，需要先将自己的一个手指竖直放置在眼前 30cm 处，再确定一个

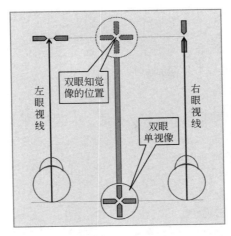

图 11-23　双眼合像原理示意

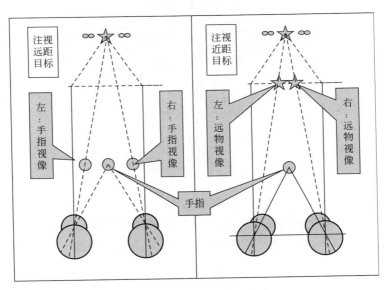

图 11-24　手指操训练法示意

5m～∞的目标（最好选择远距离目标）。

　　首先进行远——近的训练：使操练者注视远距目标，此时近处的手指就会形成两个像。使视线由注视远距目标逐渐移近，直至手指。稍停留片刻，转入下一训练。

　　其次进行近——远的训练：使视线由注视手指逐渐移远，直至远距目标，再回到远——近的训练中。

　　如此循环往复，每次训练 5～15min，每天的训练次数可以不限。这种方法既可以使眼得到有效的休息，又可以使调节力与集合力得到训练，对近视眼的预防具有一定的作用，也会对缓解眼的调节张力、减弱近视眼的发展速度起到积极的作用。

应当说，不论是双眼合像还是手指操，都是预防、控制近视眼的措施，只有在做好其他措施工作时，才会起到其应有的作用。

2. 合理使用视屏

（1）手机、平板电脑是当前近视防控的"大敌"。手机，在给人们带来极大方便的同时，也成为危害人们视力的一大公害（图11-25）。不但大人在把玩手机，甚至把手机给孩子当玩具玩。

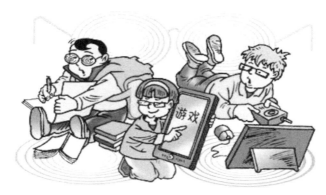

图11-25　手机是危害人视力的最大公害

从预防、控制近视的角度讲，手机是最不适宜的玩具，过度玩手机应当是近年来青少年近视发生率明显提高和近视增长加速的最主要原因。为了可爱宝宝眼睛未来的健康，不管是做父母的，还是做爷爷、奶奶、姥爷、姥姥的，一定不要让孩子玩手机，不要做孩子玩手机的领路人。

为了教育，社会中又兴起了给孩子购置平板电脑的潮流。显然，孩子对这东西是极感兴趣的。而且，用不了多长时间，就会学会打游戏。这个头一旦开启，就没有办法控制，不让玩就哭闹。孩子的"哭"无疑是"克敌制胜"的法宝。不管是内容、图像闪烁效果，还是保持合理的视距都是很难控制的。因此，平板电脑并非"手机"良好的代用品，慎用为上。

在孩子教育中，孩子也面临正确使用视频的问题，目前学校教育实施中使用手机的现象司空见惯，目前教育管理部门对这一现象也没有明确的约束，手机留作业、答题也就无约束地泛滥起来。对于这种现象，教育管理部门应尽早制定相应的约束性法规。在这样的法规出台前，家庭最好的对策应当是启用投影仪，减少手机对近视预防、控制的负面效应。

（2）孩子看电视一定要有节制。很多家长对幼小孩子看电视，总是要趴到屏幕前看很不理解，也很烦恼，有的家长甚至采取爱听不听，不是打就是放任自流的做法。这样做是不应该的。

首先得理解孩子。孩子不是不懂事，而是真看不清楚，试想一下，2岁孩子的生理性远视为+2.00D，其裸眼视力只有0.5，和正常人坐在一起时他当然就看不清楚。看不清楚，就必然要通过缩短视距，获取较大的图像，提高视觉识别力，这是人之常情。

要想让孩子不看或少看电视，家长一定要先做到不看或少看电视。在看电视上不妨同孩子定个制度，这个制度应包括以下三个方面的要求：a. 次数上要有个要求，以每天上、下午（早、晚）各一次为宜；b. 时间上要有个要求，每次应控制在30~60min；c. 视距上要有个要求，一定要在正确视距处看电视。

另外还要注意：孩子临睡前，不宜看电视。否则，孩子会过于兴奋，影响睡眠。

那么，多大孩子的眼睛，适于看电视？这是一个被人们忽视的问题。目前也没有统一的说法，在这里介绍的只是一个根据视觉功能状况草拟的方案：a. 0~3岁，不适宜看电视；b. 4岁，要根据视力状况而定，低于1.0的孩子最好不看。c. 5岁，孩子的视力已达到1.0，这时的眼睛比较适宜看电视。这里说的是适宜看，但也不能无休止地看。

3. 合理戴用眼镜

对于已经确认为近视的孩子，就需要戴用眼镜矫正，否则就看不清楚目标，那么怎么知道孩子到底能看清楚多远距离的目标呢？这是一个很简单的问题，可以使用下面这个公式进行计算：

$$t = \frac{1}{D}$$

式中，t为视距，m；D为屈光度（处方上-2.00D即2屈光度）。

一个-2.00D近视的孩子能看清楚多远呢？将2代入公式，即可得出0.5m，即能看清楚的距离为0.5m。即便孩子只是-0.50D的近视，其清晰分辨的距离也不过是2m而已。因此孩子一旦近视，不戴眼镜是没什么道理的。但是戴眼镜还要讲究戴得合理，合理戴用就需要注意以下两个方面的问题。

（1）看远：眼镜专用。什么样的情况叫做看远？看远处的风景毫无疑问是看远。验光检测使用的距离是5m时，在眼-视光领域称为：视同看远。这也就是说，视距≥5m时就可以看作是看远。人们配用的眼镜，绝大多数是在5m距离检测的，因此这些按5m视距检测度数配制的眼镜就是远用眼镜，其最适宜的使用范围是：日常行走、旅游观景、兼用于看电视。这里要说明的是，看电视的距离<5m，因此不适宜没完没了地看。

看远的眼镜可不可以看近呢？事实不可否认，是可以的。但用看远的眼镜看近，眼睛就必须进行调节，从预防视觉疲劳，预防、控制近视方面来讲，这显然是不合理的。孩子从正视眼到近视眼就是用好眼长时间持续看近的结果。当戴上眼镜看清楚远了，眼睛就被矫正为人工正视眼，戴着眼镜又长时间持续看近，就进一步加快近视度数加深的速度。这就是孩子戴眼镜后，近视度数持续不断快速增长的原因。

（2）看近：根据情况。远用眼镜专用了，看近怎么办呢？这要根据眼睛的屈光矫正镜度情况来掌握，对于孩子来说，长时间持续近距离作业是不可避免的，解决好孩子近距离用眼的问题就成为少年儿童以及青年验光、配镜中非常重要的工作。这项工作有两个基本原则。

① 根据屈光矫正度确认用眼方案：不同的屈光矫正度，裸眼的明视远点是不同的，而明视远点就是制订近用合理用眼方案的客观依据，不同屈光度所应用的合理近用方案大致如表 11-13 所示。

表 11-13　少年儿童合理使用近用附加正镜大致情况一览表

眼的屈光矫正度/D	+1.5及以上	+0.5	-0.5	-1.5	-2.5	-3.5	-4.5	-5.0及以上
措施的意义	预防近视发生		控制近视过快增长					
近用方案　写字、阅读	使用近用附加正镜			裸眼		使用近用附加正镜		
近用方案　电脑作业	使用近用附加正镜			裸眼	使用近用附加正镜			
近用方案　手机(0.2m)	使用近用附加正镜					裸眼		使用近用附加正镜

② 帮助孩子建立合理使用眼与眼镜的模式：近视预防、控制从本质上说是孩子自己的事情，不论预防、控制措施多么有效，只要孩子自己没有执行的意识，近视的预防与控制最终就是一句空话。而让孩子建立这种意识，并自觉地长期坚持预防、控制的措施，家长所起的作用是十分有限的，这可能是家长的地位总"凌驾"于孩子之上的缘故，这应当就是"代沟"困惑的原因。帮孩子将自己的用眼、戴眼镜处于合理状态的工作只能由验光师来做，做得是否到位，就要看验光师是否具有相应的学识、是否具备和孩子沟通的意愿和能力技巧了。

第三节
少年儿童屈光矫正应注意的问题

少年儿童屈光不正应注意什么问题呢？需要注意的可能很多，但是对于以下 5 个问题，必须清楚。

一、眼镜应不应当常戴？

光也验了，眼镜也配了。那么，眼镜应不应当经常戴呢？按道理来说，既然有屈光不正，屈光矫正眼镜就应当常戴。有没有可以不戴的情况呢？这种情况还是有的，但要根据被测者的具体情况而定。

1. 什么情况下可以不常戴？

可以不戴眼镜的情况有两种。

第一，少年儿童的中、轻度远视眼与散光眼，没有并发症，远、近裸眼视力均满意者；

第二，−3.00D以下近视眼在近距离工作时。

以上两种情况都说明了一个问题：在屈光不正尚未对视觉应用产生视力与视觉障碍时，眼镜就可以不用常戴。例如，−3.00D近视眼视近时尽管可以不戴，但其视远时的裸眼视力仅有0.1，这种情况下就应当戴。

2. 两种状态下的眼，需要常戴眼镜

在除前述两种情况外的其他情况下，屈光矫正眼镜都应当戴用。是否需要常戴，只取决于戴用者通过裸眼能解决什么范围的视觉问题。能够获得清晰而舒适的范围时，当然可以不戴；倘若不能获得清晰而舒适的视力，就需要戴。眼睛看东西总是应当既清楚又舒适的。这样说来，三种情况下的被测者是必须要戴用眼镜的。

（1）视物不清者：看不清楚东西，就应当戴。看远目标不清楚时，看远就需要戴；看近目标不清楚时，看近就需要戴；远目标、近目标都看不清楚时，当然远、近就都需要戴。

（2）有视觉疲劳者：看东西时存在视觉疲劳，一般是由三种情况造成的。第一，被测者调节力不能满足近距离视物需要；第二，被测者存在隐斜问题；第三，屈光矫正造成隐性眼位参差。这三种情况都需要通过戴用屈光矫正眼镜予以解决。尤其是隐性眼位参差者，还需要使用光学中心移动，或使用经特殊设计的近用眼镜来解决问题。

（3）有屈光学并发症者：屈光矫正眼镜兼有屈光矫正和矫治并发症两种作用，对于有屈光学并发症者也应当是需要常戴的眼镜。

有人说，戴上眼镜就摘不下来了。对这句话进行分析：眼镜不是摘不下来了，而是不想摘了。戴上眼镜看东西不但清楚，而且舒适，这对眼睛来说是一件好事，戴上眼镜后也就不想摘了。已经戴用屈光矫正眼镜的人，总想着不戴、去掉它，这种想法本身就是一种对眼缺乏主人翁责任感的表现。

二、是否非要散瞳？

屈光矫正中，另一个值得关注的问题就是：是否需要散瞳。那么，散瞳的目的到底是什么？瞳孔在散大后，是否就真能反映屈光的真实状况呢？

1. 译著中关于散瞳的记述

散瞳是我国当前验光中经常讲的一项辅助性操作方法。下面，特将我国专家学者翻译的两本书的相关内容介绍如下。

（1）美国眼科学会编写的《眼科临床指南》中关于散瞳的记述：对于调节不能完全放松的被测者、症状与屈光不正不一致的被测者，应该使用睫状肌麻痹剂。建议：无论何种原因对验光的准确性表示异议的被测者都有必要使用这样的方法。在检查时最常被使用的睫状肌麻痹剂是环戊通，这种药物起效快，其睫状肌麻痹作用仅次于阿托品。显然验光和睫状肌麻痹后验光会有一定的差异，儿童中这种差异有时会非常明显。两者间的差异要通过复检解决。

（2）美国第16版《眼科学总论》关于散瞳的记述：《眼科学总论》（Vaughan & Asbury's General Ophthalmology，直译为沃汉与阿斯布瑞：普通眼科学）对睫状肌麻痹后的屈光检测进行了叙述。在对远视进行完全屈光矫正检测时，或者是为了控制小儿的斜视时，或为了减轻成人的视觉疲劳感时，都有必要消除过度的调节作用。成年人，可以通过遮挡一只眼，在另一只眼不断地增加镜片度数的方法获得，然而儿童则需要进行睫状肌麻痹后的检测。

在验光半小时前滴1滴1%的环戊酮或许是有用的。1%的阿托品膏要每天使用2次，连用3天。这些药物用于黑色虹膜及调节性斜视的第一次屈光检测时，家长应注意阿托品的中毒症状（发热、脸赤、心动过速），一旦出现就应当立即停药，并给孩子降温。情况严重时，应及时采取医疗解毒和救治。

2. 验光中，散瞳的目的

通过上述两本我国出版的译著，可以非常清楚地了解散瞳的应用范围。那么散瞳所产生的生理效应是什么？解决了什么问题？没有解决的问题又是什么？只有了解了这些问题，才能对散瞳的适应证有更为明确的认识。

（1）散瞳产生的生理效应：应用睫状肌麻痹剂产生了什么样的生理效应呢？这是人们首先应当了解的问题。概括起来讲，所产生的生理效应有三个。

① 睫状肌在药物作用下发生了一定程度的麻痹。麻痹程度与药物作用大小有关。药物中以阿托品的作用最强大，快速散瞳药的作用则相对较弱。

② 瞳孔开大，增大了眼屈光系统的球面像差与色像差。

③ 瞳孔开大为眼内的检查提供了一定的方便，但使被测者深径觉能力下降。

（2）散瞳解决的问题：消除了眼的调节作用。但是，调节作用的消除，是以消减或解除眼的生理张力为代价的。

（3）散瞳没有解决的问题：散瞳后瞳孔由图11-26中的 a 扩大到 b。对 b 瞳孔进行屈光检测，检测出来的眼屈光矫正镜度只能反映 b 瞳孔条件下的屈光状况。此时，所检测出来的屈光矫正镜度，是不可能正确反映在正常生理 a 瞳孔条件下的屈光矫正数据的。人们在其生命与生活的现实中，只能使用 a 瞳孔，不可能使用 b 瞳孔。这也就是说，在散瞳条件下，还不能正确解决人在其生命与生活现实中所使用的常瞳条件下的屈光矫正镜度。这也就是，一般情况下为什么不能用散瞳后检测到的屈光矫正镜度作为屈光矫正眼镜配制的依据。因此，所有

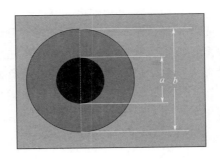

图 11-26　虹膜与瞳孔的正视图

散瞳者都必须在药物麻痹作用消失后，再次进行常瞳条件下的屈光复检，才能确定最后的屈光矫正镜度。

3. 哪些情况必须散瞳？

那么，在验光中，有哪些情况必须进行散瞳呢？简单地说，所有因调节因素发生视觉症状者，都有必要使用睫状肌麻痹剂以消除过度的调节作用。有必要接受散瞳的情况大致有以下几种。

① 对于调节不能完全放松的被测者；

② 症状与屈光不正不一致的被测者；

③ 对远视进行完全屈光矫正检测时；

④ 特别是要控制小儿的调节性斜视时；

⑤ 为了减轻成人的视觉疲劳感时。

除以上情况外，还有一种情况也有必要对被测者进行散瞳屈光检测，即被测者对验光的准确性表示怀疑和有异议时。

上述几种情况的被测者接受散瞳是必要的。但是，必须清楚一点：散瞳只是一种屈光检测的辅助方法，并不是屈光矫正镜度检测的决定因素。只有正确把握应用适应对象、有序全面进行屈光检测、合理利用各种屈光检测数据，才能使这种方法起到事半功倍的作用。

三、戴上眼镜还需要注意合理用眼吗？

戴上屈光矫正眼镜还需要注意合理用眼吗？这也是屈光矫正中需要注意的一个问题。而这个问题又是极易被忽视的问题。有人认为，戴上屈光矫正眼镜，屈光不正已经矫正就万事大吉了。这种认识是不正确的。

第一，戴上屈光矫正眼镜，只能说明眼睛与眼镜共同构建了一个人工正视状态。但是，眼的屈光不正状态是没有变化的，眼的屈光发育与生理变化的趋势是不能改变的。而且屈光矫正眼镜也没有干预屈光发育与生理变化趋势的生物性作用。

第二，屈光矫正眼镜的作用只是屈光矫正，并不具有解决合理用眼问题的本质作用。也可以说，屈光矫正眼镜不具有改正不良用眼习惯的作用。

正是以上这两种因素，决定了戴上眼镜以后还应当注意合理用眼的问题。戴上屈光矫正眼镜后不合理用眼者，仍旧会加大眼的视觉负荷进而导致视觉疲劳等诸多问题。因此，戴上屈光矫正眼镜以后，仍旧需要注意合理用眼，只有这样才能使眼睛在多彩的生活中发挥最佳作用，才能使眼始终保持高效率的视觉工作状态。

四、是否可以选择隐形眼镜？

当前屈光矫正方式有三种：普通眼镜矫正、隐形眼镜矫正、屈光手术矫正。屈光手术矫正又可分为角膜屈光手术和晶体植入屈光手术。在屈光矫正中，一定要根据被测者的年龄、生活条件、自理能力状况以及卫生习惯来选择和确定具体的屈光矫正方式，表 11-14 就是根据年龄来确定矫正方式选择的一览表。

表 11-14　屈光矫正方式选择

矫正对象	普通眼镜	隐形眼镜	屈光手术
≥18 岁	首选	次选	三选
16～18 岁	首选	次选	—
<16 岁	必选	—	—

从风险角度讲，屈光手术的风险系数最高，其次是隐形眼镜。而普通眼镜则是三种矫正方式中风险系数最低的一种。

从操作角度讲，隐形眼镜需要有较高自我料理能力，而普通眼镜只要会摘戴眼镜就可以实现理想的屈光矫正效果。16 岁以下的少年儿童自我料理能力相对较差，最好不选用隐形眼镜，以免造成角膜的损伤。倘若，生活在没有风沙区、卫生习惯良好的 16 岁以上青年有戴用隐形眼镜的必要或需求，可以尝试戴用隐形眼镜。

五、是否可以选择屈光手术矫正？

屈光手术包括两大类，一类是角膜屈光手术，另一类是人工晶状体植入屈光手术。人们通常所说的近视眼屈光手术是指前一种。角膜屈光手术已经从最早的放射状角膜切开术（RK），过渡到今天的准分子激光手术。而准分子激光手术又先后经过了准分子激光角膜表面切削术（PRK）、准分子激光原位角膜磨镶术（LASIK）、准分子激光上皮下角膜磨镶术（LASEK），以及飞秒激光技术、波前像差技术和虹膜定位技术的应用，手术的安全性越来越高，并发症也在逐步减少。但是，手术本身就意味着存在一定的风险，眼屈光手术也是如此。当前对术后中、短期的并发症已经有所了解，但长期的变化还是未知的。受术者在手术前的签字正是存在风险的最好说明。屈光手术一般要求受术者：年龄＞18岁；屈光度的绝对值＜6.00D。

少年儿童正处在生理发育期，眼球的屈光状态尚未稳定，因此不宜进行屈光手术。针对这一问题，需要记住以下两句话。

① 少年儿童正处在发育中，屈光状态不稳定，手术后的效果难以预料。

② 目前国家有规定：满18岁方可接受屈光手术。

第四节
少年儿童近视眼的防、控工作

一、把防控意识落到实处

1. 不能搞无休止的语言文字在时间上的重复

我国最早关注近视眼预防可以追溯到赵光喜、朱秀安、丁淑静编的《预防近视眼和眼的保健操》一书，已经历时五十多年。

从关注近视眼预防至今，年年在讲近视眼的预防、控制，但近视眼发生率总的趋势仍旧呈快速增长的状态，这说明什么呢？唯一的解释只能是工作没做到实处。例如，减轻课业负担问题在这个问题上急需要换一个思维模式：可不可以将近距离的课业转变成看远的作业呢？这是完全可以做到的事情。但是，在这方面的探讨仅仅是探索，还没有获得教育界广大推广。可见把近视眼防、控工作落实到实处，不仅是视光界人士需要研究、探讨的问题，也需要一线的教育工作者更确实地把这项工作做到实处。总之，既然明知课业负担减不下来，就应当为孩子提供课业不是负担的方法，这就是关于"课业负担"的最佳解决途径。

2. 指标有了就要兑现

习近平总书记指出："全社会都要行动起来，共同呵护好孩子的眼睛，让他们拥有一个光明的未来。"我国学生近视呈现高发、低龄化趋势，严重影响孩子们的身心健康，这是一个关系国家和民族未来的大问题，必须高度重视，不能任其发展。

2018年8月30日，教育部、国家卫生健康委员会等8部门联合印发了《综合防控儿童青少年近视实施方案》，提出了到2030年我国6岁儿童近视率控制在

3%左右的目标。这个 3% 的目标，就是教育部、国家卫生健康委员会等 8 部门向党中央、向全国人民立的军令状。应当说，目标是令人振奋的，但工作任务是艰巨的。

二、近视防控抓住三个关键点

近视眼的预防、控制要想落到实处，有三个关键点。

1. 教育部门要有作为

孩子在上学期间，每天在校时间不会低于 7h，课堂教学时间要在 5h 以上，在这样高强度近距离作业的眼睛的视觉负担是可想而知的。对这样的情况，仅仅通过宣传爱眼护眼常识和向家长强调近视眼的预防显然是不够的。人们总是在说"减轻课业负担"，什么是课业，课就是课堂，业就是作业。只有既减轻课堂视觉负担，又减轻作业视觉负担，近视眼的防控才能落在实处。对于学校来说，重点应当是：找到一种途径、方法，切实减轻孩子 5h 近距离用眼的视觉负担。目前这个方面还没有引起人们的重视，当然这个问题的解决，仅凭教育部门和学校去做还是有困难的，需要多部门协调、集思广益，才能做好。

2. 爱眼护眼知识要普及到人的心坎上

对于爱眼护眼、近视眼防控这项工作，国家、政府是非常重视的，各相关部门也做了大量的工作，但是近视眼发生率的攀升又是很不乐观的。原因在哪里呢？应当说与这项工作还没能做到广大人民群众心坎上的现实是有关的。孩子近视了，家长着急上火，四处寻找"治疗近视"的办法，最终只能面对现实。而当孩子眼睛不近视的时候，没人会注意这件事情，正是这种"事不关己，高高挂起"的心态，把无数原本健康的眼睛送入到了近视眼的行列中。这就是近视眼发生率年年攀升最主要的原因。这就说明，做好健康眼孩子及家长的爱眼护眼、近视眼防控的教育至关重要，只有把这项工作做到他们的心坎上，才会遏制近视眼发生率年年攀升。

3. 激发学生主动预防、控制的行为

防控近视是一项具有广泛社会意义和深远历史意义的大工程，需要全社会的高度关注和积极行动。但是，这项工作措施的最终执行者确是千千万万个孩子。只有他们把爱眼护眼、近视防控措施切实落实到现实的学习视觉活动中，这项工作才能取得成果。

在这项工作中，一定要站在孩子的角度去思考问题。宣传内容要符合孩子视觉生理的特征、心理物理的知识，才会更容易被孩子接受。当孩子能在学习与日常生活中主动性地爱眼护眼、近视眼防控行为成为一种良好的习惯时，也就是即将达到 3% 这个艰巨目标之时。

当然，如何将爱眼护眼，近视眼防控的措施落实到每个学生学习和生活中，又怎样使之成为每个孩子良好习惯的课题，还有待研究、探讨，更有待扎扎实实地落实到每一个孩子的现实中。

三、把握近视眼防控的大方向

少年儿童近视眼预防是一项要求实打实的工作，这项工作不但需要进行具有普遍意义方法、措施的研究和探讨，也要对具体的孩子开展个性化分析并寻找相应的对策。

1. 进一步探讨学业时期近视发生的根本原因

目前，对于近视眼发生原因的普遍认为是：遗传因素和环境因素起着决定性作用，与近视眼发生有关的因素还包括：低照度、高强度持续性阅读、蛋白质摄入量过低、碳水化合物摄入过多、机体中左旋多巴胺含量的减少、过量地摄入有机磷、钙的缺乏、形觉剥夺、眼的调节滞后。人们还发现，早产儿和低体重儿近视眼的发生率也相对较高。

这些因素作为近视眼的成因是毫无疑问的。但是，对于学业时期近视来说，这些因素是否一同发挥了协同作用呢？这是值得探讨的，例如，蛋白质摄入量过低、碳水化合物摄入过多、有机磷过量、钙的缺乏在今天已经不是问题，而且发生近视眼的少年儿童不仅仅限于早产儿、低体重儿。因此，把这么多的因素都纳入学业期近视的防控措施中只能是作为说辞，把那些本不成为问题的问题排除，剩下的因素只有：低照度、高强度持续性阅读、机体中左旋多巴胺的减少。对这三个因素孰轻孰重的研究和确认，对于今天的相关研究部门来说不是什么大问题。

2. 寻找、确认有确切防控效果的方法

目前，打着防控近视旗号的营销活动不胜枚举，众多营销者都说自己的方法有效。那么，到底哪一种有效、哪一种有假疗效、哪一种没有疗效甚至有害，恐怕是很难分清和讲清的。

（1）方法、措施的有效：谁说了算？预防、控制近视的方法，是否有效应当怎么判断，由谁来判断？目前遵循的办法就是：只要没有被点明有害，这个方法就会被营销。而有的措施、方法还被相关部门定义为诊疗活动而堂而皇之地跻身于"近视治疗"的行列中。

近视眼治疗、预防、控制的措施和方法，到底谁说了算？应当说只有眼的屈光矫正镜度有资格说了算。那种号称"视力提高"而"屈光矫正镜度没变化"的"亲眼见"无一例外都属于类似魔术所产生的心理错觉。近视眼防控是一项时不我待的工作，凡属"效果不理想""有待科学证明"等情况的近视防控方法和措

施都应当被取缔和得到严格的限制。否则，"假的效果"就会阻碍真有效方法的产生和推广。

（2）技术产品：有专利，不专有。使用同样的技术、方法、方式，通过差异性的描述而获得各自专利更是司空见惯的事情，在这方面最突出的莫过于"'近用低度凸透镜'与'基底向内三棱镜'组合技术"，目前应用这种技术具有各自独立专利证书的镜片、眼镜不少于 10 种。这种相同内容、相同角色的你未唱罢我已登场的格局，对经营者或许是有利可图的，但对需要广大群众参与的整个近视防控工作的力量无疑是一种无休止的自我消耗。

（3）广告宣传"不实"之词的治理。2018 年 4 月 4 日，国家卫生健康委员会、中央网信办、教育部、市场监管总局、国家中医药局、国家药品监督管理局等 6 部门联合印发了《关于进一步规范儿童青少年近视矫正工作切实加强监管的通知》（以下简称《通知》）。

《通知》中指出："在目前医疗技术条件下，近视不能治愈。儿童青少年时期可以通过科学用眼、增加户外活动时间、减少长时间近距离用眼等方式预防、控制和减缓近视。家长一旦发现儿童青少年视力异常，应当及时带其到眼科医疗机构检查，遵从医嘱进行科学矫正。"

《通知》要求："从事儿童青少年近视矫正的机构或个人必须严格依法执业、依法经营，不得在开展近视矫正对外宣传中使用"康复""恢复""降低度数""近视治愈""近视克星"等表述误导近视儿童青少年和家长。不得违反中医药法规定冒用中医药名义或者假借中医药理论、技术欺骗消费者，谋取不正当利益。"

但是，近视眼防控工作中这种"误导"之词，仍旧比比皆是，这说明《通知》精神虽好，但监督、治理不到位，仍旧难以根治这种"误导"之词及经营活动的泛滥。

这项工作还有待相关部门做得更细致些，做得更实在些，让这类现象既无苟且之法，也无藏身之地。

四、近视眼的预防与控制要务实

1. 近视眼的预防

什么叫预防呢？对没有发生近视眼的人，通过一定的措施使其不发生近视眼，这才叫预防。近视眼的预防工作的现实是：年年在讲、年年在做，但又是一件效果不明显的工作。之所以是这样一种状态，和青少年个人，以及家长对这一问题重视不够有关。青少年视力未发生问题时，就不太会注意这一问题。这是近视眼预防工作比较艰难的主观因素。另一方面也可能是因为近视眼预防措施没有能达到人们预期的目标，使预防措施流于形式有关。在近视眼预防中，另一个可能导致效果不佳的原因是综合措施实施不力。

近视眼的控制是指：近视眼一旦发生，将其屈光矫正镜度的发展控制在生理发育的限度之内。在生理发育的过程中，所有人的眼在发育中都有一个必然的去正镜度化的过程，在这个过程中屈光矫正镜度要向负镜度方向发展－2.00～3.00D。倘若人最终的屈光度增加了－2.00～3.00D（或减少了＋2.00～3.00D），应当是正常的。期望屈光度一点不变是不太可能的。这就好比西瓜本身是要长圆的，我们却偏要框上一个架子让它长方，这是违反自然规律的，当然这种方西瓜为销售带来了方便。但是，让近视眼在发育中违背生理规律不让发展的办法，当前还没人敢用，必定活人眼与被人吃的西瓜不同。

2. 近视眼的控制

近视眼一旦发生，就面临着如何有效控制近视眼过度发展的问题。从生物学角度看，人眼也有一个发展、演进的过程。正常情况下，人在出生时为远视眼。随着年龄的增大，眼的调节力会逐渐降低，眼的屈光表现值会向正镜度减少或负镜度增大的方向发展，这种发展是人生理发育的必然过程。这一生物发育过程，在青少年中尤为明显。

对于近视眼屈光变化的控制，应当是：以眼的自然生理变化为基础，尽可能将青少年被测者屈光矫正镜度控制在生理发育的限度之内。那么，青少年在屈光方面的生理变化有多大呢？对于这一数值，众家说法不一，稍有差异。较为普遍的意见是：

青少年近视眼的屈光矫正度每年增长－0.25～0.50D，应视为正常生理发育值；增长屈光矫正度－0.75D，应视为可疑；当增长幅度≥－1.00D时，就应当判定近视屈光矫正镜度增长过快。

这里要说明的一点是，认为近视屈光矫正镜度永远也不增长才算是对近视眼有效控制的认识是不正确的。这和一个孩子自然要长大是一个道理。这也就是说，已经是近视眼的青少年，通过我们的采取一定措施，使其屈光矫正度每年的增长被控制在－0.25～0.50D这范围内，就可以肯定地说：我们的措施是有效的。倘若，通过我们所采取的措施，使之在两年中只增长了－0.25～0.50D的话，那就说明我们的措施应当就是卓有成效的了。有人会问：能不能让青少年近视眼的屈光矫正镜度一点都不增长呢？应当说，这是我们的一个美好期待，但在今天还难于做到。

五、近视眼预防与控制方向

1. 两位专家学者的真知灼见

老一辈眼屈光学专家在近视眼预防方面做了大量的工作，积累了不少的经验，为今后这项工作的深入研究打下了基础，也为未来近视眼预防与控制指出了非常明确的方向。我国当代眼屈光学的著名学者徐广第先生和汪芳润先生，分别对这项工作未来的工作重点提出了非常中肯的意见。应当说，两位前辈所讲的就是这项工作的未来方向。

（1）我国当代眼屈光学的先行者——徐广第先生。《眼科屈光学》中有两段话可以代表徐老对近视眼预防工作的核心认识。

近视眼的病因比较复杂，主要由遗传和环境两种因素所决定。在目前尚不能用遗传工程方法改造遗传基因的情况下，近视眼的防治重点应放在改善视觉环境方面。

环境因素对视觉发育的影响是多方面的，尤其现在电脑已经走进人们的生活，引起近视的客观因素就更加复杂。还望有关学者根据目前实际情况对近视眼的发生原因做进一步深入研究，在已探得的理论基础上提出新的防治措施。

（2）我国临床视觉与近视眼的著名专家——汪芳润先生。汪芳润先生对近视眼预防工作的认识，集中反映在汪芳润、尹忠贵主编的《近视·近视眼·近视眼病》一书中，书中指出：近视眼发生的机制至今不明，目前确无特异性的预防方法。对于这一社会医学问题，人们要用科学的态度来认识与研究，并通过深入调查、长期观察，分析已有的和即将有的预防方法的必要性、可能性及有效性。

汪芳润先生还对目前近视眼预防的重点指出了明确的方向：变形近视眼及所有可引起并发症的近视眼。汪芳润先生也给寻找与选择近视眼预防方法提出了"科学、有效、实用、无害"的八字方针。

2. 学生主动性不高的原因

在近视眼预防与控制方面，不管采取什么样的方法，最终都需要每一个少年儿童将具体措施认真落实到自己的日常生活中。但是，现实是不够乐观的，相当多的少年儿童往往对近视眼预防与控制措施不太感兴趣，缺乏主动性。笔者认为造成这种现实的原因有以下四个。

（1）对预防不太信。青少年眼的调节力强、调节储备充足。因此，青少年可以在极近的距离进行读书、写字，家长往往会说："眼都贴到纸上了，能看得见吗？"家长的这种疑惑是站在自身视觉条件下来讲的。但是对孩子来说，他就会认为你在骗他，有道理的东西他也不会信。例如，10岁儿童的调节力为14D，近点则在其眼前7cm处。显然，在这样近的距离看书、写字，他是可以看清楚的。这也就使有道理的教育变成了无效的说教。但是，在这样近的距离进行视近作业也就成为诱发近视眼的必然因素，可以说，这是近视眼发生的生理因素。

（2）"书写榜样"的不良作用。还有一个不可忽视的问题，就是书写榜样的问题。这里有两个方面的问题。

①"正襟危坐"看不到书写的字。当前，所有关于书写姿势的宣传画都存在着一个共同的问题：以书写毛笔字时的姿势（图11-27）作为标准书写姿势进行宣传，并进行日常书写教育。这种书写姿势在进行硬笔书写时却是不适当的。使

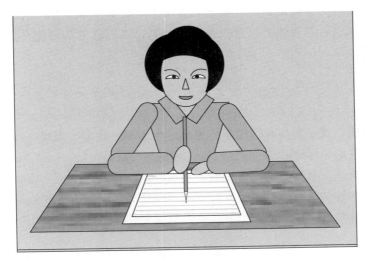

图 11-27　书写毛笔字——正视图

用毛笔练习书写时，至少要悬腕，书写大字时还会悬肘。但在使用硬笔书写时，没有这两个动作，而是要求枕腕，即便书写者保持执笔距笔尖 1 寸（1 寸≈0.033m），他也不能做到双眼同视自己所书写的字。

② 青年人、成年人"书写榜样"。青年人、成年人中，读写视距过近、歪头写字、斜着身体写字等书写姿势不正确的人还是比较多的。这些随处可见的不正确书写现象，也对少年儿童的书写习惯产生了潜移默化的作用。

以上两种因素，对少年儿童正确读写习惯的养成应当是不利的。那么，什么才是正确的写字姿势呢？图 11-28 就是在使用硬笔时正确书写的俯视图。即在自

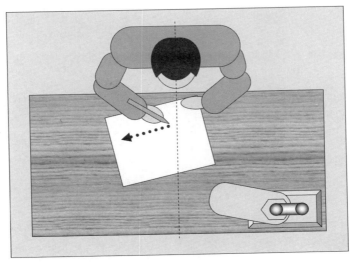

图 11-28　硬笔书写姿势——俯视图

然状态下，所有人在使用铅笔、钢笔、圆珠笔等硬笔书写时的姿势一定是：书写纸稍向右上倾斜，笔尖位于前后中线略偏右侧，书写者的头可能会向左侧稍倾。写出来的字迹横列如图中线箭头所示。

（3）学业负担是一个难以摆脱的梦魇。

我国青少年在受教育时，课业负担是近视眼预防工作中难以回避的客观因素。

综上所述，课业负担可以说是近视眼发生的不可抗拒性因素。在教育体制不发生根本改革的情况下，这一因素肯定会存在下去。

（4）方法缺少童趣与天真。倘若，近视眼预防与控制措施不能成为少年儿童的自为行为，什么样的措施都将难有成效。当前所推行的方法和措施大多是在少年儿童被动中完成的，长期坚持下来的极少，这和方法本身缺少童趣、天真有关。

从家庭、青少年个人以及社会角度看，近视眼预防工作只能在以下两个方面入手。

① 提高全民族合理用眼的意识；

② 在阅读、写字时，使用公认的、正确的读写距离，一般认为这一距离为 0.3m。

第十二章
少年儿童日常视觉卫生 >>>

第一节
少年儿童的合理用眼

从感觉器官而言，眼是人一生中使用最多的一种感觉器官。人只要在觉醒状态下，眼就会发挥作用。而眼一旦发生问题，就会造成终生的缺憾或损失。从这一意义上说，爱眼护眼、合理用眼应是人们对自己负起的责任。近视眼的预防仅仅是爱眼护眼、合理用眼的一种表现形式。不管是好眼还是赖眼，每个人都应当合理使用自己的眼。

如何才能做到更合理地使用眼呢？可以用一句话来概括：减轻眼视觉工作的强度。这就要求人们做到：使眼在适宜的条件下从事适当的视觉工作。笔者认为，每个人都有必要做好以下五件事。

一、近距离用眼的视距和时间

1. 注意近距工作视距

在进行近距离工作时，应注意视觉的工作距离。这是要注意的第一件事。对必须在较长时期从事精细工作的人士来说更是如此。近距离工作的距离越近，付出的眼调节力也就会越多，也就越容易发生疲劳。这就是说，使用稍远些的距离进行近距工作，就可以起到减轻一定近距视觉工作强度的作用。屈光学家普遍认为：

① 合理的近距工作距离为 1 尺左右；

② 如从事绘制设计图、数学计算书写和手工缝纫类等精细型工作时，视距最好控制在 0.35～0.40m；

③ 对从事特别精细工作者，无法保持正常视距者，应使用放大注视镜（如钟表维修所使用的寸镜）。

在从事②、③类工作时还应当同时注意工作时间的问题。

2. 近距工作时间不宜过长

同样的视觉工作，其强度大小还与工作所持续的时间及工作量有关。持续工作的时间越长、单位时间的工作量越大，视觉工作的负荷强度也就越大；反之，也就会越小。持续工作的时间与视觉张力程度有关，单位时间的工作量与视觉专注程度有关。视觉张力程度过大和视觉专注程度过高都会导致视觉工作强度的增大。因此，控制近距工作时间是降低视觉近距工作强度应当做的第二件事。关于近距工作时间的一致意见是：

① 近距工作 1h，需休息 10min（最好是远眺，户外活动最佳）；

② 对于没有条件进行远眺的工作环境，最好是注视屋中的绿色植物，或尽可能注视屋内远（最好≥5m）的目标，使瞳孔和视觉细胞恢复视远的状态。

当然，每个人工作所能持续的时间是不完全相同的，这与人的工作效率、工作态度、眼的屈光性质都有一定的关系。

二、适宜的光刺激

视觉工作，必须要在适宜的光照条件下进行。适宜的光照条件包括两个方面。

1. 工作对象

工作对象是指人们视觉所要面对的工作材料。例如，过白、过亮纸张印制的书，就容易引起视觉疲劳。因此，对于需要较长时间注视的纸张，应尽可能选择不寡白、不反光的纸张材料。

2. 工作条件

工作、学习时还应当注意局部与环境的照明问题。这里需要注意以下几个方面。

（1）照明的稳定性。不能为视觉工作提供稳定光刺激的情况，是不宜从事近距离、高专注性质的视觉活动的。如电压不稳导致的光频闪现象，行走、颠簸的车船运行等情况，都不适宜阅读与书写。

（2）光照不足时进行近距离视觉工作，必须使用近用辅助照明。一般认为近用辅助照明可使用：①白炽灯（100W）；②日光灯（40W）；③节能灯（10～15W）。

（3）要有适宜的环境照明。从事近距离精细工作时，其工作面的照明要有50％来源于天花板及墙壁。

不能满足上述条件时，就不适宜从事精细型视近工作。

对于少年儿童来说，看书一定要注意"四不适宜"（图12-1）。

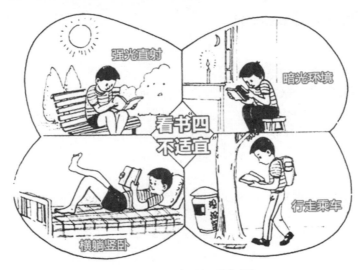

图12-1　看书"四不适宜"

在以上"四不适宜"的情况下看书，都会导致视觉疲劳，不利于近视的预防与控制。

三、合理观看视屏

合理观看视屏时应当注意三个方面：距离、时间、环境照明。

当前所使用的电视机、计算机的视屏可以分为两种。一种为阴极显像管［图12-2(A)］，另一种为液晶显示屏［图12-2(B)］。一般说来，与后者相比使用前者时应保持的视距要大、注视的时间要短。

我国有关部门对看电视时的视距要求是：视距应为视屏对角线的4～5倍。美国保护视力协会建议看电视时：视距为其视屏对角线的7～8倍。看电视时持续注视视屏的时间以不超过1h为宜。液晶显示屏电视，观看的时间可以适当延长。

从事计算机工作几乎成了很多人的一种职业习惯和业余消遣。使用者一般会偏好选用较大的视屏。这也给合理用眼带来了很大的问题，尤其是计算机游戏的频闪光效。但是，进行计算机作业又不可能采用较大的视距。因此，以计算机为

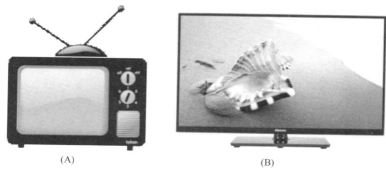

| (A) | (B) |

图 12-2　阴极显像管（A）和液晶显示屏（B）电视机

工具进行工作的人，最好配用一副专用的近用眼镜。

　　不使用近用眼镜的人，也应对注视计算机视屏的时间有所控制，一般以掌握在看电视时间的 $1/3\sim1/2$ 为宜，而青少年注视阴极显像管视屏的时间不宜超过30min（小学生应为 15min），还应闭目休息 5min，再望远 2min。

四、戴用合理的眼镜

　　从事屈光矫正工作的验光师还应当了解视觉卫生保健的相关知识。对被测者进行必要的用眼指导，向其介绍戴用屈光矫正眼镜时应当注意的一些相关事项，教会接受屈光不正矫正的少年儿童正确戴用合理的眼镜，这是验光师工作中必不可少的内容。在前面已经了解了眼镜怎样戴用才符合屈光矫正的要求。这里讲的合理的眼镜，有两种含义。一种是指屈光不正者应戴用与自己眼屈光性质、程度相符的屈光矫正眼镜；另一种是指戴用防止、减少有害光对眼产生危害的眼镜。

1. 戴用合理的屈光矫正眼镜

　　要想戴用与自己眼屈光性质、程度相符的屈光矫正眼镜，被测者首先就要接受规范的验光，根据屈光检测的结果与行走试戴的情况来确定应戴用的眼镜。

　　倘若被测者已经使用了完全屈光矫正眼镜，并取得了满意的屈光矫正效果，这样的眼镜就是合理的屈光矫正眼镜。

　　倘若被测者不能接受完全屈光矫正眼镜，只能暂时使用适当降度的屈光矫正眼镜。严格意义上这样的眼镜只能说是有一定合理成分的眼镜，只能作为暂时"合理"屈光矫正眼镜使用，待适应后重新验光、配镜，再次考察、确定其合理的屈光矫正镜度。

2. 戴用防止有害光对眼侵害的眼镜

　　对于从事室外工作的人员，在炎热夏季，光照强烈之时应戴用经特种涂料处理的抗紫外线太阳镜，使眼睛在户外强光下既免受紫外线的照射，又获得比较舒适的视觉感受。

五、定期进行屈光检测

不管是屈光不正者，还是屈光正常者，都有每年接受一次屈光性视力检查的必要，一旦发现视力减退就应及时矫正。但是对屈光不正的少年儿童来说，进行定期屈光检测，应根据具体情况来确定。

1. 根据有无并发症

对少年儿童屈光不正被测者进行定期屈光检测时，首先要考虑的因素就是：被测者是否存在屈光不正的并发症。对于有并发症的少年儿童屈光不正的定期屈光检测，间隔的时间一定要短。例如，少年儿童远视眼在伴有内斜视、弱视时，定期屈光检测的时间以间隔 3 个月为宜，至少不应超过 6 个月，显然这对及时掌握屈光矫正镜度的变化和有效矫治并发症是极其有利的。

有并发症的被测者定期屈光检测间隔时间要短的原因是：青少年处于生理发育期，矫治时机是关键。时机一旦错过，矫治的时间就会明显延长，甚至有可能终生丧失矫治的可能性。

对于没有并发症的少年儿童屈光不正定期屈光检测的时间以 6 个月～1 年为宜。但是，对这样的被测者，验光师一定要叮嘱其监护人注意观察，有变化时需及时咨询和进行必要的检查。

2. 根据屈光矫正情况

定期屈光检测需要考虑的第二个方面就是：屈光矫正的状况。当屈光不正的少年儿童经行走试戴，已经可以适应完全屈光镜度并定制这样的眼镜后，定期屈光检测的时间可以稍长一些。

倘若被测者无法适应完全屈光镜度，需要通过镜度调整后进行矫正的，定期屈光检测应在 3 个月后进行，以便根据眼镜戴用的适应情况进行镜度调整，使其尽早接受更为合理的屈光矫正方案。

3. 根据年龄

对于少年儿童而言，年龄越小，其屈光矫正状况及其变化，越需要监护人的关照，进行定期屈光检测的间隔时间也就越短。

（1）常规复检时间：见下文。

① 对于第 1 次戴镜矫正的少年儿童，第 1 次定期屈光复检的时间一般为 3～6 个月后，不宜超过 6 个月。

② 有戴镜矫正经历而且屈光度比较稳定的少年儿童，下一次屈光复检的时间可以安排在 1 年后。

③ 有戴镜矫正经历而且屈光度有明显变化的少年儿童，屈光复检的时间不宜超过 6 个月。

（2）有并发症少年儿童的屈光复检安排：对于有隐斜视、斜视、弱视、交替视的屈光不正少年儿童的屈光复检，第 1 次屈光复检的时间一般掌握在 1 个月。对于急需观察的案例，则应按需安排复检的时间。

4. 根据行业服务惯例进行的随访

眼镜行业中具有一定规模的企业，对新配制的眼镜已经建立了一定随访制度。这是眼镜行业在新的时代建立起来的一种新的服务制度，这种制度的建立为进一步提高质量和密切与消费者的关系起到了良好的作用。这种服务制度基本又有以下几项内容。

（1）首次随访：新眼镜取走后 3～7 天，对被测者进行的戴用舒适度和使用情况的调查。对于没有异常情况的戴用者下一次随访按下面常规随访时间安排。对于存在问题者，应了解具体情况并及时给予戴用指导，再次随访应在首次随访后 3～7 天进行。

（2）再次随访：对已经给予电话指导过的被测者进行的随访。

（3）常规随访：在首次随访和再次随访后 15～30 天进行的随访。随访内容包括：戴用情况、询问新的需求、征求意见等。

（4）个案随访：对于曾经被叮嘱进行定期屈光检测的被测者，一般会在确定日期之前的 3～7 天进行带有随访性质的告知。

除以上四种随访形式之外，对有问题的戴用者应及时与其预约复查时间。对个别确有困难的戴用者，可以考虑采用上门服务、视屏联系的办法。

第二节
眼镜的保养

当前眼镜使用的镜片大多是树脂镜片，这种镜片的耐磨程度比玻璃镜片低，尽管应用加硬膜会使其强度得到明显的提高。但是，膜层本身及基片的硬度还是有限的。青少年近视眼渐进镜片，其制造材料大多是 PC 基片，这种基片在物理性能上具有很强的抗冲击能力和抗锤击能力。这对具有活泼天性的儿童的眼睛来说，具有良好的保护功能。从材质上讲，青少年选用这样材质的镜片是一种不错的选择。但是，这种镜片在耐磨程度上尚未达到玻璃镜片的强度。这就是说，要想较长时间保持这种镜片良好的光学性能，就必须注意在使用中对镜片的保养和清洗工作。

一、眼镜使用中的保养

在眼镜使用中，做好镜片的保养工作就是要做到以下方面。

1. 防止眼镜摔落

防止眼镜摔落是戴用所有眼镜时都应当注意的问题。树脂镜片（特别是 PC 镜片），从物理性能上讲，应当是一款相对不太怕摔的镜片。但是，在因不注意而意外掉落在较硬的地上时，有可能会使镜片从眼镜架中进出，也有可能使眼镜架受损，如鼻托脱落就正是基于以上原因，在眼镜的使用中应注意以下两个方面：

① 眼镜摘下后，一定要放置在不太容易被剐蹭的地方；

② 眼镜的放置要如图 12-3（A）所示。图 12-3（B）所示的放置方式，常常会发生如图中箭头所指方向上的倾侧，放置的平面受到外力作用而振动时则更易发生。

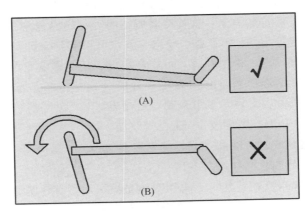

图 12-3　眼镜打开镜腿时的放置方法比较

2. 避免镜片磨损

放置镜片的磨损是戴用眼镜者必须要注意的问题。戴用树脂镜片（特别是 PC 镜片）的青少年更应注意这一问题。

（1）眼镜放置：一定要按图 12-4（B）所示的方式放置，不可以按图 12-4（A）所示的方式放置。

（2）镜片污渍的清理：戴用眼镜的人都会在使用中遇到镜片污渍的清理问题。对镜片污渍，一般主张用拭镜布进行擦拭。严重者多提倡先加用洗涤灵清洗，再擦拭的办法。从尽可能地保持镜片的良好光学性能看：最好不要使用擦拭的办法。擦拭的办法只有在万不得已的时候才有使用的价值。

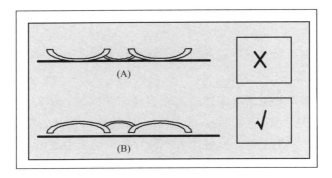

图 12-4　镜平面的放置方法示意图

3. 冬天镜片的除雾与防雾

戴眼镜的人，在冬天由室外进入室内时还会遇到镜片表面冷凝结雾的问题。一般来说，树脂镜片（特别是 PC 镜片）很少发生这样的问题，除非在特别寒冷的地区。如在东北的冬天，就会发生这种情况。处理方法有以下三种。

（1）等待雾气的自然消退：这种冷凝所结的雾一般都会在 5min 左右消退。

（2）温水浸泡：用 5～10℃温水浸泡一下，可以起到立即消雾的作用。应当注意的是水温不宜过高，否则，镜片可能会变形，还会影响膜层的牢固度。

（3）预防冷凝结雾：一是选用有防雾性能的镜片，二是在镜片表面涂防雾水。防雾水一般眼镜店有售，也可自制，自制方法如下。

原料：甘油 30mL、肥皂液 10mL、松节油少许。

配制：① 把 30mL 甘油和 10mL 肥皂液混匀；

② 加数滴松节油，搅拌均匀备用。

使用：将防雾水涂在镜片上，再用眼镜布擦拭，可有效防雾 3～4h。

二、眼镜的清洗

对用树脂类材料制作的眼镜片，最好的除污清洁方法就是进行清洗，而不是擦拭。对 MC 渐进镜片进行除污清洁也是如此。最好的除污清洁方法有两种：一种是超声波清洗法，一种是清水清洗法。

1. 超声波清洗法

超声波清洗法是将准备清洗的眼镜放置在超声波清洗器的清洗液（水）中，接通电源，通过超声波振荡，完成对眼镜的清洗工作。相当多的眼镜店开展了这种设备的免费清洗工作，戴眼镜者可以在眼镜店中接受这种方法的免费清洗。也可以自己置备一台这样的设备（图 12-5），在家中进行清洗。

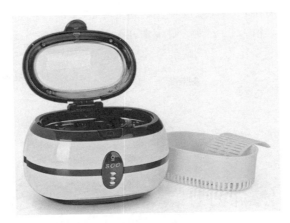

图 12-5　家用小型超声清洗机

2. 清水清洗法

清水清洗法，是戴镜者不用置办任何设备，在家中就可以进行的一种最简单方法。具体操作程序如下。

（1）滴、敷清洁剂：在清洗之前，首先在每只镜片上滴上 1～2 滴清洁剂（洗涤灵、洗手液均可）。再用食指与拇指将清洁剂在镜片两面轻轻搓洗、涂敷。

（2）清除清洁剂：用手指将清洁剂搓洗、涂敷的镜片放置在水龙头较大的水流中进行清洗，使清洁剂被彻底清除。

（3）细流去除水珠：将水龙头关小，使水流变细，不断流即可。如图 12-6 中箭头所示的方向，使水流如图 12-6（A）到图 12-6（B）掠过镜片表面。此时，镜片就会光亮如新。残留水只会停留在镜片的下缘。这些残留水，当镜片下缘接触餐巾纸或报纸的纸面时即可被吸去。此时的镜片即可光洁如新，无须再用镜布擦拭即可直接戴用。

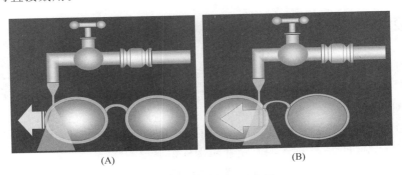

(A)　　　　　　　　　　　　(B)

图 12-6　冲洗眼镜片示意图

使用这种方法清洗镜片，最终只会在镜片下缘约 5mm 处残留少量的水迹。这些少量的残留水迹，不会影响戴用者自身的视觉，也不会影响观瞻。

眼镜的保养和清洗，与眼镜的使用有着密切的关系，这是保持和延长眼镜使用寿命必须要做的事情，也是保持眼镜戴用者获得清晰视力、有一个良好视觉状态，以便进行高效率工作不可或缺的基本条件。

三、眼镜的日常保养

眼镜的日常保养，可按照图 12-7 进行。

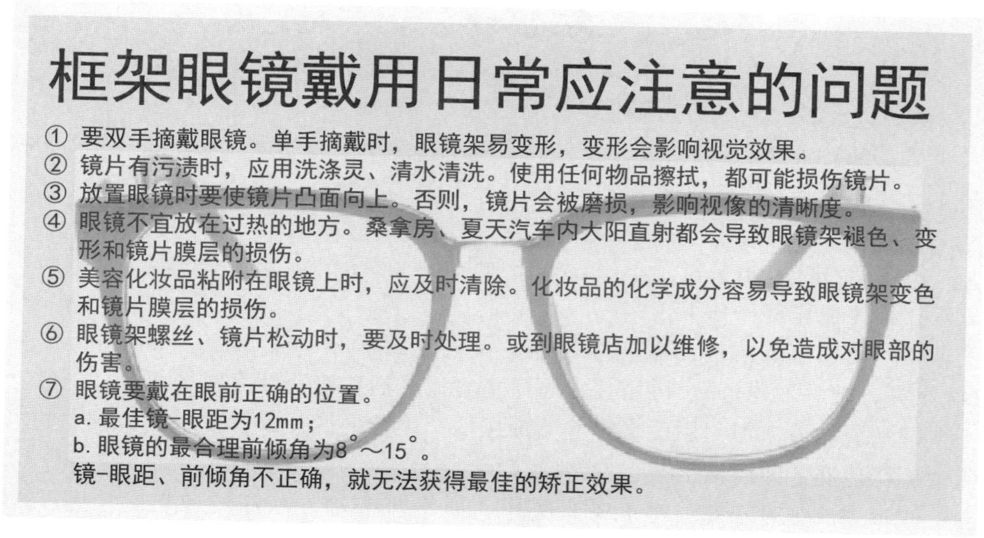

框架眼镜戴用日常应注意的问题

① 要双手摘戴眼镜。单手摘戴时，眼镜架易变形，变形会影响视觉效果。
② 镜片有污渍时，应用洗涤灵、清水清洗。使用任何物品擦拭，都可能损伤镜片。
③ 放置眼镜时要使镜片凸面向上。否则，镜片会被磨损，影响视像的清晰度。
④ 眼镜不宜放在过热的地方。桑拿房、夏天汽车内大阳直射都会导致眼镜架褪色、变形和镜片膜层的损伤。
⑤ 美容化妆品粘附在眼镜上时，应及时清除。化妆品的化学成分容易导致眼镜架变色和镜片膜层的损伤。
⑥ 眼镜架螺丝、镜片松动时，要及时处理。或到眼镜店加以维修，以免造成对眼部的伤害。
⑦ 眼镜要戴在眼前正确的位置。
　a.最佳镜-眼距为12mm；
　b.眼镜的最合理前倾角为8°～15°。
　镜-眼距、前倾角不正确，就无法获得最佳的矫正效果。

图 12-7　框架眼镜戴用应注意的问题

对于出现严重变形、螺丝丢失的眼镜，最好尽快到附近眼镜店进行调整、维修。

四、眼镜片防伪标识的辨识

目前市场上经销的眼用树脂镜片，一般均有隐形的防伪标识。这些标识在向镜片哈一口气的情况下，即可清晰地看到。这些隐形标识在正常戴用时是看不到的，其对镜片的性能没有干扰，其作用只是镜片识别。

图 12-8 是依视路镜片的隐形防伪标识在加工前、后所呈现的实际情况；图 12-9 则是蔡司镜片、国产明月镜片防伪标识显现的情况。

用于青少年防控近视的镜片一般也会用激光标记上这种隐形标记，以便识别。图 12-10 就是蔡司"成长乐"镜片的标记示意图：

① 蔡司"Z"隐形标记；
② 点、线、圆、字母均为明标（提供参考，加工装配后可擦去）；

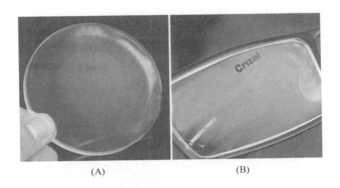

图 12-8 依视路镜片的防伪标识
（A）为加工前有镜片保护膜的防伪辨识情况；
（B）为加工后去除保护膜后镜片的标识情况

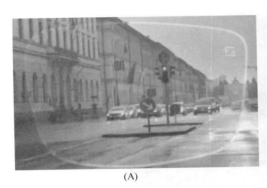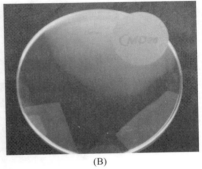

图 12-9 蔡司（A）和明月（B）眼镜片的防伪标识

③ 箭头所指两个点的位置应是隐形镜片再生标识"○"的位置。

在给少年儿童加工、装配用于防控近视的渐进眼镜时，一定识别、明确所用镜片的标识，并按照眼镜的实际戴用情况确定镜片各点的精确定位，关于这方面的详细情况，可参阅《渐进眼镜的验配与屈光矫正》。

五、必须及时更换的眼镜片

目前使用的镜片绝大部分是树脂镜片，玻璃镜片已经极少使用了。这是因为树脂镜片比较轻、抗冲击力较强（聚碳酸酯，即 PC 镜片抗冲击力表现最为突出）。但是，客观地讲树脂镜片也有其自身的不足，最突出的就是耐磨性差，高折射率镜片的色散相对较大。镜片使用、保养不当，就会导致镜片膜层、甚至镜片的基片发生损伤，影响视觉效果，还有可能导致视觉疲劳的发生。那么镜片最常见的问题有哪些呢？下面按镜片损伤的程度来说明。

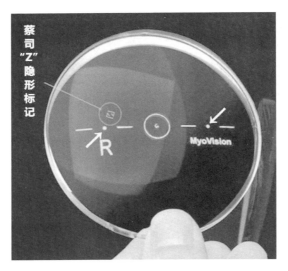

图 12-10　蔡司"成长乐"镜片标识

1. 镜片污渍

污渍严重的镜片见图 12-11。

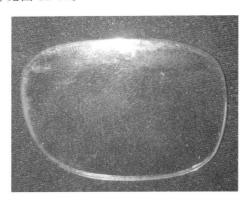

图 12-11　污渍严重的眼镜片

（1）原因：主要是环境灰尘过大，其次是对镜片清洁、打理不够。

（2）对视觉的影响：最突出的就是视物不清晰，污渍严重者会感到有一层雾遮挡着。戴用这样的眼镜容易导致视觉疲劳的发生（尤其是从事精细近距视觉工作时）。

（3）处理：不适宜擦拭（最不宜用镜布、纸巾）。最好及时用前述的清水清洗法对镜片进行清洗。

2. 镜片膜层的不良现象

镜片膜层不良的情况有多种。

① 镜片橘皮状改变（图 12-12）。

② 镜片龟裂现象（图 12-13）。

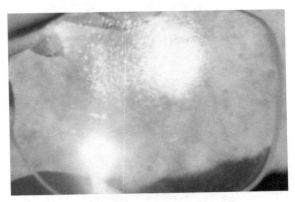

图 12-12　镜片橘皮状改变

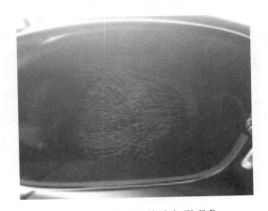

图 12-13　典型的镜片龟裂现象

　　镜片橘皮状改变和镜片龟裂现象都是因眼镜被长期置于高温的环境中，膜层由密度较为疏松受热膨胀所致。其中橘皮状改变多见于洗桑拿后，镜片龟裂现象多见于镜片长时间放置在夏天炎热的汽车中。这两种镜片损伤比较轻微的话，不影响实际戴用，严重者戴用中在视线掠过镜片时视像会有轻微的波动感。但这两种镜片损伤比较影响戴用者的情绪。

③ 镜片螺旋状擦痕（图 12-14）。

④ 镜片横向擦痕（图 12-15）。

　　这两种镜片的损伤都是由擦拭不当造成的。镜片上的螺旋状擦痕多由使用镜布、衣襟、布质材料擦拭所致。镜片横向擦痕多是因镜片有大颗粒灰尘，使用餐巾纸横向擦拭后出现的情况。轻度的螺旋状擦痕一般不影响实际戴用。

　　但较严重的螺旋状擦痕和横向擦痕，则会影响视像的清晰程度。应及时重新配镜或更换新镜片。

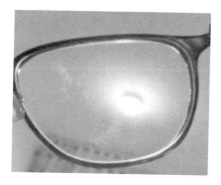

图 12-14　镜片螺旋状擦痕

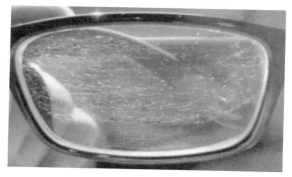

图 12-15　餐巾纸擦拭造成的镜片横向擦痕

⑤ 镜片脱膜（图 12-16）。
⑥ 镜片爆膜（图 12-17）。

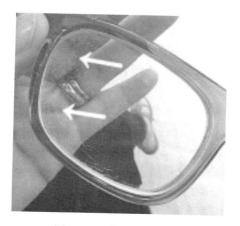

图 12-16　镜片脱膜现象

镜片脱膜和镜片爆膜都属于镜片损伤比较严重的现象。造成这两种损伤的原

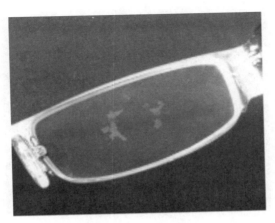

图 12-17　镜片爆膜现象

因都是使用不当。但两者在发生过程上存在差异（表 12-1）。

表 12-1　脱膜与爆膜发生状况对比

对比项 膜层损伤		镜片脱膜	镜片爆膜
镜片膜层条件		含水量相对较大	
发生	时间	相对较长	相对较短
	直接因素	擦拭	炙烤,擦拭
外观		脱膜边缘会存在细微的高度差异	爆膜的边缘常见到翘边
影响		受损伤处光学性能下降,视物会有局部颜色的改变	

　　⑦ 镜片膜层综合性损伤（图 12-18）。其是镜片膜层损伤中最严重的一种。这种情况多见于经济不发达的偏远地区的戴用者，加之使用、保养不当造成的。具有这样损伤的镜片应立即重新验光、配镜。

　　上述镜片的各种膜层损伤，从原则上讲，都应该重新验光，核准现实的屈光矫正镜度，重新定配、戴用新的眼镜。

3. 镜片硬性损伤

　　① 硬物划伤（图 12-19）。

　　② 镜片中央区磨损（图 12-20）。

　　这两种也是由使用不当造成的，硬物划伤大多是由碰撞或不经意被硬质尖锐物品划伤造成的。划伤严重的镜片不宜再使用，应尽快重新验光、配镜。

　　眼镜放置不正确令镜片凸面与桌面接触［图 12-4（A）］、摩擦，日积月累就会造成镜片中央区的严重磨损，这会严重影响视像的清晰度。这样的眼镜就不适宜继续使用了，尽快重新验光、配镜是必须要做的事情。

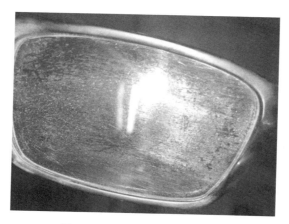

图 12-18 镜片膜层综合性损伤

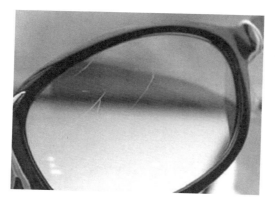

图 12-19 镜片硬物划伤

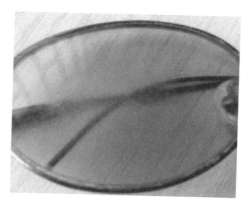

图 12-20 镜片中央区磨损

　③ 因剐蹭造成的大面积脱膜。图 12-21 显示的是镜片大面积脱膜现象，这种损伤多由严重剐蹭或在高热、高湿的条件下用力擦拭造成。这种损伤一旦发

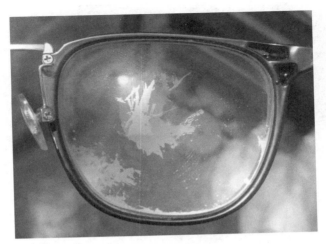

图 12-21   强力刷蹭造成的大面积脱膜

生，就应当及时进行镜片的更新，或者重新验光、配镜。

六、为每一副眼镜配备相应的眼镜盒

眼镜的保养与维护，不仅仅是针对镜片的事情，同样也包括眼镜架。眼镜架的保养、维护相对比较简单，简单说就是：轻拿轻放、双手摘戴、防压防撞，一旦变形及时找专业维修人员进行调整。

1. 眼镜盒的选择

除做好眼镜的日常防护外，还要注意眼镜取下后的暂时存放问题。暂时存放一般会选择放置在眼镜盒中。眼镜盒的种类、款式很多，可以根据自己的爱好、习惯进行选择。但对孩子来说，选择眼镜盒的第一要素是安全，其次是开合简单、便利。

图 12-22（A）和图 12-22（B）的两种眼镜盒安全性较高，开启也相对比较容易，是最适宜少年儿童选用的两种。图 12-22（C）拉链式眼镜盒，倘若使用不小心的话，孩子的手常会被拉链夹住，因此这款眼镜盒是不适宜孩子（特别是儿童）使用的。

2. 使用两副眼镜时眼镜盒的选择

为了控制近视的增长，有的少年儿童在看远、看近时会分别使用远用眼镜和专用的近用眼镜。对于这种情况，提倡使用两个眼镜盒。眼镜盒的样式（图 12-23）可以根据孩子的喜好进行选择，但远用、近用眼镜盒的图案最好有所差异，以方便眼镜拿取。

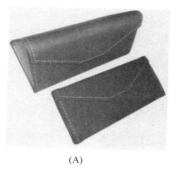
(A)

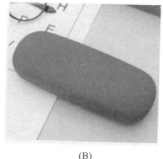
(B)

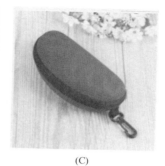
(C)

图 12-22　眼镜盒

（A）折叠式眼镜盒；（B）弹力眼镜盒；（C）拉链式眼镜盒

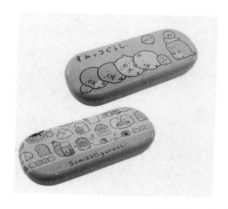
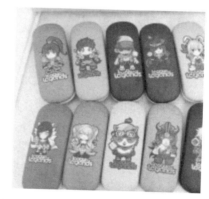

图 12-23　卡通塑料眼镜盒

3. 眼镜放入眼镜盒的方法

从保护镜片的角度讲，最合理的将眼镜放入眼镜盒的方法如下。

① 用镜布将眼镜的前框包上［图 12-24（A）］。

② 合上眼镜腿。一般是先合上眼镜的左侧镜腿［图 12-24（B）］，再合上右侧镜腿［图 12-24（C）］。通常情况下，这样合上眼镜腿后眼镜会比较平整，否则后合上的眼镜腿就会翘起（当然，也有个别的眼镜架正好相反）。

③ 将合上两侧眼镜腿的眼镜［图 12-24（C）］放置到眼镜盒中，合上眼镜盒。

通过这样的程序将眼镜放入眼镜盒中，就能最大程度上避免眼镜片的磨损。

眼镜验配、戴用是一个系统工程，每一步都要做到精益求精，才能发挥最良好的屈光矫正效果。而高质量的验配工作、合理的戴用眼镜对少年儿童显得更至关重要。孩子的未来就是祖国的未来，做好、做精少年儿童的屈光矫正工作，做好少年儿童近视预防与控制工作，将会为孩子们描绘中国梦的事业准备下更健康、更良好的视觉条件。

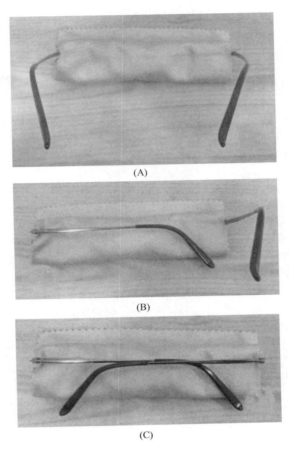

(A)

(B)

(C)

图 12-24　眼镜放置的合理操作顺序

参 考 文 献

[1]   徐广第. 眼屈光学. 上海：上海科学技术出版社，1987.

[2]   孟祥成. 儿童视力不良与斜视. 哈尔滨：黑龙江人民出版社，1988.

[3]   李俊洙. 实用小儿眼科学. 北京：北京医科大学、中国协和医科大学联合出版社，1996.

[4]   汪芳润. 近视眼. 上海：上海医科大学出版社，1996.

[5]   徐广第. 近视能防能治吗. 北京：军事医学科学出版社，1997.

[6]   阎洪禄，高建鲁. 小儿眼科学. 北京：人民卫生出版社，2002.

[7]   徐广第. 青少年近视防治指南. 北京：军事医学科学出版社，2003.

[8]   徐广第. 眼科屈光学. 4 版. 北京：军事医学科学出版社，2005.

[9]   呼正林. 眼与眼镜 200 问. 北京：军事医学科学出版社，2005.

[10]   吴燮灿. 实用眼镜光学. 北京：北京科学技术出版社，2007.

[11]   呼正林. 眼屈光检测行为学. 北京：军事医学科学出版社，2009.

[12]   呼正林. 实用青少年验光配镜. 北京：化学工业出版社，2009.

[13]   呼正林. 渐进眼镜原理·验光·配镜. 3 版. 北京：军事医学科学出版社，2011.

[14]   呼正林，袁淑波，马林，等. 基础验光规范与配镜. 北京：化学工业出版社，2016.

[15]   梅颖，唐志萍. 视光医生门诊笔记. 北京：人民卫生出版社，2017.

[16]   石一宁，方严，全警安. 近视手册. 西安：陕西科学技术出版社，2018.

[17]   梅颖，唐志萍. 视光医生门诊笔记：第 2 辑. 北京：人民卫生出版社，2019.

[18]   呼正林，袁淑波，马林. 眼睛健康，自己查. 2 版. 北京：化学工业出版社，2019.

[19]   呼正林. 渐进眼镜的验配与屈光矫正. 北京：化学工业出版社，2020.

[20]   呼正林. 让孩子拥有一双敏锐的眼. 北京：化学工业出版社，2020.

后　记

　　这本《少年儿童屈光矫正学》，是以化学工业出版社 2009 年 1 月出版发行的《实用青少年验光配镜》为基础进行全面修订、编纂完成的一本关于少年儿童验光、配镜、调整、戴用等各方面问题的专著。这本新书的内容为《实用青少年验光配镜》的 3 倍，新增加的内容包括以下几个方面：

　　① 介绍近年来眼镜科技发展的新发现、探索相关的信息。

　　② 近年来在指导少年儿童验光、配镜中积累的实践经验与体会。

　　③ 少年儿童近视眼预防、控制怎样做，才能见到实效。

　　④ 对少年儿童验光、配镜中"高科技"的认识。

　　⑤ 少年儿童合理戴用眼镜的最基本知识。

　　本书既是笔者指导少年儿童验光、配镜，近视眼控制的经验总结，也是对与青少年屈光不正有关的屈光，验光、配镜和近视眼控制各个方面的一次比较全面深入的探索。希望本书的出版发行，能给从事少年儿童验光、配镜，近视眼控制的同仁的工作提供些许的帮助，更期望这部专著能在少年儿童近视眼预防与控制工作中起到一定的助力作用。

　　在本书完稿之际，自己也为书中难免的不当之处非常忐忑，还望广大读者不吝赐教，给予批评指正。

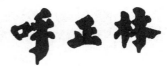

二〇一九年十一月六日于北京《镜缘斋》

《标准对数视力表》《儿童视力表》检测使用说明

1. 本书所附《标准对数视力表》《儿童视力表》均根据中华人民共和国国家标准 GB 11533—2011 制作。

2. 两视力表设计的检查距离为 3.0m。

3. 两视力表均应置于明亮处。本表的高度：以读值 5.0（1.0）行与被检者双眼处于同一视平面为准。

4. 检查建议：

（1）对较大儿童、少年应使用《标准对数视力表》。

（2）对指示视标方向困难，或配合欠佳的低龄儿童，可以考虑使用《儿童视力表》。

5. 检查：分别进行两眼的单眼视力检查和双眼视力检查。

（1）检查一眼时，非检眼应处于零压力非透光遮盖状态。

（2）先检测单眼视力。根据需要进行双眼视力检测。

6. 视力判定：

（1）被测者所能辨认的最小视标行（辨识视标的数量应至少达到该行视标的 50% 以上）的读值，就是被测眼的视力。

（2）视力 5.0（1.0）表示视力正常；视力低于 5.0（1.0）说明视力存在某种程度的缺欠。

7. 记录：按视力检测结果，依右眼、左眼、双眼顺序予以记录。